放射線技術学シリーズ　6大特長

1 日本放射線技術学会が責任をもって監修した信頼性
2 大綱化カリキュラムにいち早く対応
3 教科書にふさわしい説明，内容を重点的に網羅
4 図表を多用した，わかりやすい内容，見やすい紙面構成
5 欄外の「解説」で理解しにくい内容をていねいに説明
6 学生の自習を助けるウェブサイト紹介＆演習問題を多数掲載

日本放射線技術学会　出版委員会

委　員　長	飯森　隆志	（千葉大学医学部附属病院）
副委員長	坂本　肇	（順天堂大学）
委　　員	阿部　由希子	（東京慈恵会医科大学附属病院）
	神谷　貴史	（大阪大学医学部附属病院）
	齋藤　茂芳	（大阪大学大学院）
	齋藤　祐樹	（帝京大学）
	高木　卓	（千葉市立海浜病院）
	永坂　竜男	（東北大学病院）

（五十音順）

放射線技術学シリーズ

MR撮像技術学
Imaging Technology for Magnetic Resonance

日本放射線技術学会 ●監修　齋藤茂芳 ●編著

改訂4版
REVISED EDITION

MRI
echo
analog to digital converter
axial view
chemical shift
echo planar method
eddy current
diffusion
image reconstruction
k-space active shield magnet
cryomagnet
CEST imaging

gradient coil
helmholtz coil
magnetization transfer suppression
quenching
receiver coil
super shim
saddle coil
surface coil
transmitter coil
tuning

RF coil

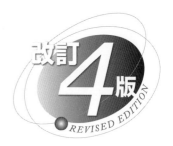

nuclear magnetic resonance
magnetic relaxation
relaxation time
longitudinal relaxation
transverse relaxation
inversion recovery
saturation recovery
partial fourier
functional MRI
parallel imaging
sensitivity encoding
geometry factor
b-value

artifact
aliasing
flow compensation
magnetization susceptibility artifact
susceptibility artifact

Ohmsha

放射線技術学シリーズ
MR 撮像技術学（改訂 4 版）

編著者：齋藤　茂芳（大阪大学大学院 医学系研究科 保健学専攻）
著　者：幾嶋洋一郎（純真学園大学 保健医療学部 放射線技術科学科）
　　　　　杉森　博行（北海道大学大学院 保健科学研究院 医用生体理工学分野）
　　　　　畑　　純一（東京都立大学 健康福祉学部 放射線学科）
　　　　　上山　　毅（東京大学医学部附属病院 放射線部）
　　　　　西山　大輔（国立研究開発法人情報通信研究機構）
　　　　　鈴木　雄一（東京大学医学部附属病院 放射線部）
　　　　　大野　直樹（金沢大学 医薬保健研究域 保健学系）
　　　　　多々井久徳（バイエル薬品）
　　　　　吉丸　大輔（東京慈恵会医科大学 再生医学研究部）
　　　　　渋川　周平（順天堂大学 診療放射線学科）
　　　　　五月女康作（福島県立医科大学 保健科学部 診療放射線科学科）
　　　　　林　　則夫（群馬県立県民健康科学大学　診療放射線学部）
　　　　　坂井　上之（つくば国際大学 医療保健学部 診療放射線学科）
　　　　　佐川　　肇（京都大学医学部附属病院）
　　　　　高島　弘幸（北海道大学大学院 保健科学研究院 医用生体理工学分野）
　　　　　上田　淳平（森ノ宮医療大学 医療技術学部 診療放射線学科）
　　　　　林　　達也（帝京大学 医療技術学部 診療放射線学科）
　　　　　福澤　　圭（虎の門病院）
　　　　　小山　佳寛（大阪大学医学部附属病院 医療技術部 放射線部門）
　　　　　山﨑　　良（天理よろづ相談所病院）

（執筆順）

本書を発行するにあたって，内容に誤りのないようできる限りの注意を払いましたが，本書の内容を適用した結果生じたこと，また，適用できなかった結果について，著者，出版社とも一切の責任を負いませんのでご了承ください．

　本書は，「著作権法」によって，著作権等の権利が保護されている著作物です．
　本書の全部または一部につき，無断で次に示す〔　〕内のような使い方をされると，著作権等の権利侵害となる場合があります．また，代行業者等の第三者によるスキャンやデジタル化は，たとえ個人や家庭内での利用であっても著作権法上認められておりませんので，ご注意ください．
　　　　　〔転載，複写機等による複写複製，電子的装置への入力等〕
　学校・企業・団体等において，上記のような使い方をされる場合には特にご注意ください．
　お問合せは下記へお願いします．
　〒101-8460　東京都千代田区神田錦町 3-1　TEL.03-3233-0641
　　　　株式会社**オーム**社編集局（著作権担当）

改訂 4 版 ま え が き

　核磁気共鳴現象（NMR）は 1946 年に Felix Bloch と Edward M Purcell によっ
てそれぞれ発見され，1950 年代になるとこの現象を用いて，物質の分析，同定の
手段として用いる NMR スペクトロスコピーが考案された．この NMR の原理をも
とに 1973 年に Paul Lauterbur が生体に含まれる水や脂肪の分布を断層画像として
観察する Zeugmatography という MRI の原型となる手法を考案した．2003 年に
MRI を開発した業績による Paul Lauterbur と Peter Mansfield にノーベル生理学・
医学賞が与えられている．

　本書が発刊される 2024 年は MRI の発明から 50 年，ノーベル賞の受賞から 20
年の歳月が流れた．この間にさまざまな MRI 撮影法・検査が提案され，ソフトお
よびハードウェアの進歩も伴って，MRI を利用した生体計測技術は大きな進化を
遂げている．近年では AI・人工知能を用いた画像再構成技術が MRI にも応用さ
れ，今後の発展も大いに期待できる．MRI はいまや臨床では欠かすことのできな
い画像診断技術となっている．

　本書は日本放射線技術学会の監修のもと，放射線技術学会の教科書シリーズと
して発刊されている．「MR 撮像技術学」はこのシリーズの一つとして 2001 年 12
月に初版が発刊された．その後，改訂 2 版は 2008 年 2 月，改訂 3 版は 2017 年 11
月に発刊されている．今回の改訂 4 版では，全国の大学・専門学校など，診療放射
線技師の養成校における必修科目である「診療画像技術学」「磁気共鳴技術学」で
扱われる MRI の撮像技術学の教科書として利用することを念頭に作成した．その
ため，学生の理解度確認のための章末の演習問題を多く掲載し，電子データでの
利用も可能である．

　改訂 3 版は全 8 章で構成されていたが，改訂 4 版では教科書としての基本的な枠
組みは改訂 3 版を踏襲し，改訂 3 版の中で不足している箇所を補完し，全 20 章で
構成した．MRI の基礎的な原理の説明からはじまり，利用頻度の高い撮影技術の
説明，アーチファクト，MRI の安全性についても章を分け解説し，最後の第 20 章
は精度管理などの認定試験の対策にも利用できる．MRI 撮影技術の理解を深める
ために，第 14 章から第 19 章までは撮影部位ごとの正常画像および臨床画像を掲
載し，最新の診療放射線技師国家試験対策にも対応できる内容としている．さら
に，臨床現場で活躍する放射線技師のみならず，医師や他の医療従事者の方，他
分野の方にも手に取っていただきたく，教科書という枠組みを超えない範囲で最

新技術の紹介も掲載した.

　読者の皆様が本書を手に取ることでMRIの魅力を感じ，さらにMRIを好きになっていただきたい．忙しい臨床・研究・教育の合間を見て執筆いただいた執筆者の皆様，完成まで粘り強く編集者・執筆者と連絡をとってくださったオーム社の矢野友規様にはこの場を借りて御礼を申し上げたい．今後も多くの方とMRI分野の発展にともに歩んでいければと思う．本書がいろいろな場面でみなさまのお役に立てることを心より願っている.

2024年9月

編著者　齋藤　茂芳

改訂3版まえがき

　本書の初版のまえがきの冒頭に，「NMR現象は1946年Blochによって発見の後，MRIとして画像化の可能性が探られたのが1972年以降であり，今のような画像が出始めたのは1983年頃からである」とある．初版が出版された2001年にはMRIの画像化から約18年が経過し，この第3版が皆様の手元に届く2018年には，画像化から本書の初版発行までの期間と，初版発行から改訂3版発行までがほとんど同じ期間を経過したことになる．MR装置普及当初に分単位であった撮像時間は，初版を発行する頃には既に秒単位にまで短縮され，初版には高速SE法をはじめ各種MRA法やそれに関わる描出能向上技術，diffusion，perfusion，fMRIが既に掲載され，ほぼ完成形の教科書ができあがっていた．第2版では，技術革新の情報も入れつつ本書の充実に重点を置いた．その後，第3版が出版されるまでの間に3T装置が普及したこともあって，新しい信号取得技術や送信均一化技術が生まれ，MRI検査法にも新たな側面が見られるようになった．また，社会的に医療安全の認識が高まり，MRIによる吸引や火傷などの事故事例が多く報告されるなかで，条件付きMRI対応のペースメーカが市販されるに至り，新規の医療デバイスの添付文書には，MRIへの対応条件の記載が義務化された．このような背景もあって，臨床現場では医療デバイスのさらなる安全性の見極めが求められるようになった．そういう意味で第7章の安全性と管理は，MRIの操作者として最初に学ぶべき必須の知識である．

　初版の発行から15年が経過し，初版から執筆していただいていた先生の多くが一線を退かれたこともあって，第3版では多くの分野で新しい執筆者を迎えた．いずれの先生方にも，本書の根幹を崩すことなく新しい視点で基礎理論や臨床技術を執筆していただいた．その結果，基礎から臨床技術までを詳細に理解できる洗練された教科書に仕上がったと自負している．

　時として，MRI検査は装置が正常に作動しプロトコルどおりに撮像すれば，高度な知識・技術を必要とする業務ではないと思われている節がある．確かにそうかもしれないが，組織コントラスト，SNR，シーケンステーブルの理解や撮像時間の短縮，アーチファクトの補正，微細構造の描出，新しい組織コントラストの創出を目的とするのならMRIの神髄を極める必要がある．本書はそのニーズに応えるべくベースとなる情報を提供している．学生の皆様から社会で活躍されている診療放射線技師をはじめ多くの技術者の方々まで幅広く活用していただけることを願っている．

2017年11月

編者しるす

改訂 2 版 まえがき

　本書の初版は 2001 年 12 月に発行し，多くの読者のご好評をいただき，現在までに第 7 刷を発行した.

　近年の急速な画像診断技術の進歩は目ざましく，時代の変遷に対応するために 2001 年に診療放射線技師学校指定規則が改正され，教育カリキュラムが大綱化された．これに伴い 2003 年には診療放射線技師法施行規則も改正され，新カリキュラムに対応した診療放射線技師の国家試験出題基準（ガイドライン）が発行され現在に至っている．また，2005 年には磁気共鳴専門技術者認定制度（日本磁気共鳴専門技術者認定機構）が制定され，MRI の安全を担保し最新の医療技術に対応した最善の画像情報を提供するために，装置，読影と並んで重要な，撮像技術の標準化を目的として認定試験が実施されている.

　本書は，本分野の進展の早さを考慮して，全体を通して見直した．教科書としての基本的な枠組みは初版（第 1 版）を踏襲し，初版に新しい技術や解説を補完した．最近の国家試験の傾向を踏まえて，今まで以上に使いやすい教科書という枠組みで，臨床編を見直すとともに，磁気共鳴専門技術者認定制度にも対応できるように改訂した.

　診療放射線技師教育のための教科書のほか，臨床に従事する診療放射線技師，放射線機器メーカなど画像診断に関わる多くの方々に，大いに活用していただければ望外の喜びである.

　2008 年 1 月

編者しるす

第 1 版 ま え が き

　NMR現象は，1946年Blochにより発見の後，MRIとして画像化の可能性が探られるようになったのは1972年以降である．そして，今のような画像が出始めたのは1983年ごろからで，まだ20年も経っていない．

　この間，MRに関する書物は，基礎から臨床画像まで，内容的にも興味があり，最新の撮像技術による画像データを掲載した刊行物が数多く発行されている．

　このたび，日本放射線技術学会出版委員会で教科書シリーズの刊行が企画され，その一環として本書の出版が計画された．

　本書の前半は基礎編として，電磁気と数学の基礎知識，MRI撮像技術の原理，MRI装置の構成，MRI用造影剤の4章で構成し，基礎的な知識を身につけることを前提とした．特に第1章，第2章は，一見，数学的，物理的な色彩が濃いとの印象を与えるかもしれない．MRIの理論を学習すると，基礎知識として物理の知識や難解な数式は避けて通れない．しかし，放射線技術学にかかわる者は，医師を初めとした多くの医療職種と比べて，物理学にかかわる頻度は高い．本書の前半には，そのような数式が多く見受けられる．腰を据えて一度取り組んでみてほしい．少し鉛筆などを動かして，一通りこなしてみるといい．臨床編での理解度および自信は全く違っているはずである．

　NMR現象は計り知れない可能性を秘めている．そして，次の新たなMRの進歩は，原点に立ち戻った基礎知識から理解が深まるに違いない．めまぐるしく進歩を続けているMRIの真っ直中で，基礎編は無駄な道草と思えるかもしれない．しかし，実際の医療現場に携わっておられる方々も含めて，忙しい世の中であればあるほど，急がず，慌てずである．MRIの基礎を一度理解する時間を過ごすことは無駄にはならないと考える．

　後半は，各種MRI検査法，アーチファクト，評価法の3章で構成されている．MRIの新しい境地が認められだしてからは，急速な技術の発展を遂げ，信号強度ならびに画像コントラストの向上，画像の高分解能化，撮像時間の高速化，造影剤の活用，機能描出など，数々の新しい技術が毎年発表され続けている．臨床では，基礎原理から臨床応用まで，学生時代の基礎教養から臨床技術まで，幅広く長年にわたって活用していただけるよう基本的事項を中心にまとめた．初めてMRIのオペレーターとして携わり，そのときの最新技術だけを目のあたりにすると，何がなんだかわからなくって面食らってしまう方も多いかと思う．しかし，

第1版まえがき

そのときに「何でこのようになるのだろうか？」と疑問に思ったり，メカニズムを探求する気持ちがわいてくるようだとしめたものである．できれば卓上の知識の吸収だけでなく，実際に装置を使っていろいろ試してみて，身をもってその現象を検証してみると，MRIが持つ奥の深さやおもしろさをじわじわ感じていただけると思う．

問題は，この分野の進歩が非常に早いこともあるが，広い領域にわたっていることである．その結果を間違いなく取り入れるためには，一人の著者では手に負えない．そこで，広く各分野の優れた方々に分担をお願いすることを考えた．特に基礎編は教育現場で学生に教育指導している方々にお願いした．専門的な項目は企業の最先端技術を担っている研究者および技術者にお願いした．臨床編は日常の業務のなかで，実際の臨床現場で素晴らしいMRI画像を提供されている先生方にお願いした．書きにくい内容の企画にもかかわらず，うまくまとめていただいた執筆者に，心より感謝している．

本書には，基礎を学習しながら現場に対応するノウハウや，MRIの将来を暗示するいろんなアイデアと要素がちりばめられている．多角的におおいに活用していただき，役立てていただければと思う．

本書の編集に当たって，各章末に演習問題を掲げた．学習の成果を試していただければと思う．なお，主要用語の解説を側注に掲げ，参考資料を巻末に掲載した．このことに関して，遠山景子さんにご協力いただいたことに感謝申し上げる．

終わりに，本書がMRIを学習する学生のみならず，教育に携わる方々，臨床の方々にも是非役立つのもと信じ，最新の医療を担う若い諸君の今後に期待しつつ，本書の普及が医学に役立つことを願っている．

2001年11月

編著者しるす

目次

放射線技術学シリーズ
MR撮像技術学
（改訂4版）

C O N T E N T S

改訂4版まえがき
改訂3版まえがき
改訂2版まえがき
第1版　まえがき

第1章　磁気共鳴と緩和　　　　　　　　　［齋藤茂芳］

1・1　NMR現象とMRIの登場	2
1・2　MRI装置の概略	3
1・3　MRIの基本原理——原子核のスピンと電磁場	4
1・4　常磁性・強磁性・反磁性	5
1・5　磁性と磁気モーメント	6
1・6　MRIの対象核種	8
1・7　磁気緩和現象——磁場中のスピンの振る舞い	9
1・8　偏極と偏極率	10
1・9　RFパルスによる励起と緩和	11
1・10　磁気の緩和	12
1・11　T_1緩和現象	14
1・12　T_2緩和現象	15
1・13　組織の緩和時間	16
参考文献・演習問題	17

第2章　機器・装置構成　　　　　　　　　［幾嶋洋一郎］

2・1　MRIに関連する電磁気学	22
2・1・1　電流によって生じる磁場	22
2・1・2　変動磁場によって生じる電圧・電流	26
2・1・3　ローレンツ力	27
2・2　システム構成	28
2・3　静磁場システム	28
2・3・1　永久磁石方式	29
2・3・2　超電導磁石方式	30
2・3・3　シミング	32
2・3・4　磁気シールド	33
2・4　傾斜磁場システム	33
2・4・1　傾斜磁場コイル	35
2・4・2　渦電流と磁気シールド	37

xi

目 次

2・5 高周波回路とRF送受信システム ………………………… 38
  2·5·1 RF送受信システムの概要と構成 ………………………38
  2·5·2 高周波回路 …………………………………………39
2・6 RFコイル …………………………………………… 40
  2·6·1 送信コイルの役割，特徴 …………………………40
  2·6·2 送信コイルの種類と構造 …………………………40
  2·6·3 受信コイルの受信原理と画質との関係 …………43
  2·6·4 受信コイルの種類 …………………………………47
  2·6·5 RF（電波）シールド …………………………50
2・7 高磁場装置 ……………………………………………… 50
  2·7·1 SNR ……………………………………………50
  2·7·2 比吸収率（SAR） …………………………………51
  2·7·3 T_1値 …………………………………………51
  2·7·4 ケミカル（化学）シフト …………………………51
  2·7·5 磁化率効果 …………………………………………52
  2·7·6 RF（B_1）不均一 …………………………………52
  2·7·7 牽引力 ………………………………………………53
  2·7·8 騒音 …………………………………………………53
  ウェブサイト紹介・参考図書・演習問題 ……………………53

第3章 傾斜磁場・k空間・画像再構成 [杉森博行]

3・1 傾斜磁場 ……………………………………………………… 58
  3·1·1 傾斜磁場の概要 ……………………………………58
  3·1·2 傾斜磁場の原理と仕組み …………………………59
  3·1·3 傾斜磁場の制御 ……………………………………62
  3·1·4 傾斜磁場の技術的進歩 ……………………………62
  3·1·5 傾斜磁場の応用例 …………………………………63
  3·1·6 傾斜磁場の問題点 …………………………………67
3・2 周波数エンコード ………………………………………… 69
3・3 位相エンコード …………………………………………… 71
3・4 k空間 ………………………………………………………… 75
演習問題 ………………………………………………………………78

第4章 パルスシーケンス・撮影パラメータ・画像コントラスト [畑純一]

4・1 パルスシーケンスダイアグラム ……………………………… 82

CONTENTS

4・2　MRI信号（FID, SE, GRE） ················· 85
　4·2·1　自由誘導減衰信号 ·························· 85
　4·2·2　スピンエコー ·························· 85
　4·2·3　グラディエントエコー ··················· 86
　4·2·4　その他のMRI信号 ······················· 89

4・3　撮影パラメータ ························· 89

4・4　画像コントラスト ······················· 92
　4·4·1　MRIコントラストに影響を与える因子 ·········· 92
　4·4·2　外因的要素 ···························· 93
　4·4·3　内因的要素 ···························· 95
　4·4·4　縦緩和と横緩和 ························· 96
　4·4·5　緩和のコントラスト ······················ 99

　演習問題 ··································· 102

第5章　高速イメージング　　　　　　　　　　［上山毅］

5・1　撮像時間について ······················ 106
　5·1·1　コンベンショナルなスピンエコーシーケンスやグラディエントエコー
　　　　 シーケンス ·························· 106
　5·1·2　撮像時間の短縮について ·················· 107
　5·1·3　充填する総エコー数（位相エンコードステップ数またはスライスエン
　　　　 コードステップの総数）を減らす ············· 109
　5·1·4　励起パルス当たりの位相エンコードステップ数を増やす ········ 111

5・2　パラレルイメージング ··················· 114
　5·2·1　SENSE ····························· 114
　5·2·2　GRAPPA ··························· 115
　5·2·3　g-factor ··························· 115
　5·2·4　SMS ····························· 116

5・3　エコーシェア技術 ······················ 116
　5·3·1　データ収集の分割 ······················ 117
　5·3·2　時系列データの補間 ···················· 117

5・4　圧縮センシング ······················· 117

5・5　最後に ···························· 119

　ウェブサイト紹介・参考図書・参考文献・演習問題 ········· 120

第6章　脂肪抑制法・自由水抑制法　　　　　［西山大輔］

6・1　脂肪抑制の目的 ······················· 124

6・2　水と脂肪の共鳴周波数 ··················· 124

xiii

目 次

6・3 周波数選択的脂肪抑制方法 ･･････････････････････ 125
  6・3・1 CHESS ･･････････････････････････････ 125
  6・3・2 SPIR ････････････････････････････････ 126
  6・3・3 SPAIR ･･･････････････････････････････ 126

6・4 非周波数選択的脂肪抑制方法 ･･････････････････ 128

6・5 位相差を利用した脂肪抑制方法 ････････････････ 129
  6・5・1 Dixon 法 ･････････････････････････････ 129
  6・5・2 3-point Dixon 法 ･･･････････････････････ 131
  6・5・3 二項励起パルス ･･････････････････････ 132

6・6 その他の脂肪抑制方法 ･･････････････････････ 133

6・7 アーチファクト ･･･････････････････････････ 134
  6・7・1 周波数エンコード方向のケミカルシフト ･･･････ 134
  6・7・2 位相エンコード方向のケミカルシフト ･･････････ 136
  6・7・3 第2のケミカルシフト（opposed phase）････････ 137

6・8 自由水と結合水 ･･･････････････････････････ 137

6・9 自由水抑制法 ･････････････････････････････ 137
  6・9・1 FLAIR ･･･････････････････････････････ 137
  6・9・2 T_1-FLAIR ･･･････････････････････････ 139
  ウェブサイト紹介・参考図書・演習問題 ･･････････････ 140

第7章　拡散・灌流　　　　　　　　　　　　［鈴木雄一］

7・1 拡散の原理 ･･･････････････････････････････ 144

7・2 拡散強調画像と見かけの拡散係数 ･･････････････ 146

7・3 見かけの拡散係数と臨床における有用性 ･･････････ 149

7・4 制限拡散と拡散テンソル画像および tractography ･･････ 152

7・5 灌流とDSC ･･･････････････････････････････ 157

7・6 DSC法の実際と定量値 ･･･････････････････････ 159
  参考図書・参考文献・演習問題 ･･･････････････････ 161

第8章　MRA　　　　　　　　　　　　　　　［大野直樹］

8・1 流れとMRI信号 ･･･････････････････････････ 166
  8・1・1 流れによる位相シフト ･･･････････････････ 166
  8・1・2 流入効果 ･･･････････････････････････････ 166
  8・1・3 流出効果 ･･･････････････････････････････ 168

8・2 TOF法 ･･････････････････････････････････ 169
  8・2・1 3D TOF法 ･････････････････････････････ 169
  8・2・2 2D TOF法 ･････････････････････････････ 172

8・3 PC法 ·· **174**

8·3·1　PC法の原理 ·································· 174

8·3·2　VENC ··· 177

8·3·3　折り返し（エイリアシング） ··········· 177

8·3·4　2D PCと3D PC ··························· 179

8·3·5　4D flow ······································ 179

8・4 心電図同期併用3D高速SE法 ············· **179**

8・5 スピンラベリング ······························ **182**

8·5·1　flow-in法 ··································· 182

8·5·2　flow-out法 ································· 183

8・6 造影MRA ··· **183**

8·6·1　テストインジェクション ················· 185

8·6·2　MRフルオロスコピー ···················· 185

8·6·3　自動トリガー ······························ 185

8·6·4　time-resolved CE MRA ················ 185

8・7 BB imaging ···································· **186**

8·7·1　DIR ··· 186

8·7·2　ラジアルスキャン ························· 187

8·7·3　MPRAGE ···································· 187

8·7·4　VFAによる3D FSE ······················ 188

ウェブサイト紹介・参考図書・参考文献・演習問題 ·················· 188

第9章　MRI造影剤　　　　　　［多々井久徳・齋藤茂芳］

9・1 MRI造影剤の基礎 ···························· **192**

9·1·1　磁性体 ······································· 192

9·1·2　国内で市販されているMRI造影剤 ········· 193

9・2 細胞外液性Gd造影剤 ························· **193**

9·2·1　造影機序 ···································· 194

9·2·2　細胞外液性Gd造影剤の物理化学的性質 ······ 195

9·2·3　薬物動態 ···································· 197

9·2·4　投与量 ······································· 198

9・3 肝特異性造影剤 ······························· **198**

9·3·1　常磁性肝特異性造影剤 ···················· 199

9·3·2　超常磁性酸化鉄コロイド製剤（網内系肝特異性造影剤） ········ 200

9・4 Gd造影剤副作用の概要 ····················· **202**

9・5 経口消化管造影剤 ····························· **203**

9・6 国内で開発中のMRI造影剤 ················· **204**

参考文献・演習問題 ···································· 204

目 次

第10章 MRS，CESTイメージング法，MR hydrography

10・1 MRSの基本原理 ………………………… ［吉丸大輔］… 210
　10·1·1 MRSにおける核磁気共鳴（NMR）の基礎 ………………… 210
　10·1·2 ケミカルシフトとJカップリング ………………… 212
　10·1·3 MRSの方法論 ………………… 214
10・2 MRSのデータ解析 ………………… ［吉丸大輔］… 220
　10·2·1 データの品質 ………………… 220
　10·2·2 データの前処理 ………………… 220
　10·2·3 スペクトル解析 ………………… 222
10・3 MRSの代謝物 ………………… ［吉丸大輔］… 222
10・4 CESTイメージング法の基本原理 ……… ［齋藤茂芳］… 225
10・5 CESTイメージング法の応用 …………… ［齋藤茂芳］… 227
10・6 MR hydrographyとは？ ……………… ［渋川周平］… 228
10・7 MR hydrographyの基本原理 ………… ［渋川周平］… 229
　10·7·1 概要 ………………… 229
　10·7·2 撮像法 ………………… 229
10・8 MRCP ………………… ［渋川周平］… 231
　10·8·1 概要 ………………… 231
　10·8·2 適応疾患 ………………… 232
　10·8·3 撮像法 ………………… 233
10・9 MR myelography ………………… ［渋川周平］… 235
　10·9·1 概要 ………………… 235
　10·9·2 適応疾患 ………………… 235
　ウェブサイト紹介・参考図書・参考文献・演習問題 ………………… 236

第11章 fMRI・MRエラストグラフィー

11・1 functional MRI（fMRI）とは ………… ［五月女康作］… 244
11・2 fMRIの基本知識 ………………… ［五月女康作］… 244
　11·2·1 BOLDコントラストの発見 ………………… 244
　11·2·2 BOLD効果 ………………… 245
　11·2·3 BOLDの血流動態応答 ………………… 245
　11·2·4 fMRIの空間分解能 ………………… 246
　11·2·5 fMRIの時間分解能 ………………… 246
11・3 fMRI撮像の実際 ………………… ［五月女康作］… 247
　11·3·1 実験デザイン ………………… 247

CONTENTS

11・3・2　タスク（刺激，課題）の選択 ………………………… 249
11・3・3　撮像に必要なもの ………………………………… 250
11・3・4　構造画像としての3D T_1 強調画像の取得 ……………… 251
11・3・5　頭部の動きへの対策 ……………………………… 251

11・4　fMRI データの前処理と統計解析 ………［五月女康作］… 253
11・4・1　使用ソフトウェア ………………………………… 253
11・4・2　前処理の種類と流れ ……………………………… 253
11・4・3　統計解析 ………………………………………… 254

11・5　安静時 fMRI（resting state fMRI）…［五月女康作］… 254

11・6　fMRI の高速化技術：マルチバンド法 ……［五月女康作］… 256

11・7　MR エラストグラフィーの原理 ……………［畑純一］… 256
11・7・1　MR エラストグラフィーとは ……………………… 256
11・7・2　MR エラストグラフィーのパルスシーケンスシステム ……… 257
11・7・3　MR エラストグラフィーにおける外部デバイス ………… 259

11・8　MR エラストグラフィーにおける物理と画像解析
　………………………………………………［畑純一］… 260
11・8・1　MR エラストグラフィーの物理 …………………… 260
11・8・2　MR エラストグラフィーの画像解析 ………………… 261

11・9　MR エラストグラフィーの応用と将来 ………［畑純一］… 262
参考文献・演習問題 ………………………………………… 264

第12章　アーチファクト
［林則夫］

12・1　アーチファクトの種類と分類 ………………………… 270

12・2　画像再構成に起因するアーチファクトとその対処法 ……… 271
12・2・1　折り返しアーチファクト（エイリアシングアーチファクト）
　…………………………………………………………… 271
12・2・2　パラレルイメージングアーチファクト …………………… 273
12・2・3　ケミカルシフトアーチファクト ……………………… 275
12・2・4　打ち切りアーチファクト（トランケーションアーチファクト）
　…………………………………………………………… 277
12・2・5　位相エンコードデータの補てんによるぼけ（ブラーリング）… 279
12・2・6　バンディングアーチファクト ……………………… 280
12・2・7　$N/2$ アーチファクト ……………………………… 281

12・3　患者に起因するアーチファクト ………………………… 281
12・3・1　モーションアーチファクト ………………………… 281
12・3・2　拍動・流れによる信号変化 ………………………… 290
12・3・3　ミスレジストレーションアーチファクト ……………… 293
12・3・4　パーシャルボリューム効果 ………………………… 293

目 次

12·3·5　マジックアングルアーチファクト ……………………… 294
12・4　RFパルスに起因するアーチファクト ……………… 295
12·4·1　クロストークアーチファクト ……………………… 295
12·4·2　RFの不均一性によるアーチファクト ……………… 297
12·4·3　RFジッパーアーチファクトおよびハードウェアに起因するアーチ
ファクト ………………………………………………… 298
12·4·4　アネファクトアーチファクト ……………………… 299
12・5　磁場に起因するアーチファクト ……………………… 300
12·5·1　磁化率アーチファクトと金属アーチファクト ……… 300
12·5·2　局所磁場の不均一による組織信号抑制ムラ ……… 302
12・6　アーチファクトのまとめ ……………………………… 303
参考図書・参考文献・演習問題 …………………………………… 304

第13章　MRI検査における安全性　　　　　　［坂井上之］

13・1　MR装置が人体に及ぼす作用 ………………………… 308
13·1·1　静磁場による力学的作用 …………………………… 308
13·1·2　傾斜磁場（変動磁場）による神経刺激 …………… 309
13·1·3　傾斜磁場による騒音 ………………………………… 310
13·1·4　RF磁場による発熱作用 …………………………… 311
13・2　MR装置および医療用デバイスの安全性 ……………… 312
13·2·1　MR装置の安全性規格 ……………………………… 312
13·2·2　医療用デバイスの安全性規格 ……………………… 314
13·2·3　MR装置の管理 ……………………………………… 316
13・3　MRI検査前にチェックすべき事項 …………………… 317
13·3·1　一般的な確認事項 …………………………………… 317
13·3·2　体内・体外金属の確認事項 ………………………… 319
13·3·3　MR装置の安全確認 ………………………………… 322
13・4　まとめ …………………………………………………… 322
ウェブサイト紹介・参考図書・参考文献・演習問題 ……………… 323

第14章　脳・頭頸部　　　　　　　　　　　　［佐川肇］

14・1　脳 ………………………………………………………… 328
14·1·1　目的 …………………………………………………… 328
14·1·2　検査概要 ……………………………………………… 328
14·1·3　基準線・撮影ポジショニング ……………………… 328
14·1·4　プロトコル …………………………………………… 329
14·1·5　正常解剖画像 ………………………………………… 333

xviii

CONTENTS

14·1·6	代表的な疾患画像 …………………………………………	335
14・2	**頭頸部** …………………………………………………	**340**
14·2·1	目的 ……………………………………………………………	340
14·2·2	検査概要 ………………………………………………………	340
14·2·3	基準線・撮影ポジショニング ……………………………	341
14·2·4	プロトコル ……………………………………………………	341
14·2·5	正常解剖画像 …………………………………………………	341
14·2·6	代表的な疾患画像 …………………………………………	343
	参考文献・演習問題 …………………………………………	345

第15章　脊椎・脊髄　　　　　　　　　　　　　　　　［高島弘幸］

15・1	**目的** ………………………………………………………	**350**
15・2	**検査概要** ………………………………………………	**350**
15・3	**基準線・撮影ポジショニング** …………………………	**350**
15・4	**プロトコル** ……………………………………………	**351**
15・5	**正常解剖画像** …………………………………………	**353**
15・6	**代表的な疾患画像** ……………………………………	**356**
15·6·1	椎間板ヘルニア（頸椎，腰椎） …………………………	356
15·6·2	頸髄損傷 ………………………………………………………	358
15·6·3	化膿性脊椎炎 …………………………………………………	358
15·6·4	硬膜外腫瘍，脊髄腫瘍（硬膜内髄外腫瘍，髄内腫瘍） ………	358
15·6·5	多発性硬化症 …………………………………………………	358
15·6·6	血管性病変 ……………………………………………………	360
15·6·7	脊髄梗塞 ………………………………………………………	362
15·6·8	くも膜囊胞 ……………………………………………………	362
	ウェブサイト紹介・参考文献・演習問題 ……………………	364

第16章　胸部・心臓　　　　　　　　　　　　　　　　［上田淳平］

16・1	**目的** ………………………………………………………	**368**
16・2	**検査概要** ………………………………………………	**369**
16·2·1	胸部MRI ………………………………………………………	369
16·2·2	心臓MRI ………………………………………………………	369
16・3	**基準線・撮影ポジショニング** …………………………	**369**
16·3·1	入室時の注意点 ……………………………………………	369
16·3·2	被検者のポジショニング …………………………………	370
16·3·3	コイル …………………………………………………………	371
16·3·4	撮像断面 ………………………………………………………	371

xix

目 次

16・4　プロトコル ……………………………………… 373
　16·4·1　シネMRI …………………………………… 374
　16·4·2　strain解析 ………………………………… 376
　16·4·3　black blood T_2強調画像 ……………… 377
　16·4·4　心筋灌流（perfusion）MRI ……………… 379
　16·4·5　遅延造影MRI ……………………………… 380
　16·4·6　T_1 mapping ……………………………… 381
　16·4·7　T_2 mapping ……………………………… 382
　16·4·8　冠動脈MRA ………………………………… 383
　16·4·9　血流測定 …………………………………… 384
16・5　正常解剖画像 ………………………………… 384
16・6　代表的な疾患画像 …………………………… 384
　16·6·1　胸部MRI検査 ……………………………… 385
　16·6·2　心臓 ………………………………………… 386
　ウェブサイト紹介・参考図書・参考文献・演習問題 ……………… 387

第17章　腹部・肝胆膵腎　　　　　　　　　［林達也・福澤圭］

17・1　目的 ……………………………………………… 392
17・2　検査概要 ……………………………………… 392
17・3　基準線・撮影ポジショニング ……………… 392
17・4　プロトコル …………………………………… 393
　17·4·1　肝臓 ………………………………………… 393
　17·4·2　胆囊 ………………………………………… 400
　17·4·3　膵臓 ………………………………………… 401
　17·4·4　腎臓 ………………………………………… 403
17・5　正常解剖画像 ………………………………… 404
17・6　代表的な疾患画像 …………………………… 406
　17·6·1　肝臓 ………………………………………… 406
　17·6·2　胆囊 ………………………………………… 407
　17·6·3　膵臓 ………………………………………… 408
　17·6·4　腎臓 ………………………………………… 409
17・7　その他 ………………………………………… 412
　17·7·1　腹部における脂肪抑制の意義 …………… 412
　17·7·2　Dixon法におけるout-of-phaseとin-phaseのTEの設定 …… 413
　17·7·3　フローアーチファクト ……………………… 413
　17·7·4　呼吸同期・横隔膜同期 …………………… 414
　17·7·5　自由呼吸下での腹部拡散強調画像 ……… 414
　17·7·6　腹部非造影MRA …………………………… 415

17·7·7　ボーラストラッキング法 ……………………………… 415
ウェブサイト紹介・参考図書・参考文献・演習問題 ……………… 417

第18章　骨盤・乳房　　　　　　　　　　　　　　　　　［小山佳寛］

18・1　骨盤部 MRI 検査概要 ……………………………… 422
18・2　骨盤部 MRI 基準線／撮像ポジショニング ………… 422
18・3　骨盤 MRI 各論 ……………………………………… 422
　18·3·1　直腸 ……………………………………………… 423
　18·3·2　膀胱 ……………………………………………… 423
　18·3·3　前立腺（男性骨盤） …………………………… 426
　18·3·4　子宮・卵巣（女性骨盤） ……………………… 429
　18·3·5　胎児 MRI ………………………………………… 434
18・4　骨盤領域のアーチファクトとその軽減方法 ……… 435
　18·4·1　動きに伴うアーチファクト（モーションアーチファクト） …… 435
　18·4·2　拡散強調画像における歪み ……………………… 436
18・5　乳房 MRI …………………………………………… 437
　18·5·1　検査概要 ………………………………………… 437
　18·5·2　撮像ポジショニング …………………………… 438
　18·5·3　プロトコル ……………………………………… 438
　18·5·4　乳房 正常解剖 …………………………………… 439
　18·5·5　乳房 疾患画像 …………………………………… 440
　18·5·6　乳房 MRI における脂肪抑制 …………………… 440
　18·5·7　BI-RADS ………………………………………… 440
ウェブサイト紹介・参考図書・演習問題 ………………………… 442

第19章　骨軟部・関節　　　　　　　　　　　　　　　　　［高島弘幸］

19・1　目的 ………………………………………………… 446
19・2　検査概要 …………………………………………… 446
　19·2·1　肩関節 …………………………………………… 446
　19·2·2　肘関節 …………………………………………… 447
　19·2·3　手関節 …………………………………………… 447
　19·2·4　股関節 …………………………………………… 449
　19·2·5　膝関節 …………………………………………… 449
　19·2·6　足関節 …………………………………………… 450
19・3　基準線・撮影ポジショニング …………………… 451
　19·3·1　肩関節 …………………………………………… 451
　19·3·2　肘関節 …………………………………………… 452

19·3·3	手関節	……………………………………………	452
19·3·4	股関節	……………………………………………	452
19·3·5	膝関節	……………………………………………	453
19·3·6	足関節	……………………………………………	454

19・4　プロトコル …………………………………… 454

19·4·1	肩関節	……………………………………………	454
19·4·2	肘関節	……………………………………………	454
19·4·3	手関節	……………………………………………	455
19·4·4	股関節	……………………………………………	455
19·4·5	膝関節	……………………………………………	456
19·4·6	足関節	……………………………………………	456

19・5　正常解剖画像 ……………………………………… 456

19·5·1	肩関節	……………………………………………	456
19·5·2	肘関節	……………………………………………	457
19·5·3	手関節	……………………………………………	457
19·5·4	股関節	……………………………………………	457
19·5·5	膝関節	……………………………………………	458
19·5·6	足関節	……………………………………………	458

19・6　代表的な疾患画像 ……………………………… 458

19·6·1	肩関節	……………………………………………	459
19·6·2	肘関節	……………………………………………	459
19·6·3	手関節	……………………………………………	459
19·6·4	股関節	……………………………………………	459
19·6·5	膝関節	……………………………………………	461
19·6·6	足関節	……………………………………………	462
19·6·7	その他	……………………………………………	463

参考文献・演習問題 ……………………………………………… 464

第20章　精度管理・性能評価試験　　　　　　　［山﨑良］

20・1　均一ファントムによるSNR測定 ……………… 468

20·1·1	ファントム	……………………………………	468
20·1·2	撮像条件	………………………………………	469
20·1·3	測定方法	………………………………………	469
20·1·4	表面コイル使用時のSNR測定	………………	471
20·1·5	アレイコイル使用時のSNR測定	……………	472
20·1·6	パラレルイメージング画像のSNR測定	………	473

20・2　画像均一性測定 …………………………………… 473

20·2·1	ファントム	……………………………………	473

20·2·2	撮像条件	473
20·2·3	測定方法	474

20·3　スライス厚測定 ……………………………… 475
　20·3·1　ファントム ………………………………… 476
　20·3·2　撮像条件 …………………………………… 477
　20·3·3　測定方法 …………………………………… 477
　20·3·4　回転補正 …………………………………… 478
20·4　緩和時間（T_1値，T_2値）測定 ……………… 479
　20·4·1　T_1値の測定 ……………………………… 479
　20·4·2　T_2値の測定 ……………………………… 483
　20·4·3　マルチパラメトリックMRI ……………… 483
20·5　精度管理と標準化への取り組み ……………… 485
　ウェブサイト紹介・参考図書・参考文献・演習問題 ……… 486

演習問題解答 ………………………………………… 491
索　引 ………………………………………………… 522

第1章

磁気共鳴と緩和

- 1・1　NMR現象とMRIの登場
- 1・2　MRI装置の概略
- 1・3　MRIの基本原理——原子核のスピンと電磁場
- 1・4　常磁性・強磁性・反磁性
- 1・5　磁性と磁気モーメント
- 1・6　MRIの対象核種
- 1・7　磁気緩和現象——磁場中のスピンの振る舞い
- 1・8　偏極と偏極率
- 1・9　RFパルスによる励起と緩和
- 1・10　磁気の緩和
- 1・11　T_1緩和現象
- 1・12　T_2緩和現象
- 1・13　組織の緩和時間

第1章
磁気共鳴と緩和

本章で何を学ぶか

本章では磁気共鳴イメージング法（magnetic resonance imaging：MRI）の基本的な原理である核磁気共鳴現象（nuclear magnetic resonance：NMR），磁性とその性質，磁気緩和現象（magnetic relaxation）を学ぶ．

1・1 NMR現象とMRIの登場

核磁気共鳴現象（nuclear magnetic resonance）は1946年にFelix Bloch*（1905–1983）とEdward M Purcell*（1912–1997）によってそれぞれ発見された．彼らは，強い磁場*の中で水素原子核*が固有の周波数の電磁波を吸収し，電磁波と相互作用する現象（共鳴）の観察に成功した．1950年代になるとこの手法を用いて，有機化合物に含まれる同じ核の間でのケミカル（化学）シフト*の観察，次いで同一分子内の核スピン間での結合が発見され，NMRスペクトルスコピーが急速に利用されることとなった（図1・1左）．その後，現在まで化学，生物学，創薬などの幅広い分野で活用されている．BlochとPurcellは核磁気共鳴現象の発見により1952年にノーベル物理学賞を受賞している．この二人の業績は**MRI**（magnetic resonance imaging；磁気共鳴イメージング，図1・1右）の基礎原理となっている．

MRIは磁石と電磁波（ラジオ波）を利用し，体内の**水素原子核（プロトン）**に核磁気共鳴現象を起こし，その状態や対象とするプロトンの環境を画像化することができる．歴史的には1971年にRaymond Damadian*（1936–2022）が核磁気共鳴現象により破壊せずに腫瘍と正常な組織を識別できることをScience[1]に発表した．同時期の1973年にPaul Lauterbur*（1929–2007，図1・2左）がMRIの基本的な原理をNature[2]に発表した．その後，Peter Mansfield*（1933–2017，図1・2右）が実空間の画像データのフーリエ変換である空間を意味する***k*空間**を介した画像化手法[3]や高速撮影の**EPI**（echo planar imaging）**法**[*3]などを考案し，この*k*空間*のトラジェクトリー（走査軌跡）は現在のMRI装置にも利用されてい

解説
Felix Bloch：1905–1983，スイスの物理学者．

解説
Edward M Purcell：1912–1997，アメリカの物理学者．

解説
磁場：電気的・磁性的現象を記述するための物理的概念であり，電流が作り出す場として定義される．

解説
水素原子核（^{1}H，プロトン）：一つの陽子と一つの電子により構成されている．水素原子は宇宙の全質量の約75%を占める．生体内でのプロトンの大部分は水（H_2O）として存在し，一部が脂肪として存在している．

解説
ケミカル(化学)シフト：核スピン周囲の環境の違いにより，核スピンに働く見

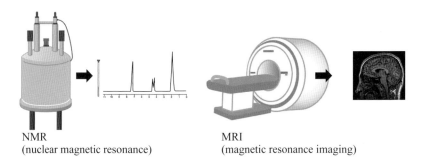

NMR
(nuclear magnetic resonance)

MRI
(magnetic resonance imaging)

図1・1 NMR（nuclear magnetic resonance）からMRI（magnetic resonance imaging）

かけ上の静磁場や共鳴周波数が変化すること．単位はppm（10の−6乗）．ケミカルシフトの正の側を低磁場側，負の側を高磁場側という．

解説
Raymond Damadian：1936–2022，アメリカの物理学者．

解説
Paul Lauterbur：1929–2007，アメリカの化学者．

解説
Peter Mansfield：1933–2017，イギリスの物理学者．

解説
EPI（echo planar imaging）法：EPIは超高速で撮像するための撮像法．励起パルス印加後に基本的にk空間のすべてを1回で充填することが可能である．1回で充填する方法に加え，近年では分割する方法も用いられている．

解説
k空間：実空間の画像データの逆フーリエ変換である空間を指す．撮像領域の実空間の座標軸は位置座標であるのに対し，k空間での各軸は空間周波数および位相となる．k空間における

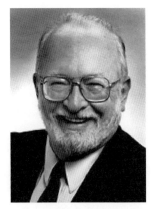 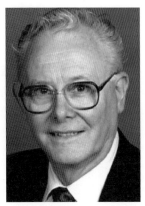

Paul Lauterbur　　　　　　Peter Mansfield

図1・2　核磁気共鳴画像法に関する発見によりノーベル生理学・医学賞の受賞（2003年，Paul Lauterbur, Peter Mansfield）

る．2003年にMRIの原理を考案したPaul Lauterburとk空間を介した画像化手法や高速撮影法などの貢献をしたPeter Mansfieldにノーベル生理学・医学賞が与えられ，Damadianは受賞を逃している．MRIは1980年代初めに本格的な臨床応用が始まってはいるが，その技術開発において上記の科学者の間で激しい先陣争いがあり，その受賞の決定には30年という長い歳月を要した．

生体の60〜70％は水（H_2O），20〜30％は脂質であり，MRIで対象となる生体内でのプロトンの大部分は水（H_2O）である．その他のプロトンの多くは脂肪として存在しており，MRI検査において脂肪の存在はアーチファクトの原因になることや病態診断への利用など，さまざまな場面で重要になる．このようにMRIにおいて水素原子核が利用されるのは人体に豊富に存在し，相対的に強い信号を発生するためである．

1・2　MRI装置の概略

MRI装置は1980年代に入って実用化が始まり，その後，撮像の高速化，アプリケーションの多様化が進み，近年では磁場強度は1.5Tや3Tの装置が主流となっている．MRI装置で利用される装置の**静磁場強度**は**テスラ（T）**＊という単位で表記される．テスラは**磁束密度**（$Wb/m^2 = T$：tesla）を示し，1Tは10,000ガウスである．日本はOECD（経済協力開発機構）＊の調べで人口100万人当たりMRI保有数は50台を超えており，OECD関連国の平均を大きく上回っている（OECD health care activities 2020）．現在ではMRIは臨床の画像診断では欠かすことのできない検査，検査機器となっている．

MRI装置の静磁場には電磁石型と永久磁石型があり，臨床では低磁場強度（0.3T以下）の永久磁石型，高磁場強度（1.5T以上）の超電導磁石型が普及している．一般的に0.4T以下を低磁場装置，1.5〜3Tを高磁場装置，4.7〜7Tを超高磁場装置という．永久磁石は外部からエネルギーの供給を受けずに安定した磁場を発生し，その磁場を保持することができる．主にネオジウム磁石（$Nd_2Fe_{14}B$）

第 1 章　磁気共鳴と緩和

走査順序や軌跡をトラジェクトリーと呼ぶ.

解説
テスラ（T）: MRI 装置で利用される装置の静磁場強度はテスラ（T）という単位で表記される. テスラは磁束密度（Wb/m^2 ＝ T: tesla）を示し, 1 T は 10,000 ガウスを表している.

解説
OECD（経済協力開発機構）: ヨーロッパ・日・米を含め 38 か国の先進国が加盟する国際機関. 国際マクロ経済動向, 貿易, 開発援助などの分析・検討を行っている.

解説
静磁場（B_0）: 時間的に変動しない磁場のこと. 磁石が発する磁場が静磁場と呼ばれる. 静磁場 B_0 は外部磁場とも呼ぶ.

解説
傾斜磁場（G_x, G_y, G_z）: 時間当たりの磁場の変化率を意味しており, 水素原子核に位置情報を与えるための磁場.

解説
シムコイル: 静磁場の不均一性を補正するように補正磁場を発生させる調整用コイル.

が用いられる. 超電導磁石はニオブチタン（Nb-Ti）と呼ばれる超電導体である合金が利用されている.

MRI 装置構成として**静磁場（B_0）***, **傾斜磁場（G_x, G_y, G_z）***, **シムコイル***, **RF コイル***, **送信・受信コイル**などがある. また, 超電導磁石では超電導状態を維持するため液体ヘリウム（沸点 −269°C）で冷却することが必要であり, 液体ヘリウムの再凝集を行うために冷凍機が設置されている. この冷凍機はヘリウム圧縮機と冷却部のコールドヘッドの二つに分けられる. ヘリウム圧縮機はコンプレッサともいい, 気体を圧縮して圧力を高め, コールドヘッドに連続的に送り出している. コールドヘッドは蓄熱材料をシリンダ内で往復動させながらヘリウムの断熱膨張を繰り返すことによって寒冷を発生させる極低温の冷凍機である. ヘリウムは約 4 K（約 −269°C）で液化して液体ヘリウムとなる. 超電導磁石型の MRI 装置には**クエンチ***が発生した際に放出されるヘリウムガスが室内に充満することを防ぐため, 屋外にヘリウムを放出するためのクエンチダクトが設置されている. 近年, 極端に少ないヘリウム量で稼働する超電導 MRI 装置やヘリウムを用いない無冷媒の超電導 MRI 装置の開発も進められている[4].

MRI 装置ではさまざまな周波数の電磁波が利用される. 電磁波は波長によって分類がされており, 波長の長い方から電波（ラジオ波*・マイクロ波）・赤外線・可視光・紫外線・X 線などがある. MRI 装置では複数の種類や形状の高周波磁場コイルが利用され, 送信側と受信側の二つの回路からなる. MRI 装置で利用する高周波は周波数がラジオ波に近いため, ラジオ波, RF（radio frequency）波とも呼ばれる. MRI 装置では 3 MHz ～ 300 MHz 程度*の RF が用いられており, この RF を高周波と呼ぶこともある.

1・3　MRI の基本原理——原子核のスピンと電磁場

MRI 原理の理解には生体内の原子や原子核レベルでの核種の挙動を対象とする必要がある. 一般的な MRI は水素原子核（サイズ ≒ 10^{-14} m, ^{1}H）が対象となるが, 他の核種を対象とした MRI（^{13}C, ^{19}F, ^{23}Na, ^{31}P）も存在する. 原子核は陽子と中性子で構成され, 同位体では原子番号（陽子数）が同じ原子でも原子核中の中性子の数が違うため質量数が異なる. 同位体によっては MRI で対象となるものと対象とならないものが存在している. 水素原子は陽子一つと電子一つで構成され, 水素原子核は陽子そのものである. 現在の宇宙には水素が 76 %, ヘリウムが 23 %, 残りの元素が 1 % 存在しており, 宇宙誕生時に存在する元素はほとんどが水素であったとされている.

水素原子は原子核とその軌道を回る軌道電子で構成されており, 原子内の荷電粒子の運動には①電子の軌道運動, ②電子の自転（電子スピン）, ③原子核の自転（核スピン）の三つがある（**図 1・3**）. MRI ではこれらのうち三つ目の原子核のスピン運動を扱う[5]. 自転する水素原子核は棒磁石のように N 極と S 極をもち, **磁気モーメント***を有する. ②の電子スピンを対象とした電子スピン共鳴法（electron spin resonance）は 1945 年に発表され, ESR 法と呼ばれる. ESR 法は物性の電子スピンを検出することができる計測法で, 無機材料, 電気材料, 高分子材料, 有

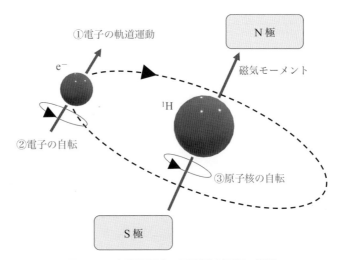

図1・3　水素原子内の原子核と電子の運動

解説
RFコイル：RFパルスの送受信を行う．

解説
クエンチ：超電導導体が，熱的，電磁気的または機械的な要因により急激に制御不能な常電導状態に転移する現象のことをいう．

解説
RF（radio frequency）波：MRI装置で利用する高周波の電磁波．

解説
SI接頭語（k・M・G）：kは10の3乗，Mは10の6乗，Gは10の9乗を意味する．

解説
磁気モーメント：磁石の強さ・大きさとその向きを表すベクトル量である．

解説
角速度ω：ある点を回る回転運動の速度を単位時間に進む角度によって表した物理量である（単位はrad/s）．

解説
スピン：量子力学では素粒子の自転する性質をスピン磁気モーメントまたは単にスピンと呼ぶ．

解説
磁性：磁気を帯

機材料，生体内関連や食品などさまざまな研究に利用されている．

　原子核はそれぞれ固有の**角速度***で回転（**スピン**）*しており，原子核は電荷をもっているため，スピンする荷電粒子は電磁場を作り，その軸の周りを流れる電流と同じ効果をもつ．これはコイルに電流が流れる現象と同じになり，回転する水素原子核は棒磁石に似た性質をもつ．棒磁石は常にN極とS極の双極であり，どちらか一方の極しかない磁石は存在せず，**磁気双極子**と呼ばれる．この磁気双極子は大きさと方向をもちベクトル表示される．これを**磁気双極子モーメント**または単に**磁気モーメント**と呼ぶ．この磁気双極子モーメント・磁気モーメントは磁場を発生させる．

1・4　常磁性・強磁性・反磁性

　磁気を帯びた物質が示す性質のことを**磁性**（magnetism）*という．すべての物質は磁場に対して何らかの反応を示すため，すべての物質には磁性があり，磁性体であるといえる．磁性は**常磁性・強磁性・反磁性**に大別される（**表1・1**）．一方で，**磁性体**とは一般には磁性を帯びることが可能な物質のことを指し，反磁性体・常磁性体・強磁性体の三つに分類できる．外部磁場にさらされた際に強く磁化される物質を**強磁性体**といい，強磁性体に分類されるものとして鉄，コバルト，ニッケル，フェライトなどがある．これらの物質は磁場によって磁化され，それ自体が磁石になるものがある（残留磁化*・磁気ヒステリシス現象*）．また，外部磁場にさらされた際に弱く磁化される物質が**常磁性体**である．外部磁場が0になると磁気がなくなる性質があり，常磁性体の代表的なものとして，アルミニウム，白金，造影剤に用いられている金属イオンなどがある（Mn^{2+}，Fe^{2+}，Fe^{3+}，Gd^{3+}など）．**反磁性体**も磁場にさらされる際に磁化されるが，磁化が弱すぎるため磁石としての性質はもたず，その磁化率は温度と無関係である．

　MRIでは，上記の磁性体の周囲に複雑な磁場勾配が生じることで，磁場の不均

第1章　磁気共鳴と緩和

サイドバー（左欄）:

びた物質が示す性質.

解説
残留磁化：物質が強磁性状態にあり，外部磁場が取り除かれた後に残る磁化のこと.

解説
磁気ヒステリシス現象：物質の磁化はそれに作用するそのときの磁場の値だけによっては定まらず，その物質の過去の磁気的履歴にも依存すること.

解説
パルスシーケンス：撮像対象に照射した一連の高周波パルス磁場を表したもの.

解説
義歯の一部：義歯として古くからコバルトクロム合金が用いられているが，これは強磁性体である．チタンは弱い常磁性を示し，MRIの影響を受けにくい.

解説
添付文書：医薬品，医療機器，医薬部外品，化粧品において，警告や使用上の注意，品目仕様，その他の重要事項を記載した書面.

解説
ドラッグデリバリーシステム（DDS）：体内の薬物分布を量

表1・1　常磁性・強磁性・反磁性の分類

磁性の種類	磁化	主な物質
強磁性	磁場内に置くと，磁場と同じ方向に強く磁化され，磁場を除いても磁気を残す性質	鉄，ニッケル，コバルト，ガドリニウム，フェライト
常磁性	磁場内に置くと，磁場と同じ方向に磁化され，磁場を除くと磁気が消える性質	Fe^{2+}, Fe^{3+}, Mn^{2+}, Gd^{3+}, O_2, 白金
反磁性	磁場の中に置くと，磁場の方向とは反対の方向に磁化されるという性質	金，銀，銅，水銀，鉛，水晶，紙，水

一が生じ，対象となる領域内部で回転している ^1H の核磁気モーメントの周波数に差が出ることで，結果的に位相差が生じる．この効果を**磁化率効果**（magnetic susceptibility effect）と呼び，この効果により低信号を示すことを**磁化率アーチファクト**という．磁化率アーチファクトは磁性体の磁化率，装置の静磁場強度，撮影するパルスシーケンス*，磁性体の角度や撮像面に影響を受けることが知られている.

　MRI検査において義歯の一部*（コバルトクロム合金など）や使い捨てカイロ（鉄）は強磁性体であり，周囲の広い範囲の磁場を乱し，無信号を示すため，検査前の患者への確認が必須となる．そのほか，MRI検査において，磁性体の吸引，回転，発熱，画像劣化のような影響を考慮し，添付文書*などの安全性情報に従って検査を施行する必要がある.

　また，MRI検査用の造影剤として利用される常磁性体には，常磁性金属イオン（Gd^{3+}, Mn^{2+}）を用いた**陽性造影剤**と，酸化鉄（Fe^{2+}, Fe^{3+}）を用いた**陰性造影剤**がある（表1・1）．酸化鉄造影剤には**超常磁性酸化鉄**（SPIO：superparamagnetic iron oxide）および**超小型超常磁性酸化鉄**（USPIO：ultrasmall superparamagnetic iron oxide）などが存在する．酸化鉄粒子のうち直径が $1 \sim 100$ nm であるマグヘマイトやマグネタイトは，酸化鉄ナノ粒子と呼ばれ，超常磁性という特徴的な磁性をもっている．**超常磁性**とは，磁化の向きが温度の影響でランダムに反転する影響で磁化が0であるように観察されることを示す．酸化鉄ナノ粒子は医療において**ドラッグデリバリーシステム（DDS）***の媒体として活用されている.

　さらに体外から投与するものだけでなく，生体内に存在する物質も磁性の変化を呈する．例えば血腫内にあるオキシヘモグロビン*は反磁性体，デオキシヘモグロビン・メトヘモグロビン・ヘモジデリンは常磁性体であり，脳出血におけるMRI検査タイミングが異なることでMRIの画像コントラストに影響を与えることが知られている.

1・5　磁性と磁気モーメント

　原子核*は陽子と中性子で構成され，両者の大きさや重さはほぼ同じであるが，陽子はプラスの電荷をもち，磁気モーメントをもつのに対して，中性子*は電荷をもたないが，磁気モーメントを有している*．磁気モーメントは対になると打ち消し合い，対にならない場合は磁場を生じる．反対方向の磁気モーメントをもつ水素原子核どうしや中性子どうしが二つずつペアになって磁性を打ち消し合う原子

1・5 磁性と磁気モーメント

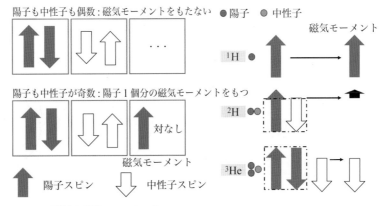

図 1・4 磁性と磁気モーメント
磁性核は陽子数と中性子数のどちらか一方、あるいは両方が奇数の核種である

的・空間的・時間的に制御し、コントロールする薬物伝達システム．

解説
ヘモグロビン：酸素分子と結合する性質をもち、肺から全身へと酸素を運搬する役割を担う．
オキシヘモグロビン：酸素と緩く結合した形のヘモグロビン．
デオキシヘモグロビン：結合した酸素が抜けた形のヘモグロビン．

解説
原子核：プラスの電荷をもつ陽子と電荷をもたない中性子で構成されており、元素の種類は陽子の数、つまり原子番号で決まる．

解説
中性子：電気的に中性であるが、中性子を構成する3個の各クォークの磁気モーメントの和として考える必要があり、これらが回転することにより磁気モーメントを形成する．

解説
陽子質量：1.6726×10^{-24} g，中性子質量：1.6749×10^{-24} g，電子質量：9.1095×10^{-28} g

解説
炭素：陽子が6

核は対象とならず、このように陽子も中性子も偶数である場合、磁性をもたず非磁性核となる（図1・4左上）．一方で、陽子と中性子は逆の角運動量をもつ対を形成し、陽子数と中性子数のどちらか一方、あるいは両方が奇数の核種でないと磁性をもつ原子核である磁性核にはなれない（図1・4左下）．つまりすべての原子核がMRIの対象とはならないことを意味している．

例として、水素原子核は陽子そのものであるため、磁気モーメントの打ち消しは起こらずに磁気モーメントをもつ（図1・4右上）．重水素である ^{2}H は陽子一つ、中性子一つのため、その差の分だけ、磁気モーメントをもつ（図1・4右中）．ヘリウム ^{3}He は陽子が二つでありそれぞれの磁気モーメントは打ち消しあうが、中性子一つがあるため磁気モーメントをもつ（図1・4右下）．一方で、^{4}He はともに同数のため磁化をもたない．

磁気モーメントのエネルギーは量子化されており、量子数には主量子数・方位量子数・磁気量子数・スピン量子数の4種類が存在する．スピン量子数は素粒子の固有の角運動量であるスピン角運動量の大きさを特徴づける量子数であり、スピンの大きさを表す量子数である．スピン量子数は 1/2，1，3/2 などの値をもち、^{1}H のスピン量子数は 1/2 である．

^{12}C，^{13}C および ^{14}C の三つの**炭素***の同位体において、すべて陽子数は6個であるが、それぞれの中性子数は6個，7個，8個と異なる（図1・5）．^{12}C および ^{14}C は陽子も中性子も偶数であり、すべてのスピンが対をつくっているのでスピン量子数は0となる．この中でMRIの対象となる同位体は中性子数が奇数である ^{13}C のみである．陽子と中性子の数の合計は質量数であるから、^{1}H や ^{13}C のように質量数が奇数であればスピン量子数は 1/2，3/2 などの半整数となり、磁性をもつ磁性核となる．このように磁気モーメントをもっている核のことを**磁性核**といい、^{1}H や ^{13}C のほかに ^{14}N，^{15}N，^{17}O，^{19}F，^{23}Na，^{31}P などがある．

第1章 磁気共鳴と緩和

個の元素で，中性子がそれぞれ6個（^{12}C），7個（^{13}C）および8個（^{14}C）の炭素が自然界に存在している．また陽電子法放出核種として陽子5個の^{11}Cがある．^{13}Cは磁性核である．いずれの同位体も化学的性質はほとんど同じ．

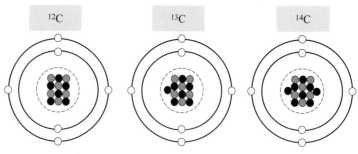

図1・5 炭素原子の同位体

1・6 MRIの対象核種

磁性をもつ核種がすべてMRIに利用できるわけではない．MRIで画像化するためにはそれぞれの核種の天然存在比を考慮する必要がある．例として水素は天然に^{1}H，^{2}H重水素，^{3}H三重水素の三つの同位体があり，^{1}Hは自然界に最も多く存在する．原子核が陽子一つと中性子一つからなる重水素（^{2}H）も，安定核のため比較的豊富に存在するのに対し，三重水素（^{3}H）は不安定なため天然には微量しか存在しない．^{1}Hは自然界での存在比率は99％以上であり，天然存在比が99％と水素の同位体の大部分を占める^{1}HはMRIで検出することが容易な核種である．重水素（^{2}H）もMRIで検出は可能であるが，その感度は低く，磁気回転比も^{1}Hに比べ小さいため臨床での応用には課題が多い．

一方，炭素の場合，天然存在比98.9％と大部分を占めるのは^{12}Cでありスピン量子数が0，磁性核ではないためMRIでは検出できない．他の炭素の同位体である^{13}Cはスピン量子数*が1/2で磁性をもつためMRIによって検出可能である．しかし天然存在比1.1％と微量であり，さらに磁気回転比は^{1}Hの1/4程度であるため感度が低い．^{13}Cの相対感度は^{1}Hよりも1万分の1以下であり，そのままの状態ではMRIでの利用は困難である．近年研究が盛んである超偏極*などの応用技術ではこの^{13}Cの感度を数万倍に増幅することが可能である．超偏極には動的核偏極法*や希ガスを用いる方法，パラ水素*を用いる方法など，複数の手法があり，精力的に開発が進められている．最も汎用されている^{13}Cの標識化合物にピルビン酸があり，ピルビン酸は多くの癌組織では酸素の有無にかかわらず，エネルギー代謝で重要な役割を担っている．^{13}Cを偏極させピルビン酸などを標識し，その代謝過程をMRIにより観察することで，^{13}C乳酸の産生を評価すること，可視することが可能となる[6),7)]．表1・2に主なMRI対象核種とその検出感度，天然存在比を示す[8),9)]．

解説
スピン量子数：量子力学において量子数には主量子数・方位量子数・磁気量子数・スピン量子数の4種類存在する．素粒子とは物質を構成する最小の単位．例えば素粒子の電子，陽子，中性子のスピン量子数は1/2である．スピン量子数は半整数値になり得る．

解説
超偏極法（hyperpolarization）：MRI信号を数万倍に高め，増幅する技術．

解説
DNP：dynamic nuclear polarization.

解説
パラ水素誘導偏極法（PHIP）：para-hydrogen induced polarization.

1・7 磁気緩和現象——磁場中のスピンの振る舞い

表1・2 MRI対象核種とその検出感度

[1]H水素原子核は自然界に最も多く存在し，MRIの対象として最も適している．

核種	スピン量子数	磁気回転比〔MHz/T〕	相対感度	天然存在比〔%〕	天然存在比を考慮した感度
[1]H	1/2	42.6	1	99.985	1
[2]H	1	6.39	9.65×10^{-3}	1.5×10^{-2}	1.45×10^{-6}
[13]C	1/2	10.7	1.59×10^{-2}	1.11	1.76×10^{-4}
[15]N	1/2	4.3	1.04×10^{-3}	0.37	3.85×10^{-6}
[17]O	5/2	5.8	2.91×10^{-2}	0.04	1.08×10^{-5}
[19]F	1/2	40.1	8.33×10^{-1}	100	8.33×10^{-1}
[23]Na	3/2	11.3	9.25×10^{-2}	100	9.25×10^{-2}
[31]P	1/2	17.2	6.63×10^{-2}	100	6.63×10^{-2}
[129]Xe	1/2	11.8	2.12×10^{-2}	26.4	5.60×10^{-3}

1・7 磁気緩和現象——磁場中のスピンの振る舞い

磁場中のスピンの振る舞いを理解するために原子核を集合体として考える．外部からの磁場が存在しない場合，個々の[1]H水素原子核のスピンはランダムな方向を向いている（**図1・6左，磁場のない状態**）．原子核を集合体として考えた場合，ランダムな方向を向いている時点では，個々の磁気モーメントが相殺され，磁化をもたない．外部から磁場が作用すると，核スピンは外部磁場方向と反外部磁場方向に並ぶ（図1・6右，**静磁場下**）．このようにすべてのスピンが同一方向を向くわけではなく，さらにその**位相**[*]は個々のスピンで異なっている．外部磁場の影響により，核スピンが二つのエネルギー順位へ分裂することを**ゼーマン分裂**[*]と呼ぶ．外部から磁場が作用した状態では，個々のスピンは外部磁場に対し，ある角度をもって外部磁場の方向を中心に回転している．磁気モーメントは，静磁場方向に対して55°または125°の角度を軸にして回転する（**図1・7**）．これを**歳差運動**[*]

解説
位相：周期的運動において特定の位置を表す量．MRIでは画像化される各ボクセルは周波数情報と位相の情報をもっている．

解説
ゼーマン分裂：原子核に磁場が与えられると二つのエネルギー準位に分裂すること．

解説
歳差運動：プロトンの自転によって磁気モーメントが発生し，静磁場に入ることで巨視的磁気モーメントが発生する，静磁場内で自転に加えて起こる回転運動を指す．

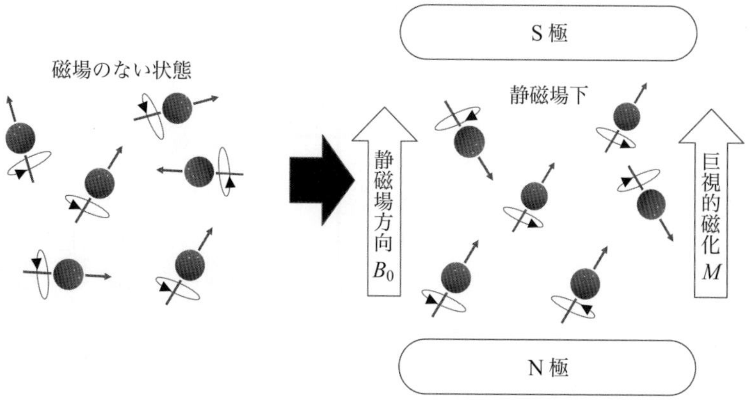

図1・6 磁場中のスピンの振る舞い
外部から静磁場B_0が作用すると，核スピンは外部磁場方向と反外部磁場方向に並ぶ，全体として巨視的磁化M（magnetization）をもつ．

第1章　磁気共鳴と緩和

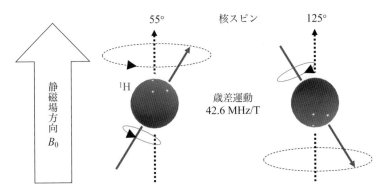

図1・7　歳差運動
歳差運動では水素原子核の磁気モーメントは，静磁場方向に対して55°または125°の角度を軸にして回転する．その周波数は42.6 MHzである．

と呼び，みそすり運動ともいう．歳差運動の周波数は以下の式で表される．この周波数は**ラーモア周波数**や**共鳴周波数**と呼ばれ，この周波数は外部磁場強度に比例して高くなる．ω_0 はラーモア周波数，B_0 は静磁場の強さ，γ は磁気回転比である．

$$\omega_0 = \gamma B_0$$

MRIで用いられる ^{1}H水素原子核の場合，γ は42.6 MHz*/Tであり1 Tの磁場中では42.6 MHzで歳差運動している．1.5 T-MRIでは64 MHz，3 Tでは128 MHz，7 Tでは299 MHzと，磁場強度と共鳴周波数は比例関係にある．生体内の水素原子核を多数のスピンの集合体として考えた場合，外部磁場と同方向に寄与する成分のみが全体の磁化成分として残る．これを**巨視的磁化**と呼ぶ（図1・6右，巨視的磁化 M）．

1・8　偏極と偏極率

^{1}H水素原子核などの磁性核を静磁場内に置くと，ゼーマン分裂により磁場との相互作用で二つのエネルギー準位 E_2 と E_1 に分かれる（**図1・8**）．この状態では，^{1}H水素原子核は熱平衡状態にある．この二つのエネルギー順位の差を ΔE と呼び，

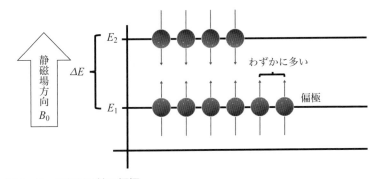

図1・8　水素原子核の偏極
静磁場内の水素原子核はエネルギー準位の低い E_1 の原子核が，エネルギーが高い E_2 に比べわずかに多くなる．

解説
MHzは10の6乗，ppmは10の−6乗．
MRIにおいて1 ppm (parts per million) は1 Tで42.6 Hz，1.5 Tでは64 Hz，3 Tでは128 Hzを意味する．ppmは磁場強度に依存せずに使用できるため，脂肪抑制法やMRSなどを理解するうえで重要である．

第1章◇磁気共鳴と緩和

1・9　RFパルスによる励起と緩和

ΔE は磁場 B_0 に比例する．静磁場内の水素原子核は，必ずエネルギー準位の低い E_1 とわずかにエネルギーが高い E_2 のどちらかに属することになる．そして，エネルギー準位の低い E_1 の原子核が，エネルギーが高い E_2 に比べわずかに多くなる（図1·8）．このようにスピンが空間的にある特定の方向に偏っている状態を**偏極**という．両群に属する ^{1}H の原子核の相対比は**ボルツマン分布*** によって決まり，下記の式により，偏極率が計算できる．

$$\frac{N_{E_1} - N_{E_2}}{N_{E_1} + N_{E_2}} = \frac{\gamma \hbar B_0}{2\kappa T}$$

ここで，N_{E_1}：E_1 のエネルギー順位に分布する個数，N_{E_2}：E_2 のエネルギー順位に分布する個数，$\hbar$：ディラック定数，γ：磁気回転比〔MHz/T〕，B_0：静磁場強度，κ：ボルツマン定数，T：温度である．

偏極率は磁気回転比 γ と静磁場 B_0 に比例し，絶対温度 T に反比例する*．1.5 T-MRI における偏極率は 0.5×10^{-5}，3 T ではその倍の 1.0×10^{-5} になる．MRI 信号として観測できるものは，この偏極率で計算できる余分に E_1 に分布する水素原子核磁気モーメントとなる．そのため，どんなに対象とする原子核が多くても，偏極率が小さい場合は MRI で観測ができない．生体は 60 〜 70 % が水，H_2O で構成されるため，^{1}H の原子核は生体に多数存在しているため，この点から見ても MRI の対象として最適な核種である．

1・9　RFパルスによる励起と緩和

外部から加えられる磁場のない状態では，水素原子核のスピンはランダムな方向を向いている（**図1·9**①）．ランダムな方向を向いている際は，個々の磁気モーメントが相殺され，磁化をもたない．外部磁場に置かれた水素原子核は歳差運動をしており，多数のスピンの集合体として考えた場合，熱平衡状態にあり巨視的磁化をもつ（図1·9②）．1 T の磁場中では前述したように，巨視的な磁化もその周波数はラーモアの式に従い，42.6 MHz で歳差運動している（図1·9②）．この歳差運動の周波数は**ラーモア周波数**と呼ばれ，この巨視的な磁化に一致した周波数の **RF パルス**を照射することで磁気共鳴現象が起こり，核スピンが RF パルスのエネルギーを吸収し励起される（図1·9③）．そのためラーモア周波数は**共鳴周波数**，RF パルスは**励起パルス**とも呼ばれる．この励起が起こっている状態において RF パルスの照射を切ると，各々のスピンの磁気モーメントが励起状態から徐々にエネルギーを失い，磁気緩和を起こしながら熱平衡状態へと戻る（図1·9④）．

また，ここからは図1·8 の水素原子核の偏極状態に視点を移す．ゼーマン分裂により磁場との相互作用で偏極状態にある水素原子核は二つのエネルギー準位に分かれているが（**図1·10**左，図1·9②），この状態で，RF パルスの照射を受けることで磁気共鳴現象が起こり，核スピンが RF パルスのエネルギーを吸収し励起される（図1·10右，図1·9③）．この励起状態において RF パルスの照射を切ると，それぞれのスピンの磁気モーメントが励起状態から徐々に熱平衡状態へと戻る（図1·9④）．この過程が**磁気緩和**（magnetic relaxation）と呼ばれる．緩和過程は指数関数で進行し，その時定数は**緩和時間**（relaxation time）と呼ばれる．緩和時間が

解説

ボルツマン分布：高温で濃度の低い粒子系において一つのエネルギー準位にある粒子の数の分布を与える理論式の一つ．偏極により両群に属する ^{1}H 水素原子核数の相対比はボルツマン分布に従う．

解説

プランク定数

h：光子のもつエネルギーと振動数の比例関係を表す比例定数．$h = 6.63 \times 10^{-34}$ J·s.

デュラック定数

$\hbar$：プランク定数 h を 2π で割った値をもつ定数．$\hbar = 1.05 \times 10^{-34}$ J·s.

ボルツマン定数：統計力学において状態数とエントロピーを関係付ける定数．$\kappa = 1.38 \times 10^{-23}$ J·K^{-1}.

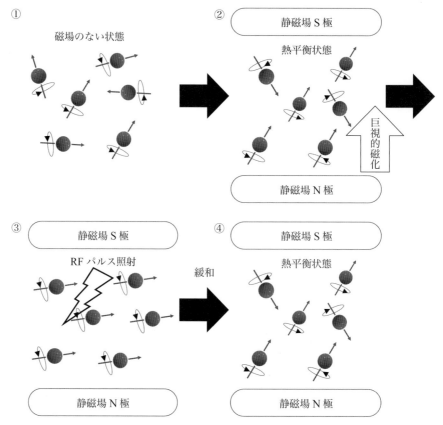

図1・9　静磁場中のスピンの振る舞い

長いほど緩和過程がゆったりと進み，短いほど速く進む．緩和時間の逆数 $1/T$ を**緩和速度**（relaxation rate）と呼ぶ．

1・10　磁気の緩和

　磁気の緩和を理解する上で巨視的な磁化の理解が重要となる．巨視的磁化はその z 成分（縦磁化）と x-y 成分（横磁化）に分けて考える必要があり，また静磁場*の方向を z 方向とする（**図1・11**）．縦磁化と横磁化はそれぞれが異なったメカニズムで緩和しており，z を**縦磁化**（longitudinal magnetization, M_z），x-y 成分を**横磁化**（transverse magnetization, M_{xy}）とも表記する．前者の緩和を**縦緩和**（longitudinal relaxation）あるいは $\mathbf{T_1}$ **緩和***，その緩和時間を**縦緩和時間**あるいは $\mathbf{T_1}$ **値**，後者の緩和を**横緩和**（transverse relaxation）あるいは $\mathbf{T_2}$ **緩和***，その緩和時間を**横緩和時間**あるいは $\mathbf{T_2}$ **値**と呼ぶ．

　T_1 の間に縦磁化は 63.2% 回復し，T_2 の間に横磁化は 36.8% まで減衰する（**図1・12**）．まとめると，RFパルスのエネルギーを吸収し励起された ^{1}H 水素原子核は RF パルスの照射を切った後，縦磁化成分が徐々に回復していき，横磁化成分が減衰していく．一般的に縦緩和に対して横緩和の方が迅速に進行して早く終了する．

解説
静磁場 B_0 は外部磁場とも呼ぶ．B は磁束密度（Wb/m^2＝T: tesla）を示し，1 T は 10,000 ガウスである．

解説
$\mathbf{T_1}$ **緩和**：縦緩和（longitudinal relaxation）

解説
$\mathbf{T_2}$ **緩和**：横緩和（transverse relaxation）

1・10 磁気の緩和

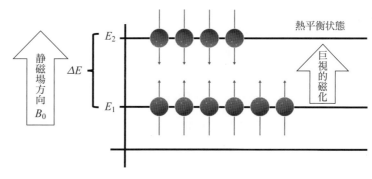

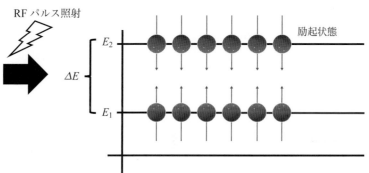

図1・10 磁場中の磁化の励起

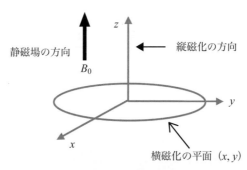

図1・11 静磁場・縦磁化・横磁化の向き

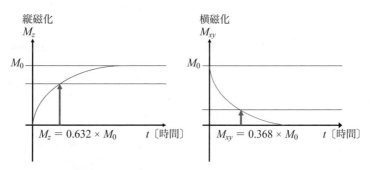

図1・12 T₁縦緩和・T₂横緩和
M：magnetization（磁化），M_z：縦磁化，M_{xy}：横磁化，M_0：熱平衡状態の磁化

このT$_1$緩和, T$_2$緩和に加え, 磁場の不均一性などの外部の要因を加味した磁気緩和である**T$_2$***（T$_2$スター）**緩和**[10], 回転座標系におけるスピン-格子緩和である**T$_1\rho$**（T$_1$ロー）**緩和**[11),12]などの他の緩和過程を利用した画像法も利用が進んでいる. 緩和時間はT$_1$値 > T$_1\rho$値 > T$_2$値 > T$_2$*値であり, 純水のみが同じ値となる.

T$_1$緩和, 縦磁化M$_z$の時間変化は以下の式で記載できる.

$$M_z = M_0 \left(1 - \exp\left(\frac{-t}{T_1}\right)\right)$$

$t = T_1$なので

$$M_z = M_0 \left(1 - \exp\left(\frac{-T_1}{T_1}\right)\right) = M_0(1 - 0.368) = 0.632 M_0$$

また, T$_2$緩和, 横磁化M$_{xy}$の時間変化は以下の式で記載できる.

$$M_{xy} = M_0 \exp\left(\frac{-t}{T_2}\right)$$

$t = T_2$なので

$$M_{xy} = M_0 \exp\left(\frac{-T_2}{T_2}\right) = 0.368 M_0$$

1・11　T$_1$緩和現象

熱平衡状態にある巨視的磁化はRFパルスによりE_1に存在するエネルギー順位の低いスピンがE_2の高いエネルギー順位に励起される. 巨視的磁化の上向きの成分を縦磁化といい, この縦磁化はRFパルスの照射により減少し, ゼロになる（図1・13左から2番目）. RFパルスの照射を切ると, 縦磁化成分が徐々に元の熱平衡状態に回復する（図1・13左から3番目, 4番目）. このエネルギー順位の時間変化をT$_1$緩和, あるいは**スピン-格子緩和**（spin-lattice relaxation）*とも呼ぶ. スピン-格子緩和という名前は, スピンがRFパルスから得たエネルギーを周囲の格子に戻し, それによって熱平衡状態を回復する過程を意味している. このT$_1$緩和時間・T$_1$値は組織によって異なり, 静磁場強度に依存する. RFパルスが切られた後, スピンが元の状態に戻っていくがその時間が組織によって異なり, 静磁場強度が高いほど, T$_1$緩和時間・T$_1$値は長くなる（図1・13）. 分子がどの程度エネルギーを受け取りやすい状態にあるかがT$_1$緩和には重要であり, 脂肪や粘液などの分子の運動周波数がラーモア周波数と一致した場合にT$_1$緩和時間が最も短くなる. T$_1$緩和時間の測定には, **IR**（inversion recovery）**法***や**saturation recovery法***が用い

> 解説
> **スピン-格子緩和**：縦緩和, T$_1$緩和を意味する.

> 解説
> **IR法**（inversion recovery；反転回復法）：MRI撮影におけるパルス系列の一つ. 90°パルスの印加の前に180°パルスを印加し, z軸方向の縦磁化成分を反転させ, 信号を取得する.

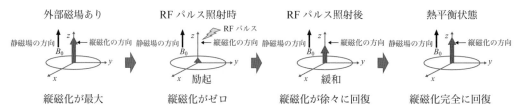

図1・13　T$_1$緩和における縦磁化の時間変化

1・12 T₂緩和現象

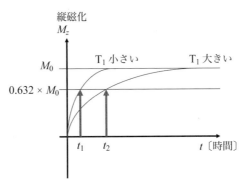

図1・14 T₁緩和における縦磁化と緩和時間の関係

> **解説**
> **saturation recovery (SR) 法（飽和回復法）**：MRI撮影におけるパルス系列の一つ．90°パルスを連続的に印加もしくは最初の90°パルスにより縦磁化をなくし，次に強い位相のずれを起こさせ横磁化をなくし，信号を取得する．

られる．T₁緩和時間が小さい組織ほど早く縦緩和が回復し，T₁緩和時間が大きい組織ほどゆっくり回復する（**図1・14**）．

1・12 T₂緩和現象

T₂緩和はT₁緩和と同時に起こるがメカニズムは異なり，それぞれ独立に起こる．熱平衡状態にある巨視的磁化の横向きの成分は，各スピンにおいてバラバラな位相で歳差運動をしているため，ゼロである（**図1・15**左から1番目）．RFパルスの照射により各スピンの位相が揃う，同位相になることで巨視的磁化の横向きの成分が最大となる横磁化が発生する（図1・15左から2番目）．その後，RFパルスの照射を切ると，それぞれのスピンは，他のスピンや電子の局所磁場の影響を受け，時間経過とともに歳差運動の位相がずれ，位相分散が起こり，徐々に横磁化が消失し元の熱平衡状態に戻る（図1・15左から3番目，4番目）．このスピンの位相がRFパルスにより揃い，元の状態に戻っていく過程を**スピン-スピン緩和** (spin-spin relaxation)*，または横緩和，T₂緩和と呼ぶ．T₁緩和時間・T₁値と同様にT₂緩和時間・T₂値も組織によって異なる．基本的にT₁緩和時間はT₂緩和時間より長く，T₂緩和が終了した後でも，T₁緩和は継続しており，通常，生体ではT₂緩和時間の5～10倍程度の長さとなる．T₂緩和時間の測定にはSE（spin echo）法が用いられ，**マルチエコー**＊でTE（echo time）を変化させながら撮影し，その信号値をプロットすることで求めることが可能であるT₂緩和時間が小さい組織ほど早く横緩和がばらつき，T₂緩和時間が大きい組織ほどゆっくり横磁化がばらついていく（**図1・16**）．

> **解説**
> **スピン-スピン緩和**：横緩和，T₂緩和を意味する．

> **解説**
> **マルチエコー**：1回のRF励起パルスで複数のTEなどを設定しエコー信号を複数を得る方法を意味する．

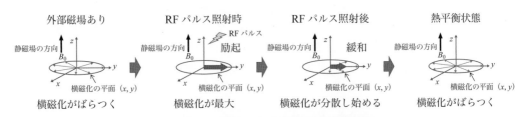

図1・15 T₂緩和における横磁化の時間変化

15

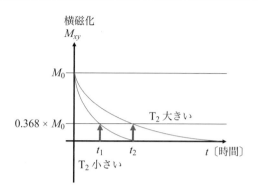

図1・16 T$_2$緩和における横磁化と緩和時間の関係

1・13 組織の緩和時間

　MRIの信号は対象となるプロトンの密度や，T$_1$緩和時間，T$_2$緩和時間の影響を受け，撮影シーケンスや撮影パラメータを変化させることで，多様な画像コントラストが実現できる．実際のMRI画像には上記の画像コントラストの生成メカニズムに加え，水分子の拡散現象，毛細血管内血液の微小循環である灌流，動脈や静脈などの血液の流れ，組織の磁化率，生体内の代謝物やその化合物，pHや温度などの生体内環境など，さまざまなメカニズムを含む生体情報に基づいた画像が得られる．

　MRI信号の生成において最も基本的なパラメータである緩和時間は，生体組織ではT$_1$値は約500～2,000 ms，T$_2$値は約30～300 msである．1.5 TにおいてT$_1$値は脂肪が250 ms程度，脳脊髄液は3,000～4,000 ms程度，T$_2$値は脂肪が50 ms程度，脳脊髄液は2,000～3,000 ms程度と長い値を示す．その他の組織については表1・3に記載しており，この値は静磁場強度の影響を受ける[13),18)-20)]．具体的に静磁場強度が高くなるとT$_1$値は延長するが，T$_2$値への影響は少ないといわれている[13)-16),18)-20)]．造影剤を用いた検査において，3 T-MRIと1.5 T-MRIで造影効果が異なることには注意が必要である．T$_1$値，T$_2$値は，組織内の水素原子核の化学的および物理的環境に依存し，さらに正常組織と病変組織のMRIコントラストは，組織構造の違いに基づくことが多い．正常組織と病変組織の組織構造の違いが，T$_1$値，T$_2$値の差を生むことがある．また，T$_1$値であればIR（inversion recovery）法やsaturation recovery法が基本となり，心筋検査ではLook-Locker法[17)]という手法を用いられる．T$_2$値は脱髄や軸索損傷，炎症，浸潤，白質変性，腫瘍悪性度，虚血，組織の線維化などの病態の進行過程において変化するといわれている．生体では皮下脂肪や脂肪は短いT$_1$を有しているため，T$_1$強調画像，T$_2$強調画像ともに高信号に描出されるため，脂肪抑制は必須な技術であるため，さまざまな方法が提案されている．脂肪抑制については後述の章で詳細に取り上げる．

表 1・3　組織の T_1 緩和時間および T_2 緩和時間（3 T および 1.5 T，37℃）[13),18)-20)]

組織	3 T-T_1 値〔ms〕	1.5 T-T_1 値〔ms〕	3 T-T_2 値〔ms〕	1.5 T-T_2 値〔ms〕
肝臓	812 ± 64	576 ± 30	42 ± 3	46 ± 6
骨格筋	$1,412 \pm 13$	$1,008 \pm 20$	50 ± 4	44 ± 6
心臓	$1,471 \pm 31$	$1,030 \pm 34$	47 ± 11	40 ± 6
腎臓	$1,194 \pm 27$	690 ± 30	56 ± 4	55 ± 3
白質	$1,084 \pm 45$	884 ± 50	69 ± 3	72 ± 4
灰白質	$1,820 \pm 114$	$1,124 \pm 50$	99 ± 7	95 ± 8
視神経	$1,083 \pm 39$	815 ± 30	78 ± 5	77 ± 9
脊髄	993 ± 47	745 ± 37	78 ± 2	74 ± 6
血液	$1,982 \pm 85$	$1,441 \pm 120$	272 ± 50	290 ± 30
皮下脂肪	382 ± 13	343 ± 37	68 ± 4	58 ± 4
子宮筋層	$1,514 \pm 156$	$1,309 \pm 35$	79 ± 10	117 ± 14
子宮内膜	$1,453 \pm 123$	$1,274 \pm 64$	59 ± 1	101 ± 11
子宮頸部	$1,616 \pm 61$	$1,135 \pm 154$	83 ± 7	58 ± 10
前立腺	$1,597 \pm 42$	$1,317 \pm 85$	74 ± 9	88 ± 0

◎ 参考文献

1) Lauterbur PC, Image formation by induced local interactions: Examples employing nuclear magnetic resonance, Nature 242, 190−191, 1973.

2) P Mansfield, Multi-planar imaging formation using NMR spin echoes, J Physics C Solid State Phys 10, L55−L58, 1977.

3) M K Stehling, R Turner, P Mansfield, Echo-Planar Imaging: Magnetic Resonance Imaging in a Fraction of a Second, Science 254, 43−50, 1991.

4) Majoros M, Sumption MD, et al., Magnetic, Mechanical and Thermal Modeling of Superconducting, Whole-body, Actively Shielded, 3 T MRI Magnets Wound Using MgB2 Strands for Liquid Cryogen Free Operation. IEEE Trans Appl Supercond. 2022 Jun;32(4):4400104.

5) Chapman BL. Shielded gradients. And the general solution to the near field problem of electromagnet design. MAGMA. 1999 Dec;9(3):146-51.

6) Day SE, Kettunen MI, et al., Detecting tumor response to treatment using hyperpolarized 13C magnetic resonance imaging and spectroscopy. Nat Med. 2007 Nov;13(11):1382-7.

7) Kohler SJ, Yen Y, et al., In vivo 13 carbon metabolic imaging at 3 T with hyperpolarized 13C-1-pyruvate. Magn Reson Med. 2007 Jul;58(1):65-69.

8) Pipe JG. Basic spin physics. Magn Reson Imaging Clin N Am. 1999 Nov;7(4):607-27.

9) Yves Gossuin, et al., 2010 J. Phys. D: Appl. Phys. 43 213001.

10) Blitstein MK, Tung GA. MRI of cerebral microhemorrhages. AJR Am J Roentgenol. 2007 Sep;189(3):720-5.

11) Arihara N, Saito S, et al., Evaluation of liver T_1rho and T_2 values in acute liver inflammation models using 7 T-MRI. Magn Reson Imaging. 2022 May; 88:20-24.

12) Regatte RR, Akella SV, et al., In vivo proton MR three-dimensional T_1rho mapping of human articular cartilage: initial experience. Radiology. 2003 Oct;229(1):269-74.

13) Stanisz GJ, Odrobina EE, et al., T_1, T_2 relaxation and magnetization transfer in tissue

第 1 章 磁気共鳴と緩和

at 3 T. Magn Reson Med. 2005 Sep;54(3):507-12.

14) Chen JH, Avram HE, et al., In vivo relaxation times and hydrogen density at 0.063-4.85 T in rats with implanted mammary adenocarcinomas. Radiology. 1992 Aug;184(2):427-34.

15) Weinmann HJ, Brasch RC, et al., Characteristics of gadolinium-DTPA complex: a potential NMR contrast agent. AJR Am J Roentgenol. 1984 Mar;142(3):619-24.

16) 高津 安男, 小野 敦, 齋藤茂芳, 第一章 基礎原理, MR画像検査学, メジカルビュー社, 2024.

17) Messroghli DR, Radjenovic A, et al. Modified Look-Locker inversion recovery (MOLLI) for high-resolution T_1 mapping of the heart. Magn Reson Med. 2004 Jul;52(1):141-6.

18) Hendrick, R. Edward. Breast MRI: Using Physics to Maximize Its Sensitivity and Specificity to Breast Cancer. 2004.

19) Wansapura JP, Holland SK, et al. NMR relaxation times in the human brain at 3.0 tesla. J Magn Reson Imaging. 1999 Apr;9(4):531-8.

20) de Bazelaire CM, Duhamel GD, et al. MR imaging relaxation times of abdominal and pelvic tissues measured in vivo at 3.0 T: preliminary results. Radiology. 2004 Mar;230(3):652-9.

◎ 演習問題

問題1　1 T（テスラ）は何ガウスであるか下記から選べ.

1. 10
2. 100
3. 1,000
4. 10,000
5. 100,000

問題2　室温で強磁性を示す物質を **2つ選べ**.

1. Cr
2. Fe
3. Co
4. Mn
5. Ga

問題3　次の記述について, **誤っている**のはどれか. **2つ選べ**.

1. ガドリニウム金属は常磁性体である.
2. 反磁性体の磁化率は温度と無関係である.
3. 酸化鉄造影剤は陰性造影剤として利用される.
4. 強磁性体には残留磁化がある.
5. 反磁性体は磁場にさらされたときに磁場と反対方向に非常に強く磁化される.

問題4　核磁気共鳴現象を**起こさない**核種はどれか. **2つ選べ**.

1. ^{4}He
2. ^{13}C
3. ^{16}O
4. ^{19}F
5. ^{31}P

演 習 問 題

問題5 3 T の MRI における水素原子核の共鳴周波数〔MHz〕に最も近いのはどれか. ただし, 1.5 T での水素原子核の共鳴周波数を 64 MHz とする.
1. 43
2. 64
3. 128
4. 256
5. 299

問題6 $\omega_0 = \gamma B_0$ で表される関係について, **誤っている**のはどれか.
1. γ は静磁場強度によって異なる値をもつ.
2. B_0 は磁束密度を表し, 単位は Wb/m^2 である.
3. γ は磁気回転比と呼ばれる比例定数である.
4. ω_0 は角振動数を表し, 単位は $1/s$ である.
5. 磁気共鳴現象の基本を示し, ラーモア方程式と呼ばれる.

問題7 ボルツマン分布によって求められる偏極率について正しい記述はどれか.
1. 絶対温度に比例する.
2. 磁気回転比に比例する.
3. 静磁場強度に反比例する.
4. 偏極率が小さいほど MRI での観測に適している.
5. ^1H の偏極率は 1.5 T-MRI において 1.0×10^{-5} である.

問題8 緩和時間に関する正しい記述はどれか.
1. T_1 緩和はスピン-格子緩和とも呼ばれる.
2. T_2 緩和はスピン-格子緩和とも呼ばれる.
3. スピン-格子緩和時間とは縦磁化が初期磁化の 36.8 % になる時間である.
4. スピン-スピン緩和時間とは縦磁化が初期磁化の 36.8 % になる時間である.
5. 縦緩和時間 $\leqq$ 横緩和時間である.

問題9 以下の組織・臓器において**最も短い**緩和時間はどれか.
1. 筋肉の T_1
2. 肝臓の T_1
3. 肝臓の $T_2{}^*$
4. 脳脊髄液の T_1
5. 脳脊髄液の T_2

問題10 SE 法 TR 500 ms, TE 10 ms の頭部 MR 像で最も高信号を呈するのはどれか.
1. 基底核
2. 側脳室
3. 下垂体前葉
4. 眼窩内脂肪
5. 頭蓋骨皮質

Chapter

第2章

機器・装置構成

2・1　MRIに関連する電磁気学
2・2　システム構成
2・3　静磁場システム
2・4　傾斜磁場システム
2・5　高周波回路とRF送受信システム
2・6　RFコイル
2・7　高磁場装置

第2章
機器・装置構成

本章で何を学ぶか

　本章では，まずMRIの機器・装置に関連する電磁気学の諸法則について概説する．そして，MRI装置の全体像（システム構成）を説明し，その中でも特に重要な構成要素である静磁場システム，傾斜磁場システム，RF送受信システムについて，その構造，動作原理，種類を学習する．最後に，高磁場（特に3T）装置の特徴について述べる．

2・1　MRIに関連する電磁気学

　MRI装置では，導線に電流を流して磁場を発生させたり，変動する磁場を電流（電圧）として検出したりする．本章ではMRI装置の構成要素ごとにそれぞれの原理や構造について説明するが，各所で電流と磁場の関係の理解が必要となってくる．そこで，MRIの機器の説明の前に，まず本節でMRIに関連する電磁気学をかいつまんで紹介する．なお，本節の内容が難解に感じられる読者におかれては，ざっと目を通す程度に読んでいただいてかまわない．

2・1・1　電流によって生じる磁場

　十分に長い直線状の導線に電流Iが流れるとき，導線からの距離rの位置には，図2・1のように

$$B = \frac{\mu_0 I}{2\pi r} \tag{2・1}$$

の磁場Bが発生する．ここで，μ_0は真空の透磁率である．右手の親指を電流の向

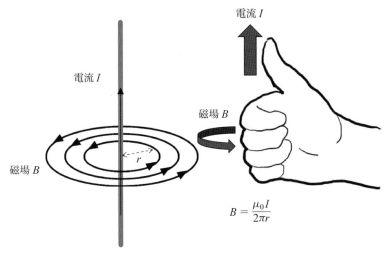

図2・1　直線電流がつくる磁場

きに合わせたとき，親指以外の指が曲がる向きに，電流Iに比例し導線からの距離に反比例した強度の磁場が発生する．

半径rの一巻き円形コイルに電流Iを流したとき，コイル面内の中心に生じる磁場Bは

$$B = \frac{\mu_0 I}{2r} \tag{2・2}$$

で表され，その向きは電流が流れる向きに右手の手掌を曲げたときの親指の方向である（**図2・2**）．式から，この場合の磁場Bはコイル半径に反比例し，電流に比例することがわかる．

十分に長く，単位長さ当たりの巻き数nが十分に多いソレノイドコイルに電流Iを流したとき，コイルの内側には，**図2・3**のように

$$B = \mu_0 n I \tag{2・3}$$

の強度でコイル軸に平行な磁場Bが発生する．すなわち，電流が流れる向きに右の手掌を曲げたときの親指の向きに，電流と巻き数に比例した磁場強度Bが発生する．この場合，コイルの内側であればコイル断面の位置（中心に近いか導線に近いか）によらず磁場は一定であり，コイル半径にも依存しない．

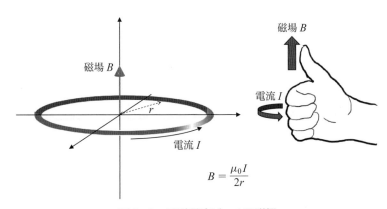

図2・2　円形電流がつくる磁場

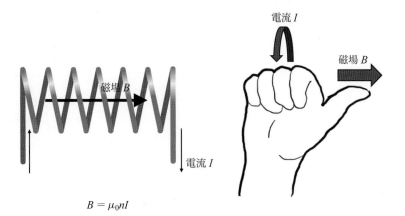

図2・3　ソレノイドコイルがつくる磁場

第2章 機器・装置構成

上述の関係は，導線が「十分に長い」場合や「コイル面内の中心」の場合といった限定された条件にのみ成り立ち，電流と磁場の関係の大まかな概要を把握するのには有用であるが，複雑なコイル形状や任意の位置に対して成り立つものではない．より複雑な電流と磁場の関係を理解するためには，下式の**ビオ・サバールの法則**が役立つ．

$$\vec{B}(\vec{x}_B) = \frac{\mu_0}{4\pi} I \int_{Coil} \frac{d\vec{\ell}(\vec{x}_{Coil}) \times (\vec{x}_B - \vec{x}_{Coil})}{|\vec{x}_B - \vec{x}_{Coil}|^3} \tag{2・4}$$

ここで，$\vec{x}$ は三次元の位置ベクトルで，直交する x, y, z 座標軸のある位置 x, y, z を表す場合は $\vec{x} = (x, y, z)$ である．$\vec{x}_B$ は磁場を評価する位置，$\vec{x}_{Coil}$ は導線（コイル）上のある位置を表す位置ベクトルである．$\vec{B}(\vec{x}_B)$ は位置 $\vec{x}_B$ での磁場ベクトル，μ_0 は真空の透磁率，I はコイルを流れる電流，$d\vec{\ell}(\vec{x}_{Coil})$ はコイル上の位置 $\vec{x}_{Coil}$ における微小長さでの電流の向きを表す単位ベクトル（長さが1のベクトル）を表す．$\vec{x}_B - \vec{x}_{Coil}$ は $\vec{x}_{Coil}$ を始点，$\vec{x}_B$ を終点としたときの（位置 $\vec{x}_{Coil}$ から位置 $\vec{x}_B$ に向かう）ベクトルである．$|\vec{x}_B - \vec{x}_{Coil}|$ は $\vec{x}_B - \vec{x}_{Coil}$ のベクトルの長さ（ノルム）であり，この場合は位置 $\vec{x}_{Coil}$ から位置 $\vec{x}_B$ までの距離を表す．× は外積*（ベクトル積）演算子で，例えば $\vec{P} \times \vec{Q}$ は右手の手掌をベクトル $\vec{P}$ からベクトル $\vec{Q}$ の向きに曲げたときの親指が示す向きのベクトルを表し（**図2・4**），その長さ（ノルム）は $\vec{P}$ と $\vec{Q}$ がつくる平行四辺形の面積と等しい（$\vec{P}$ と $\vec{Q}$ のなす角を θ とすると $|\vec{P} \times \vec{Q}| = |\vec{P}||\vec{Q}|\sin\theta$）．式（2・4）の積分記号 $\int_{Coil}$ を除いたもの

$$d\vec{B}(\vec{x}_B) = \frac{\mu_0}{4\pi} I \frac{d\vec{\ell}(\vec{x}_{Coil}) \times (\vec{x}_B - \vec{x}_{Coil})}{|\vec{x}_B - \vec{x}_{Coil}|^3} \tag{2・5}$$

は，コイル全体のうちのある位置 $\vec{x}_{Coil}$ の微小断面が位置 $\vec{x}_B$ につくる磁場 $d\vec{B}(\vec{x}_B)$ を表し，これをコイル全体で総和（積分）したものが式（2・4）である．ここで，$\vec{x}_B - \vec{x}_{Coil}$ の単位ベクトルを $\vec{\delta}*$ とおくと，$\vec{x}_B - \vec{x}_{Coil} = |\vec{x}_B - \vec{x}_{Coil}|\vec{\delta}$ と表すことができ，これを式（2・5）に代入すると

$$d\vec{B}(\vec{x}_B) = \frac{\mu_0}{4\pi} I \frac{d\vec{\ell}(\vec{x}_{Coil}) \times \vec{\delta}}{|\vec{x}_B - \vec{x}_{Coil}|^2} \tag{2・6}$$

さらに $d\vec{\ell}(\vec{x}_{Coil})$ と $\vec{\delta}$ がなす角を θ とすると

$$|d\vec{B}(\vec{x}_B)| = \frac{\mu_0 I \sin\theta}{4\pi |\vec{x}_B - \vec{x}_{Coil}|^2} \tag{2・7}$$

> **解説**
> **外積**：ベクトル
> $\vec{p} = (x_p, y_p, z_p)$,
> $\vec{q} = (x_q, y_q, z_q)$,
> x 軸，y 軸，z 軸に平行な単位ベクトルを
> $\hat{x} = (1, 0, 0)$,
> $\hat{y} = (0, 1, 0)$,
> $\hat{z} = (0, 0, 1)$ としたとき $\vec{p} \times \vec{q} =$
> $(y_p z_q - z_p y_q)\hat{x} +$
> $(z_p x_q - x_p z_q)\hat{y} +$
> $(x_p y_q - y_p x_q)\hat{z}$

> **解説**
> $\vec{\delta}$：$\vec{x}_{Coil}$ から $\vec{x}_B$ に向かう向きで長さが1のベクトル．

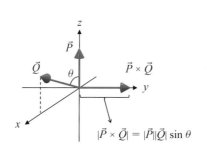

図2・4 外積（ベクトル積）のイメージ

2・1 MRIに関連する電磁気学

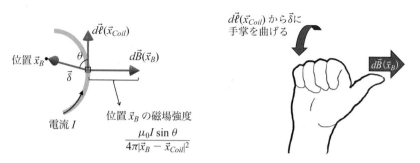

$d\vec{\ell}(\vec{x}_{Coil})$：コイル上の位置 $\vec{x}_{Coil}$ に流れる電流の向き
$\vec{\delta}$：位置 $\vec{x}_{Coil}$ から見た位置 $\vec{x}_B$ の向き
$|\vec{x}_B - \vec{x}_{Coil}|$：位置 $\vec{x}_{Coil}$ から位置 $\vec{x}_B$ までの距離

図2・5　ビオ・サバールの法則のイメージ

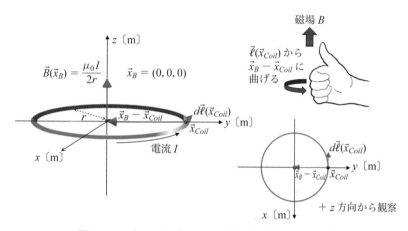

図2・6　ビオ・サバールの法則の円電流への応用①

が得られる．この式から，コイルの一部 $\vec{x}_{Coil}$ が位置 $\vec{x}_B$ につくる磁場の強さは電流 I に比例し距離の2乗に反比例すること，さらにその磁場の向きは電流の向きから位置 $\vec{x}_B$ に向かって右手の手掌を曲げたときの親指の指す方向であることがわかる（**図2・5**）．そして，この量（ベクトル）をコイルのすべての断面（位置）について足し合わせたものが，コイル全体が位置 $\vec{x}_B$ につくる磁場である．以上がビオ・サバールの法則の概要である．

ビオ・サバールの法則の使い方を，図2・2のように xy 平面に置いた半径 r の円形コイルに電流 I を流したときの座標原点での磁場（$\vec{B}(\vec{x}_B), \vec{x}_B = (0, 0, 0)$）の例で示す（**図2・6**）．まず，$\vec{B}(\vec{x}_B)$ の向きについては，電流の向き $d\vec{\ell}(\vec{x}_{Coil})$ が円形コイルの接線方向であること，$\vec{x}_B - \vec{x}_{Coil}$ がコイルの導線からコイル中心に向かう方向であること，そしてこれらの外積 $d\vec{\ell}(\vec{x}_{Coil}) \times (\vec{x}_B - \vec{x}_{Coil})$ が磁場の向きであることから，$d\vec{B}(\vec{x}_B)$ の向きは常に $+z$ 方向であり，よって，$\vec{B}(\vec{x}_B)$ の向きも $+z$ 方向であることがわかる．次に $\vec{B}(\vec{x}_B)$ の強度（長さ）について考える．コイル導線のある一断面からの寄与は式（2・7）のとおりであり，$d\vec{B}(\vec{x}_B)$ の向きは常に同じ $+z$ 方向である

第 2 章 機器・装置構成

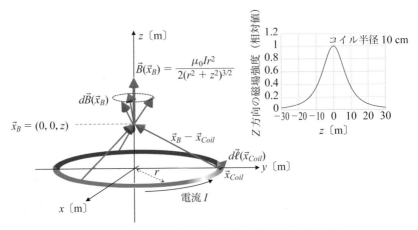

図 2・7 ビオ・サバールの法則の円電流への応用②

ので，式 (2·7) を単純にコイル円周で周回積分すればよい．コイル半径が $|\vec{x}_B - \vec{x}_{Coil}| = r$ であることを考慮して

$$|\vec{B}(\vec{x}_B)| = \int_{Coil} \frac{\mu_0 I}{4\pi |\vec{x}_B - \vec{x}_{Coil}|^2} = \frac{\mu_0 I}{4\pi} \frac{2\pi r}{r^2} = \frac{\mu_0 I}{2r} \tag{2·8}$$

であり，$\vec{B}(\vec{x}_B)$ の向きも強度も式 (2·2) および図 2·2 と一致する．

次に，図 2·2 と図 2·6 の条件を少し一般化して，$\vec{x}_B = (0, 0, z)$ での $\vec{B}(\vec{x}_B)$ をビオ・サバールの法則から求めてみる（**図 2·7**）．まず，$d\vec{B}(\vec{x}_B)$ の向きは，$d\vec{\ell}(\vec{x}_{Coil})$ と $\vec{x}_B - \vec{x}_{Coil}$ が張る平面に直交する向き $(d\vec{\ell}(\vec{x}_{Coil}) \times (\vec{x}_B - \vec{x}_{Coil}))$ であるが，この平面が xy 平面と平行ではなく，$\vec{x}_{Coil}$ の位置によってその傾きの向きも変わる．したがって，さまざまな $\vec{x}_{Coil}$ の $d\vec{B}(\vec{x}_B)$ を図示すると，図 2·7 のように逆円錐形となる．$\vec{B}(\vec{x}_B)$ はこれらすべての $d\vec{B}(\vec{x}_B)$ の和であるので，各 $d\vec{B}(\vec{x}_B)$ の xy 方向の成分は相殺され，$\vec{B}(\vec{x}_B)$ の向きは z 軸に平行となり，その長さは各 $d\vec{B}(\vec{x}_B)$ ベクトルの z 方向の成分の総和となる．計算過程は省略するが，このような条件（半径 r の円形コイルの中心軸上の任意の位置 z）の磁場は下式で表される．

$$\vec{B}(\vec{x}_B) = \frac{\mu_0 I r^2}{2(r^2 + z^2)^{3/2}} \quad (\vec{x}_B = (0, 0, z)) \tag{2·9}$$

2·1·2 変動磁場によって生じる電圧・電流

導電体を貫く磁束が時間変化すると，磁束の時間変化を打ち消すような磁場を生じるための電流が導電体に流れる（図 2·2 と**図 2·8**）．これを**レンツの法則**という．電流が流れるのは導体内の電子やイオンを動かす電気的な力（起電力）が働くからであり，このような変動磁場によって生じる起電力を**誘導起電力**と呼ぶ．また，誘導起電力による電流を**渦電流**（eddy current）と呼ぶ．誘導起電力と磁束（密度）の定量的な関係を示すのが**ファラデーの電磁誘導の法則**であり，下式で表される．

$$emf = -\frac{d\Phi}{dt} = -\int \frac{dB}{dt} dS \tag{2·10}$$

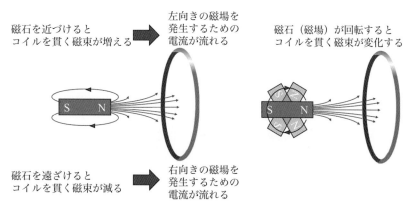

図2・8 変動磁場がつくる電圧・電流

　ここで，emfは誘導起電力，Φは磁束，Bは磁束密度，dSは任意の閉曲面の微小面積である．$\frac{d\Phi}{dt}$は単位時間当たりの磁束の変化量であり，式（2・10）から，磁束の変化が急激であるほどそれに比例した強さの誘導起電力が生じることがわかる．図2・8の例では，磁石の平行運動の速度が速いほど，回転運動の角速度が速いほど，より強い誘導起電力が生じて多くの渦電流が流れる．また，角速度が一定の場合，磁石と導体の距離が近いほど誘導起電力が強まる．

2・1・3　ローレンツ力

　磁場Bの中に置かれた導線に電流Iを流すと導線に対して力が働く．これを**ローレンツ力**と呼び

$$\vec{F} = \vec{I} \times \vec{B}, \quad |\vec{F}| = |\vec{I}||\vec{B}|\sin\theta \tag{2・11}$$

で表される（**図2・9**）．ここで，$\vec{F}$, $\vec{I}$, $\vec{B}$はそれぞれローレンツ力，電流，磁場を表すベクトルであり，θは$\vec{I}$と$\vec{B}$のなす角度，×は外積（ベクトル積）演算子である（図2・4）．すなわち，導線に働くローレンツ力は，電流Iと磁場Bに比例し，電流と磁場が直交するときに最大となる．

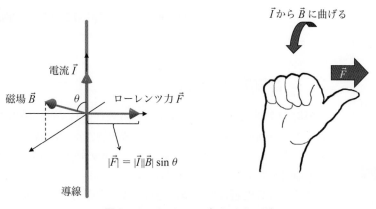

図2・9　ローレンツ力のイメージ

2・2 システム構成

　MRIシステム（装置）は主に，一定強度の静磁場を発生させる静磁場システム，時間変動する傾斜磁場を発生させる傾斜磁場システム，スピンの向きを変化させるための変動磁場（RFパルス）を発生したり被検体からのMR信号を受信したりする送受信システムの3種類の磁場システムから構成される（図2・10，図2・11）．そのほか，静磁場の空間的均一性を向上させるためのシミングを行うシステムや，患者寝台なども含まれる．一般に，静磁場システムが最も外側に配置され，それより内側にシムコイル，傾斜磁場システム，そして被検体に最も近くに送受信システム（ボディコイル）が配置されている．これらはRF（電波）遮へいと磁気遮へいが施されたMR検査室内に設置される．

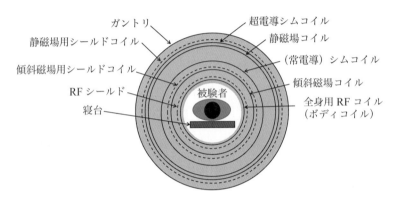

図2・10　超電導磁石方式MRIシステムの構成

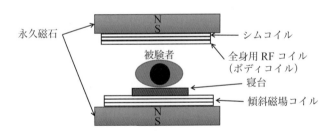

図2・11　永久磁石方式MRIシステムの構成

2・3 静磁場システム

　MRIの静磁場システムに求められる要件としては，磁場強度の空間均一性が高いこと（数ppm*以下），磁場強度の時間的安定性が高いこと（0.01 ppm/h以下），漏えい磁場が少ない（5ガウス*以上の磁場の範囲が狭い）こと，などがある．
　静磁場を発生するための磁石には，永久磁石，常電導磁石，超電導磁石の3種類がある．**永久磁石**はいわゆる磁石（高い保磁力をもつ強磁性材質を磁化させたもの）を利用し，常電導磁石と超電導磁石は導線をループ状に巻いたコイルに電流

解説
ppmはparts per millionの略で，$1\,\text{ppm} = 1 \times 10^{-6}$．

解説
$1\,\text{T} = 10{,}000$ gauss．5 gaussは0.5 mT．

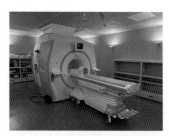 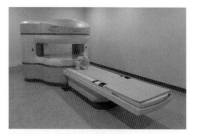

(a) 超電導磁石方式　　　　(b) 永久磁石方式

図2・12　異なる静磁場システムの外観の違い

表2・1　永久磁石方式と超電導磁石方式の特徴の比較

	永久磁石	超電導磁石
静磁場強度	<0.4 T	>0.5 T
磁場の方向	垂直	水平
クエンチ	なし	あり
磁場の時間的安定性	温度に依存（恒温対策が必要）	安定
ガントリの形状	オープン型	トンネル型
重量	重い	軽い
消磁	不可	可能
材質	Nd-Fe-B	NbTi, Nb$_3$Sn, V$_3$Ga
漏えい磁場	少ない	多い

を流して磁場を発生させる電磁石を利用する．**超電導磁石**はコイルを超電導状態（電気抵抗をゼロ）にして大きな安定した永久電流を流すことができる．一方，**常電導磁石**はコイルに電流を流すために電力が必要であったり，電気抵抗によりコイルに発生する熱を冷却するためのシステムやランニングコストが必要となったりするため，臨床では常電導磁石方式はほとんど使用されていない．永久磁石方式は垂直磁場を利用するオープン型MRI装置，超電導磁石方式は水平磁場を利用するトンネル型MRI装置が多い（**図2・12**）．永久磁石方式MRIと超電導磁石方式MRIの違いを**表2・1**に示す．

2・3・1　永久磁石方式

　永久磁石方式のMRI装置は磁場を発生するのに電力を必要としないため経済的である．材質はNd-Fe-B（ネオジム・鉄・ボロン）が多い．垂直磁場方式であることから，水平磁場方式に比べて漏えい磁場が少なく，狭い検査室内でも設置可能である．高磁場を実現するためには大きな磁石が必要であることから，超電導磁石方式と比べて重量が大きくなる．静磁場強度は0.4 T以下のものが多く，超電導磁石よりも低い．また，緊急時に磁場を落とすということができない．磁場強度の温度特性が約0.1%/℃と大きいため，断熱材やヒーターを用いた恒温対策が必要となる．

第 2 章　機器・装置構成

解説

ポールピース，ヨーク：電気伝導率の大きい導線が電気を流しやすいのと同じように，磁気は透磁率の大きい物質を流れやすい．ヨークは磁気回路における導線の役割を果たす．
N 極と S 極を対向させた二つの磁石の間隙では，磁石の中心付近の磁力線（磁束）は N 極から S 極に向かう直線であるが，磁石辺縁付近では外側に弧を描いたような曲線になる．ポールピースはこれら外向きの磁束線を直線状にして，磁場の収束性，均一性を高めるはたらきをする．

解説

大電流：ただし，臨界電流密度を超えてしまうと超電導状態が崩れる．

永久磁石方式 MRI は**図 2・13**のように上下に対向させた一対の永久磁石，永久磁石表面の磁極片（ポールピース），C 型構造の継鉄（ヨーク）*で構成される．ポールピースやヨークがなければ，対向する永久磁石の磁束はさまざまな方向を向き，磁束を効率的に使えないうえに漏えい磁場も大きくなる．ヨークと磁極片の形状を工夫することによって，磁場の均一性の向上と漏えい磁場の軽減がなされている．このような垂直磁場システムでは水平方向にスペースを広くとることができ，圧迫感が少ないことから閉所恐怖症の被験者でも検査できる可能性が高いこと，撮像中でも被験者へのアクセスが容易であることから MRI ガイド下インターベンションが可能であることが大きな特徴である．

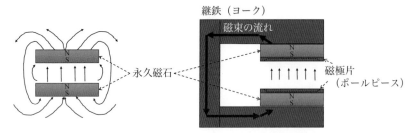

図 2・13　永久磁石方式静磁場システムの構成

2・3・2　超電導磁石方式

超電導とは，ある種の物質が絶対零度（0 K）に近い温度に冷却されたときに電気抵抗が 0 になる現象である．超電導は，**臨界温度**（超電導性を示す最大温度），**臨界電流密度**（流せる最大電流密度），**臨界磁場**（最大の外部磁場）の 3 条件すべてを満たしたときにのみ成立する．超電導磁石では，超電導体をコイル材料としており，大電流*を流すことができる．電磁石の磁場強度はコイルの電流量に比例するため（式（2・2）および式（2・3）），超電導磁石は高磁場を発生させることができる（0.5 T 以上）．コイルの電力損失がなく安定した永久電流を流すことができるため，磁場を発生させるための電力は不要であり，磁場の時間安定性が 0.01 ppm/h 以下と優れている．超電導コイルの材料には，NbTi（ニオブチタン）が多く使用されており，Nb_3Sn（ニオブ 3 スズ）と V_3Ga（バナジウム 3 ガリウム）も使用可能である．

超電導磁石の構造を**図 2・14**に示す．コイル材料を臨界温度（超電導性を示す最大温度）以下まで冷却するための冷却剤として液体ヘリウムを用いるのが一般的であり，超電導コイルは液体ヘリウムに浸されている．超電導コイルと液体ヘリウムはヘリウム槽内にあり，その周りを熱シールドで囲み，それらが真空槽（クライオスタット）内に配置されている．これらの恒温対策を施してもわずかに温度が上昇し液体ヘリウムは気化してしまう．蒸発したヘリウムガスを再利用するために，ヘリウム圧縮機（コンプレッサ），排気・吸気ガスパイプ，冷凍機（コールドヘッド）が搭載されており，これらによって気化したヘリウムを再び液化している．撮像中でない超電導磁石方式 MR 装置から「シュッコン，シュッコン」という一定のリズムの音が聞こえるが，これは液体ヘリウムを循環させるための

2・3 静磁場システム

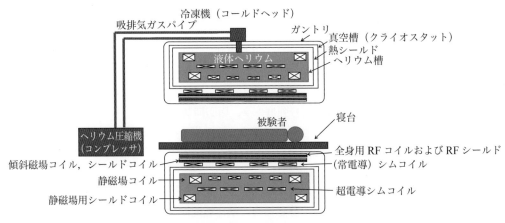

図2・14　超電導磁石方式静磁場システムの構成

ポンプの動作音である．また，臨界温度，臨界電流密度，臨界磁場のいずれかの条件が満たされなくなると，コイルの超電導状態が崩れ，コイルは電気抵抗をもつ常電導状態となる．**常電導状態**になってしまうと，電気エネルギーの多くが電気抵抗によって熱に変換され液体ヘリウムの蒸発（沸騰蒸散）が急激に起こる．この現象を**クエンチ**と呼ぶ．クエンチが生じると，大量のヘリウムガスが発生する．周囲の空気中に抜けた低温のヘリウムは，濃縮によって白い煙となり，それらは空気よりも軽いため，検査室内の天井から充満していく．ヘリウムガスには毒性はなく，可燃性もないが，ヘリウムガスが検査室内を満たすことで酸素濃度が低下し窒息のリスクがある．そのためクエンチの安全対策として，強制排気システムや検査室内の酸素モニタシステムが備え付けられている．

同じ形状の円形コイルを，**図2・15**のようにコイル半径 r とコイル間の距離 $2s$ を等しく配置したものを **Helmholtz コイル**と呼ぶ．これらのコイルに同一方向に同量の電流を流したとき，コイル中心軸上の磁場が均一となる．この Helmholtz コイルが最も基本的な静磁場コイルである．しかし，実際には一つの Helmholtz コイルだけでは広い範囲で数 ppm 以下の磁場均一性を達成することが困難であるため，複数種類のコイルペアを組み合わせたものが使用されている（図2・14）．

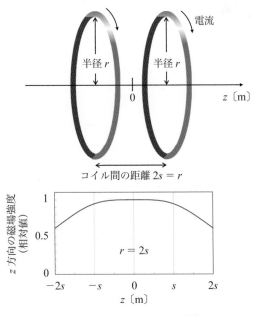

図2・15　Helmholtz コイルと磁場分布

2・3・3 シミング

　磁場の空間的な均一性は，磁石の製造誤差に起因した磁場分布の誤差や，検査室の周囲環境にある鉄骨などにより劣化する．また，磁石内に**反磁性**＊を示す人体が入ることによっても均一性は乱れる．磁場が空間的に均一でない状態でMRI撮像を行うと，歪み，信号強度ムラ，脂肪抑制効果の低下などの画質の劣化を招く．磁場の空間的な均一性を補正するための操作を**シミング**と呼び，磁石の内側表面に磁性体を配置するパッシブシミングと，シムコイルを利用したアクティブシミングに分けられる．

　パッシブシミングは通常MRI装置の設置時に行われ，空気中の静磁場を均一にするために実施する．静磁場内に鉄片を配置した場合，鉄片近傍に周囲の磁束が集まるため元の位置（**図2・16**の◯内の線の数）の磁束密度は低くなる．このような現象を利用して磁場の高い箇所を減らして均一化することができる．水平磁場方式（超電導磁石）では，ガントリ内のいろいろな箇所に鉄片を配置したり取り除いたりしてシミングを行う（図2・16(a)，(b)）．また，磁石片を用いてパッシブシミングを行う場合もある．磁石片を外部磁場と同じ向きに配置した場合は磁場を強め，逆向きに配置した場合は弱める（図2・16(c)，(d)）．垂直磁場方式（永久磁石）では，この現象を利用して，永久磁石表面のいろいろな箇所に磁石片を配置することでパッシブシミングを行う．

　アクティブシミングは，シムコイル（電磁石）に電流を流して磁場を発生させることでシミングを行う方法である．超電導シムコイルは超電導磁石方式MRIにおいて，静磁場コイルとシールドコイルの間（ヘリウム槽内）に設置され，パッシブシミングと同様に，MR装置の設置時に電流量を調整しシミングを行う．（常電導）シムコイル＊は静磁場磁石と傾斜磁場コイルとの間に複数個設置されており，各シムコイルは電流を流したときに発生する磁場の向きや形状が異なる．それぞれのシムコイルに流す電流量を独立かつ動的に制御することで，磁場均一性をスキャンごと・患者ごとに最適化することができる．

> **解説**
> **反磁性**：静磁場中で，磁場を強める物質を常磁性体，弱める物質を反磁性体，著しく強めるものを強磁性体と呼ぶ．

> **解説**
> **シムコイル**：単にシムコイルという場合は常電導シムコイルのことを指す．

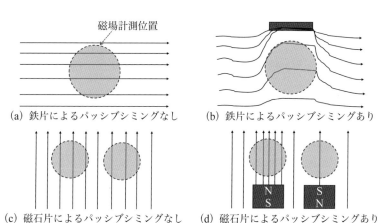

(a) 鉄片によるパッシブシミングなし　(b) 鉄片によるパッシブシミングあり

(c) 磁石片によるパッシブシミングなし　(d) 磁石片によるパッシブシミングあり

図2・16　パッシブシミング

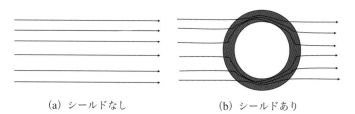

(a) シールドなし　　　(b) シールドあり
図2・17　磁気シールド（パッシブ型）

2・3・4　磁気シールド

　MR検査室は，磁場が室外に漏えいしないように，また室外からの磁場が撮像に影響しないように，**磁気遮へい（磁気シールド）**されている必要がある．磁気は磁性材料を通りやすい（吸い込まれやすい）ため，ほとんどの磁気が磁性材料で囲まれた空間の内外を通過することができない（**図2・17**）．MR検査室はこの性質を利用して，検査室の壁を磁性材料（ケイ素鋼板など）で覆うことで磁気シールドがなされている．

　MR装置自体からの漏えい磁場も少ないことが望まれる．超電導磁石方式は水平磁場であり，さらに永久磁石方式よりも磁場強度が高いため，漏えい磁場も大きくなりやすい．0.5 mT（5ガウス）以上の磁場強度の領域は管理区域として規定されるため，漏えい磁場が大きいとMRI検査室の設置面積を大きくしなければならなくなる．磁気シールドを行わなかった場合，0.5 T以上の水平磁場では5ガウスラインの範囲が磁石周りの数十メートルにもなる．したがって，水平磁場方式MRIでは磁気シールドは必須である．磁気シールドにはパッシブシールド型とアクティブシールド型があり，現在の主流は後者である．**パッシブシールド型**は強磁性体によって漏えい磁場を遮へいする方法であり，上述のようにMR検査室壁はパッシブシールドによって磁気遮へいされている．また，強磁性体を静磁場磁石のすぐ外側に設置することでも漏えい磁場を低減できる．**アクティブシールド型**では，ヘリウム槽内に静磁場コイルよりも径の大きい磁気シールド用コイル（アクティブシールドコイル）を設置し，静磁場コイルとは逆向きの電流を流すことで漏えい磁場を低減する（**図2・18**）．

2・4　傾斜磁場システム

　傾斜磁場とは，空間的に静磁場方向の磁場強度（磁束密度）を線形に変化させた磁場のことである（**図2・19**）．ここで，図2・19の矢印は各座標（矢印の○）での磁場ベクトルを表し，矢印の長さは各座標における磁場強度と静磁場強度の差である（矢印が$-z$方向を向いているからといって磁場強度が負の値を示すというわけではない）．スピンの歳差運動の周波数（共鳴周波数）は磁場強度に比例するので，傾斜磁場を用いることで，撮像空間の位置によって共鳴周波数を変化させることができ，スライス選択，周波数エンコード，位相エンコードなどが可能となる．

第2章　機器・装置構成

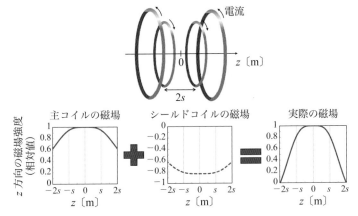

図2・18　磁気シールド（アクティブ型）

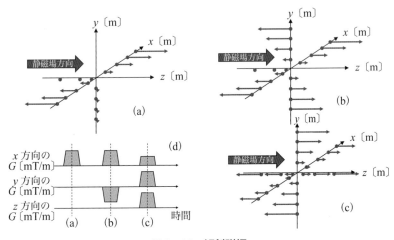

図2・19　傾斜磁場

　傾斜磁場の強さは単位長さ当たりの磁場変動（**磁場勾配** G，磁場傾斜やグラディエントともいう）で表され，単位はT/mである．パルスシーケンスダイアグラムでは横軸：時間，縦軸：磁場勾配で表される（図2·19(d)）．図2·19の（a）はx方向に正の磁場勾配を付加した場合，（b）はx方向とy方向に正と負の磁場勾配を付加した場合，（c）はx，y，zの3方向に正の磁場勾配を付加しx方向の磁場勾配を半分にした場合の磁場分布を表す．傾斜磁場システムの性能を示す指標として，最大傾斜磁場強度（単位はmT/m）とスルーレート（slew rate，単位はmT/m/ms）がある（**図2·20**）．**最大傾斜磁場強度**はそのシステムが達成できる最大の磁場勾配であり，全身用MRI装置では数十mT/mのものが多い．磁場勾配と時間の積をある値にする場合（図2·20(a)），最大傾斜磁場強度が高いシステムの方が時間を短縮でき，撮像時間の短縮につながる．**スルーレート**は単位時間当たりに出力できる最大の磁場勾配であり，傾斜磁場パルスの立上り時間特性を意味する．スルーレートが高いほど，磁場勾配を0からある強度まで変化させるのにかかる時間が短くなり，撮像時間の短縮につながる．

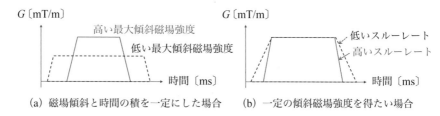

(a) 磁場傾斜と時間の積を一定にした場合　　(b) 一定の傾斜磁場強度を得たい場合

図2・20　最大傾斜磁場の違いとスルーレートの違い

2・4・1　傾斜磁場コイル

1セットの**傾斜磁場コイル**に電流を流すことで1方向（x, y, またはz方向）の傾斜磁場が発生する．傾斜磁場コイルに流す電流に比例して磁場勾配は大きくなる．直交する3方向（x, y, z方向）に傾斜磁場を作れるよう，各方向に対応した三つの傾斜磁場コイルが搭載されている．一般に静磁場方向をz方向と定義することが多い．したがって，水平磁場方式（超電導磁石）では通常，被験者の体軸方向がz軸，体軸に直交する水平方向（仰臥位の被験者の左右方向）がx軸，体軸に直交する垂直方向（被験者の前後方向）がy軸であり，垂直磁場（永久磁石）では仰臥位被験者の前後方向がz軸，左右方向がx軸，体軸方向がy軸である．

水平磁場（超電導磁石）方式MRIはトンネル型であるため，傾斜磁場コイルの形状は円筒内に納まるものでなくてはならない（図2・10）．z方向の傾斜磁場を発生させるためには，**図2・21**のようにコイル間の距離がコイル半径の$\sqrt{3}$倍となる

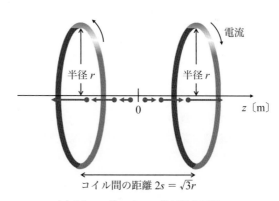

(a) Maxwellコイルの幾何学的配置

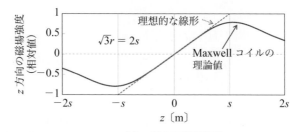

(b) z軸上の磁場強度

図2・21　Maxwellコイル（z方向の傾斜磁場コイル）

第 2 章　機器・装置構成

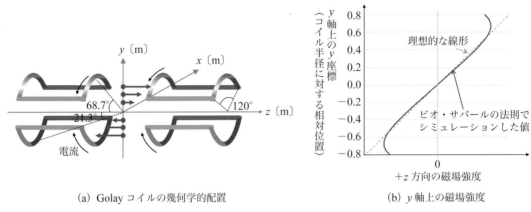

(a) Golay コイルの幾何学的配置　　　　(b) y 軸上の磁場強度

図 2・22　Golay コイル

ように配置した **Maxwell コイル**が用いられる．対向するコイルに逆向きの電流を流すことで図のような z 方向に線形に変化する磁場を発生させることができる．y 方向の傾斜磁場を発生させるためには，**図 2・22** のような 4 個の鞍形のコイル（**サドルコイル**）が用いられる．特に図の大きさ，形状，幾何学的配置のものを **Golay コイル**と呼ぶ．x 方向の傾斜磁場の発生には，図 2・22 の Golay コイルを，z 軸を中心に 90°回転させたものが用いられる．

垂直磁場方式（永久磁石）MRI はオープン型で水平方向に開けた構造となっているため，この水平方向の空間を妨げないよう，傾斜磁場コイルは平面状でなくてはならない（図 2・11）．z 方向の傾斜磁場を発生させるためには，図 2・21 の Maxwell コイルのような形状のものが使用され，それぞれのコイルは仰臥位被験者の前方と後方に設置される．x 方向の傾斜磁場を発生させるためには，歪んだ円形のような形状で大きさの異なる複数のコイルを平面上に重ねた束（半円形）を左右対称に並べたもの（**図 2・23**(a)）が使用される．歪んだ小円形コイルそれぞれに電流を流すと図 2・2 の向きに磁場が発生する．中心（左右の半円形の境界付近）に比べて辺縁側の方がコイルが密集しており，コイルが密集しているところでより強い磁場が発生する．これを仰臥位被験者の前方と後方に設置し，半円の片側

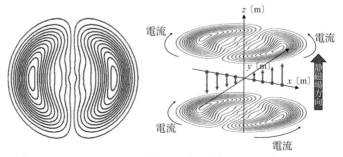

(a) バイプラナーコイルの　(b) 垂直磁場方式でのバイプラナーコイルの
　　片面の構造　　　　　　　　配置と磁場強度

図 2・23　バイプラナーコイル

には電流を時計回りに流し，もう一方の片側には反時計回りに流すことでx方向の傾斜磁場が発生する（図2·23(b)）．このようなコイルを**バイプラナー**（bi-planar）**傾斜磁場コイル**と呼ぶ．y方向の傾斜磁場の発生には図2·23のバイプラナー傾斜磁場コイルをz軸中心に90°回転させたものが用いられる．

　パルスシーケンスによっては高い傾斜磁場強度の極性を高速で変化させることがある．傾斜磁場コイルは静磁場磁石の内側に位置するため，傾斜磁場コイルは強い静磁場下に置かれていることになる．静磁場Bの中に置かれた傾斜磁場コイルに電流Iを流すことで導線にローレンツ力が発生する（式（2·11），図2·9，**図2·24**）．コイルに働くローレンツ力は電流の向きと静磁場に直交する向きに働くため，コイルの電流の極性を高速で変化させる（電流の向きを高速で反転させる）と，傾斜磁場コイルが振動する（図2·24ではy方向に振動）．これがMRI検査中の大きな騒音の原因である．ローレンツ力の式より，傾斜磁場コイルに働く力は静磁場強度と電流に比例するため，騒音の大きさもこれらに依存する．また，コイル電流の極性の切替えを素早く行うほど振動の周波数が高くなり，高い音が発生する．

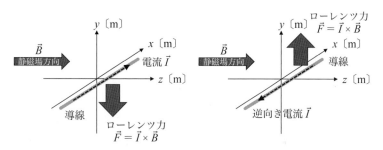

図2·24　傾斜磁場コイルによる騒音の原因

2·4·2　渦電流と磁気シールド

　傾斜磁場は空間的のみならず時間的にも高速に磁場を変化させる．ファラデーの電磁誘導の法則（式（2·10））によると，単位時間当たりの磁束Φ（磁束密度Bの面積分）の変化が大きいほど，その変化を打ち消すように（逆向きの磁場が発生するように）より大きな誘導起電力が発生し，より多くの電流（渦電流）が流れる．図2·8ではループ状のコイルを例に挙げているが，導体表面を微小な無数のコイルの集合と考えると，導体の形状によらず電磁誘導は起こり渦電流が生じる．

　図2·25のような台形の傾斜磁場の場合，磁場の変化率$\frac{dB}{dt}$が最も大きく，渦電流の影響が顕著になるのはその立上り，立下り時である．渦電流の対策をしなければ，磁場の変化を打ち消すような磁場が渦電流によって発生し，結果としてこれらの立上り，立下り時のタイミングで傾斜磁場のパルス波形が歪んでしまう．

　傾斜磁場は傾斜磁場コイルの内側（被写体側）だけでなく外側にも生じる．この漏えい磁場によって，超電導磁石方式MR装置の熱シールド（アルミ製）の表面に渦電流が生じやすい．この対策として，多くの装置でアクティブシールド傾斜磁場コイルが採用されている（図2·10）．これは，静磁場のアクティブシールド

第2章　機器・装置構成

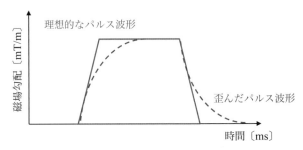

図 2・25　渦電流による傾斜磁場波形の歪み

（図 2·18）と同じ理屈で，主傾斜磁場コイルのすぐ外側をほぼ同様のコイルで囲み，主コイルに電流が流れる間は常に逆向きの電流を流して，漏えい磁場とそれに伴う熱シールドでの渦電流の発生を抑えることができる．ただし，傾斜磁場コイルの内側（被検体側）にある RF コイルや被検体にも渦電流は生じうる．

2・5　高周波回路と RF 送受信システム

2·5·1　RF 送受信システムの概要と構成

静磁場の環境下にあるスピンの巨視的磁化ベクトルは静磁場と平行な方向を向いている．**図 2・26**(a) のように，ループ状のコイルをコイル中心軸と静磁場方向（z 軸方向）が直交するように配置し，そのコイルに高周波交流電流（図 2·26(c)）を流すと，コイル面と直交する向きに交流磁場 B_1（**RF パルス**）が発生する（式 (2·2)，式 (2·9)，図 2·2，図 2·7）．RF パルスの周波数をスピンの共鳴周波数* に一致させると，磁化ベクトルを静磁場方向からある角度 α だけ傾けることができ

解説
共鳴周波数：歳差運動の回転周波数のこと．

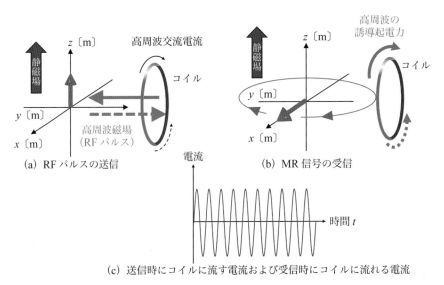

図 2・26　MRI での信号の送受信

る（図2・26(b)では90°）．RFパルス印加直後，磁化ベクトルはz軸を回転中心にして共鳴周波数の歳差運動を始める．磁化ベクトルを微小な棒磁石と考えると，磁化ベクトルがコイル面を貫く磁束が共鳴周波数で高速に変化することになる．ファラデーの電磁誘導の法則によると，単位時間当たりの磁束Φ（磁束密度Bの面積分）の変化が大きいほど，より大きな誘導起電力がコイルに発生する（式(2・10)，図2・8）．この誘導起電力（またはそれによって流れる電流，図2・26(c)）が，コイルが検出できる**MR信号**である．

MRI装置の送受信システムの役割は，RFパルスを被写体に照射（送信）すること，および被写体からのMR信号を計測（受信）することである．送受信システムは，RFコイルと高周波回路で構成される．**RFコイル**は数十～数百MHzのラジオ波帯域の周波数に対して高い感度をもったコイルのことで，MRIでは被写体へのRFパルスの照射と被写体からのMR信号の検出といった，いわゆるプローブとして用いられる．送信の目的で使用されるRFコイルを**送信コイル**，受信のためのRFコイルを**受信コイル**と呼び，送信と受信どちらも可能なRFコイルを**送受信コイル**と呼ぶ．RFコイルの詳細については次節（2・6節）で述べる．高周波回路はRFコイル（プローブ）への入力・出力信号を制御し，送信コイルを制御する送信部と受信コイルを制御する受信部に分けられる．

2・5・2 高周波回路

図2・27のように，高周波回路送信部では，周波数シンセサイザが所望の周波数と位相をもつ搬送波*を生成し，パルス波形発生器がRFパルスの包絡線（パルス波形）を生成する．変調器が搬送波とパルス波形から実際のRFパルスの波形を生成し，これが高周波（RF）アンプで増幅された後に送信コイルに送られる．

高周波回路受信部では，まず受信コイルで受信した微弱な誘導起電力（MR信号）がプリアンプで増幅される．この信号に対して周波数シンセサイザから生成された波形を用いて直交位相検波*を行って実信号と虚信号が取り出され，それぞ

解説
搬送波：AMラジオでは必要な信号（信号波）が，決まった周波数（数百kHz程度）の波に乗せられて運ばれ，受信するときは決まった周波数の波を受け取ってそこから必要な信号を取り出す．この「信号を運ぶための波」のことを搬送波と呼ぶ．MRIの搬送波の周波数はラーモア周波数であることが多い．

解説
直交位相検波：検波（復調）とは，ある周波数（基準周波数）の搬送波と信号波の組合せ（変調波）から搬送波を取り除き信号波のみを取り出すこと．直交位相検波とは，同一の変調波に対して，基準周波数と基準周波数から90°位相をずらした周波数それぞれで検波して，二つの信号を取り出すこと．

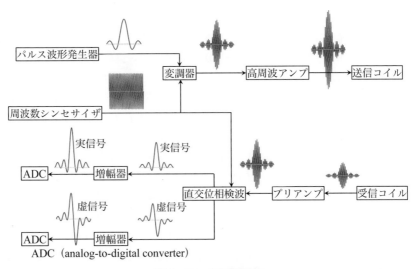

図2・27 高周波回路

第 2 章　機器・装置構成

れを増幅した後にディジタル信号に変換する．これらのディジタル化された実信号と虚信号がMRIにおける生データであり，後の画像再構成などの処理で使用される．

2・6　RFコイル

2·6·1　送信コイルの役割，特徴

円型の導線（コイル）に電流を流した場合，図2·2の向きに磁場（磁束密度）が発生し，その磁場の強さは電流に比例する（式（2·2））．高周波回路送信部から波形信号を受け取った送信コイルでは電流の量や向きが高周波で変化し，その結果送信コイルから共鳴周波数で振動する磁場$\vec{B}_1$（RFパルス）を発生させることができる．

RFパルスの空間的不均一は画像の信号強度ムラに直接的に関係するため，RFパルスは被写体（撮像視野）内に均一に照射されることが望まれる．頭部や膝関節専用の送受信コイルを用いる場合を除いて，RFパルスの出力には，MR装置ガントリ内に内蔵された全身用RF送受信コイル（ボディコイル）が使用されることが多い（図2·10，図2·11）．また，上述のように，磁化ベクトルを静磁場方向から傾けさせるには，静磁場と直交する方向の変動磁場$\vec{B}_1$（RFパルス）を印加させなければならない．

2·6·2　送信コイルの種類と構造

垂直磁場方式（永久磁石）MRIで使用される送信コイルとしては，ソレノイドコイルやバタフライコイルなどがある．**ソレノイドコイル**（図2·3）は円筒状であり，その内側にコイル長軸方向に高い均一性をもった磁場をつくれる．しかし被写体をコイル内に納める必要があるため，その形状から，体軸方向にしか$\vec{B}_1$を発生させられない（**図2·28**）．**バタフライコイル**は8の字コイルとも呼ばれ，一つの導線で平面上にループを二つ作ったような構造となっている（**図2·29**）．バタフライコイルに図2·29(a) の向きに電流を流すと，右側のループからは紙面の裏から手前方向，左側のループからは手前から裏の方向の磁場が発生し，これらを組み合わせるとコイル面と平行な方向の磁場が得られる．逆向きに電流を流すと磁場の向きも逆になる．垂直磁場方式MRIのボディコイルとしては，その形状が平面状である必要があることからバタフライコイルが用いられることが多く，図2·29(b) のように二つのバタフライコイルを仰臥位被験者の前後に配置する（図2·11）．図2·29(b) の配置ではx方向の$\vec{B}_1$が出力され，z軸を中心に90°回転させた配置にするとy方向の$\vec{B}_1$が生じる．また，垂直磁場方式MRIでは特定の部位を囲むようにして使う送受信コイルとしてソレノイドコイルが使われることがある．

水平磁場方式（超伝導磁石）MRIでは，体軸と直交方向に$\vec{B}_1$を出力できるサドルコイルペアやバードケージコイルが送信コイルとして用いられる．**サドルコイルペア**は，1対のサドルコイルに同じ方向の電流を流すことで，z軸に平行な4本の導線が**図2·30**(a) のような磁場をつくり（図2·1），それらを足し合わせるとコ

40

2・6 RFコイル

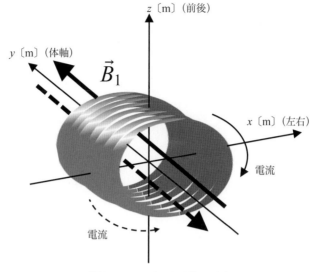

図2・28 ソレノイドコイル

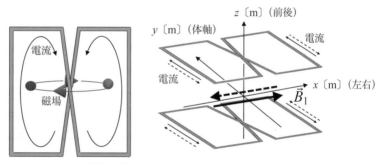

(a) バタフライコイルの外観と磁場方向　(b) 垂直磁場方式MRIのボディコイルの配置

図2・29　バタフライコイル（8の字コイル）

イルを貫く向きの磁場$\vec{B}_1$になる（図2・30(b)）．水平磁場方式はトンネル型でありコイル形状を円筒状にするために鞍（saddle）型になっている．図2・30を，z軸を中心に90°回転させるとx方向の$\vec{B}_1$を発生させることができる．**バードケージコイル**は，z軸に平行な複数の直線導線（エレメント）を円筒状に等間隔で並べ，その両端をリングでつないだものである（**図2・31**）．各エレメントにはコンデンサが配置されており，静電容量を適切な値にすることにより，各エレメントの電流を円周方向に見たときに1波長分の正弦波を示すようになる．図2・31(b) の90°に位置するエレメントで電流波形の山，270°のエレメントで谷になったとき（図2・31(c) の実線），上向き（180°エレメントから0°エレメントに向かう向き）の磁場が発生する．この電流の分布を時間とともに進行波のように変化させると（図2・31(c)），それに伴ってバードケージコイル内の磁場$\vec{B}_1$がリングの円周方向に回転する（図2・31(b)）．磁場の空間的均一性はサドルコイルよりも圧倒的にバードケージコイルの方が良いため，水平磁場方式MRIのボディコイルとして

41

第2章　機器・装置構成

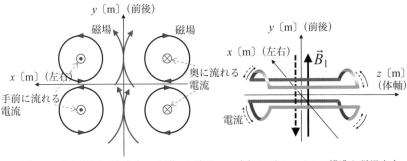

(a) コイル中央部の断面（xy平面）の磁場　　(b) サドルコイルの構造と磁場方向

図2・31 サドルコイル

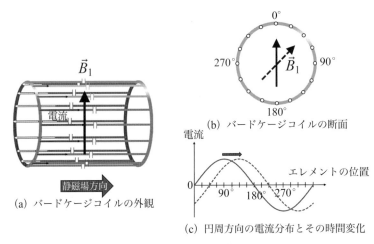

(a) バードケージコイルの外観

(b) バードケージコイルの断面

(c) 円周方向の電流分布とその時間変化

図2・31 バードケージコイル

> **解説**
> **polarized**：polarは B_1 の向きを意味し，linearly polarized field は一次元（線形）の向きの磁場という意味になる．

> **解説**
> z 軸を中心に歳差運動するスピンを傾けるためには，z 軸に垂直な向きの磁場 $\vec{B}_1$ を，スピンから見て常に同じ方向から（スピンの運動に同期して）加える必要がある．LP コイルでは歳差運動の半周期の間だけ $\vec{B}_1$ を加えているのに対し，CP コイルでは常にスピンを傾ける作用が加わる．

バードケージコイルが多用されている．

これまで紹介してきたRF送信コイルは，バードケージコイルを除いて，単体では1方向にだけ変動する磁場 $\vec{B}_1$ （linearly polarized* filed）しか出力できない．これを **LP**（linearly polarized）**コイル**と呼ぶことがある．しかし，z 軸を中心に直交する向きに設置した2組のバタフライコイル（図2・29）や2組のサドルコイル（図2・30）を用いて，それぞれから90°位相の異なる $\vec{B}_1$ を出力することで，スピンの歳差運動と同一方向に回転する $\vec{B}_1$ （circularly polarized filed）を作ることができる．その結果，より効率よくスピンを傾けることができる*．このような回転する $\vec{B}_1$ を出力できるRFコイルを **CP**（circularly polarized）**コイル**と呼ぶことがある．バードケージコイルもCPコイルの一種で，理想的な，均一な回転磁場を発生させることができる．

ただし，バードケージコイルであっても，3T以上の高磁場装置では，B_1 を均一にすることが困難である（2・7・6項）．この B_1 不均一を改善するために**パラレルRF送信**（multi transmit）**技術**が開発され，臨床でも用いられている（**図2・32**）．パラレル送信は，複数の独立した高周波回路送信部から，波形や位相の異なるRFパル

2・6 RFコイル

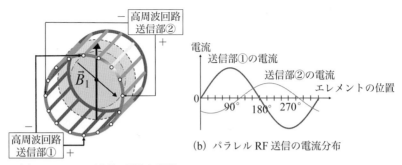

(a) パラレルRF送信の構造と磁場

(b) パラレルRF送信の電流分布

図2・32 パラレルRF送信（バードケージコイルの例）

スを同時に照射し，各RFパルスによる$\vec{B}_1$分布を加算することで均一なB_1が得られるものである．図2・32では，左下の高周波回路送信部の出力（$\vec{B}_1$）に加えて，振幅を1/2にし位相を120°ずらした$\vec{B}_1$を同時に照射している様子を表している．

2・6・3 受信コイルの受信原理と画質との関係

受信コイルは被写体からのMR信号を受信するためのRFコイルで，その種類や静磁場方向に対する向きによって信号雑音比（SNR）や受信感度が大きく異なる．そのため，撮像部位の大きさや目的によって適切な種類のRF受信コイルを選択し適切な向きに設置することが重要である．

受信感度$\vec{S}$は，受信コイルに1Aの電流を流したときに生じる磁場ベクトルの分布（ベクトル場）のことである（**図2・33**）．受信感度は受信コイルとの相対位置によって変わり，円形コイルのような単純な構造のコイルでは，一般にコイル面から離れるほど受信感度は低下する（図2・33，式（2・9））．また，コイル径も受信感度に影響する．コイル径が小さいときは，コイル近傍（被写体表面）の感度は高いが被写体深部では感度が急峻に低くなり（図2・33(a)），また，コイル面方向のコイル外側にはほとんど感度がないため，小径コイルは撮像対象範囲が狭い場合に有用である（図2・33(b)）．コイル径が大きいときは被写体深部方向およびコイ

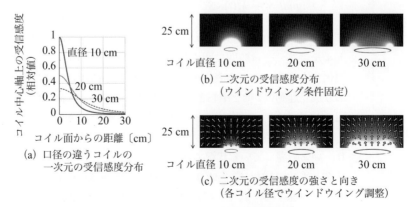

(a) 口径の違うコイルの
　　一次元の受信感度分布

(b) 二次元の受信感度分布
　　（ウインドウイング条件固定）

(c) 二次元の受信感度の強さと向き
　　（各コイル径でウインドウイング調整）

図2・33 円形コイルの受信感度$\vec{S}$

第 2 章 機器・装置構成

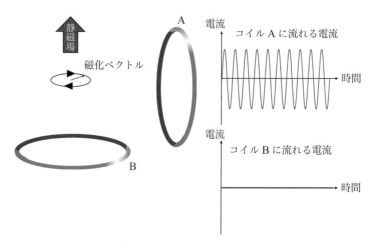

図 2・34 コイルの向きと電流

ル面方向の広い範囲に感度があるため撮像対象部位が広い場合には有用であるが（図 2・33 (c))，小径コイルと比べると撮像可能範囲内の感度は低くなる（図 2・33 (b))．

　静磁場方向に対する受信コイルの向きおよび受信感度 $\vec{S}$ の向きも，画質に影響する要因である．ファラデーの電磁誘導の法則によると（式 (2・10)），コイルを貫く磁束が変化すると，誘導起電力が生じて電流が流れる．図 2・8 や **図 2・34** のコイル A の場合，磁石や磁化ベクトルの回転方向が適切なのでコイルに電流が流れる．一方，図 2・34 のコイル B（磁化ベクトルの回転軸とコイル中心軸が一致している）の場合は，磁化ベクトルが回転しているにもかかわらずコイルを貫く磁束の変化がないためコイルに電流は流れず，したがってこの磁化ベクトルから MR 信号を受信できない．磁化ベクトルの回転軸は静磁場方向と一致するため，受信コイルは，その中心軸と静磁場が直交するように配置することが望ましい．コイルの向きと信号強度の関係をより具体的に示す．これ以降，静磁場方向を z 軸と呼び，それと直交する平面を xy 平面と呼ぶ．受信コイルが検出する信号強度 signal は下式で表すことができる（**図 2・35**）．

$$\mathrm{signal} \propto \frac{\partial}{\partial t}\vec{M}(t)\cdot \vec{S} \tag{2・12}$$

　ここで，$\vec{M}(t)$ はある時刻 t のスピンの磁化ベクトル，$\vec{S}$ はコイルの受信感度ベクトルを表す．$\frac{\partial}{\partial t}$ は時間に関する偏微分であり，$\frac{\partial}{\partial t}\vec{M}(t)$ は単位時間当たりの $\vec{M}(t)$ の変化量と変化の向きを表すベクトルである．$\vec{M}(t)$ の変化は歳差運動によるものであり歳差運動は z 軸を中心とした回転運動なので，$\frac{\partial}{\partial t}\vec{M}(t)$ は歳差運動の軌道が描く円の接線方向（xy 平面）を向き，歳差運動の速さ（共鳴周波数）が高いほど $\frac{\partial}{\partial t}\vec{M}(t)$ の大きさ $\left|\frac{\partial}{\partial t}\vec{M}(t)\right|$ は大きくなる．また，式 (2・12) の・は内積演算子であり，いま考慮している状況では（図 2・35），$\vec{S}$ を xy 平面に垂直投影し，さらにこのベクトル $\vec{S}_{xy}$ に対して $\frac{\partial}{\partial t}\vec{M}(t)$ を垂直投影したときのそれぞれの長さの積を計算することを意味する．式 (2・12) を用いて，コイルの角度や位置を変えたときの信号強度を考えてみる．**図 2・36** の (a) は，コイルの中心軸上に $\vec{M}$ がありコイル中心

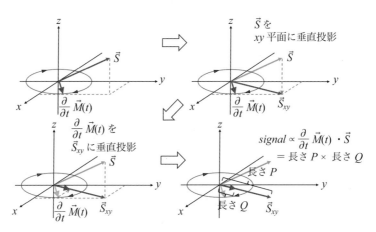

図2・35 MR信号強度と受信感度の関係のイメージ

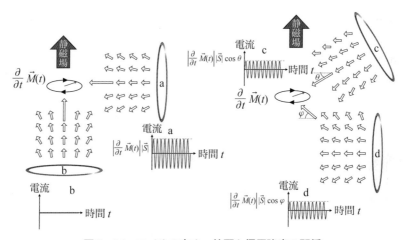

図2・36 コイルの向き，位置と信号強度の関係

軸とz軸が直交しており，この場合$\vec{S}_{xy} = \vec{S}$なのでコイルが受信する信号の振幅は$\left|\frac{\partial}{\partial t}\vec{M}\right|\left|\vec{S}\right|$である．図2・36の (b) は，コイルの中心軸上に$\vec{M}$が存在しコイル中心軸がz軸に平行であり，$\vec{S}_{xy} = \vec{0}$なので信号の振幅が0，すなわち無信号である．図2・36の (c) は，コイルの中心軸上に$\vec{M}$が存在しコイル中心軸がxy平面から角度θ傾いた状態であり，このとき$\left|\vec{S}_{xy}\right| = \left|\vec{S}\right|\cos\theta$となるため，信号の振幅は図2・36(a) の$\cos\theta$倍，すなわち信号強度が低下している．また，図2・36の (d) はコイル中心軸とz軸が直交しているがコイルをz方向に平行移動させた場合であり，このときの$\vec{M}$の位置の受信感度ベクトル$\vec{S}$はxy平面から角度φ傾いているので信号強度は$\left|\frac{\partial}{\partial t}\vec{M}\right|\left|\vec{S}\right|\cos\varphi$となる．このように，同じコイルで同一の$\vec{M}$（被写体）を撮像した場合でも，コイルの位置や向きによって信号強度が変わってしまうため，良好な画質を得るためには受信コイルの位置や向きにも注意を払う必要がある．

SNRは，受信コイルが被検体から受け取る信号強度（signal）と雑音（noise）

の比である．撮像パラメータと被検体を一定にした場合，上述のように，ある位置の信号強度はコイルの受信感度のxy成分$|\vec{S}_{xy}|$に比例する．雑音にはさまざまな要因があるが，臨床で使用される全身用MRIの静磁場強度では，被検体中の分子スピンの不規則な動き（熱運動）で磁場変動が生じ，それを受信コイルが誘導起電力として受け取る熱雑音が主要因である．熱運動による磁場変動は被検体のいたるところで起こるが，受信コイルの受信感度の外側（$|\vec{S}_{xy}|$の強度が非常に低い位置）で起こった磁場変動は受信されず，MR信号（画像）の雑音に寄与しない．逆に，必要以上に広範囲に受信感度をもったコイルは多くの雑音を受け取る．以上のことから，受信コイルとSNRの関係は，おおよそ以下の式で表すことができる．

$$\mathrm{SNR}(\vec{x}) \propto \frac{|\vec{S}_{xy}(\vec{x})|}{\sqrt{V_{sensitive}}} \tag{2・13}$$

ここで，$\vec{x}$は空間上の位置ベクトルを表し，$\mathrm{SNR}(\vec{x})$は位置$\vec{x}$でのSNR，$|\vec{S}_{xy}(\vec{x})|$は位置$\vec{x}$でのコイルの受信感度の強度，$V_{sensitive}$は高感度領域に含まれる被検体の体積（volume）である．式（2・13）は，ある位置のSNRはその位置の受信感度に比例し，受信コイルの高い感度領域内の被検体の体積の平方根に反比例することを示している．この関係から，高SNRを得るためには，観察対象の体積（画像化したい範囲）とコイル感度の高い領域をマッチさせることが重要であることがわかる（**図 2・37**）．コイル感度が高い領域（$V_{sensitive}$）を必要以上に大きくすると画像化できる領域は広がるが局所的な観察対象部位のSNRが低くなり（図 2・37(c)），逆に高感度領域が狭いコイルを使い$V_{sensitive}$を小さくしすぎると観察対象すべてを画像化できなくなる（図 2・37(b)）．したがって，主な観察対象の部位の深さや大きさに応じて，適切な感度範囲をもった受信コイルを選択することが，高いSNRを得るためには重要である．

受信感度$\vec{S}$の定義（コイルに1Aの電流を流したときの磁場）と，$\vec{S}$ベクトルの向きを静磁場と直交させる必要があることから，送信コイルの満たすべき条件

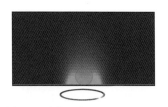
(a) 狭い感度領域と小さな観察対象

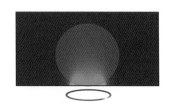
(b) 狭い感度領域と大きな観察対象

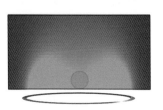
(c) 広い感度領域と小さな観察対象

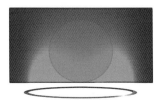
(d) 広い感度領域と大きな観察対象

図 2・37　コイルの高感度領域と観察対象サイズ

（2·6·1 項）や構造（2·6·2 項）が受信コイルにもあてはまることがわかる．原理上は，どのような送信コイルでも受信コイルとして使用は可能（逆もまた然り）であり，送信も受信もできる送受信コイルがあるのはそのためである．しかし，送信コイルでは広い範囲に均一な磁場（RF パルス）を照射できることが求められる一方で，受信コイルでは微弱な MR 信号を感度よく受信するために被検体のすぐ近傍から検出することが求められる．これらを同時に満たすことは困難であるため，送信と受信で別のコイルが使われることが多い．

2·6·4 受信コイルの種類

広く用いられている受信コイルは，その形状や構造から，表面コイル，ボリュームコイル，フェーズドアレイコイルなどに分類することができる．また，受信感度 $\vec{S}$ の向きや受信した MR 信号の処理の仕方についての分類では，LP（linearly polarized）コイル（リニアコイルとも呼ぶ）と QD（quadrature detection）コイル（CP コイルとも呼ぶ）と呼ばれるものがある．さらに，頭部，膝関節，肩関節，乳房など特定の部位を撮像するために最適化された構造の受信コイルに対して，頭部用コイル，膝用コイル，といった呼ばれ方が臨床では頻繁にされることもある（図 2·38）．例えば頭部用フェーズドアレイコイル，膝用 QD ボリュームコイル，汎用 LP 表面コイルという組合せの呼び方もあり得る．

表面コイルは，その名のとおり，被写体表面に設置して使う受信コイルであり，設置する位置や向きを状況に合わせてフレキシブルに変えることができる．水平磁場方式 MRI でよく用いられる最も単純な構造の表面コイルは図 2·38 (a) のような円形または長方形コイルである．単純な形状であることが多いため，受信感度 $\vec{S}$ などは 2·6·3 項の内容にほぼあてはまると考えてよい．すなわち，コイルを設置した表面が最も SNR が高く深さ方向に信号強度が小さくなったり，コイル径が小さいほど SNR が高い一方で深部の感度が小さかったりする．表面側の SNR が高いことから，基本的には皮下や手掌，脊椎などの被写体の浅い部位を撮像するのに適したコイルである．また，式 (2·13) のように，使用するコイル径は大きすぎると良好な SNR が得られない．最適なコイル径を決めるための経験的な目安とし

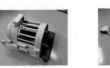

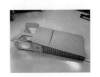

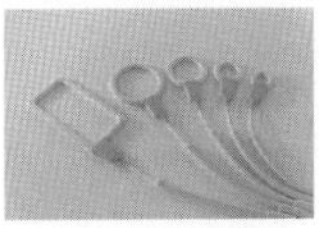

(a) 1 チャネル表面コイル　(b) 頭部用バードケージコイル 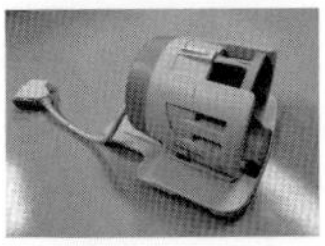　(c) 頭部用フェーズドアレイコイル　(d) 乳房用フェーズドアレイコイル

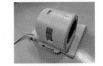

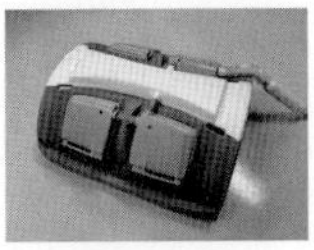

(e) 体幹部用フェーズドアレイコイル 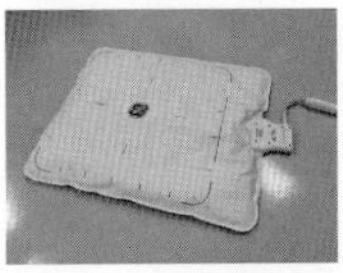　(f) フレキシブルブランケットコイル 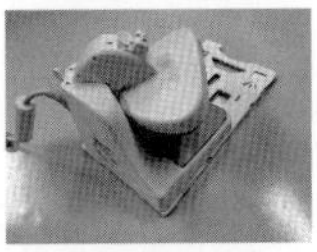　(g) 肩用フェーズドアレイコイル　(h) 膝用送受信コイル

図 2·38　さまざまな受信コイル

て，コイル半径と撮像対象部位の深さを一致させるのがよいと考えられている．また，静磁場に対する向きによっても画質が異なることも2·6·3項で説明したとおりなので，可能な限り静磁場に対して$\vec{S}$が直交するように設置するべきである．垂直磁場方式MRIではバタフライコイル（図2·29）が使用されることが多い．

ボリュームコイルは，三次元の空間（ボリューム）内で均一な受信感度が得られるように設計された受信コイルである．被検体の周りをコイルで囲むような構造や，対向するコイルペアで被検体を挟むような構造のものがある．2·6·3項，図2·36，式（2·12）で示したように，受信感度$\vec{S}$は静磁場と直交している必要があることから，垂直磁場方式MRIで使用されるボリュームコイルは体軸方向に感度をもつソレノイドコイル（図2·28），仰臥位患者の左右方向に感度をもたせたサドルコイルペア（図2·30をz軸中心に90°回転させたもの），x-y方向どちらも対応可能なバタフライコイルペア（図2·29），などである．水平磁場方式には，サドルコイルペア（図2·30）とバードケージコイル（図2·31）が使用できる．

次に，リニアコイル（LPコイル）とQDコイル（CPコイル）の違いを説明する．一つのコイルの受信感度$\vec{S}$はベクトル場であり，通常，撮像空間の任意の位置において強度だけでなく特定の向き（固定された1方向）の情報をもっている．式（2·12）や図2·35で示したように，一つの受信コイルが受信する信号は，xy平面（二次元）上で回転運動している$\frac{\partial}{\partial t}\vec{M}$を$\vec{S}_{xy}$という直線（一次元）に投影したものと考えることができる．もし二つのコイルを組み合わせて，それぞれのコイルの$\vec{S}_{xy}$が直交するように配置すれば，二次元の歳差運動を2方向から同時に観察できることになる．QDコイルは，このようにして直交する2方向から同時にMR信号を受信するコイルの総称である（**図2·39**）．片方の受信信号の位相を90°ずらし他方の受信信号と位相をそろえた後にそれらを加算することで，SNRがLPコイルの$\sqrt{2}$倍となる．コイルの組合せとしては，垂直磁場方式ではソレノイドコイルとサドルコイルを組み合わせたもの，ボディコイルとしても使用されている90°向きをずらしたバタフライコイルなどがあり，どちらもQDボリュームコイルである（**図2·40**）．水平磁場方式では二つのサドルコイルをz軸中心に90°向きをずらして配置したもの（QDボリュームコイル）や1巻ループコイルとバタフライコイルを重ね合わせたもの（QD表面コイル）などがある．バードケージコイル（図2·31）

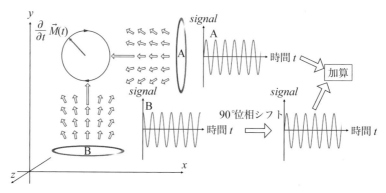

図2·39　QDコイルの原理

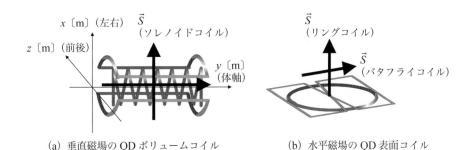

(a) 垂直磁場のQDボリュームコイル　　(b) 水平磁場のQD表面コイル

図2・40　QDコイルの種類

は，90°向きを変えても同じ形状であるため，一つのバードケージコイルの90°位置が異なる2か所から同時に信号を取り出すことでQDコイルとして使用できる．バードケージコイルの受信感度の空間的均一性は非常に優れている．

フェーズドアレイコイルは，複数の表面コイルより構成され，表面コイルを平面状に配置したものや被検体を囲うように配置した構造のものがある．各表面コイルはコイル間の干渉（相互インダクタンス）が小さくなるように配置されている．各コイルは独立してMR信号を受信することができ，それぞれの信号は別々の独立した高周波回路受信部（チャンネル）で処理される（**図2・41**）．各チャンネルの信号に対して適切な重みづけをした後に加算することで1枚の画像が得られる．小口径の表面コイルにはSNRが高いが撮像範囲が狭いという特徴があるが，フェーズドアレイコイルは表面コイルのSNRを維持しつつ広範囲の撮像も可能となっている．受信感度は表面コイルに近いほど高く遠いほど低くなるため，被検体を囲ったフェーズドアレイコイル（フェーズドアレイコイルをボリュームコイルのように使ったとき）の受信感度の空間的均一性は，一般にQDボリュームコイルより劣る．高速イメージング法の一つである**パラレルイメージング**は，フェーズドアレイコイルを構成する各表面コイルの受信感度の情報を用いることで撮像時間を短縮できる方法であり，臨床において広く用いられている．パラレルイメージングにとってフェーズドアレイコイルは必要不可欠であるため，フェーズ

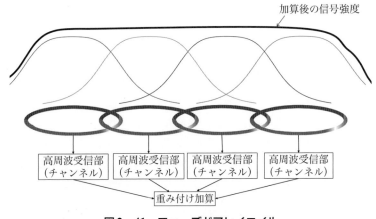

図2・41　フェーズドアレイコイル

第 2 章　機器・装置構成

ドアレイコイルは臨床で最もポピュラーな受信コイルであるといえる．

2·6·5　RF（電波）シールド

MRI で使用する RF パルスは，FM ラジオで使用されている電波と同程度の周波数であるため，撮像中に室外から電波が入ってくるとジッパーアーチファクトなど画質に影響する．そのため，MR 検査室の壁には RF（電波）シールドが施されている．電磁波が導体中に侵入できる深さ（表皮の深さ δ）は，電気伝導率 σ，電磁波の角周波数 ω，透磁率 μ とすると

$$\delta = \sqrt{\frac{2}{\omega\mu\sigma}} \tag{2・14}$$

で表され，100 MHz の電磁波は導電率の高い銅の約 0.4 mm までしか到達できない．このことを利用して，MR 検査室の床・壁・天井を導電性の高い金属箔（銅箔，亜鉛鋼板など）で覆うことで RF シールドされている．

送信コイルとしてボディコイルが使用されることが多い．ボディコイルは傾斜磁場コイルと近接しているため（図 2·10，図 2·11），両者を磁気的に分離する必要がある．両者の間に導電性の高い金属製（銅箔，亜鉛鋼板など）の円筒状の RF シールドを設置することでこれを達成している．

2·7　高磁場装置

超電導磁石方式 MRI の静磁場強度は 1.5 T と 3 T のものが普及しており，永久磁石 MRI は 0.5 T 未満である．ここでは静磁場強度に依存するさまざまなパラメータについて述べ，高磁場装置の特徴（メリットとデメリット）を説明する．

2·7·1　SNR*

> **解説**
> **SNR**：signal-to-noise ratio の略．

静磁場強度 B_0 に置かれた分子スピンの歳差運動の角周波数 ω（共鳴周波数またはラーモア周波数）〔rad/s〕は

$$\omega = \gamma B_0 \tag{2・15}$$

であり，静磁場強度に比例する．ここで，γ は磁気回転比で水素原子核では 2.675×10^8 rad/s/T である．周波数 f〔Hz〕は $\omega/2\pi$ なので

$$f = \frac{\gamma}{2\pi} B_0 \tag{2・16}$$

である．なお，文献や書籍によっては磁気回転比を $\frac{\gamma}{2\pi}$〔MHz/T〕と定義しているものもあるので注意が必要である．式（2·12）から，信号強度は単位時間当たりの磁化ベクトルの変化量 $\frac{\partial}{\partial t}\vec{M}(t)$ に比例し，これは歳差運動の角周波数 ω に比例する．したがって，静磁場強度 B_0 に比例する．

静磁場に置かれたプロトンスピンは静磁場と同じ方向を向くもの（Up）か真逆を向くもの（Down）に分かれる．Up の割合が増えると巨視的な**磁化ベクトル** M が大きくなる．式（2·17）から，M は静磁場強度 B_0 に比例する．

$$M \simeq \frac{1}{4}\rho_0 \frac{\gamma^2 \hbar^2}{kT} B_0 \tag{2・17}$$

ここで，ρ_0は微小体積中のプロトン数（プロトン密度），$\hbar$はディラック定数，kはボルツマン定数，Tは絶対温度〔K〕である．以上のことから，信号強度はB_0の2乗に比例する．

$$\text{signal} \propto B_0^2 \tag{2・18}$$

一方，ノイズは0.05T未満の領域では$B_0^{1/4}$に比例し，0.5T以上ではB_0に比例するといわれている．SNRは信号とノイズの比であるので，超低磁場領域ではSNRは$B_0^{7/4}$に比例，0.5T以上ではB_0に比例する．また，0.25〜1.0Tの範囲内では$B_0^{1.1}$に比例する．

$$\text{SNR} \propto \begin{cases} B_0^{7/4} & (B_0 < 0.05\,\text{T}) \\ B_0^{1.1} & (0.25\,\text{T} < B_0 < 1.0\,\text{T}) \\ B_0 & (B_0 > 0.5\,\text{T}) \end{cases} \tag{2・19}$$

2·7·2　比吸収率（SAR）

比吸収率（**SAR**：specific absorption rate）は被検体に吸収されるRFパルスのエネルギー量を表す指標で，単位時間当たりのエネルギー〔W〕を体重〔kg〕で割った値〔W/kg〕である．SARは上限値が定められており，臨床用MRI装置ではこれを超えるスキャンができないようになっている．比吸収率は下式で表される．

$$\text{SAR}_{AV} \propto \frac{\sigma D(B_0 \theta R)^2}{\rho} \propto B_0^2 \tag{2・20}$$

ここで，σは電気伝導度，Dはデューティーサイクル*，θはフリップ角，Rは被写体断面の半径，ρは被写体の密度である．したがって，SARは静磁場強度の2乗に比例する．つまり，同一条件で撮像した場合，静磁場強度を1.5Tから3.0T（2倍）にするとSARは4倍になり，0.3Tから3.0T（10倍）にするとSARは100倍になる．

2·7·3　T$_1$値

T$_1$値は静磁場強度が高いほど長くなる．多くの生体組織のT$_1$値はおおよそ$T_1 \propto B_0^{1/3}$を示すといわれている．すなわち，同一組織のT$_1$値は，静磁場強度を0.3Tから3.0T（10倍）にすると約2倍になり，1.5Tから3.0T（2倍）にすると約25%上昇する．T$_1$値が延長すると，T$_1$強調画像における組織間のコントラストが低下する．そのため，3T以上の高磁場システムでは頭部ではIR（inversion recovery）法によってT$_1$コントラストを強調することが多い．

2·7·4　ケミカル（化学）シフト

同じ水素原子核であっても，その分子環境によって共鳴周波数が異なる．この共鳴周波数の違いを**ケミカル（化学）シフト**と呼び，通常はppm単位で表す．ケミカルシフトを周波数差〔Hz〕で表すと，ケミカルシフト〔ppm〕$\times 10^{-6} \times \frac{\gamma}{2\pi} \times B_0$〔T〕である．水と脂肪のケミカルシフトの差は3.5ppmであり，共鳴周波数の差〔Hz〕は，0.3Tでは約44.7Hz，1.5Tでは約223.5Hz，3.0Tでは約447Hzとなる．このことから，静磁場強度が高いほどケミカルシフトアーチファクトが生じやすいことがわかる．反対に，さまざまな分子の存在量を共鳴周波数の差に

解説

デューティーサイクル：単位時間当たりのRFパルス照射時間．

第2章 機器・装置構成

よって調べるMRスペクトロスコピーでは高磁場システムが有利である.

2·7·5 磁化率効果

　物質を静磁場中に置いたとき,物質の種類によってはその周りの磁場を強めたり,弱めたりする.磁場を強める物質は,静磁場中では,静磁場と同じ向き(N極とS極の向き)の磁石のようにふるまい,弱める物質は静磁場と逆向きの磁石のようにふるまう.このような,物質の磁性の違いは**磁化率**で表される.静磁場強度が同じ場合,磁化率が高い物質ほど強い磁石になる.磁化率が同じ物質では,静磁場の強度が高い方が強い磁石になる.磁化率をχ,静磁場の強さをHとすると,静磁場中の物質の磁石としての強さMは下式で表される.

$$M = \chi H \qquad (2 \cdot 21)$$

　MRIでは撮像領域の磁場均一性を数ppm以下と非常に高くする必要があるが,被写体内に磁化率の異なるものが不均質に存在すると,局所局所で磁場が弱まったり強まったりしてしまう.その結果,磁場均一性が悪くなり画像の歪みや画像上の信号強度の増強・減弱が起こる.このような,磁化率の違いによるMR画像への影響を**磁化率効果**と呼ぶ.式(2·21)から磁化率効果は静磁場強度に比例することがわかる.このことは,静磁場強度が高いほど,$T_2{}^*$の短縮や,磁化率アーチファクトの増悪が顕著に表れることを意味する.一方で,磁化率効果が強まることで,$T_2{}^*$強調画像や磁化率強調画像(SWI)で微小出血を検出しやすくなったり,BOLD(blood oxygen level dependent)効果が顕著になりfMRIの感度が高まったりといった良い面もある.

2·7·6 RF（B_1）不均一

　RFパルス(電磁波)は周波数が高いほど物体の深くまで届きにくくなる(式(2·14)).これを**表皮効果**,または**RF遮へい効果**という.RFパルスの周波数は共鳴周波数であり,共鳴周波数は静磁場強度に比例する(式(2·16)).そのため静磁場強度が高いほどRFパルスが被写体の深部に届きにくくなり,RFの分布が不均一になる.

　一般に電磁波が物体に当たった(入射した)とき,その物体の大きさが入射波の波長よりも大きいかまたは同程度であった場合には反射や回折などの波としての性質を示す.逆に,物体の大きさが波長よりも小さければ,波はその物体を通過できる.真空中の電磁波の波長λ_0は下式で表される.

$$\lambda_0 = \frac{c}{f} \qquad (2 \cdot 22)$$

　ここで,cは光速($3 \times 10^8\,\mathrm{m/s}$),$f$は電磁波の周波数〔Hz〕である.0.3T,1.5T,3TのRFパルスの波長はおよそ23m,4.7m,2.3mである.人体の断面よりも十分に長く問題ないように思えるが,物質中では波長が短くなり,比誘電率ε_rとすると,物質中の波長λは

$$\lambda = \frac{\lambda_0}{\sqrt{\varepsilon_r}} \qquad (2 \cdot 23)$$

である.人体の比誘電率はおよそ70であるので,0.3T,1.5T,3TのRFパルス

の人体中での波長はおよそ 281 cm，56 cm，28 cm である．1.5 T 以下では問題とならないが，3 T 以上では体幹部の厚さが RF パルスの波長よりも大きいか同程度となり，人体に入るときと人体から出ていくときに反射が起こりやすくなる．これによって人体内で入射波と反射波が重なり合い定常波が形成され，RF が不均一になる．このように波長が短いことで RF 不均一が生じることを**誘電効果**，または**定常波効果**という．

　以上のように，高磁場装置では RF パルスの周波数が高いことによって表皮効果が，そして RF パルスの波長が短いことによって定常波効果が生じるため，低磁場に比べて RF が不均一になりやすい．対策としては，パラレル RF 送信技術がある（2·6·2 項，図 2·32）．

2·7·7　牽引力

　磁石に鉄などの強磁性体を近づけると強磁性体に力が加わる．これを**牽引力**といい，下式で表される．

$$F \propto B_0 \frac{dB_0}{dl} \tag{2·24}$$

　ここで，F は牽引力，B_0 は静磁場強度，$\frac{dB_0}{dl}$ は単位長さ当たりの静磁場強度の変化量（磁場勾配）である．この式から，均一な磁場中 $\left(\frac{dB_0}{dl}=0\right)$ では牽引力は働かず，磁場の変化がある位置では，磁場勾配が大きいほど，静磁場強度が高いほど，牽引力が大きくなることがわかる．1.5 T システムと 3 T システムを比べたとき，3 T システムの静磁場強度が 2 倍であり，さらに磁気シールド（図 2·18，2·3·4 項）によって漏えい磁場を少なくしているのでガントリ近辺の磁場勾配も 3 T の方が大きい．以上のことから，静磁場強度が高いほど強磁性体が強く引っ張られるため，検査室内への強磁性体の持ち込みに注意が必要である．

2·7·8　騒音

　2·4·1 項でも述べたとおり，MRI の騒音は，静磁場内で傾斜磁場コイルに流れる電流が高速に変化することで，傾斜磁場コイルにローレンツ力（2·1·3 項）が働き，傾斜磁場コイルが振動することによって生じる．式（2·11）から，ローレンツ力は静磁場強度に比例するので，1.5 T よりも 3 T の方が傾斜磁場コイルに強い力が働き，より大きな音が出る．

◎ ウェブサイト紹介

Questions and Answers in MRI
　https://mriquestions.com/index.html
　　　　MRI のさまざまなことが簡潔にわかりやすく解説された Web．英語ではあるが非常に有用である．

MRI の Q&A. JESRA TR–0041*A-2021.
　https://www.jira-net.or.jp/publishing/files/jesra/JESRA_TR-0041A_2021.pdf
　　　　MRI の装置に関する項目を Q&A 形式で解説した PDF ファイル．

第 2 章　機器・装置構成

◎ 参考図書

小宮山　進, 他：マクスウェル方程式から始める電磁気学, 裳華房 (2015)

森　一生, 他：CT と MRI -その原理と装置技術-, コロナ社 (2010)

荒木　力：決定版 MRI 完全解説 第 2 版, 秀潤社 (2016)

Brown R. W., et al.: Magnetic Resonance Imaging, Physical Principles and Sequence Design 2nd Edition, Wiley-Blackwell, Wilmington, DE (2014)

◎ 演習問題

問題1　1.5T MRI と比較した 3T MRI の特徴で正しいのはどれか.
1. SAR は減少する.
2. SN 比は減少する.
3. T_1 緩和時間は短縮する.
4. 磁化率アーチファクトは増加する.
5. ケミカルシフトアーチファクトは減少する.

問題2　永久磁石方式の MRI 装置の特徴について, 超電導磁石方式の MRI 装置と比較した場合に正しいのはどれか.
1. 磁場強度が高い.
2. クエンチが発生しない.
3. 磁場の安定性が優れる.
4. 電波シールドが不要である.
5. 傾斜磁場コイルが不要である.

問題3　MRI 装置について**誤っている**のはどれか.
1. RF コイルは受信コイルとして機能する.
2. 高周波回路系送信部は RF パルスを生成する.
3. 傾斜磁場コイルでスピンの位置情報を付加できる.
4. 高周波回路系受信部は MR 信号をディジタル化する.
5. QD (quadrature detection) コイルは傾斜磁場コイルの一つである.

問題4　MRI における傾斜磁場について正しいのはどれか.
1. スルーレートの単位は $T \cdot m^{-1}$ である.
2. 最大傾斜磁場の単位は $T \cdot m^{-1} \cdot s^{-1}$ である.
3. 傾斜磁場コイルは RF コイルと兼用することができる.
4. 傾斜磁場コイルは静磁場コイルの外側に配置されている.
5. 傾斜磁場コイルは x, y, z のそれぞれの方向に必要である.

問題5　MRI で用いられるフェーズドアレイコイルの特徴で正しいのはどれか. **2つ選べ.**
1. 送受信型コイルである.
2. 複数のコイルで構成されている.
3. コイルから離れた部位の SN 比が高い.
4. 小さな FOV での高解像度撮影に用いられる.
5. パラレルイメージングを行う際に使用される.

演 習 問 題

問題6　MRI装置で超電導コイルの最も近くに存在するのはどれか.

1. シムコイル
2. 高周波送信器
3. 傾斜磁場コイル
4. 冷凍機用圧縮機
5. クライオスタット

第2章◇機器・装置構成

Memo

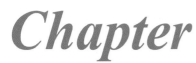

第3章
傾斜磁場・k空間・画像再構成

3・1 傾斜磁場
3・2 周波数エンコード
3・3 位相エンコード
3・4 k空間

第3章
傾斜磁場・k空間・画像再構成

本章で何を学ぶか

本章では，MRI技術における傾斜磁場の概要，原理，制御方法，技術的進歩，応用例，および問題点について学ぶ．傾斜磁場の基本的な役割や空間情報の符号化方法，画像再構成のプロセス，k空間の構造と特性も含めて理解することを目的とする．

3・1 傾斜磁場

3・1・1 傾斜磁場の概要

MRIの技術は，主に磁場と電磁波を使用して人体の内部構造を詳細に画像化するものである．MRIの中でも重要な役割を果たすのが**傾斜磁場**である．傾斜磁場は，主磁場に対して追加される磁場であり，空間的な情報を得るために使用される．この磁場は，x軸，y軸，z軸の三つの直交する方向に沿って変化する．

まず，傾斜磁場の基本的な役割は，空間位置に応じて磁場の強度を変えることにより，画像の各ピクセルがどの位置に対応するかを決定することである．これにより，体内の異なる部位からの信号を区別し，それぞれの位置情報を取得することが可能となる．具体的には，傾斜磁場は磁場の勾配をつくり出すことで，共鳴周波数を位置依存的に変化させる．

傾斜磁場は，通常，三つの主要な軸（x, y, z）に沿って生成される（**図3・1**）．それぞれの軸に対応する傾斜磁場は，特定の方向に沿った位置情報を符号化する役割をもつ．例えば，x軸に沿った傾斜磁場は，x方向の位置情報を符号化し，同様にy軸，z軸に沿った傾斜磁場は，それぞれy方向，z方向の位置情報を符号化する．

傾斜磁場の強さと勾配は，MRI装置の性能に直接影響を与える．強い傾斜磁場は，高い解像度をもつ画像を生成するために必要であるが，同時に高速なスイッチング能力も要求される．これは，信号の収集速度を高めるとともに，画像の取得時間を短縮するために重要である．

さらに，傾斜磁場の制御は，時間的なパターンによっても行われる．これによ

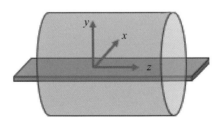

図3・1 水平磁場MRI装置における三つの主要な軸

り，さまざまな撮像手法やコントラストを実現することができる．例えば，スライス選択，周波数エンコード，位相エンコードといったプロセスは，すべて傾斜磁場の時間的変化に基づいて行われる．スライス選択は，特定の平面上の信号を抽出するために用いられ，周波数エンコードと位相エンコードは，空間的な位置情報を取得するために使用される．

　MRIにおける傾斜磁場の技術は，近年ますます進化しており，高速で高解像度な画像を取得するための重要な要素となっている．技術の進歩により，より詳細な画像診断が可能となり，医療現場での応用が広がっている．傾斜磁場の理解とその応用は，MRI技術のさらなる発展に寄与するものである．

3・1・2　傾斜磁場の原理と仕組み

　傾斜磁場はMRIにおいて極めて重要な役割を果たす要素であり，その原理と仕組みを理解することは，MRIの基本的な動作メカニズムを把握するために不可欠である．

・傾斜磁場の原理

　傾斜磁場は，主磁場 B_0 に対して空間的に変化する磁場である．主磁場が均一であるのに対して，傾斜磁場は空間内の特定の方向に沿って磁場の強度が変化するように設定される．この変化は線形であり，傾斜磁場が導入されると，空間の異なる位置で異なる磁場強度が生じる．

　この原理により，MRIでは空間情報を符号化することができる．具体的には，傾斜磁場が作用することで，プロトンのラーモア周波数が位置に依存して変化する．ラーモア周波数は，磁場の強度に比例するため，異なる位置のプロトンは異なる周波数で共鳴する．これにより，MRI装置は信号の周波数を解析することで，信号の発生源の位置を特定することができる．

・傾斜磁場の一般的特徴

　最大磁場勾配の大きさは一般的に80〜100 mT/mであり，例えば300 mmのFOVの端で15 mT程度の磁場勾配がつくことになる．傾斜磁場は空間的には線形のBフィールド勾配をもち，時間的には動的に作用する（**図3・2**）．臨床MRI装置の最大スルーレートは200 T/m/s程度で，立上り時間（t_{rise}）は約500 µsであるが，これは装置の性能に依存するため，特に最大磁場勾配やスルーレートはMRI装置の基本性能として重要である．

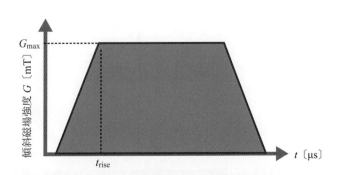

図3・2　経時的な傾斜磁場強度と立上り時間 t_{rise}

・傾斜磁場の仕組み

傾斜磁場は，MRI装置において空間的な位置情報を符号化するために使用される磁場勾配である．通常，三つの直交する軸（x軸，y軸，z軸）に沿って傾斜磁場が生成され，各軸に沿った磁場強度の線形変化により，対応する方向の空間情報が符号化される．以下では，z軸方向をスライス方向とした場合について説明する．ただし，スライス方向の選択は任意であり，x軸やy軸をスライス方向とすることも可能である（**図3・3**）．

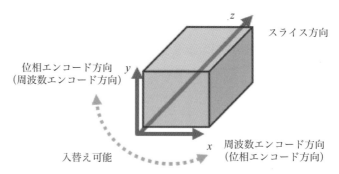

図3・3 空間における位相および空間エンコード方向の関係

ⅰ）周波数エンコード方向の傾斜磁場

周波数エンコード方向の傾斜磁場は，スライス内の一方向（例えば，x方向）の位置情報を符号化する．この方向に沿って磁場強度が線形に変化するように設計されており，これにより，この方向の異なる位置にあるプロトンは，位置に応じて異なるラーモア周波数で共鳴する．この周波数差を利用して，フーリエ変換により，この方向の空間情報を再構成することができる．周波数エンコード方向の傾斜磁場は，**読み取り**（リードアウト：readout）**勾配**とも呼ばれるため，G_rとも表される．

磁場はスライス位置のz位置が決まっているとする場合，以下の式で表される．

$$B_{G,z(x)} = G_x \cdot x$$

ここで，$B_{G,z(x)}$は周波数エンコード方向の傾斜磁場勾配からのBフィールドを表し，スライス方向位置のzに沿った点を示す．(x)はx方向に従って変化し，$G_x \cdot x$はx軸方向の勾配の振幅を表す（**図3・4**）．

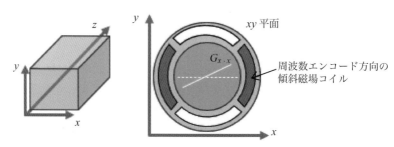

図3・4 xy平面において周波数エンコード方向をx軸としたときに作用する傾斜磁場コイルの概念図

ii) 位相エンコード方向の傾斜磁場

位相エンコード方向の傾斜磁場は，スライス内のもう一方の方向（例えば，y軸方向）の位置情報を符号化する．この方向に沿って磁場強度が線形に変化するように設計されている（**図3·5**）．位相エンコードでは，この傾斜磁場を短時間印加することで，この方向の異なる位置にあるプロトンに位相差を生じさせる．この位相差を利用して，この方向の空間情報を取得する．位相エンコードは，通常，パルスシーケンスの中で繰り返し行われ，各繰返しで傾斜磁場強度を変化させることで，この方向の空間情報を段階的に取得する．

磁場は上記と同様に以下の式で表される

$$B_{G,z(y)} = G_y \cdot y$$

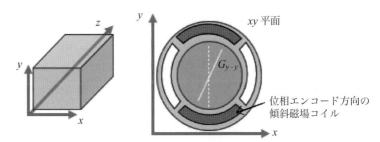

図3·5 xy平面において位相エンコード方向をy軸としたときに作用する傾斜磁場コイルの概念図

iii) スライス選択方向の傾斜磁場

スライス選択方向の傾斜磁場（この例ではz軸に沿った傾斜磁場）は，三次元空間内の二次元断面（スライス）を選択するために使用される．この方向に沿って磁場強度が線形に変化するように設計されている（**図3·6**）．スライス選択では，この傾斜磁場を印加しながら，特定の周波数帯域の選択的励起パルスを加えることで，この方向の特定の位置（スライス）からの信号を抽出する．

磁場は上記と同様に以下の式で表される．

$$B_{G,z(y)} = G_z \cdot z$$

実際は傾斜磁場は時間および空間に依存して変化しているため下記の式で表される．

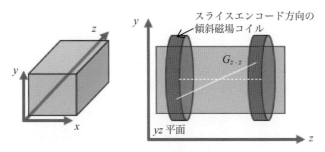

図3·6 zy平面においてスライス方向をz軸としたときに作用する傾斜磁場コイルの概念図

第 3 章　傾斜磁場・k空間・画像再構成

$$\vec{B}_{G,z(\vec{r},t)} = (G_x(t) \cdot x + G_y(t) \cdot y + G_z(t) \cdot z)k\hat{} = (\vec{G}(t) \cdot \vec{r})k\hat{}$$

- $\vec{r}$：位置ベクトル．空間内の特定の点の座標を示し$\vec{r} = (x, y, z)$で表される．
- $k\hat{}$：単位ベクトルでz軸方向を示す．磁場のz成分を表現する．
- $G_x(t), G_y(t), G_z(t)$：それぞれ時間に依存するx，y，z軸方向の傾斜磁場の強度
- $\vec{G}(t)$：時間に依存する傾斜磁場の強度ベクトル，$\vec{G}(t) = (G_x(t), G_y(t), G_z(t))$で表される．

　この式は，傾斜磁場のz成分が，時間と空間の関数としてどのように変化するかを示している．傾斜磁場は位置ベクトル$\vec{r}$と時間依存の強度ベクトル$\vec{G}(t)$の内積として表される．

　周波数エンコード方向と位相エンコード方向は，実際にはx軸とy軸を入れ替えることができる．つまり，x軸を位相エンコード方向，y軸を周波数エンコード方向として使用することも可能である．この選択は，撮像対象や目的に応じて決定される．

　傾斜磁場の強度と持続時間を制御することで，空間情報の符号化と画像の空間分解能を調整することができる．また，傾斜磁場の切替えタイミングとシーケンスを適切に設計することで，さまざまなMRIパルスシーケンスを実現し，目的に応じた画像コントラストや撮像時間の最適化を図ることができる．

3・1・3　傾斜磁場の制御

　傾斜磁場は，MRI装置内の特殊設計されたグラディエントコイルシステムによって生成される．これらのコイルは，各軸（x，y，z）に沿った磁場の線形勾配を作り出すために，高度に最適化された形状と配置をもっている．コイルに流れる電流の大きさと向きを高速かつ正確に制御することで，任意の方向と強度の傾斜磁場を生成することができる．

　傾斜磁場の制御は，高速スイッチングとタイミング精度が要求される．これは，空間的に局在化された信号を収集するために，傾斜磁場の立上りと立下りを非常に短い時間で行う必要があるためである．また，傾斜磁場の時間的な変化パターン（傾斜磁場パルス）は，さまざまな撮像手法（スライス選択，周波数エンコード，位相エンコードなど）を実現するために重要であり，パルスシーケンスの設計において細心の注意が払われる．

　傾斜磁場の制御には，高度なハードウェアとソフトウェアが必要である．パワーアンプは，コイルに大電流を供給し，高速スイッチングを可能にする．また，傾斜磁場の波形を生成し，タイミングを制御するためのデジタル信号処理システムが不可欠である．さらに，渦電流の影響を最小限に抑えるために，傾斜磁場コイルはシールドされており，高度な補正アルゴリズムが適用されている．

3・1・4　傾斜磁場の技術的進歩

　近年，傾斜磁場技術は著しく進歩している．特に，高速スイッチング能力と強度を向上させるために，新しい材料とコイル設計が開発されている．例えば，マルチコイル設計や非対称コイル配置により，より高い傾斜磁場強度と立上り時間が実現されている．また，高温超電導体を用いたコイルの研究も進められており，

これにより傾斜磁場の効率と性能がさらに向上すると期待されている．傾斜磁場の均一性と直線性を向上させるための技術も進展している．高次シムコイルの使用や，能動的シールド技術の適用により，傾斜磁場の歪みを最小限に抑えることができる．また，傾斜磁場の較正と監視のための高度なシステムが開発されており，これにより，より正確で再現性の高い空間情報の取得が可能となっている．

さらに，傾斜磁場を用いた新しい撮像技術や応用分野も活発に研究されている．例えば，超高速撮像法（EPI（echo planer imaging），spiral など）や，拡散強調画像法（DWI：diffusion weighted imaging），機能的MRI（fMRI：function MRI）など，傾斜磁場の高度な制御を利用した技術が開発されている．また，interventional MRIやMRI誘導下治療など，傾斜磁場を用いたリアルタイム画像ガイドが可能になりつつある．

このように，傾斜磁場の原理と仕組みを深く理解することは，MRIの基本的な動作メカニズムを把握するだけでなく，最先端の撮像技術や応用分野を探求するうえでも不可欠である．傾斜磁場は，MRI技術の中核をなす要素であり，その高度な制御と最適化が，診断と治療の可能性を大きく広げている．

3・1・5　傾斜磁場の応用例

MRI技術における傾斜磁場の応用は，単に画像化のための空間情報の符号化にとどまらず，さまざまな高度な撮像法や定量的評価法の基盤となっている．以下に，傾斜磁場を巧みに利用した応用例をいくつか紹介する．

ⅰ）拡散テンソルイメージング（DTI）

拡散テンソルイメージング（**DTI**：diffusion tensor imaging）は，水分子の拡散異方性を利用して，脳白質線維の方向性と構造的結合性を可視化する手法である．DTIでは，複数の方向に傾斜磁場を適用することが重要であり，これを実現するために，多軸の**モーションプルーブグラディエント**（**MPG**：motion probing gradient）が使用される．

MPGは，傾斜磁場パルスを特定の方向に印加することで，その方向の水分子の拡散を強調する．DTIでは，少なくとも六つの非共線的な方向にMPGを適用し，各方向における拡散強調画像を取得する．これらの画像データから，各ボクセルにおける拡散テンソルを推定することができる．

拡散テンソルは，水分子の拡散の大きさと方向を表す3×3の対称行列である．この行列の固有値と固有ベクトルを計算することで，拡散楕円体（拡散異方性を視覚化したもの）を得ることができる．拡散楕円体の主軸は，神経線維の走行方向を表し，拡散異方性の程度は，軸索の密度や整然性を反映する．

MPGの方向数を増やすことで，より詳細な拡散テンソルの推定が可能となる．一般的には，20〜30方向程度のMPGが用いられる．ただし，方向数の増加はSNRの低下を伴うため，最適な方向数は目的や撮像条件によって異なる．また，MPGの強度（b–value）も拡散テンソルの推定精度に影響する．b–valueが高いほど拡散強調効果が強くなるが，SNRは低下する．

DTIでは，拡散テンソルからさまざまな指標を計算することができる．例えば，

平均拡散係数（MD：mean diffusion coefficient）は，拡散の大きさを表し，組織の密度や浮腫の評価に用いられる．一方，拡散異方性を表す指標として，FA（fractional anisotropy）がよく用いられる．FAは0から1の値をとり，1に近いほど拡散異方性が高いことを示す．

さらに，拡散テンソルの主軸方向を追跡することで，神経線維の走行を三次元的に可視化することができる（トラクトグラフィー）．この手法により，脳の構造的ネットワークを非侵襲的に解析することが可能となる．

DTIは，脳神経疾患の診断や研究に広く応用されている．例えば，脳梗塞急性期では，細胞性浮腫によりMDが低下し，FAが上昇する．また，多発性硬化症では，脱髄によりFAが低下することが知られている．アルツハイマー病などの変性疾患では，特定の白質線維束におけるFAの低下が報告されている．

このように，DTIは多軸のMPGを利用することで，脳白質の微細構造を非侵襲的に評価することができる．この手法は，脳の構造的結合性の解明や，さまざまな脳疾患の診断・研究に重要な役割を果たしている．今後も，MPG技術の進歩とともに，DTIの応用範囲がさらに広がっていくことが期待される．

ii）磁化率強調画像（SWI）

磁化率強調画像（SWI：susceptibility weighted imaging）は，組織の磁化率の差異を強調する手法であり，傾斜磁場を巧みに利用することで実現される．磁化率は，外部磁場に対する物質の磁気的応答性を表す物理量であり，常磁性体（鉄沈着など）や反磁性体（石灰化など）では，周囲組織とは異なる磁化率を示す．

SWIでは，まず高分解能の三次元グラディエントエコー（GRE：gradient recalled echo）画像を取得する．このとき，比較的長いTE（エコー時間）を用いることで，磁化率の差異による局所的な磁場の歪みを強調することができる．さらに，位相画像を取得することで，磁場の歪みに関する追加の情報を得ることができる．

次に，位相画像に対して高域通過フィルタを適用することで，背景磁場の影響を除去し，局所的な磁場の歪みを強調する．この処理により，常磁性体や反磁性体による磁場の歪みが，周囲組織とのコントラストとして浮かび上がってくる．

さらに，SWIでは，傾斜磁場を利用して，磁化率の差異による信号の変化を増幅する．具体的には，磁化率の差異によって生じる局所的な磁場勾配を，傾斜磁場によって強調するのである．これにより，常磁性体や反磁性体による信号の変化をより鋭敏に検出することができる．

また，SWIでは，複数のエコー時間のデータを取得し，それらを組み合わせることで，磁化率の定量的評価も可能である．この手法は**定量的磁化率マッピング（QSM**：quantitative susceptibility mapping）と呼ばれ，組織の磁化率を絶対値として計測することができる．QSMでは，複数のエコー時間のデータから，磁場の歪みを推定し，それをもとに磁化率分布を計算する．この過程で，傾斜磁場の影響を考慮することが重要である．

SWIは，脳内の微小出血，静脈奇形，脳腫瘍，脳梗塞など，さまざまな病態の評価に有用である．特に，脳内の鉄沈着や静脈構造の描出に優れており，アルツ

ハイマー病，パーキンソン病，多発性硬化症などの神経変性疾患の診断にも応用されている．また，QSMを用いることで，脳内の鉄濃度を定量的に評価することも可能であり，病態の解明や治療効果の判定に役立つ．

SWIは，傾斜磁場を利用して磁化率の差異を強調し，さらに位相情報を活用することで，従来のMRI法では捉えにくい病変を描出することができる（図3・7）．また，QSMへの発展により，磁化率の定量的評価も可能となっている．今後も，傾斜磁場の高度な制御技術と解析手法の進歩により，SWIのさらなる高度化が期待される．

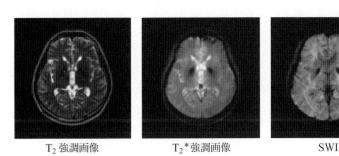

T₂強調画像　　　　　T₂*強調画像　　　　　SWI

図3・7　同一患者による画像種の違い．T₂強調画像（左），T₂*強調画像（中），SWI（右）．
SWIは他の画像に比べて，微小出血や静脈内のデオキシヘモグロビンによる周囲との磁化率の違いが強調されている．

iii）化学シフト選択的脂肪抑制（CHESS）

化学シフト選択的脂肪抑制（CHESS：chemical shift selective）は，脂肪組織からの信号を選択的に抑制する手法であり，傾斜磁場と選択的RFパルスを巧みに組み合わせることで実現される．CHESSでは，水と脂肪の共鳴周波数の差（ケミカルシフト）を利用するが，この周波数差を効果的に利用するために，傾斜磁場が重要な役割を果たす．

水と脂肪のケミカルシフトは，約3.5 ppmであり，1.5 Tの磁場強度では約220 Hzの周波数差に相当する．CHESSでは，まずこの周波数差に合わせた選択的RFパルスを印加することで，脂肪のみを選択的に励起する．ここで，傾斜磁場を同時に印加することで，空間的に選択的な脂肪の励起が可能となる．

具体的には，スライス選択傾斜磁場を印加しながら，脂肪の共鳴周波数に合わせたRFパルスを印加する．これにより，特定のスライス内の脂肪のみが選択的に励起される．励起された脂肪は，引き続き印加されるスポイラー傾斜磁場によって，位相がランダムに分散される．これにより，脂肪からの信号は非常に低くなる．

一方，水の信号は，脂肪選択的RFパルスの影響を受けないため，通常どおり励起され，画像に寄与する．ただし，スライス選択傾斜磁場の印加により，水の信号もわずかに影響を受ける．これを補正するために，水選択的RFパルスを追加で印加することもある（water excitation法）．

CHESSにおいて，傾斜磁場の強度と持続時間は，選択的RFパルスの周波数特性と合わせて最適化される必要がある．また，傾斜磁場の立上りと立下りの特性

も，選択的励起の精度に影響を与える．さらに，傾斜磁場の印加タイミングを適切に制御することで，ケミカルシフトアーチファクトを最小限に抑えることができる．

CHESSは，脂肪に隣接する病変の描出や，脂肪浸潤の評価に有用である（図3・8）．特に，乳腺MRIや骨盤部MRIでは，脂肪抑制が診断能の向上に重要である．また，CHESSは，他の脂肪抑制法（例えばSTIR（short tau inversion recovery）など）と比べて，T_1コントラストを維持できる利点がある．

ただし，CHESSは，B_0磁場の不均一性の影響を受けやすく，脂肪抑制が不完全になることがある．この問題に対処するために，複数の周波数でCHESSパルスを印加する方法（マルチポイントCHESS）や，B_0マップを用いて補正する方法などが提案されている．

CHESSは，傾斜磁場と選択的RFパルスを組み合わせることで，脂肪抑制を実現する優れた手法である．傾斜磁場の高度な制御技術と，最適化されたパルスシーケンスの設計により，高品質な脂肪抑制画像が得られる．今後も，さらなる高速化や，B_0不均一性の補正法の開発などにより，CHESSの応用範囲が広がっていくことが期待される．

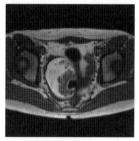 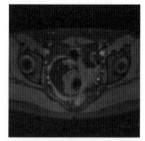

T_1強調画像　　　　脂肪抑制T_1強調画像（CHESS）

図3・8　同一患者による画像種の違い．脂肪抑制T_1強調画像（右），T_1*強調画像（左）．
CHESS法を用いた脂肪抑制T_1強調画像ではT_1強調画像に比べて皮下脂肪および内臓脂肪や脂肪を含む腫瘍の内部の脂肪成分の高信号が抑制されている．

iv）MRE

MRE（MR elastography）は，組織の弾性率を画像化する手法である．外部から加えた機械的振動を，傾斜磁場を用いて計測することで，組織の硬さや粘弾性を定量的に評価することができ双極性傾斜磁場と波動伝搬に基づく技術である．この手法は，肝臓の線維化の評価に応用されている．

v）動的トラッキング（MR tagging）

動的トラッキング（MR tagging）の一種である**SPAMM**（spatial modulation of magnetization）は，心臓や筋肉の動きを追跡する手法である．SPAMMでは，modulation gradientとcrusher gradientを組み合わせることで，組織に格子状のタグを付ける（**図3・9**）．

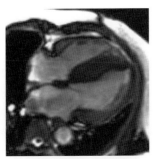
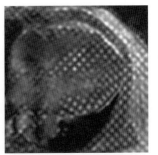

心臓四腔像のシネ画像　　　心臓四腔像SPAMMによる画像

図3・9　同一患者による画像種の違い．SPAMMによる画像（右），シネ画像（左）．
SPAMMによる画像は画像全体に格子状のタグが付加されている．

　modulation gradientは，90°のRFパルスと同時に印加される傾斜磁場である．この傾斜磁場は，組織の縦磁化を空間的に変調し，タグの基本的なパターンを形成する．modulation gradientの強度と持続時間を調整することで，タグの間隔を制御できる．
　crusher gradientは，modulation gradientの後に印加される傾斜磁場である．このcrusher gradientは，空間的に変調された縦磁化のうち，位相が揃っていない成分を抑制する役割を果たす．これにより，タグのコントラストが向上し，より明瞭なタグパターンが得られる．
　SPAMMシーケンスでは，通常，二つのmodulation gradientと二つのcrusher gradientが使用される．これらの傾斜磁場は，x軸方向とy軸方向に交互に印加される．これにより，格子状のタグパターンが形成される．
　modulation gradientとcrusher gradientの強度，持続時間，およびタイミングを適切に設定することで，目的に応じたタグパターンを作成できる．これらのパラメータは，組織の特性や撮像条件に応じて最適化される．
　SPAMMにより作成されたタグの歪みを解析することで，組織の局所的な変形や収縮を定量的に評価することができる．この手法は，心機能の評価や，筋肉の動態解析に応用されている．
　このように，傾斜磁場の高度な制御と組合せにより，MRIは単なる形態画像化の枠を超えて，生体の機能や代謝，物理的特性など，さまざまな側面を定量的に評価することが可能になっている．これらの応用例は，基礎研究から臨床診断まで幅広い分野で活用され，医学の発展に大きく寄与している．今後も，傾斜磁場技術の進歩とともに，新たな応用法が開発されていくことが期待される．

3・1・6　傾斜磁場の問題点

ⅰ）エコープラナー歪み

　傾斜磁場を急速に変化させると，磁場の不均一性が生じ，画像に歪みが発生することがある．特にエコープラナーイメージング（EPI）では，この歪みが顕著となり，画像の品質が低下する．これを回避するためには，高度な補正技術が必要

である.

EPI では，画像の高速取得のために，傾斜磁場を迅速に切り替える必要がある．傾斜磁場は，特定の方向に沿った磁場強度を変化させ，各ボクセルの位置情報を周波数に変換する役割を果たす．これにより，空間情報がエンコードされ，k 空間にデータが取得される.

EPI では，全 k 空間のデータを 1 回の励起で迅速に収集するため（シングルショット EPI），傾斜磁場のスイッチング速度が非常に高い．この高速なスイッチングにより，磁場の不均一性が顕著となり，エコープラナー歪みとして画像に現れる．特に周波数エンコード方向に沿った歪みが大きくなり，画像の幾何学的な正確性が損なわれることがある．軽減する方法として，全 k 空間のデータを複数回の励起で収集するマルチショット EPI や k 空間を周波数方向に区分して撮像する方法もある.

ii）ノイズとアーチファクト

高速で強力な傾斜磁場の変化は，コイルや周辺機器にノイズやアーチファクトを引き起こすことがある．これにより，画像に不要な信号が混入し，診断の妨げとなることがある．これらのノイズを最小限に抑えるためには，高品質なシールドやフィルタリング技術が求められる.

iii）患者の不快感

短時間での傾斜磁場の急速な切替え（dB/dt）は，磁場コイルに急激な電流変化を引き起こし，強力な磁場変動を生じさせる．これが MRI 装置内部の部品や患者周囲の空気を振動させ，音響ノイズとして聞こえる．特に周波数エンコードの際には，急速な磁場変化が必要とされるため，音響ノイズの発生が顕著になる.

・音響ノイズの軽減方法
　①消音技術の使用：MRI 装置には，音響ノイズを低減するための消音技術が組み込まれている．これには，防音材の使用や特殊なデザインのコイルカバーが含まれる.
　②スキャンパラメータの調整：周波数エンコードや TE（エコー時間）などのスキャンパラメータを調整することで，音響ノイズの発生を最小限に抑えることが可能である．例えば，急激な dB/dt を緩和するために，傾斜磁場の切替え速度を適切に調整することが挙げられる.
　③ソフトウェア制御：MRI シーケンスのソフトウェア制御により，傾斜磁場の変化を滑らかにし，音響ノイズのピークを抑えることができる．これには，グラディエント波形の最適化や，特定の撮像シーケンスの使用が含まれる.

傾斜磁場の効果と問題点を理解することは，MRI 技術の最適な運用とさらなる改良のために重要である．これらの課題に対処することで，より高品質で安全な MRI 画像の取得が可能となり，診断の精度と患者の快適性が向上する.

3・2 周波数エンコード

・周波数エンコードの基本概念

MRI の撮像プロセスにおいて，周波数エンコードは非常に重要な役割を果たす基本的な技術の一つである．この技術は，空間情報を符号化するために用いられる．以下に，周波数エンコードの基本概念について詳細に説明する．

・原理と仕組み

周波数エンコードは，空間的な位置情報を周波数に変換する方法である．これは，傾斜磁場を利用して行われる．具体的には，以下の手順で実現される．

i）傾斜磁場の適用

周波数エンコードのプロセスは，主磁場に追加して，周波数方向に沿った傾斜磁場（G_r）を適用することから始まる．この傾斜磁場は，空間の異なる位置で磁場の強度が線形に変化するように設計されている．

ii）ラーモア周波数の変化

傾斜磁場が適用されると，磁場の強度が位置に依存して変化するため，プロトンの共鳴周波数（ラーモア周波数）も位置に応じて変化する．これにより，空間の異なる位置にあるプロトンは異なる周波数で共鳴するようになる．

iii）信号の収集

ラーモア周波数の変化により，異なる位置にあるプロトンからの信号は異なる周波数成分をもつようになる．MRI 装置は，これらの周波数成分を高感度受信コイルで収集する．このプロセスにより，空間的な位置情報が周波数情報として符号化される．

iv）フーリエ変換

収集された周波数情報は，フーリエ変換を用いて解析される．フーリエ変換は，周波数領域のデータを空間領域のデータに変換する数学的手法である．これにより，各周波数成分が対応する空間位置の画像を再構成することができる．

・周波数エンコーディング傾斜磁場の特徴

周波数エンコーディング勾配は，直交座標系のイメージングにおいて一定の大きさをもつ．この勾配は，RFや他の勾配（位相エンコーディング，スライスエンコーディング，crusher）と同時に適用されることはない．読み出し前の位相調整勾配は，スピン位相を調整して，読み出し（TE）の中央でエコーのピーク振幅が発生するように準備するものである．この勾配は**デフェージンググラディエント**（dephasing gradient）とも呼ばれる（**図3・10**）．周波数の線形空間変化を加え，エコー形成を助ける役割がある．

・周波数エンコーディング

図3・11 に示すグラディエントエコーのパルスシーケンス図において k 空間（k-space）を充填するというという状況を例に周波数方向傾斜磁場 $G_x(G_r)$ と周波数エ

第3章 傾斜磁場・k空間・画像再構成

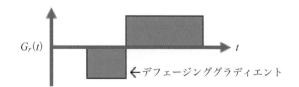

図3・10　周波数エンコーディング傾斜磁場におけるデフェージンググラディエント

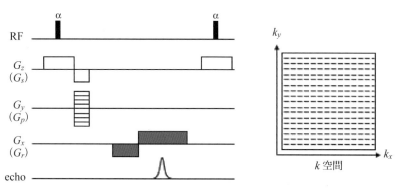

図3・11　グラディエントエコーのパルスシーケンス図

ンコーディングについて説明する．

下記数式は，MRIにおけるk空間ベクトルが時間tにおける磁場勾配の影響を受けてどのように変化するかを示している．具体的には，k空間ベクトルは磁場勾配の時間積分に比例する．

$$\vec{k}(t) = \frac{\gamma}{2\pi} \int_0^\tau \vec{G}(t)dt$$

磁場勾配が時間tにわたって変化する様子を積分しているため，時間tにおけるk空間ベクトルが得られる．この数式は，磁場勾配の変化がk空間ベクトルの位置をどのように決定するかを示しており，この関係は，MRIの信号取得において非常に重要で，k空間ベクトルが，実空間の画像データをk空間にマッピングするための座標系として機能するからである．磁場勾配の制御によって，k空間の各点に対応する信号を適切にサンプリングすることが可能となる．一定の振幅の勾配が時間に線形に依存する場合のk空間ベクトルの関係を示すと下記になる．

$$2\pi\vec{k}(t) = \gamma\vec{G}t$$

下記の数式は，k空間における信号を表している．ここで，$M_{xy}(\vec{r},0)$は実画像の横磁化であり，$M_{xy}(\vec{r},0)$は空間座標を示す．指数関数部分$e^{-i2\pi\vec{k}\cdot\vec{r}}$はフーリエ変換を示し，この積分は実空間からk空間への変換を表す．

$$S(\vec{k}) = \int M_{xy}(\vec{r},0)e^{-i2\pi\vec{k}\cdot\vec{r}}d\vec{r}$$

下記の数式も同様に信号取得を表しており，一定の振幅の勾配を仮定した場合の信号を示している．こちらもフーリエ変換の一部としてk空間での信号取得を視覚化している．

$$S(\vec{k}) = \int M_{xy}(\vec{r}, 0) e^{-i\gamma \vec{G} t \cdot \vec{r}} d\vec{r}$$

図3・12は，MRIにおける周波数エンコーディングのプロセスとその結果として得られるk空間の変化を示している．同図は四つの列で構成されており，それぞれ異なる磁場勾配G_fの条件下での状況を示している．

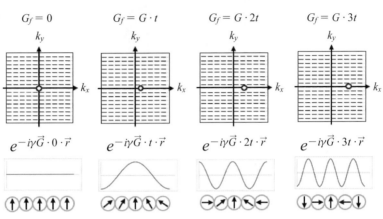

図3・12　MRIにおける周波数エンコーディングのプロセス

・読み出し勾配の振幅

　読み出し勾配の振幅に関連して，高受信帯域幅（BW, Δf）の使用にはいくつかの特徴がある．まず，強い磁場勾配を使用することで，より広範囲の周波数をカバーすることができる．これにより，視野（FOV）またはピクセルにわたる広い周波数範囲を処理することが可能になる．その結果，各ピクセルごとにより大きな周波数差が生じるため，ケミカルシフトアーチファクトが少なくなる．ただし，受信帯域幅が広いと，収集時間が短縮されるため，信号対雑音比（SNR）が低下するというデメリットもある．さらに，k空間をより速くサンプリングできるため，エコー時間（TE）を短くすることができる．

　次に受信バンド幅BWが32 kHz（±16 kHz），FOV 300 mmのときのG_xについて考えてみる．実画像に全体における受信バンド幅Δfが32 kHzであることから，G_xを求める式に変形すると与えられた受信バンド幅・FOVからG_xを求めることができる．もし周波数エンコード方向のマトリックス数が128の場合，ナイキストの定理から128の各サンプル時間Δtを求めてマトリックス数を乗算すると，読出し時間が求まる（**図3・13**）．

3・3　位相エンコード

ⅰ）位相エンコードの概要

　位相エンコードは，MRIの撮像プロセスにおける重要な技術であり，周波数エンコードとともに空間情報を取得するために使用される．具体的には，位相エンコードは，y軸方向の空間情報を符号化する役割を果たす．この技術は，主に傾斜磁場を使用してプロトンの位相を変化させ，位相シフトを位置情報として利用する．

第3章 傾斜磁場・k空間・画像再構成

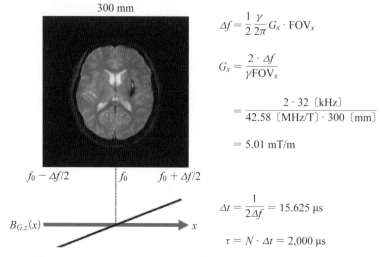

図3・13　FOV300 mmにおける受信バンド幅とサンプル時間 Δt

ii）位相エンコードの基本概念
a）傾斜磁場の適用
　位相エンコードは，位相方向に沿った傾斜磁場（G_p）を使用して行われる．この傾斜磁場は，空間内の異なる位置にあるプロトンのスピンに異なる位相シフトを導入する．

b）位相シフトの発生
　傾斜磁場が適用されると，プロトンのスピンは位置に依存して異なる速度で進行する．この位相シフトは，後に信号収集の際に解析され，位相方向の空間情報として符号化される．

c）周波数エンコードとの組合せ
　MRI画像を取得するためには，周波数エンコードと位相エンコードの両方が必要である．周波数エンコードは周波数方向の情報を符号化し，位相エンコードは位相方向の情報を符号化する．これにより，二次元の空間情報を取得することができる．

iii）位相エンコードの実装方法
　位相エンコードの実装は，MRIのパルスシーケンスにおいて重要なステップであり，以下の手順で行われる．

a）RFパルスの印加
　撮像プロセスは，RFパルス（SE法では90°パルス，GRE法では $\alpha°$ パルス）の送信から始まる．このRFパルスは，プロトンを高エネルギー状態に励起する．

b）傾斜磁場 G_p の適用
　RFパルスの後，位相方向に沿った傾斜磁場 G_p が短時間適用される．この期間中，傾斜磁場はプロトンのスピンに位相シフトを導入する．傾斜磁場の強度と適用時間により，位相シフトの大きさが決まる．

c）スピンエコーまたはグラディエントエコーの生成

- スピンエコー（SE）法
  90°RFパルスの後，180°RFパルスが送信され，スピンエコーが生成される．この間，位相エンコードのための傾斜磁場G_pが適用される．
- グラディエントエコー（GRE）法
  短いRFパルスの後，グラディエントエコーが生成される．ここでも傾斜磁場G_pが適用され，位相シフトが導入される．

d）k空間のサンプリング

位相エンコードによって導入された位相シフトは，k空間のk_y軸に沿ったサンプリングポイントとして機能する．各リードアウト期間中に収集された信号は，k_yの異なる値に対応し，k空間全体がサンプリングされる．

e）フーリエ変換による画像再構成

k空間に収集されたデータは，二次元フーリエ変換を用いて画像空間に変換される．これにより，周波数エンコードと位相エンコードの両方の情報が統合され，最終的なMRI画像が生成される．

iv）位相エンコード傾斜磁場の特徴

位相エンコードは，各TRごとに大きさが変化する位相エンコード傾斜磁場を用いて実施される（**図3・14**）．この傾斜磁場は，crusher，スライス選択リフェーザー，読み出しデフェージングなど他の傾斜磁場と組み合わせて使用することができる．位相エンコードは直交座標系イメージング（cartesian imaging）で用いられ，励起後，読み出し前に実施され，位相の線形空間変化を追加する．2Dイメージングでは1方向に，3Dイメージングでは2方向に位相エンコードを行い，各エコーにつき一つの位相エンコードステップのみが実施されるという特徴をもっている．

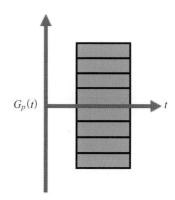

図3・14 位相エンコード傾斜磁場．矩形の中の横線はTRごとの位相エンコード傾斜磁場強度が変化することを示している

v）位相エンコーディング

以下のグラディエントエコーのパルスシーケンス図（**図3・15**）においてk空間を充填するというという状況を例に周波数方向傾斜磁場$G_y(G_p)$と位相エンコーディングについて説明する．

vi）位相エンコード傾斜磁場と位相シフト

位相エンコード傾斜磁場は位相シフトとして，360°を位相エンコード数で割った度数の位相シフトをとることで位相方向を識別する．例えば，位相エンコード数がNである場合，位相シフトの角度$\Delta\Theta$は$360°/N$である．この$\Delta\Theta$をもとに，

第3章 傾斜磁場・k空間・画像再構成

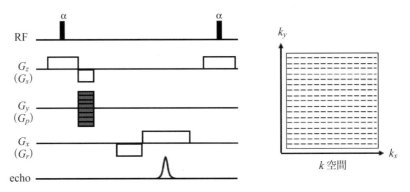

図3・15　グラディエントエコーのパルスシーケンス図（左）とk空間（右）

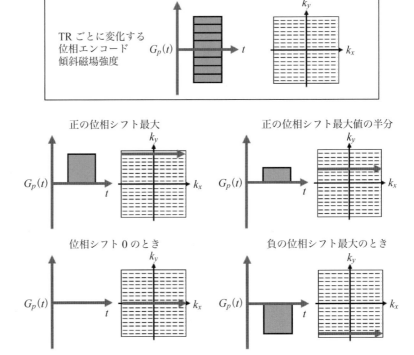

図3・16　各位相エンコード傾斜磁場強度におけるk空間充填位置との関係を示す概念図

各位相エンコードステップにおいて，位相エンコード傾斜磁場強度を変化させる（図3・16）．

　各位相エンコードステップでの傾斜磁場強度は，位相シフトに応じて精密に調整される．例えばあるステップでは位相シフトは0°であり，次のステップでは$\Delta\Theta$だけシフトする．このプロセスを順次繰り返すことにより，全体で360°（±180°）の位相シフトが達成される．位相エンコード傾斜磁場の強度は，各ステップごとに微妙に異なる値を取る．この変化は，k空間内の信号取得に必要な空間情報を正確に得るために極めて重要である．

しかし，360°を超える位相シフトが発生すると，折り返しアーチファクト（aliasing artifacts）の原因となる．このアーチファクトは，信号が適切にサンプリングされず，k空間内の情報が誤って解釈されるため，虚像となって表れる．特に設定したFOVの位相方向範囲に対象が含まれていない場合は，FOV外の対象に370°が割り振られたとすると，360°までの位相シフトでしか表されないため，FOV外の対象を10°の位相シフトが割り当てられたものであると認識し，折り返しアーチファクトとなる．

3・4　k空間

ⅰ）k空間の構造と特性
　k空間（k-space）は，MRIのデータ収集と画像再構成の中心的な役割を果たす空間周波数領域であり，その構造と特性はMRI画像の品質と効率に直接影響する．以下に，k空間の詳細な構造と特性について説明する．

ⅱ）k空間の構造
a）二次元および三次元の座標系
- 二次元k空間
　二次元k空間は，横軸（k_x）と縦軸（k_y）で構成される．k_xは周波数エンコード方向，k_yは位相エンコード方向を表す．これにより，二次元平面の各点が空間周波数情報をもつ．
- 三次元k空間
　三次元撮像では，k_x，k_yに加えてk_z（スライス選択エンコード方向）が追加される．これにより，三次元的な空間周波数情報が格納される．

b）中心と周辺の役割（図3・17）
- 中心部（低周波成分）
　k空間の中心付近には，低周波成分が格納される．これらの成分は画像の全体的なコントラストや大まかな形状情報を提供する．
- 周辺部（高周波成分）
　周辺部には，高周波成分が格納される．これらの成分は画像の細部やエッジ情報を提供し，空間分解能に大きく寄与する．

c）サンプリングパターン
- 直線状サンプリング
　リードアウト期間中に，k_x軸に沿って一方向にサンプリングを行う．直線状サンプリングは，比較的シンプルで効率的な方法である．
- 螺旋状サンプリング
　k空間を螺旋状にサンプリングすることで，サンプリングの効率を高める方法である．これにより，撮像時間の短縮が可能となる．
- ランダムサンプリング
　ランダムなパターンでサンプリングを行い，圧縮センシング技術と組み合わせることで，撮像時間をさらに短縮する．

第3章　傾斜磁場・k空間・画像再構成

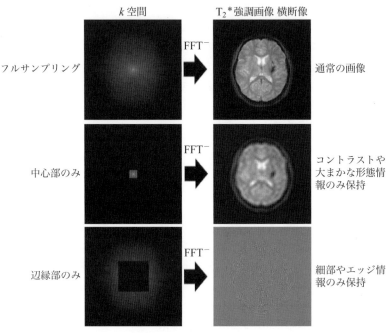

図3・17　k空間のデータを調整した場合とその逆フーリエ変換後の画像の関係

iii）k空間の特性
a）複素共役対称性
　k空間データは複素数として表される．これらのデータは，複素共役対称性をもつため，データの片側が失われても残りのデータから再構成が可能である．具体的には，k_xとk_yの負の部分は正の部分の複素共役として表される（ハーフフーリエ撮像への応用）．

b）データの重要性
　k空間の中心部のデータは，画像のコントラストや基本形状に影響を与える．これに対し，周辺部のデータは画像の細部やエッジの解像度に寄与する．したがって，中心部のデータ収集が特に重要である．造影タイミングとコントラストの関係からあるタイミングのコントラストに合わせて中心部を埋める撮像を行う（centric order aqcuisition）．

c）シンメトリー
　k空間はしばしばシンメトリカルにサンプリングされる．これは，データの対称性を活用し，サンプリング効率を高めるためである．シンメトリカルなサンプリングにより，ノイズやアーチファクトの影響を低減できる．逆に非対称データをk空間に充填する場合がある（asymmetric echo）．

d）サンプリング密度
　k空間のサンプリング密度は，最終的な画像の分解能とノイズレベルに影響を与える．高密度サンプリングは高い空間分解能を提供するが，撮像時間が長くなる．一方，低密度サンプリングは撮像時間を短縮できるが，画像品質が低下する可能性がある．

e）逆フーリエ変換

　k空間データは，逆フーリエ変換を用いて実空間の画像に変換される．このプロセスにより，収集された周波数情報が組織の空間分布情報に変換される．フーリエ変換の特性を理解することは，画像再構成の精度向上に寄与する．

f）ノイズとアーチファクト

　k空間の周辺部でのノイズは，画像の高周波成分に影響を与え，エッジや細部にノイズをもたらす可能性がある．また，サンプリングの不均一性やデータ欠損はアーチファクトを引き起こす．これを防ぐためには，適切なサンプリングパターンとデータ補間技術が必要である．

iv）k空間の応用
a）パラレルイメージング

　パラレルイメージングは複数の受信コイルを使用してk空間を同時にサンプリングする技術である．これにより，撮像時間の短縮と空間分解能の向上が可能となる．SENSE（sensitivity encoding）や GRAPPA（generalized autocalibrating partially parallel acquisitions）などの技術が含まれる．

b）圧縮センシング

　圧縮センシングはk空間のデータを部分的にサンプリングし，欠けたデータを数学的手法で補完する技術である．これにより，撮像時間を大幅に短縮できる．圧縮センシングは，特に動的撮像や高分解能撮像において有用である．

v）MRIにおける信号取得と画像再構成のプロセス

　MRIにおけるk空間のデータ取得から画像再構成までを以下に各ステップに分けて詳しく説明する．

a）k空間のデータ取得

　処理された信号$S(t)$から，k空間ベクトル$\vec{k}(t)$が計算される．ここで，k空間はフーリエ変換の空間であり，$\vec{k}(t) = \gamma \vec{G} t$または$\vec{k}(t) = \gamma \vec{G}(t - \mathrm{TE})$という関係式で表される．$k$空間の座標は，周波数方向$k_x$と位相エンコード方向$k_y$で定義される．

b）k空間の信号取得

　k空間の各ポイントで信号$S(\vec{k})$が取得される．このデータは，スキャン中に異なる時間ポイントで取得された信号の集合であり，複素数として表される．位相画像や強度画像の情報は，この複素数データに含まれている．

c）画像再構成

　取得されたk空間データは，逆フーリエ変換を用いて実空間画像$I(\vec{r})$に変換される．この過程により，k空間データが直交座標系にマッピングされ，最終的なMRI画像が生成される．位相画像や強度画像は，この再構成された画像から得られる．

d）最終画像の表示

　再構成された画像$I(\vec{r})$は，患者の解剖学的構造を詳細に示す．位相画像は組織の化学的性質や動きを，強度画像はプロトン密度や緩和時間を反映する．

第 3 章　傾斜磁場・k 空間・画像再構成

◎ 演習問題

問題1　周波数エンコードは MRI のどの部分で行われるか.
　　1. 高周波パルスの生成時
　　2. 画像の再構成時
　　3. 受信信号のサンプリング時
　　4. スライス選択時
　　5. 磁場強度の校正時

問題2　位相エンコードは次のうちどのタイミングで実施されるか.
　　1. 励起パルスの前
　　2. 読み出しの前
　　3. 画像再構成の後
　　4. 受信信号のサンプリング中
　　5. 高周波パルスの後

問題3　位相エンコードのステップ数を増やすと MRI 画像にどういった影響があるか.
　　1. 画像の空間分解能が向上する.
　　2. 画像のコントラストが増す.
　　3. 画像の取得時間が短縮される.
　　4. 画像のノイズが減少する.
　　5. スライス厚が薄くなる.

問題4　傾斜磁場の役割は何か.
　　1. 主磁場の均一性を保つこと
　　2. 空間位置に応じた磁場の強度を変えること
　　3. 画像再構成のためのデータを保存すること
　　4. 高周波パルスを生成すること
　　5. スライス厚を決定すること

問題5　傾斜磁場の制御に重要な要素はどれか.
　　1. 磁場の均一性
　　2. 高速スイッチング能力とタイミング精度
　　3. 高周波パルスの周波数
　　4. コイルの温度制御
　　5. スライス選択の精度

問題6　近年の傾斜磁場技術の進歩により, どのような効果が期待されるか.
　　1. 画像の取得時間の延長
　　2. 傾斜磁場の均一性の低下
　　3. 傾斜磁場の強度と立上り時間の向上
　　4. 高周波パルスの周波数の低下
　　5. 受信信号のノイズの増加

演習問題

問題7 傾斜磁場が影響を与えるのはどのMRI技術か.
1. パルスシーケンスの設計
2. 磁場の均一性の維持
3. 高周波パルスの生成
4. 画像データの保存
5. プロトン密度の計算

問題8 周波数エンコードにおける傾斜磁場の役割は何か.
1. 画像のコントラストを増すこと
2. 特定の平面上の信号を抽出すること
3. プロトンのラーモア周波数を位置依存的に変化させること
4. 画像再構成のためのデータを保存すること
5. 高周波パルスの生成を補助すること

第3章◇傾斜磁場・k空間・画像再構成

Chapter 4

第4章
パルスシーケンス・撮影パラメータ・画像コントラスト

4・1 パルスシーケンスダイアグラム
4・2 MRI信号（FID, SE, GRE）
4・3 撮影パラメータ
4・4 画像コントラスト

第 4 章
パルスシーケンス・撮影パラメータ・画像コントラスト

本章で何を学ぶか

　　本章では，パルスシーケンスと呼ばれる MRI の動作設計図をていねいに説明し理解を目指す．また，パルスシーケンス情報に含まれている撮像パラメータ，画像コントラストといった重要な項目を学んでいく．

4・1　パルスシーケンスダイアグラム

　　MRI の**パルスシーケンスダイアグラム**は，MRI（磁気共鳴画像法）の操作中に使用される一連の制御信号やパルスの設計図である．これは，画像を生成するための基本的な手順とタイミングを視覚的に表現したものである．MRI のパルスシーケンスダイアグラムは，非常に精密なタイミングと協調された制御が必要であり，これにより質の高い画像が得られる．このダイアグラムは，RF パルス，勾配磁場，信号収集の各プロセスがどのように組み合わされるかを示している．RF パルスは，特定のタイミングで発生し，プロトンのエネルギー状態を変化させる．勾配磁場は，空間的な情報を**エンコード***し，信号収集は得られたデータを集めて画像を構成する．このすべてが緻密に設計されたタイミングで行われ，正確な制御が求められる．MRI のパルスシーケンスダイアグラムは，これらのプロセスが正しく機能し，鮮明で詳細な画像を生成するための基盤を提供している．以下の**図4・1**にスピンエコー法のパルスシーケンスダイアグラムを示し，詳細に説明していく．

解説

エンコード：傾斜磁場を利用して信号の空間情報を周波数や位相に変換し，画像を構築するプロセス．具体的には，スライス選択，位相エンコード，周波数エンコードの三つのステップがあり，スライス選択では特定の断面を選び，位相エンコードでは各位置に固有の位相シフトを与え，周波数エンコードでは信号を周波数に変換する．これにより，空間位置ごとの信号が特定され，最終的に高解像度の MRI 画像が再構成される．

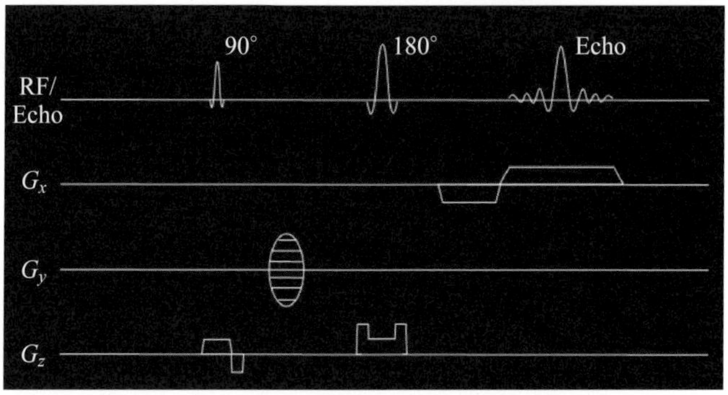

図4・1　MRI パルスシーケンスダイアグラム

　　この図 4・1 は，スピンエコー法のパルスシーケンスダイアグラムを示している．パルスシーケンスダイアグラムは，横軸が時間であり，縦軸が強度を表している．また，4 本の横線が引いてあるが，それぞれ RF パルスと各軸の勾配磁場（G_x，G_y，G_z）を示しており，それぞれの変動を時間軸に沿って示している．

　　各軸ごとに説明していくと，1 段目のラインは RF パルスの印加タイミングと

82

MRI信号（エコー）の発生タイミングを示している．まず，90°といった強度をもった**RFパルス***を印加し，一定時間の後に180°パルスを印加し，一定時間の後に信号が再収束し，MRI信号（この図の場合はスピンエコー）が発生するということを示している．2段目は，三つある傾斜磁場のうちのx軸方向の傾斜磁場の印加タイミングを表している．図4・1では，x軸方向に周波数エンコードをあてている．MRI信号が発生するタイミングに合わせ，x軸方向の傾斜磁場を印加し，MRI信号に周波数変調を付与していることを示している．3段目は，y軸方向の傾斜磁場の印加タイミングを示している．図4・1ではy軸方向に位相エンコードをあてており，90°と180°のRFパルスの間の時間に傾斜磁場を印加するということを示している．また，強度が複数描かれており，繰り返すごとにプラス方向からマイナス方向まで段階的に強度を変化させて印加するということを示している．4段目はz軸方向の傾斜磁場の印加タイミングを示している．図4・1ではz軸方向にスライスエンコードをあてており，90°のRFパルスと同時，180°のRFパルスと同時に印加し，スライス断面を選択していることを示している．なお，x, y, zの傾斜磁場はそれぞれ周波数・位相エンコード，スライス選択によって使われる軸が変わるため，x軸方向の傾斜磁場＝周波数エンコード，y軸方向の傾斜磁場＝位相エンコード，z軸方向の傾斜磁場＝スライス選択というわけではないということに注意が必要である．

ここまで説明してきたパルスシーケンスダイアグラムは**図4・2**で示すように，緑色の枠で囲まれた部分として主に三つのモジュールに分かれている．それぞれのモジュールは異なる役割を果たす．パルスシーケンスダイアグラムは時間軸方向へのそれぞれの印加タイミングを示すだけでなく，RF, x, y, zの傾斜磁場を組み合わせてどのような役目を担っているかということも読み取ることができる．大きく分けて三つのモジュールに分けることができる．

> **解説**
> **RFパルス**：RFパルスにも多くの種類のパルス形状がある．分割する方法，sinc波形状の印加，断熱パルスなど．これらもパルスシーケンス上に波の形を変えたり，分割したりすることで表現される．図4・1はsinc波によるRFパルスを表している．

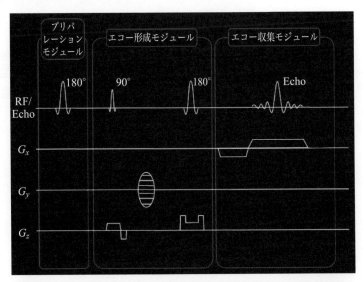

図4・2　パルスシーケンスダイアグラムのモジュール別の役割

一つ目のモジュールは**プリパレーション**と呼ばれ，通常のMRI信号を生成する

第4章 パルスシーケンス・撮影パラメータ・画像コントラスト

前に何かしらの操作を行い，特殊なコントラストを作り出すモジュールである．図4·2では180°パルスを事前付与しており，次の90°パルスまでの時間間隔を変えることで特定の組織信号を抑えたコントラストをつくり出すことができる．脳脊髄液の信号を抑えることで**FLAIR***と呼ばれる水抑制コントラストになり，脂肪信号を抑えることで**STIR***と呼ばれる脂肪抑制コントラストを生み出すことが可能となる．

二つ目のモジュールは，MRI信号を形成するためのモジュールである．主にスピンエコーやグラディエントエコーが用いられ，MRI画像の元になるエコー信号を発生させるための箇所となる．

三つ目のモジュールは，MRI信号を収集し，k空間に充填する箇所となる．このモジュールでは，周波数・位相エンコード傾斜磁場などの制御をすることで，どのようにk空間へ信号を充填しているのかが読み取れる．これらのモジュールをつなぎ合わせ，パルスシーケンスダイアグラムは構成される．

パルスシーケンスダイアグラムとして横軸の時間に関して説明する．図4·3内の，緑色で示された部分にはTR（repetition time）およびTE（echo time）と呼ばれる時間になる．この時間はMRIのコントラストを構成する際に非常に重要な意味をもつ．

> **解説**
> **FLAIR**：fluid attenuated inversion recoveryの略．反転パルスから比較的長い時間（2s程度）を空けることで，CSFの信号を効果的に抑制することができる．脳内の病変や異常をより明瞭に表示できる．多発性硬化症，脳梗塞，腫瘍といった病変の診断や鑑別に有効とされている．

> **解説**
> **STIR**：short inversion recoveryの略．反転パルスから比較的短い時間（0.2s程度）を空けることで，脂肪の信号を効果的に抑制することができる．骨髄病変，軟部組織腫瘍，炎症，浮腫といった病変の診断や鑑別に有効とされている．SNRが低下するため注意が必要である．

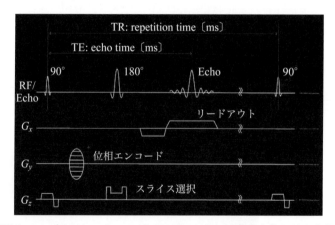

図4·3 パルスシーケンスダイアグラム内の構造物名称と時間名称

TR（repetition time）は**繰り返し時間**と呼ばれ，一つのRFパルスから次のRFパルスまでの時間間隔を示す．この時間はミリ秒（ms）単位で計測される．スキャンのコントラストとSNR（信号対雑音比）などに影響を与える．図4·3の上部に緑色の線で示されているとおり，TRは一つの90°RFパルスから次の90°RFパルスまでの時間を表している．この間には，90°RFパルス，180°RFパルス，エコー信号収集が含まれている．

TE（echo time）は**エコー時間**と呼ばれ，90°RFパルス（もしくは最初のRFパルス）からエコー信号が収集されるまでの時間を示す．これもミリ秒（ms）単位で計測される．主にT_2コントラストに影響を与える．図の中央に緑色の線で示されているとおり，TEは90°RFパルスからエコー信号が収集されるまでの時間（エコー信号の中心）を示している．他にもプリパレーションパルスとして用いられ

るインバージョン 180°パルスから最初の 90°までの時間を TI（inversion time），拡散強調コントラストで用いられる**運動検出傾斜磁場**＊の印加時間を δ，印加間隔を Δ と定義している．

4・2 MRI 信号（FID, SE, GRE）

MRI における画像の本質となる信号に関して説明していく．主に FID と呼ばれる信号を再収束させ形成され，スピンエコーやグラディエントエコーといった信号が主として用いられている．その詳細な信号生成過程を説明していく．

4・2・1 自由誘導減衰信号

RF パルスの印加開始時より，スピンは再び熱平衡状態に戻ろうとし，緩和が始まる．この過程で横磁化成分（M_{xy}）が減衰し，その結果として**自由誘導減衰**（**FID**：free induction decay）が発生する．これを **FID 信号**と呼ぶ（図 4・4）．

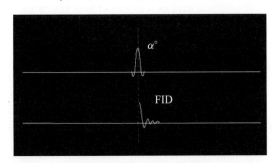

図 4・4　自由誘導減衰（FID）の発生タイミング

RF パルスは角度を問わず印加されれば FID が発生するため，$\alpha°$ と記載している．強度は RF パルス直後に最大となり，その後減衰していく．その信号減衰は時間とともに指数関数的に減衰し，T_2^* 時間定数に従う．T_2^* はスピン-スピン緩和時間（T_2）に加え磁場不均一による追加成分を含む総減衰時間である．FID 信号の解析により，組織の T_1 や T_2 特性，化学シフト＊，磁場不均一などを評価することができる．FID 信号は NMR 装置でよく用いられている信号である．MRI 装置では MR スペクトロスコピー技術でよく用いられ，FID 信号に含まれている，異なる化学シフトをもつスピンの共鳴周波数を解析することで原子の環境や化学結合の情報を反映する．解析によって得られたスペクトルは，化学シフト，カップリング定数，ピークの形状といった値が算出され，分子構造や動的過程についての詳細な情報が得られる．

4・2・2 スピンエコー

RF パルスを二つ印加することで FID を 2 回目の RF パルスで再収束させ形成される信号を**スピンエコー**（**SE**：spin echo）と呼ぶ（図 4・5）．

図 4・5 は二つの RF パルスから発生するスピンエコー信号を示している．スピンエコー信号は，特定の RF パルスにより再収束され生成される信号で，T_2 時定数に

第4章　パルスシーケンス・撮影パラメータ・画像コントラスト

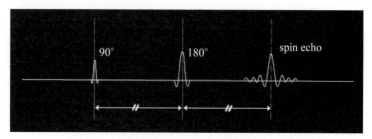

図4・5　スピンエコー（SE）の発生タイミング

従って減衰するため，T_2緩和時間の測定や，幅広い各種画像のコントラストの構築に使用される．二つのRFパルスによってスピンエコーは形成されるが，信号が最大強度となるのは90°のRFパルスの後に180°のRFパルスで再収束させるときである．このため，狭義であるが90°-180°のRFパルスの組合せによるMRI信号をスピンエコーと呼ぶ場合も多い．スピンエコー信号の形成過程を**図4・6**に示す．

スピンエコーの位相分散には外部磁場の不均一性と，内在するスピン-スピン緩和作用がある．スピンエコー法では，再収束180°パルスを加えることにより前者を除去し（図4・6(d)），外部磁場の不均一性を修正することができる．ただし，スピン-スピン緩和作用はランダムで増減するため，除去することはできない．スピンエコーの発生は図4・6のような機序で発生する．

まず，90°パルスを加えたときに磁化ベクトルM_zはxy平面へ倒れ，倒れた直後はすべてのスピンが同位相にある（図4・6(b)）．スピンは集団であり，わずかに異なった磁場を受け，わずかに異なった周波数で歳差運動を行う．この磁場の不均一性により，スピンはそれぞれがばらばらの歳差運動を行い，位相がばらけていく（図4・6(c)）．この状態（90°パルスよりτ時間後）にて180°パルスを印加するとすべてのスピンがxy平面内にて180°反転する（図4・6(d)）．スピンは180°パルスを受けた後，反対の方向へ歳差運動を行う（図4・6(e)）．その後，τ時間経過するとスピンの位相は再び揃う（図4・6(f)）．この位相が揃ったときに発生するエコー信号をスピンエコーと呼ぶ．90°-90°系列のスピンエコーは歴史的経緯よりハーン（Hahn）のスピンエコー，90°-180°系列のスピンエコーはカー・パーセル（Carr-Purcell）のスピンエコーと呼ぶ．

4・2・3　グラディエントエコー

RFパルスを一つ印加すること発生するFIDを傾斜磁場を印加することで再収束させ形成される信号を**グラディエントエコー**（GRE：gradient recalled echo）と呼ぶ（**図4・7**）．

図4・7は一つのRFパルスと傾斜磁場によりグラディエントエコーが形成されるプロセスを示している．グラディエントエコーは，スピンエコーと異なり，180°パルスを使用せず，傾斜磁場を用いてFIDを再収束することで生成される．T_2^*時定数によって信号は減衰し，その磁化率の影響が含まれることを利用し，T_2^*緩和時間の測定や，磁化率の計測，微小出血の検査，**BOLD***計測などに用いられる．また，180°パルスを使用しないため，迅速なデータ取得が可能となる．これ

解説

BOLD（blood oxygen level dependent）効果：fMRI（機能的磁気共鳴画像法）で使用される主要なコントラストメカニズムである．BOLD効果は，脳の活動に応じて変化する血中の酸素レベルを描出する．この技術は，神経活動の間接的な指標として広く用いられている．

4・2 MRI信号 (FID, SE, GRE)

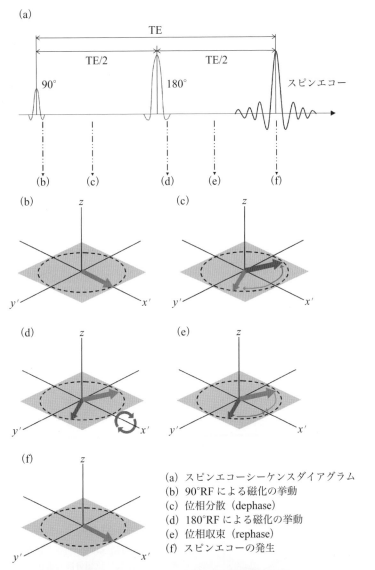

(a) スピンエコーシーケンスダイアグラム
(b) 90°RFによる磁化の挙動
(c) 位相分散 (dephase)
(d) 180°RFによる磁化の挙動
(e) 位相収束 (rephase)
(f) スピンエコーの発生

図4・6 スピンエコー法による磁化の挙動

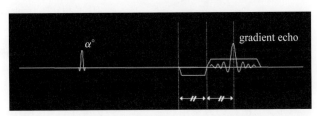

図4・7 グラディエントエコー (GRE) の発生タイミング

により，動的なプロセスのリアルタイムイメージングを可能としたり，非常に高い空間分解能を達成することができる．

グラディエントエコー信号の形成過程を**図4・8**に示す．RFパルスは90°以下の

第 4 章　パルスシーケンス・撮影パラメータ・画像コントラスト

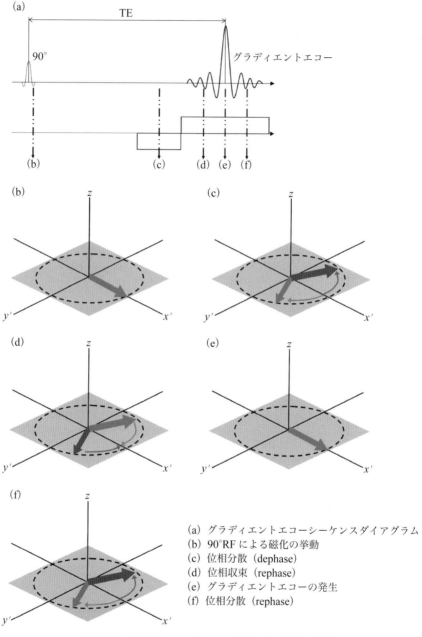

(a) グラディエントエコーシーケンスダイアグラム
(b) 90°RF による磁化の挙動
(c) 位相分散（dephase）
(d) 位相収束（rephase）
(e) グラディエントエコーの発生
(f) 位相分散（rephase）

図 4・8　グラディエントエコー法による磁化の挙動

パルス（$\alpha°$）のみを用いる．エコーの発生は傾斜磁場による反転により行う．加えた傾斜磁場およびエコー信号の変化を図 4・8(a) に示す．傾斜磁場は空間的に磁場強度が異なることから各位置の磁場強度に応じてスピンの位相が変化する．図 4・8(b) のように位相が揃っていた状態で傾斜磁場を負の方向に印加するとスピンの位相はばらける（図 4・8(c)）．その後，傾斜磁場を反転させると（図 4・8(d)），負の方向に加えた傾斜磁場の面積と等しい時刻にてスピンの位相が揃う（図 4・8

(e))．このエコー信号は傾斜磁場によって発生するエコー信号であることからグラディエントエコーと呼ばれている．GRE法ではSE法のように，スピンが存在する位置での外部磁場の不均一性に起因する位相ズレを修正することはできない．このため，磁場に不均一性があるとT_2はT_2^*と短くなり，信号強度は低下する．

4・2・4 その他のMRI信号

MRI信号の発見当初はRFの角度によって名称がいくつか分かれていた．

二つのRFにより形成される信号は広義にはスピンエコーであるが，狭義には90°-90°系列は**ハーンエコー**と呼んだり，**エイトボールエコー**（eightball echo）と呼んだりする．また三つのRFパルスより形成される信号は**スティミュレイティドエコー**（stimulated echo）と呼び，スピンエコーやグラディエントエコーとは異なった特徴をもっている（図4・9）．

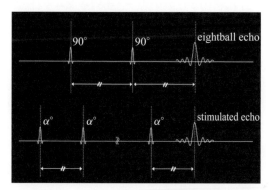

図4・9 その他のエコーの発生タイミング

図4・9はエイトボールエコーとスティミュレイティドエコーの信号生成プロセスを示している．エイトボールエコーはスピンエコーの一部なので特徴はスピンエコーと同様である．スティミュレイティドエコーは三つのRFパルスを用いている．1番目と2番目のRFパルス間隔を1/2 TEと呼び，3番目のRFパルスから1/2 TEを経過したタイミングでスティミュレイティドエコーが形成される．2番目と3番目のRFパルスの間隔を**TM**（mixing time）と呼び，この際のスピンは縦緩和に支配されるという特徴がある．この特有の間隔を生体に合わせることで工夫しているシーケンスが多く存在する．

4・3 撮影パラメータ

ここまでで述べてきたパルスシーケンスダイアグラムは，RFの形状や印加タイミングの概要図であり，詳細なパラメータは各コントラスト，各撮像領域，各装置特性ごとにオペレータによって入力設定を行う．このパラメータ次第で，MRIコントラストの調整，画質の良し悪し，解像度，撮像時間に影響を及ぼす．以下に主要な撮影パラメータとその簡単な説明をまとめる．

第4章　パルスシーケンス・撮影パラメータ・画像コントラスト

ⅰ）繰り返し時間（TR）

TR（繰り返し時間：repetition time）は，1回のRFパルスと次のRFパルスの間隔を指す．これは，パルスシーケンスが繰り返されるまでの時間を決定する．TRは画像のコントラストに大きな影響を与え，短いTRはT_1強調画像を生成し，長いTRはT_2強調画像やプロトン密度画像を生成するのに役立つ．また，TRの設定によってスキャン全体の時間が決まるため，撮影の効率にも影響を与える．

ⅱ）エコー時間（TE）

TE（エコー時間：echo time）は，エコーを発生させるための最初のRFパルスを送信してからエコー信号を収集するまでの時間を指す．TEは主にT_2緩和時間に影響を与え，短いTEはT_1強調画像やプロトン密度画像を，長いTEはT_2強調画像を生成する．TEが長いと，スピンがより多く緩和するため，エコー信号はより多くのT_2情報を反映する．このパラメータは画像のコントラストに直接的な影響を及ぼす．

ⅲ）反転時間（TI）

TI（反転時間：inversion time）は，180°の反転パルスとその後の90°のパルスの間の時間を指す．TIは主に反転回復シーケンス（IRシーケンス）で使用され，特定の組織コントラストを強調するために利用される．例えば，短いTIは脂肪信号を抑制し，長いTIは水信号を強調する．強調や抑制を効果的に用いることで，特定の病変や異常を強調するのに非常に役立つ．

ⅳ）フリップ角（FA）

FA（フリップ角：flip angle）は，RFパルスによってプロトンの磁化ベクトルが磁場に対してどの程度回転するかを示す角度である．典型的なフリップ角は90°や180°だが，他の角度も使用される．フリップ角は，画像の信号強度とコントラストに影響を与える．小さいフリップ角はT_1緩和を抑え，より高速なスキャンを可能にするが，コントラストが低下や信号強度の低下など，他の因子にも影響する．

ⅴ）撮像視野（FOV）

FOV（撮像視野：field of view）は，スキャンされる物理的な領域の大きさを示す．FOVは縦方向および横方向の寸法で示され，通常mm単位で表される．広いFOVは大きな領域をカバーするが，解像度が低下する可能性がある．逆に，狭いFOVは高い解像度を提供するが，スキャン範囲が限定される．適切なFOVの選択は，画像の解像度と撮影対象のバランスを取るために重要である．受信バンド幅〔Hz〕/傾斜磁場強度〔Hz/cm〕によって定義されている．

ⅵ）画素サイズ（matrix size）

画素サイズ（マトリックスサイズ）は，画像の解像度を決定する行と列のピクセル数を示す．例えば，256×256や512×512などの設定がある．大きなマトリックス*サイズは高解像度の画像を提供するが，スキャン時間が長くなり，デー

解説

マトリックス：取得される画像の解像度を決定するためのピクセル数を表す二次元のデータ格納のための格子構造のこと．マトリックスサイズは，画像の解像度やスキャン時間，SNRなどに直接影響する．

タ量が増加する．また，1ボクセル当たりのプロトン総和が減るため SNR が低下する．小さなマトリックスサイズはスキャン時間が短くなり，データ量も減少するが，画像の解像度が低くなる．診断目的に応じた最適なマトリックスサイズの選択が求められる．

vii）スライス厚

スライス厚（slice thickness）は，スキャン中に取得される断面の厚さを示す．通常は数 mm 単位で設定される．薄いスライス厚は高い解像度を提供し，詳細な組織構造の観察に適しているが，撮像範囲をカバーするために撮像枚数が増えるためスキャン時間が長くなり，データ量が増加する．厚いスライス厚はスキャン時間が短縮され，データ量も減少するが，解像度が低くなり，スライス間の情報が失われる可能性がある．送信バンド幅〔Hz〕/傾斜磁場強度〔Hz/cm〕によって定義されている．

viii）スライス数

スライス数（number of slices）は，取得される断面の数を示す．ボリュームデータを生成するためには，多くのスライスを取得する必要がある．多くのスライスを取得することで，三次元画像や詳細な断層画像が生成されるが，スキャン時間の延長となる．スライス数の選定は，撮影対象の全体像を把握するために重要である．

ix）受信帯域幅

受信帯域幅（receiver bandwidth）は，信号を受信する周波数範囲を示し，1ピクセル当たりにかかる周波数範囲のことである．広い帯域幅は，シグナルの取得速度を上げ，スキャン時間を短縮するが，ノイズが増加し，信号対雑音比（SNR）が低下する．狭い帯域幅は，ノイズが減少し，SNR が向上するが，スキャン時間が長くなる．適切な帯域幅の選択は，画像品質とスキャン時間のバランスを取るために重要である．周波数マトリックス数/**サンプリングタイム***〔ms〕で定義されている．

x）励起回数（NEX）

NEX（励起回数：number of excitations または average）は，同じスキャンを繰り返す回数を示す．高い NEX は，信号の平均化によりノイズを減少させ，SNR を向上させるが，スキャン時間が長くなる．低い NEX はスキャン時間が短くなるが，ノイズが増加し，SNR が低下する可能性がある．診断に必要な画像品質を達成するための適切な NEX の選択が求められる．

xi）エコートレインレングス（ETL）

ETL（エコートレインレングス：echo train length）は，1回の TR 内で収集されるエコーの数を示す．長い ETL は，短時間で多くのデータを収集できるため，スキャン時間を短縮する．しかし，長い ETL は T_2 緩和の影響を受けやすく，画像

解説

サンプリングタイム：MRI信号は連続的に計測されるものではなく，離散的な時間間隔でサンプリングされている．この間隔をサンプリングタイムと呼ぶ．サンプリング周波数（sampling frequency）としても表され，これは1秒間にサンプリングされる信号の数を示している．

第4章 パルスシーケンス・撮影パラメータ・画像コントラスト

のコントラストが変わる可能性がある．短いETLは，T_2緩和の影響を受けにくく，コントラストが保たれるが，スキャン時間が長くなる．

xii）パラレルイメージングファクター

パラレルイメージングファクター（parallel imaging factor または acceleration factor）は，並列イメージング技術（PI）を用いてスキャン時間を短縮するための加速因子である．高い加速因子はスキャン時間を大幅に短縮するが，SNRが低下する可能性がある．適切な加速因子の選択は，スキャン時間の短縮と画像品質の維持を両立させるために重要である．MRIのパラレルイメージング（parallel imaging）は，スキャン時間の短縮や画像の改善を目的として使用される技術である．パラレルイメージングにはいくつかの種類があり，複数の受信コイルの異なる感度分布を利用して，データの欠落部分を補完する技術や，欠落したk空間データを補完するために，収集されたk空間データの線形結合を用いる技術などがある．各種のアプローチによってスキャン時間の短縮や画像品質の向上となる．MRIの診断性能は大きく向上し，より迅速で高品質な画像を提供することが可能となる．

xiii）位相エンコード方向

位相エンコード方向（phase encoding direction）は，位相エンコードの実行方向を示す．この方向は，画像のアーチファクト（例えば，**モーションアーチファクト**＊やエイリアシング）の出現に影響を与える．適切な位相エンコード方向の選択は，アーチファクトの最小化と画像品質の向上に寄与する．なお，位相エンコード方向でない，もう一方の方向は**周波数エンコード方向**（frequency encode direction）となる．

xiv）傾斜磁場強度

傾斜磁場強度（gradient strength）は，傾斜磁場の勾配磁場の強さを示す．強い勾配は高い空間分解能を提供するがSNRが低下し，勾配コイルの発熱や患者の不快感が増加する可能性がある．弱い勾配はSNRが向上し，患者の快適性が保たれるが，空間分解能が低下する．適切な勾配強度の選択は，診断目的に応じた画像品質を確保するために重要である．

4・4　画像コントラスト

4・4・1　MRIコントラストに影響を与える因子

MRIのコントラストは，多くの複雑な要因によって変化する．要因は多様であり，組織の物理的特性，パルスシーケンスの選択，そして撮像パラメータなどが関係している．

これらの多様な要因が相互に影響し合うことで，MRIのコントラストは非常に複雑かつ柔軟に変化する．このため，目的に応じた最適な設定と技術の選択が，

解説

モーションアーチファクト：撮影中に対象が動くことでMRI信号にずれが生じる現象．これにより，画像に不正確な情報が含まれる．動きの原因としては，呼吸，心拍，筋肉の痙攣，自発的な動きなどが挙げられる．

診断において非常に重要である．影響を与える要因を大きく分けると，生体組織の外，つまり装置や磁場環境などから影響を及ぼす外因的要素と，生体内の物理的や生物学的な面から影響を及ぼす内因的要素に分けられる．**表4・1**にこれらの具体的な要素をまとめる．

表4・1　MRIにおけるコントラストを決める要因の代表例一覧

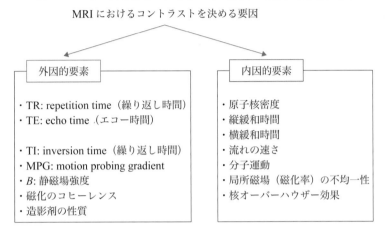

MRIの画像信号（S）は，次式のように，すべての要素が影響した信号の総積になっている．

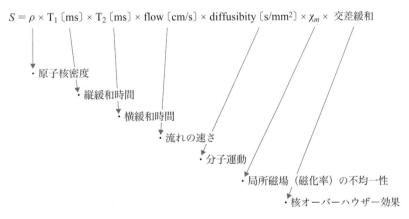

得られる画像信号は必ずすべての要素が含まれており，これらの各要素を撮像パラメータによって抑制したり，強調したりすることで画像コントラストが生まれてくる．

4・4・2　外因的要素

コントラストに影響を及ぼす因子のうち，外因的要素に関して，以下に簡単な説明をまとめた．外因的要素は，生体組織そのもの以外を変数とした場合の影響である．MRI装置自体の因子，MRI装置を操作する際の撮像パラメータ，外部から生体に影響を及ぼす造影剤などが挙げられる．

ⅰ）TR（繰り返し時間）

TRは，基本的なパルスシーケンスの撮像パラメータの一部として使用される．基本的に組織スピンの縦緩和タイミングを合わせることに用いる．短いTRは，スピンが完全に緩和する前に次のパルスを適用するため，T_1をより強調させた信号となる．このため，脂肪や白質のような短いT_1緩和時間をもつ組織が明るく描出される．一方，長いTRは，スピンが十分に緩和する時間を与えるため，組織ごとのT_1コントラスト差を抑制する働きをする．このため，プロトン密度やT_2を強調した信号を得ることができる．

ⅱ）TE（エコー時間）

TEは，基本的なパルスシーケンスの撮像パラメータの一部として使用される．短いTEは，スピンがまだ分散しきっていないため，大部分のエネルギーが残っており，T_2を抑制した信号を得ることができる．極端に短いTEは，スピンの初期状態のエネルギー分布が反映される．逆に，長いTEはスピンがより分散するため，多くのエネルギーを失った後の信号を取得する．このため，T_2をより強調した信号となる．T_2強調画像は，脳の灰白質や病変のような長いT_2緩和時間をもつ組織を強調する．

ⅲ）TI（反転時間）

TIは，インバージョンリカバリーシーケンスの撮像パラメータの一部として使用される．$180°$のRFパルスから次の$90°$パルスまでの時間である．TIを適切に調整することで，特定の組織の信号を強調または抑制することができる．例えば，FLAIR（fluid attenuated inversion recovery）シーケンスでは，TIを調整して脳脊髄液（CSF）の信号を抑制し，脳内の病変をより明瞭に描出することができる．

ⅳ）MPG（運動検出傾斜磁場）

MPG（運動検出傾斜磁場：motion probing gradient）は，動きを画像コントラストとして検出する際の傾斜磁場であり，拡散強調画像，血流画像，MRエラストグラフィーなどで用いられている．この傾斜磁場の印加タイミングや印加時間を制御することで，各種分子運動を検出しコントラストとして強調することができる．主に拡散強調画像で使用される．この拡散検出用の磁場勾配は，分子のランダムな動きの中ある移動距離時間をMRI信号にエンコードし，画像コントラストとして強調することができる．

ⅴ）静磁場強度

MRI装置の**静磁場強度***（通常は1.5Tや3Tなど）は，信号対雑音比（SNR）に大きな影響を与える．高い静磁場強度は，プロトンの歳差運動周波数を増加させ，信号強度を向上させる．これにより，より高解像度で詳細な画像が得られる．また，高い静磁場は化学シフトの影響が大きく，縦緩和時間の延長，磁化率の強調と他にもいくつかの組織間のコントラストの変化を及ぼす．

解説

MRI装置の静磁場強度：幅は広く，臨床用装置だと，0.5～3.0Tの強度をもった装置がよく使われている．実験機になると，16Tにも及ぶ装置が使われることもある．また，テスラ（Tesla，記号：T）は，磁場の強度を表す国際単位系（SI）の単位である．1Tは，$1m^2$当たり1Wb（ウェーバー）の磁束密度にあたる．

vi）磁化のコヒーレンス

磁化のコヒーレンスは，スピンの整合性を指す．コヒーレントな磁化は，スピンが一致して同じ方向に整列している状態であり，より強い信号を生成する．反対に，インコヒーレントな磁化はスピンがばらばらに整列している状態であり，信号強度が低下する．磁化のコヒーレンスを維持することは，高品質な画像を得るために非常に重要である．

vii）造影剤

造影剤は，特定の組織や病変を強調するために使用される．ガドリニウムベースの造影剤は，組織のT_1緩和時間を短縮し，特定の領域の信号強度を増加させる．これにより，腫瘍や血管異常の検出が容易にさせることができる．造影剤の性質は他にも鉄やマンガンなどいくつかの種類があり，選択と適切な使用は，診断の精度を向上させるために重要である．

4·4·3　内因的要素

コントラストに影響を及ぼす因子のうち，内因的要素に関して，以下に簡単な説明をまとめた．内因的要素は，生体組織の構造や性質そのものを指し，それ自体がMRI信号に影響を及ぼす要素のことである．組織の原子核密度，縦緩和や横緩和などの緩和物性値，流れ，分子構造などが挙げられる．

i）原子核（プロトン）密度

プロトン密度は組織内の水分子の数に対応する．プロトン密度が高い組織は，より多くの信号を生成し，高い信号を呈し，逆に，プロトン密度が低い組織は信号強度が低い．プロトン密度は，組織の種類や状態によって変わり生体の画像コントラスを反映するうえで非常に重要な因子である．

ii）縦緩和時間

T_1緩和時間（T_1 relaxation time）はスピンが熱平衡状態に戻る時間を指す．異なる組織は異なるT_1緩和時間をもち，これによりT_1コントラストが生じる．例えば，脂肪は短いT_1緩和時間をもつため，T_1強調画像では高信号となる．一方，水は長いT_1緩和時間をもつため，低信号となる．このT_1緩和コントラストの差異は組織の性質や病変によって異なるため，生体組織を反映させた画像の取得に重要となる．

ii）横緩和時間

T_2緩和時間（T_2 relaxation time）はスピン間の相互作用による信号の減衰時間を指す．異なる組織は異なるT_2緩和時間をもち，これによりT_2コントラストが生じる．例えば，脳の灰白質は長いT_2緩和時間をもち，T_2強調画像では高信号となる．逆に，白質は灰白質に比べて短いT_2緩和時間をもつため，やや低信号となる．このT_2緩和コントラストの差異は組織の性質や病変によって異なるため，生体組織を反映させた画像の取得に重要となる．

第4章　パルスシーケンス・撮影パラメータ・画像コントラスト

解説

MRI アンギオグラフィー： TOF（time of flight）と呼ばれ血液の流入効果を用いて流れの速さのコントラストをつける方法，phase contrast 法と呼ばれ運動検出傾斜磁場によって流れの速さと方向を計測する方法，造影剤を使って緩和時間を変えることで血液情報をコントラストとしてつける方法など，いくつかの手法がある．

解説

BOLD 効果： 酸素化ヘモグロビンと脱酸素化ヘモグロビンの割合の変化に基づく．神経活動の増加により，血流が増加し，酸素化ヘモグロビンが増加する．この化学的変化を利用して，BOLD-fMRI は脳の活動をリアルタイムで評価することができる．

iii）流れの速さ

生体には血液や体液の流れが存在する．この速さは，動きのある物体の MRI 信号特性に影響を与える．比較的高速な流れは，**MR アンギオグラフィー***などの技術で利用される．遅い流れとしては，パーフュージョンイメージングとして利用されており，流れの速さや方向を測定することで，生体内血流の異常や血管の閉塞などを検出することが可能である．

iv）分子運動

水分子や他の分子の運動は，信号強度とコントラストに影響を与える．広く用いられている技術としては，拡散強調画像（DWI）がある．生体内の水分子拡散を反映させた画像コントラストを取得することができ，組織の水分子拡散変化を検出することができる．分子運動が活発な組織は，信号が減衰しやすく，これにより異常な組織の検出が容易になる．

v）局所磁場（磁化率）の不均一性

組織の磁化率の違いによる局所磁場の変動は，T_2^*（T_2 スター）**緩和時間**に影響する．T_2^* 緩和時間は，磁場の不均一性による信号の減衰を反映する．例えば，出血やカルシウム沈着などの異常は局所磁場を乱し，T_2^* 緩和時間が短縮される．これにより，特定の病変が強調される．また，脳における**ヘモグロビン**の酸素供給の際の変化を **BOLD 効果***と呼び，脳機能 MRI として間接的に脳活動として検出される．これも局所磁場の影響である．

vi）核オーバーハウザー効果

核オーバーハウザー効果（**NOE**：nuclear Overhauser effect）は，近接する原子核間の相互作用によって信号強度が変化する現象である．NOE は，特定の化学結合や分子の情報を提供し，特に分子の構造解析やダイナミクスの研究に役立つ．この効果を利用して，詳細な分子情報を得ることができる．

以上のように，MRI の画像コントラストには多くの外因的および内因的要素が影響を与える．MRI 画像のコントラストは，非常に多様な因子があり，この因子をそれぞれ，強調するか抑制するかを組み合わせることでコントラスト形成を行っていく必要がある．多様な因子をいかに調整するか，理解するか，が MRI を使いこなし多くの画像コントラストを提供するために重要である．

4・4・4　縦緩和と横緩和

i）相関時間

MRI における**相関時間**（correlation time）は，分子運動の速度を特徴づける重要な概念である．特に，T_1 緩和時間および T_2 緩和時間に密接に関係している．相関時間は，分子の回転や移動の速度を示し，分子が磁場中でどのように振る舞うかを理解するために用いられる．相関時間（τ_c）は，分子がその位置や配向を変えるまでの平均時間を指す．これは分子の動きがどれだけ速いかを示す指標であり，緩和過程において重要な役割を果たす．分子運動が速い場合，相関時間は短く，

96

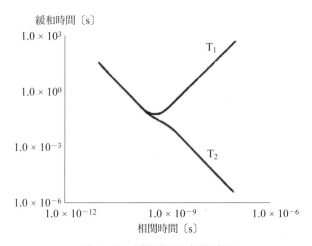

図 4・10 緩和時間と相関時間

> **解説**
> **自由水**：細胞間隙や血管内に存在し、自由に移動できる水分子のこと。この水は、MRI で長い T_1 緩和時間および長い T_2 緩和時間を示し、高い信号強度をもつことが多い。これとは別に、結合水といった状態が存在する。結合水は、細胞内やタンパク質などの分子に密接に結合している水分子である。自由度が低く、短い T_1 緩和時間および短い T_2 緩和時間を示し、低い信号強度をもつことが多い。

分子運動が遅い場合、相関時間は長くなる。相関時間の例として、**自由水**＊分子の相関時間は非常に短く、ナノ秒オーダーである。このため、自由水の T_1 緩和時間は比較的長く、T_2 緩和時間も長くなる。タンパク質や細胞内水分子は相関時間が中程度から長い範囲にあり、分子運動が制限されているため、T_1 緩和時間および T_2 緩和時間が短くなる。脂肪分子の相関時間は長めで、分子運動が遅いため、T_1 緩和時間が短く、T_2 緩和時間も比較的短くなる。相関時間は分子運動の速度を示す指標であり、MRI の緩和時間 T_1 および T_2 に大きな影響を与える。分子の回転や移動がどのくらい速いかを理解することで、組織の緩和特性や画像コントラストを予測することができる。

図 4・10 は、縦緩和時間（T_1）と横緩和時間（T_2）が相関時間（τ_c）に対してどのように変化するかを示している。相関時間は、分子の運動や回転による磁気的相互作用の時間尺度を表している。同図の縦軸は緩和時間（T_1 緩和時間および T_2 緩和時間）を秒（s）で示している。対数スケールを使用しているため、緩和時間の広い範囲を表示している。同図の横軸（相関時間）は分子運動の相関時間を秒（s）で示している。こちらも対数スケールを使用している。相関時間が中程度の領域（10^{-9} s 付近）では、分子運動がスピン緩和にとって最適な相互作用時間をもつようになる。この領域で T_1 は最小値を取るという特徴がある。

ii）T_1（縦緩和）

T_1 緩和は、スピンが外部磁場方向に戻る速さを示す。T_1 緩和は、主に分子の回転運動によるエネルギーのやり取りで決まる。T_1 緩和とは励起状態から平衡状態への復帰の過程であり**スピン-格子緩和過程**（spin-lattice relaxation process）あるいは **T_1 緩和過程**（longitudinal relaxation process）と呼ばれる。これは T_1 緩和時間（T_1 relaxation time）といわれる。T_1 緩和時間は 90°パルスで励起されてから、元の平衡状態の 63％ に復帰するまでの時間である（**図 4・11**）。180°パルス照射後の縦磁化の回復はブロッホ方程式より

第4章　パルスシーケンス・撮影パラメータ・画像コントラスト

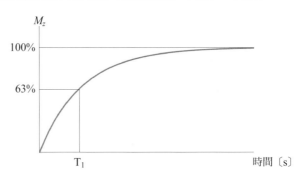

図4・11　T₁緩和曲線

$$M_z(\tau) = M_{z(0)}\left(1 - e^{-\frac{t}{T_1}}\right)$$

で表される．$M_z(\tau)$ は τ 秒後の信号強度，$M_{z(0)}$ は平衡状態の信号強度を示している．

　MRIの縦磁化（M_z）は，外部磁場 B_0 方向に整列した核スピンの磁気モーメントの z 成分の総和である．RFパルスを受けると，核スピンは高エネルギー状態に移行し，縦磁化が減少し，横磁化が生じる．高エネルギー状態から熱平衡状態に戻るためには，核スピンがエネルギーを外部環境（格子）に渡す必要がある．格子は分子運動や周囲の分子から構成され，RFパルスのエネルギーを吸収して消費する．T₁緩和は，スピン系が格子にエネルギーを渡す過程であり，分子運動の周波数が核磁気共鳴周波数（ラーモア周波数）に等しいときに最も効率的に行われる．静磁場 B_0 が強いと共鳴周波数が高くなり，エネルギーの受け渡しが困難になるため，T₁緩和時間が長くなる．T₁緩和時間は縦磁化が元に戻る時間であり，相関時間（τ_c）は分子運動の速度を示す．短い相関時間（分子運動が速い）や長い相関時間（分子運動が遅い）では，T₁緩和時間が長くなる．T₁緩和は核スピンと分子環境とのエネルギー移動に依存し，信号強度や画像コントラストに影響を与える．

iii）T₂（横緩和）

　横緩和時間 T₂ は，スピンの位相が崩れる速さを示す．T₂緩和は，分子の局所磁場の変動による位相の散逸で決まる．スピン系がRFパルスで励起されると，この系ははじめ可干渉性をもった系として振舞う．すなわち巨視的磁化を構成する微視的要素（スピン）と一緒になって同一の位相で外部磁場の方向を周回する．その後，xy 平面上の磁化の減衰は核スピンの位相の統合性が消失し，ばらける．位相がばらける原因は組織それぞれの部位で静磁場が少しずつ異なるために生じたラーモア周波数のわずかな違いにある．この過程は**スピン-スピン緩和過程**（spin-spin relaxation process）あるいは**横緩和過程**（transverce relaxation process）と呼ばれている．この xy 平面での動きが時定数 T₂緩和時間（T₂ relaxation time）で表される．T₂緩和時間は完全な巨視的磁化が 37% までばらける時間である（**図4・12**）．90°パルスにより xy 平面に磁化が倒された後の横磁化の減衰はブロッホ方程式より

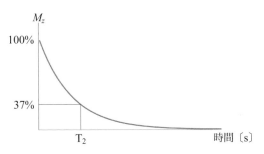

図4・12　T_2緩和曲線

$$M_{xy}(\tau) = M_{xy(0)} e^{-\frac{\tau}{T_2}}$$

で表される．$M_{xy}(\tau)$ は τ 秒後の信号強度，$M_{xy(0)}$ は90°RFパルスを照射した直後の信号強度を示している．

基本概念として，横磁化（M_{xy}）は，外部磁場 B_0 に対して垂直な xy 平面内の磁気モーメントの総和であり，RFパルスによって縦磁化（M_z）が横磁化に変換され，T_2 緩和はこの横磁化が減少する過程である．T_2 緩和はスピンどうしがエネルギーを交換する過程であり，外部環境（格子）にエネルギーを渡す T_1 緩和とは異なる．スピンどうしの相互作用により，位相が乱れ，信号が減衰していく．T_2 緩和のメカニズムとして，まずスピン-スピン相互作用が挙げられる．核スピンどうしが相互作用し，エネルギーを交換することで位相が乱れる．各スピンの周りの磁場が異なるため，ラーモア周波数に微妙な違いが生じ，これによりスピンが同期を失い（位相がばらける），信号が減衰する．次に，均一磁場と不均一磁場の影響がある．均一磁場では，スピンどうしの相互作用による位相の乱れが主な原因となる．不均一磁場では，局所的な磁場の変動が追加の位相分散を引き起こし，信号減衰を加速させる．この不均一性による緩和は，T_2^*（実効 T_2 緩和時間）として表され，T_2 と T_2^* の違いは，T_2 がスピン-スピン相互作用のみによる横緩和時間であるのに対し，T_2^* はスピン-スピン相互作用に加え，磁場の不均一性による追加の減衰効果を含む実効緩和時間であり，通常，T_2^* は T_2 よりも短くなる．

4・4・5　緩和のコントラスト

緩和現象はMRIにおいて，解剖や病態をコントラストとして反映させるために特に重要な因子である．また，この緩和現象のコントラストをコントロールするために重要なパラメータとしてTRとTEが存在する．組織ごとに異なる T_1，T_2 に対し，TR，TEをどのように組み合わせれば T_1 強調画像や T_2 強調画像となるのかを以下で図を用いて説明していく．

ⅰ）T_1 強調コントラスト

図4・13は，MRI信号のTRとTEによる信号強度の変化を示し，破線と実線がそれぞれ異なる T_1 緩和時間と T_2 緩和時間をもち合わせている別の組織を表している．

左側のグラフでは，縦軸がMRI信号強度，横軸がTRを示している．実線の曲

第4章 パルスシーケンス・撮影パラメータ・画像コントラスト

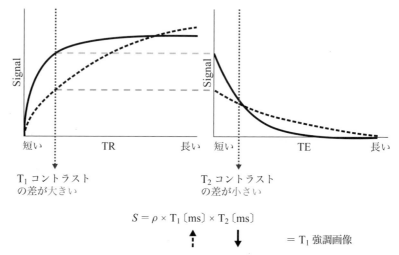

図4・13 MRI信号のTRとTEによる信号強度の変化とT$_1$強調信号収集タイミング

線はT$_1$緩和時間が短い組織を，破線の曲線はT$_1$緩和時間が長い組織を表す．点線はTRのタイミングを示しており，T$_1$が強調されるタイミングである．TRが短い場合，破線の信号（T$_1$緩和時間が長い）はまだ回復しきっていないため信号強度が低く，実線の信号（T$_1$緩和時間が短い）は早く回復するため信号強度が高くなっているのがわかる．破線と実線の信号強度の差が大きくなり，T$_1$コントラストが強調される．

　右側のグラフでは，縦軸がMRI信号強度，横軸がTEを示している．実線の曲線はT$_2$緩和時間が短い組織を，破線の曲線はT$_2$緩和時間が長い組織を表している．点線はTEのタイミングを示しており，T$_2$が抑制されるタイミングを示している．TEが短い場合，T$_2$コントラストの差は少なく，コントラストに影響を与えない．そして信号強度が比較的高く保たれる．逆に，TEが長い場合，T$_2$緩和の影響が強くなり，信号は減衰する．この図から，TRとTEの設定によってT$_1$強調画像のコントラストがどのようなタイミングで信号を取得するかを理解できる．T$_1$強調画像を得るためには，短いTRと短いTEを設定することが重要である．

ii）T$_2$強調コントラスト

　図4・14はMRI信号のTRとTEによる信号強度の変化を示し，破線と実線がそれぞれ異なるT$_1$緩和時間とT$_2$緩和時間をもち合わせている別の組織を表している．

　左側のグラフでは，縦軸がMRI信号強度，横軸がTRを示している．実線の曲線はT$_1$緩和時間が短い組織を，破線の曲線はT$_1$緩和時間が長い組織を表す．点線はTRのタイミングを示しており，T$_1$が強調されるタイミングである．点線はT$_2$強調画像が得られるTRのタイミングを示している．TRが長い場合，破線と実線の組織が時間をかけて信号回復を進め，どちらの組織も平衡状態となり，信号差が少なくなる．このためT$_1$コントラストが抑制される．

100

4・4 画像コントラスト

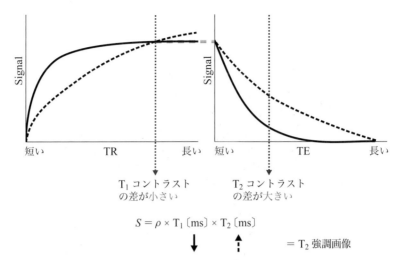

図4・14 MRI信号のTRとTEによる信号強度の変化とT₂強調信号収集タイミング

右側のグラフでは，縦軸がMRI信号の強度，横軸がTEを示している．実線の曲線はT₂緩和時間が短い組織を，破線の曲線はT₂緩和時間が長い組織を表している．点線はT₂強調画像が得られるTEのタイミングを示している．TEが短い場合，破線の信号と実線の信号の減衰が始まったばかりで，T₂コントラストの差が小さい．このためT₂を強調した画像には適していない．逆に，TEが長い場合，破線の信号（T₂緩和時間が長い）はゆっくり減衰するが，実線の信号（T₂緩和時間が短い）は急速に減衰する．これにより，信号強度の差が大きくなり，T₂コントラストが強調される．点線で示されたような比較的長いTEタイミングでT₂強調画像が得られる．TEが長くなりすぎるとそもそも組織から得られる信号がなくなってしまうことに注意したい．TEの設定については，長いTEはT₂コントラストを強調し，信号強度の差を最大化する．この図から，TRとTEの設定によってMRI画像のコントラストがどのように変わるかを理解できる．T₂強調画像を得るためには，長いTRと長いTEを設定することが重要である．

iii）プロトン密度強調コントラスト

図4・15はMRI信号のTRとTEによる信号強度の変化を示し，破線と実線がそれぞれ異なるT₁緩和時間とT₂緩和時間をもち合わせている別の組織を表している．

左側のグラフでは，縦軸がMRI信号強度，横軸がTRを示している．実線の曲線はT₁緩和時間が短い組織を，破線の曲線はT₁緩和時間が長い組織を表す．点線はTRのタイミングを示しており，プロトン密度が強調されるタイミング（T₁とT₂のコントラストをそれぞれ抑制）である．左側のグラフでは，実線の曲線はT₁緩和時間が短い組織，破線の曲線はT₁緩和時間が長い組織を表している．点線はプロトン密度強調画像が得られるTRのタイミングを示しており，TRがとても長い場合，どちらの組織も平衡状態に達していることがわかる．プロトン密度の差

第4章　パルスシーケンス・撮影パラメータ・画像コントラスト

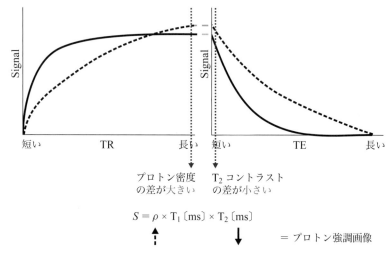

図4・15　MRI信号のTRとTEによる信号強度の変化とプロトン強調信号収集タイミング

は，平衡状態の際に最大信号強度の差を与える．このためとても長いTRはT₁緩和抑制の先にある，プロトン密度の差を強調させることができる．

　右側のグラフでは，縦軸がMRI信号の強度，横軸がエコータイム（TE）を示している．実線の曲線はT₂緩和時間が短い組織，破線の曲線はT₂緩和時間が長い組織を表している．点線はプロトン密度強調画像が得られるTEのタイミングを示している．TEが短い場合，信号が減衰し始めたばかりで，プロトン密度コントラストの差が大きい状態である．これは短ければ短いほど縦緩和状態のスピン信号を反映している．この図よりTRとTEの設定によってプロトン密度強調画像のコントラストがどのように変わるかを理解できる．プロトン密度強調画像を得るためには，とても長いTRと，とても短いTEを設定することが重要である．

◎ 演習問題

問題1　パルスシーケンスダイアグラムから**読み取れない**情報はどれか．
　　1．RF印加回数
　　2．各スピンの位相
　　3．エコー信号の種類
　　4．位相エンコードステップ数
　　5．RFパルスのフリップ角

問題2　パルスシーケンス図の説明で**誤っている**のはどれか．
　　1．横軸は時間を表している．
　　2．G_xの軸は必ず周波数エンコードをもつ．
　　3．縦軸はRF強度や，傾斜磁場強度を表している．
　　4．TRやTEといったパラメータを読み取ることができる．
　　5．プリパレーション，エコー形成，エコー収集の3モジュールに分かれる．

問題3　下記は $\alpha°$ の RF パルス印加後のグラディエントエコーを k 空間に配置した際のパルスシーケンスチャート図である．k 空間に充填されるエコーの軌道はどのような形状か．

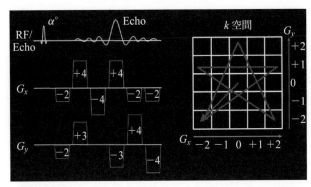

1. 丸
2. 星
3. 三角
4. 四角
5. 波線

問題4　下記の MRI 信号のうち，二つの RF パルスから形成されるのはどれか．**2つ選べ**．
1. FID
2. スピンエコー
3. グラディエントエコー
4. エイトボールエコー
5. スティミュレイティドエコー

問題5　グラディエントエコーの特徴として**誤っている**のはどれか．
1. 位相収束 RF パルスを用いる．
2. T_2^* 時定数にて信号減衰する．
3. 局所磁場の影響を受けにくい．
4. 脳機能計測法（fMRI）にて用いられる．
5. 撮像時間が短い撮影シーケンスとしてよく用いられる．

問題6　RF パルスを3回印加するといくつの MRI 信号が発生するか．
1. 1
2. 2
3. 4
4. 8
5. 16

問題7　TR と TE に関して**誤っている**記述はどれか．
1. TE は画像コントラストに影響を与える．
2. TR は画像コントラストに影響を与えない．
3. TE の設定は MRI 撮像時間に影響を与える．
4. TR の設定は MRI 撮像時間に影響を与える．
5. TR と TE の設定時間は，TR の方が長くなる．

第4章 パルスシーケンス・撮影パラメータ・画像コントラスト

問題8 位相エンコードに関して**誤っている**記述はどれか.
1. 位相エンコード数は撮像時間に影響する.
2. 位相エンコード数は画像 SNR に影響しない.
3. 位相エンコード方向の逆は周波数エンコードである.
4. 位相エンコード方向はアーチファクトの出現に影響を与える.
5. 位相エンコード数は画素サイズをより大きくすることはない.

問題9 受信バンド幅に関して**誤っている**記述はどれか.
1. 単位は Hz である.
2. 広い帯域幅は信号ノイズが低下する.
3. 1ピクセル当たりにかかる周波数範囲のことである.
4. 周波数マトリックス数/サンプリングタイム〔ms〕で示される.
5. 広い帯域幅は信号の取得速度を上げスキャン時間が短縮される.

問題10 画像コントラストに影響を与える因子として**外因的要素でない**のはどれか.
1. 静磁場強度
2. 繰り返し時間
3. 造影剤の性質
4. 運動検出傾斜磁場
5. 組織のプロトン密度

問題11 静磁場強度が高くなると引き起こる現象として**誤っている**のはどれか. **2つ選べ.**
1. SNR が上がる.
2. 縦緩和時間が短縮.
3. 局所磁場の影響が大きくする.
4. 化学シフトの影響が大きくなる.
5. プロトンの歳差運動周波数が低くなる.

問題12 縦緩和と横緩和に関して**誤っている**記述はどれか.
1. 磁場の不均一は縦緩和と横緩和の双方が影響を受ける.
2. 縦緩和はスピンと格子に関するエネルギー遷移過程である.
3. 横緩和はスピンとスピンどうしのエネルギー遷移過程である.
4. 縦緩和による信号変化は回復（上昇）していく変化である.
5. 横緩和による信号変化は減衰（低下）していく変化である.

問題13 緩和現象によるコントラストの説明として**誤っている**のはどれか.
1. TE は長く設定しすぎると SNR が大きく低下する.
2. 組織のプロトン密度により T_1 の回復上限（M_0）は異なる.
3. 短い TR-長い TE の組合せでは T_2 強調画像となる.
4. 短い TR-短い TE の組合せでは T_1 強調画像となる.
5. 長い TR-短い TE の組合せではプロトン強調画像となる.

Chapter

第5章

高速イメージング

5・1 撮像時間について

5・2 パラレルイメージング

5・3 エコーシェア技術

5・4 圧縮センシング

5・5 最後に

第 5 章
高速イメージング

本章で何を学ぶか

　磁気共鳴画像法（MRI）は，医療診断における画期的な技術の一つとして，人体内部の詳細な画像を提供する．従来の MRI 撮像技術は，長時間を要するという課題を抱えていた．このため，患者にとっても医療従事者にとっても負担が大きく，これらの問題を解決するため，MRI の高速撮像技術の開発が進められてきた．

　高速撮像技術は，撮像時間の大幅な短縮を可能にし，診断精度を維持しつつ，患者の快適性を向上させることを目指している．この技術の進展により，MRI はさらに幅広い臨床応用が期待されており，迅速な診断と治療の決定が可能となる．高速撮像技術の背後には，ハードウェアの進化や高度な信号処理技術の進歩があり，これらが組み合わさることで，従来の制約を克服することができたと考えられる．

　この章では，MRI 高速撮像技術の原理，実際の応用，そして将来の展望について詳述します．医療現場での実践例を交えながら，読者にとってわかりやすく，かつ専門的な知識を提供することを目指している．これにより，MRI 技術を理解し，活用するための手引きとなることを願っている．

5・1　撮像時間について

　k 空間は MRI における周波数空間のことを指し，MRI 信号を収集して画像を再構成するための基礎となるデータである．k 空間の各点は，画像の異なる周波数成分に対応しており，この情報を逆フーリエ変換することで最終的な画像が得られる．k 空間を形成する過程とは，具体的には MRI の撮像過程で得られる信号を k 空間の適切な位置に配置することを意味する．つまり，MRI における撮像時間は k 空間にエコーを充填する時間である．ここで，臨床的に用いられるさまざまなシーケンスを例に撮像時間と高速撮像の手法について解説する．

5・1・1　コンベンショナルなスピンエコーシーケンスやグラディエントエコーシーケンス

　コンベンショナルなスピンエコー（SE）シーケンスやグラディエントエコー（GRE）シーケンスの場合，励起パルスを印加した後，位相エンコードステップに対する 1 エコーを取得し，k 空間に充填する．この作業を繰り返し時間（TR）ごとに必要な位相エンコードステップ数繰り返すことにより，k 空間がすべて充填される（**図 5・1**）．

　このままでもフーリエ変換すれば MRI を再構成できるが，信号ノイズ比が低い場合はこの k 空間を充填する作業を繰り返して，データを加算する必要がある．ここで加算回数は **NEX**（number of excitations）あるいは **NSA**（number of signal averages）と呼ばれる．まとめると撮像時間は

　　　　TR × 位相エンコードステップの総数（充填する総エコー数）× NEX

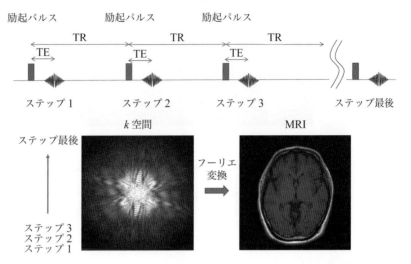

図5・1 コンベンショナルなSE/GREシーケンスのエコー収集の概要
コンベンショナルなSE/GREシーケンスではTRごとに位相エンコードステップを一つ変化させ，一つのエコーを収集しk空間に充填する．したがって，TRと位相エンコード数の積が基本的な撮像時間となる．

という式で示すことが基本となる．

また3DのGREシーケンスでは，2Dシーケンスと異なり，スライス選択時にもエンコードステップがある．そのため励起ごとに位相エンコードとスライスエンコードをそれぞれ選択する必要がある．すなわち，3Dシーケンスの撮像時間は

　　　TR×位相エンコードステップの総数
　　　　×スライスエンコードステップの総数×NEX

となる．位相エンコードステップの総数とスライスエンコードステップの総数の積は，すなわちk空間に充填する総エコー数であるため，3Dシーケンスも2Dシーケンスも撮像時間は

　　　TR×充填する総エコー数×NEX

と表すことができる．

つまり，上記の撮像時間を示す積の式を構成するそれぞれの項を小さくすることが高速撮像の基本となる．ここから高速撮像の考え方について説明する．

5・1・2 撮像時間の短縮について

TR×充填する総エコー数×NEXの式に基づくと，TRは短くすることで撮像時間の短縮は可能である．しかし，TRは縦緩和による縦磁化の大きさに影響を与えるため，直接的にコントラストが変化してしまう．つまり単純にTRを短くすることは，コントラストの変化も伴ってしまうので高速撮像の手段として得策ではない（**図5・2**）．

しかし，一部GREシーケンスにおいては極端に短いTRを用いても適切なFA設定やスポイリング技術によりT_1強調を得ることは可能である．またbalanced

第5章　高速イメージング

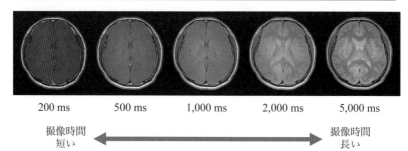

図5・2　**TRの変化によるコントラストの変化**
撮像時間の短縮のためにTRを短縮することは可能であるが，コントラストの変化を伴う．したがって，撮像時間の短縮のためにTRを短縮することは注意が必要である．

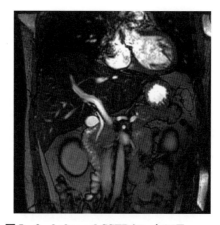

図5・3　**balanced SSFPシーケンス**
balanced SSFPシーケンスのTRは数msと極端に短く，高速撮像シーケンスとして用いられる．息止めが必要な腹部の撮像だけでなく，心電図と同期して心臓の動態を捉えることができる．また，特に液体の信号は高く，血液などの自由水の信号をうまく捉えることが可能である．

SSFP*は極端にTRが短いシーケンスデザインでT_2/T_1の値に比例した信号強度を生み出し，自由水のコントラストが高い画像を提供することができる（**図5・3**）．これらもTRが短いという点では高速撮像シーケンスといえる．

　位相エンコードステップの総数を調整することは基本的な高速撮像の考え方であり，その方法は下記の三つが挙げられる．

① 充填する総エコー数（位相エンコードステップ数，またはスライスエンコードステップの総数）を減らす

解説

balanced SSFP：SSFPはsteady state free precessionの略．GE社ではFIESTA，PHILIPS社ではb-FFE，SIEMENS社ではTruefispと呼ばれる．balanced SSFPはFIDとスピンエコーとスティミュレイティドエコーを同時に取得するため，SNRの高い信号が得られる．

② 励起パルス当たりの位相エンコードステップ数を増やす
③ ①と②両方

である．

5・1・3 充填する総エコー数（位相エンコードステップ数またはスライスエンコードステップの総数）を減らす

ここでは簡便に2Dシーケンスを例に説明する．位相エンコードステップの総数は位相方向のマトリックスサイズと大きく関係している．

位相エンコードステップの総数を減らすことは高速撮像の手段としてよく用いられる方法である．ここで，位相エンコードステップの総数を減らす手段にはさまざまあり，そこで起こりうる影響について説明する．

k空間を狭くし，単純に位相エンコードステップを減らす場合は，FOVが一定のままマトリックスサイズが減少するためSNRは向上するが空間分解能が悪くなってしまう．これは高速撮像の手段としては，優先度は低いかもしれないが，臨床上では限りある検査時間を考慮すると，被写体や病変の大きさに応じて必要十分な位相エンコードステップ数（分解能）を設定することは大事なことである（図5・4）．

次に，k空間の大きさを維持しながら等間隔に間引く場合は，分解能は維持することができるが，位相方向のFOVが短くなり長方形FOVとなる（図5・5）．

この方法では空間分解能は維持されるが位相方向のFOVが狭くなることに注意が必要となる．被写体の大きさによってはエイリアシングによる折り返しアーチファクトが発生することにも注意が必要である．

また，後述するパラレルイメージングはこの方法により高速撮像を実現している．さらに長方形FOVは複数の受信コイル感度の情報を用いて正方形FOVに展

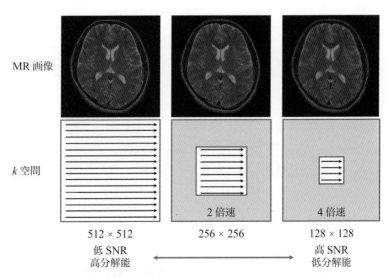

図5・4 撮像時間と分解能の関係
k空間の大きさを狭くし，エコー数を減らせば撮像時間は短縮できるが，マトリックスサイズが減少し，分解能が低下する．一方，マトリックスサイズの低下によりSNRは向上する．

第5章　高速イメージング

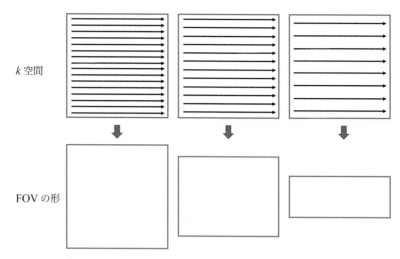

図5・5　長方形FOV
　　k空間の大きさを維持し等間隔にエコー数を間引くとフーリエ変換後のMR画像のFOVの形は長方形となる．長方形FOVは分解能を維持しながら撮像時間の短縮が可能であるが，SNRの低下やエイリアシングに注意が必要である．

開することが可能であり，エイリアシングによって折り返した信号も正しい座標へ展開することが可能である．

　k空間の大きさを維持しながら，ステップ間隔を維持したままアシンメトリーに部分的に間引く方法がある．この方法ではマトリックスサイズは維持できるが，ボケなどの画質劣化を誘発する．この手法は **partial Fourier** と呼ばれる．充填していない位相エンコードステップ部分はk空間の共役エルミート対称の性質を利用して補完される（**図5・6**）．

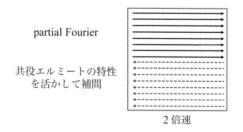

図5・6　partial Fourier
　　実線は実測したエコー，破線は補完したデータを示す．k空間は共役エルミート対称の特徴をもっており，k空間中心に点対象にデータを補完することができる．

　また位相エンコードステップの減少は信号ノイズ比とトレードオフとなる．上記の位相エンコードステップを減らす手法はどれも，一般的に位相エンコードステップを1/2に減らすと，SN比は$1/\sqrt{2}$に減少することは留意が必要である．逆に2倍オーバーサンプリングをすればSN比は$\sqrt{2}$倍である（**図5・7**）．

5・1 撮像時間について

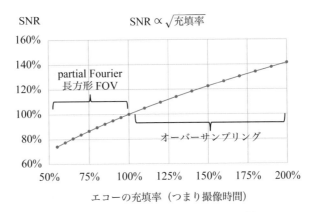

図5・7 k 空間へのエコーの充填率とSNRの関係
SNRは k 空間へのエコーの充填率の平方根に比例する．つまりエコーの充填を2倍にするSNRは $\sqrt{2}$ 倍，エコーの充填を半分にするとSNRは $1/\sqrt{2}$ 倍となる．

5・1・4 励起パルス当たりの位相エンコードステップ数を増やす

これまでは励起ごとに一つのエコーを収集するコンベンショナルなSEシーケンスやGREシーケンスについて説明した．ここで紹介する**FSE**（fast spin echo）シーケンス（turbo spin echo：**TSE**）や **EPI**（echo planner imaging）は励起パルスごと（TRごと）に位相エンコードステップ数を増やすことで，複数のエコーを取得することができ大幅に撮像時間を短縮することができる．FSEの場合，一度の励起パルスで収集するエコー数を **ETL**（echo train length）や **turbo-factor** と呼ぶ（**図5・8**）．また，複数のTEで収集されたデータが k 空間へ埋め込まれ，k 空間の中心に配置するエコーのTEを **eTE**（effective TE）* と呼ぶ．

> **解説**
> **eTE（effective TE）**：得たい画像コントラストに最も影響を与える特定のTEのこと．eTEに対応するエコーを k 空間の中心に配置することで最適なコントラストの画像を得ることができる．

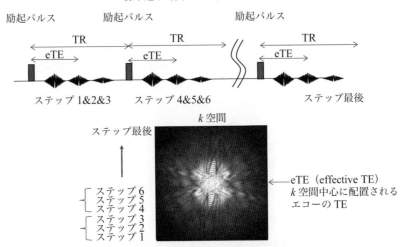

図5・8 FSEシーケンスやEPIシーケンスのエコー収集の概要
FSEシーケンスやEPIシーケンス間に複数のエコーを取得する．図の例では一度の励起パルスの後に二つのエコーを取得している．FSEの場合，1TRに取得するエコー数をETLと呼ぶ．

111

第5章　高速イメージング

このとき，撮像時間は

TR×総位相エンコードステップ数×NEX÷ETL

となる．特にETLを最大限に設定し，総位相エンコードステップ数＝ETLとなる場合には，撮像時間が

TR×NEX

となる．

これを一度の励起パルスですべての位相エンコードステップを充填するということで**シングルショットFSE**と呼ぶ．

シングルショットFSEにてNEXが1の場合，撮像時間＝TRとなるが，繰り返し時間という概念は存在しなくなる．実際にはk空間の充填に必要な時間は励起パルスとエコー収集にかかる時間のみである．これは後述するシングルショットEPIも同じである（**図5·9**）．

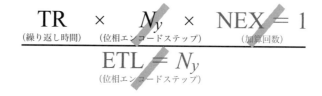

図5·9　SSFSE/HASTEの撮像時間
SSFSEやHASTEの撮像時間は位相エンコードステップ数とETLが同数であり，NEX＝1とすると，式においてTRのみが撮像時間となる．

HASTE/SSFSE* と呼ばれるシーケンスはシングルショットFSEの形に前述するハーフエコーやpartial Fourierなどを組み合わせて，息止めの必要な状況に多用されている．

一般に臨床でT_1強調画像やT_2強調画像に用いるほとんどのFSEはマルチショットFSEと呼べる．ここでFSEにおける原理と高速撮像とトレードオフになる特徴を述べる．スピンエコーを発生させるために再収束パルスはTE間隔で印加する必要がある．したがって，ETLを大きく設定すると，ETL分のエコー収集に数百msを費やすことになる．これらの影響によりFSEではT_2減衰によってさまざまな大きさのエコーが混在することで，T_2フィルタリングやブラーリングなどの画質劣化が起こりうる（**図5·10**）．また繰り返し印加される再収束パルスを起因とするMT効果（Jカップリング）により脂肪信号が上昇する影響なども注意が必要である．

FSEでは再収束パルスを多用することで複数の位相エンコードステップを充填したが，EPIではblip傾斜磁場にて位相エンコードステップを変化させる．blip傾斜磁場の後に得られるエコーはFIDの復元であるためエコー形成が速い．1回の励起ですべてのエコーを取得する場合，**シングルショットEPI**と呼ばれる．現在，k空間を充填する目的においては最速の方法である．

解説

HASTE（half-Fourier acquisition single-shot turbo spin echo），**SSFSE**（single-shot fast spin echo）：これらの技術は，短いスキャン時間と高い解像度を提供することで，特に患者が長時間動かずにいることが難しい場合に役立つ．

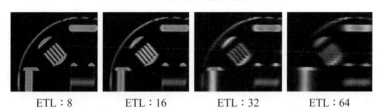

ブラーリング：ETLの増加に伴いボケる

ETL：8　　ETL：16　　ETL：32　　ETL：64

図5・10　FSEにおける画像のボケ
　ETLの増加により撮像時間を短縮することができるが，ブラーリングによる影響で画像のボケが生じる．ブラーリングを起こしにくい条件を考える必要がある．

シングルショットEPIの撮像時間は

　　　TR × NEX

で表される．臨床において，設定される最短TRはスライス数に応じて規定される．実際には，ただ1枚だけ撮像する場合はk空間の充填時間は数十msである（シングルショットFSEでは数百ms）．しかしEPIは，最速のエコー収集手法であるが，繰り返し印加するblip傾斜磁場による位相エンコードステップは位相誤差が蓄積し，画像の歪みが顕著に現れることがデメリットとして挙げられる．これらを解消するためにシングルショットEPIではなくマルチショットEPIが臨床では応用されている．シーメンス社のResolveはリードアウト方向を分割，GE社のMUSEは位相エンコード方向を分割することにより，位相誤差の蓄積が抑えられ歪みを低減している．シングルショットEPIに比べ分割した分だけ撮像時間は延長する．つまりマルチショットEPIの撮像時間は

　　　TR × NEX × shot数

となる（**図5・11**）．

　EPIシーケンスの中でもSE型EPIは臨床でよく利用されており，MPGパルスを

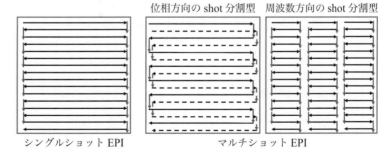

EPIのk空間trajectory

位相方向のshot分割型　　周波数方向のshot分割型

シングルショットEPI　　　　　マルチショットEPI

↓ blip傾斜磁場による位相エンコードステップ

図5・11　EPIシーケンスのk空間の充填方法
　シングルショットEPIに比べ，マルチショットEPIは画像の歪みが軽減するが，撮像時間は分割数だけ延長する．マルチショットEPIには位相エンコードを分割する手法と周波数エンコードを分割する手法が存在する．

組み合わせることで拡散強調画像として利用されている．拡散強調はTSE型のシーケンスも利用することがあるが，近年や多軸のMPGやmulti b valueを必要とする計測も考案されており，拡散強調にEPIは必須であるといえる．そのほか，gradient型EPIは磁化率に鋭敏でfMRI（functional MRI）やDSC-PWI（dynamic susceptibility contrast perfusion weighted imaging）に利用されている．しかし，EPIでは前述した歪みだけでなく，ケミカル（化学）シフトアーチファクト*やN/2アーチファクト*が位相エンコード方向に現れることに注意は必要である．

5・2 パラレルイメージング

パラレルイメージング（parallel imaging）は，前述した長方形FOVで紹介した位相エンコードステップを減らす手法を発展させた手法である．パラレルイメージングでは複数の受信コイルの感度マップをもとに長方形FOVの画像をフルサンプリングに相当する正方形FOVの画像に再構成することが可能である．この画像展開の過程において，折り返しアーチファクトの原因となるエイリアシングデータも分離し展開することができる．実際にはパラレルイメージングの技術は高速撮像のパルスシーケンスではなく再構成手法であるといえる．パラレルイメージングの展開処理に関して代表的な技術には以下の二つがあり，MR画像上で行うSENSE法と，k空間上で行うGRAPPA法である（**図5・12**）．

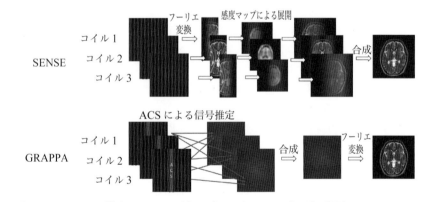

図5・12　SENSE法とGRAPPA法のパラレルイメージングの概略図
SENSE法はフーリエ変換してから合成，GRAPPA法は合成してからフーリエ変換の順である．

5・2・1　SENSE

SENSE（sensitivity encoding）法は，まず複数の受信コイル（フェーズドアレイコイル）によるリファレンススキャンを本スキャンの前に別途に撮像する．このリファレンススキャンは被写体を十分に含むように設定した広いFOVに設定する．これにて得られる情報は複数の受信コイルの影響を反映する感度マップである．そして本スキャンは長方形FOVの原理と同じようにk空間の位相エンコードステップ（またスライスエンコードステップ）を等間隔で間引くことにより撮像時間を短縮して撮像を終了する．ここで間引く程度をSENSE factor*と呼び，

解説
ケミカル（化学）シフトアーチファクト（chemical shift artifact）：MRIで観察される代表的なアーチファクトの一つ．異なる化学的環境にある原子核が異なる共鳴周波数をもつために生じる．特に水と脂肪が同じピクセルに混在する場合に位置ずれを起こすことがある．

解説
N/2アーチファクト（N/2 Nyquist artifact）：EPIシーケンスで頻繁に見られる．リードアウトの際，k空間を右向きに充填するときの信号の位相と左向きに充填するときに信号の位相が完全一致しないことで，画像が二重写りとなる現象．

解説
SENSE factor：reduction factorやacceleration factorとも呼ばれる．

SENSE factorが2であれば，k空間を半分に間引くことを意味し，撮像は2倍速となる．撮像後，コイルごとにk空間データをもっており，これらをそれぞれフーリエ変換にて再構成すると，コイルに配置によって感度が異なっている長方形FOVの画像が出力される．これらの感度の異なる画像とリファレンススキャンで得られた広い感度マップからエイリアシングに起因する信号を分離し，本来にあるべき位置に信号を展開し画像を展開する．

　SENSE型のパラレルイメージングのリスクとして，息止め撮像の際に，リファレンススキャンと本スキャンにおいて，息止めの不良によりそれぞれ臓器の位置が異なっている場合は，展開作業の中で計算エラーを含むことでアーチファクトが生じることが挙げられる．

5・2・2　GRAPPA

　前述したSENSEによるパラレルイメージングはmagnitude画像を用いて展開作業を行うのに対し，k空間内の間引いた行の信号を複数のコイル感度データから算出し，k空間を充填することでエイリアシングのない画像を得る方法としてSMASH（simultaneous acquisition of spatial harmonics）が開発された．その後，臨床においてはSMASHを改良した**GRAPPA**（generalized autocalibrating partial parallel acquisition）**法**が多く利用されている．

　SENSEと同様に，GRAPPAも複数の受信コイルを使用し撮像する．GRAPPAの最大の特徴は，高速撮像のための間引きデータに加え**ACS**（auto calibration signal）と呼ばれる低周波近傍の信号も取得する．間引いた信号の推定にはまず，ACSのデータをもとに各コイルからのキャリブレーションデータを収集する．このキャリブレーションデータは，データ補完のために各受信コイルの感度プロファイルを推定するために使用される．具体的には，このデータを用いて各コイル間の信号の相関を計算し，重み付け係数を導出する．そして，欠損部分のk空間データは他の行のデータからの補正式を用いて推定され，この補完されたk空間データを用いて画像を再構成することができる．

　GRAPPAに用いるACSは，MRI撮像において追加のキャリブレーションスキャンを必要とせずに，撮像データ自体からキャリブレーションデータを取得する方法である．これはGRAPPAの特徴的な機能であり，効率的なデータ取得が可能である．特にSENSE型のパラレルイメージングであった，息止め撮像での感度マップと本スキャン息止めのズレによる臓器の不一致がもたらす計算エラーは改善される．しかし，本スキャンの中にACSデータの取得も含むデザインとなるので，本スキャンとしてはSENSEに比べ若干の撮像時間は伸びることになる．

5・2・3　g-factor

　パラレルイメージングでは精度の高い展開計算には適切なコイル感度マップが必要である．そのためにはコイルアレイの配置が不適切だと，うまく展開処理ができずアーチファクトが発生することがある．特に各ボクセルの折り返しを戻す正確さを示す指標として**g-factor**（geometry factor）がある．パラレルイメージングを用いた場合のSN比はパラレルイメージングを使わないフルサンプリングの場

合のSN比と比較して，1/(g-factor×$\sqrt{倍率係数}$)だけ減少する．g-factorは$1\leq$の値をとり，コイルの配置が悪いと大きい値となる．つまりパラレルイメージングを用いる場合，g-factorの分だけノイズは増えることになる（**図5・13**）．

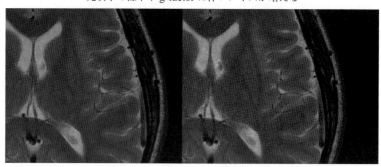

図5・13　パラレルイメージングに伴うノイズの考え方
パラレルイメージングを用いると収集するエコー数の減少に伴うSNRの低下に加え，多チャンネルコイルの配列に依存するg-factorによりさらにSNRが低下することが懸念される．

5・2・4　SMS

SMS（simultaneous multi-slice imaging）は，複数のスライスを同時に励起して画像を取得する技術である．この技術も前述したパラレルイメージングの原理に基づいている．SMSで展開しているデータはスライス方向の折り返しデータである．これにより，撮像時間を劇的に短縮できる．SMSは，主にfMRIや拡散強調画像（DWI）などEPIシーケンスで広く使用されているが，FSE（TSE）などの2D画像にも使われている．以下に，SMSの原理を詳しく説明する．

SMSで用いられるスライス選択パルスは，複数のスライスにわたって同時に信号を励起できるように変調したRFパルスにデザインされている．例えば，三つのスライスを同時に励起する場合，一つのスライス選択パルスで三つのスライスが励起されます．このパルスを用いて画像再構成をすると複数のスライスが重なった画像が得られるが，パラレルイメージングによるエイリアシングの展開と同じ原理によりスライス方向の感度マップがあれば，その重なったスライスを適切に分離することが可能となる．SMSの技術はマルチスライス撮影にて設定TR内で設定できるスライス数が多い場合に，有効であると考えられる．

5・3　エコーシェア技術

造影検査において時間分解能を向上させながら，高品質な画像を提供することを目的として**エコーシェア技術**が用いられる．代表的な例としてSIEMENS社のTWIST（time-resolved angiography with stochastic trajectories），GE社のTRICKS (time-resolved imaging of contrast kinetics) などが挙げられる．このエコーシェア技術は，時間分解能を高めつつ空間分解能を維持することを目指している．これにより，血流や動態的な造影剤の挙動を詳細に観察することができる．

エコーシェア技術の主要な特徴と原理について説明する．

5・3・1 データ収集の分割

k 空間（周波数空間）を中心部分（低周波数成分）と周辺部分（高周波数成分）に分割する．中心部分は高い頻度で収集され，周辺部分はランダムに選ばれたサブセットが収集される．これにより，重要な低周波数成分は高い時間分解能で取得しつつ，全体の撮像時間を短縮することができる（図5・14）．

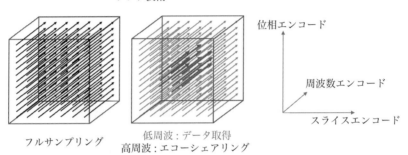

図5・14 エコーシェア技術
コントラストに影響を与える低周波成分は高い頻度でデータを更新する．また高周波成分はサブセット単位でデータを更新しながら各時相で共有される．

5・3・2 時系列データの補間

周辺部分のデータがランダムに取得されるため，特定の時点での完全な k 空間データを補間により再構成することができる．これにより，時間的な連続性を保ちながら，高い空間分解能の画像を生成する．

応用分野として，血管造影（MRA）が挙げられ，目的血管の first-pass を的確にとらえることが可能となる．そのほか，短時間での高精度な画像が得られるため血管病変の診断に有用であり動態造影（DCE-MRI）において，腫瘍の血流や造影剤の取り込み・排出動態を評価する際に使用される．腫瘍の血管新生や治療効果の評価に役立っている．

しかし，エコーシェア技術はデータ補間によりアーチファクトが発生する可能性があり，一定の画質劣化を伴うものである．特にデータ収集方法はメーカーごとに異なっており，画質特性を理解して利用する必要がある．

5・4 圧縮センシング

圧縮センシング（compressed sensing）は，データのサンプリングを大幅に削減し，少ないデータからフルサンプリングと同等な画像を再構築する技術である．

これは，スパースモデリングという情報工学の原理を用いており，あらゆる物事に含まれる本質的な情報はごくわずか（スパース＝多くのゼロ成分を含む）という理論に基づき画像再構成の計算に応用している．この原理は機械学習や深層学習にも広く使われる数学手法であり，器用に情報を抽出することができる．

　MRIにおける圧縮センシングを応用することで，劇的に撮像時間を短縮することが可能となっている．MRIにおける圧縮センシングを応用した画像再構成の概略を図5・15に示す．まずk空間をフーリエ変換するとMR画像が再構成でき，そのMR画像をウェーブレット変換のようなスパース変換を用いるとスパース画像（ウェーブレット画像）に変換することができる．注目すべき画像の特徴はほとんどの画素がノイズレベルの信号であり，これらをうまく閾値設定にて0に置き換えた後，逆ウェーブレット変換でMR画像に戻しても大きな画質変化は生まれない．

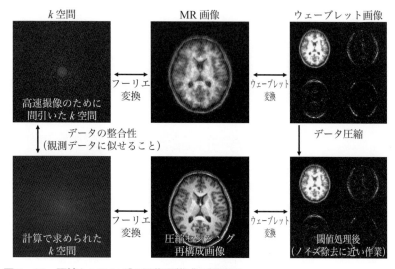

図5・15　圧縮センシングの画像再構成の概略図
ウェーブレット画像（スパース画像）を用いてk空間のアンダーサンプリングに伴うノイズ様のアーチファクトをうまく除去することで再構成することができる．

　ここで圧縮センシングを用いて高速撮像を行う場合について考える．まず高速撮像のためにk空間を間引く（位相エンコードステップ，またはスライスエンコードステップを減らす）ことが必要である．間引いたデータ列に対し一旦zero-fillした後，フーリエ変換をすると，データ欠損に応じていくぶんかアーチファクトが生じたMR画像が再構成されることになる．このアーチファクトが生じたMR画像をウェーブレット変換するとスパース画像が再構成される．このとき，k空間を間引いたことに起因するアーチファクトがノイズレベルの信号であれば，アーチファクトも含めて0と置き換えウェーブレット圧縮が可能となる．つまり，うまくアーチファクト信号をデータ圧縮することができれば，k空間を間引いてもフルサンプリングに近い画像再構成が可能となる．実際には，再構成画像をフーリエ変換し，元の観測したk空間との最小2乗誤差を計算しながらデータ圧縮の程度（スパース画像のL_1ノルム）を決定していくことになる．この計算はL_1ノルム正則化付き最適化

(time-resolved imaging of contrast kinetics）などが挙げられる．このエコーシェア技術は，時間分解能を高めつつ空間分解能を維持することを目指している．これにより，血流や動態的な造影剤の挙動を詳細に観察することができる．

エコーシェア技術の主要な特徴と原理について説明する．

5・3・1　データ収集の分割

k 空間（周波数空間）を中心部分（低周波数成分）と周辺部分（高周波数成分）に分割する．中心部分は高い頻度で収集され，周辺部分はランダムに選ばれたサブセットが収集される．これにより，重要な低周波数成分は高い時間分解能で取得しつつ，全体の撮像時間を短縮することができる（**図5・14**）．

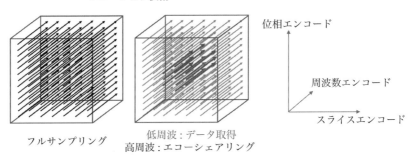

図5・14　エコーシェア技術
　　　コントラストに影響を与える低周波成分は高い頻度でデータを更新する．また高周波成分はサブセット単位でデータを更新しながら各時相で共有される．

5・3・2　時系列データの補間

周辺部分のデータがランダムに取得されるため，特定の時点での完全な k 空間データを補間により再構成することができる．これにより，時間的な連続性を保ちながら，高い空間分解能の画像を生成する．

応用分野として，血管造影（MRA）が挙げられ，目的血管の first-pass を的確にとらえることが可能となる．そのほか，短時間での高精度な画像が得られるため血管病変の診断に有用であり動態造影（DCE-MRI）において，腫瘍の血流や造影剤の取り込み・排出動態を評価する際に使用される．腫瘍の血管新生や治療効果の評価に役立っている．

しかし，エコーシェア技術はデータ補間によりアーチファクトが発生する可能性があり，一定の画質劣化を伴うものである．特にデータ収集方法はメーカーごとに異なっており，画質特性を理解して利用する必要がある．

5・4　圧縮センシング

圧縮センシング（compressed sensing）は，データのサンプリングを大幅に削減し，少ないデータからフルサンプリングと同等な画像を再構築する技術である．

第5章 高速イメージング

これは，スパースモデリングという情報工学の原理を用いており，あらゆる物事に含まれる本質的な情報はごくわずか（スパース＝多くのゼロ成分を含む）という理論に基づき画像再構成の計算に応用している．この原理は機械学習や深層学習にも広く使われる数学手法であり，器用に情報を抽出することができる．

MRIにおける圧縮センシングを応用することで，劇的に撮像時間を短縮することが可能となっている．MRIにおける圧縮センシングを応用した画像再構成の概略を図5・15に示す．まずk空間をフーリエ変換するとMR画像が再構成でき，そのMR画像をウェーブレット変換のようなスパース変換を用いるとスパース画像（ウェーブレット画像）に変換することができる．注目すべき画像の特徴はほとんどの画素がノイズレベルの信号であり，これらをうまく閾値設定にて0に置き換えた後，逆ウェーブレット変換でMR画像に戻しても大きな画質変化は生まれない．

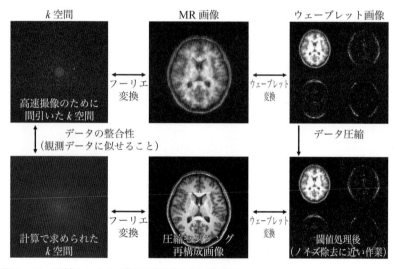

図5・15 圧縮センシングの画像再構成の概略図
ウェーブレット画像（スパース画像）を用いてk空間のアンダーサンプリングに伴うノイズ様のアーチファクトをうまく除去することで再構成することができる．

ここで圧縮センシングを用いて高速撮像を行う場合について考える．まず高速撮像のためにk空間を間引く（位相エンコードステップ，またはスライスエンコードステップを減らす）ことが必要である．間引いたデータ列に対し一旦zero-fillした後，フーリエ変換をすると，データ欠損に応じていくぶんかアーチファクトが生じたMR画像が再構成されることになる．このアーチファクトが生じたMR画像をウェーブレット変換するとスパース画像が再構成される．このとき，k空間を間引いたことに起因するアーチファクトがノイズレベルの信号であれば，アーチファクトも含めて0と置き換えウェーブレット圧縮が可能となる．つまり，うまくアーチファクト信号をデータ圧縮することができれば，k空間を間引いてもフルサンプリングに近い画像再構成が可能となる．実際には，再構成画像をフーリエ変換し，元の観測したk空間との最小2乗誤差を計算しながらデータ圧縮の程度（スパース画像のL_1ノルム）を決定していくことになる．この計算はL_1ノルム正則化付き最適化

問題という非線形な数学手法により最適解（求める再構成画像）を導く必要があるが，一意にこの最適解は求まらず繰返し計算により解を収束させる必要がある．つまり iterative reconstruction であるため計算コスト（再構成時間）がかかることがネックとして挙げられる．

圧縮センシングのメリットとしては，パラレルイメージングとの組合せも可能であり，劇的な高速化が可能となっている．ただし，k 空間の間引き方には工夫が必要である．図 5・16 に示すように規則正しく等間隔に間引くとエイリアシングが強く生じてしまう．この場合，スパース画像を用いたデータ圧縮の過程でエイリアシングによる信号を除去することができない．つまり，k 空間はエイリアシングを生じないようにランダムにアンダーサンプリングを行わなければならない．しかし，低周波を多く間引いてしまうとコントラスト情報が欠損していまい，うまく画像を得ることができない．したがって，圧縮センシングに必要な k 空間の間引き方は低周波成分を多く残し，高周波成分をランダムにアンダーサンプリングすることである．このサンプリングではデータを間引くことに起因するアーチファクトはノイズ様の信号であるため，データ圧縮の過程において，これらの信号を除去することが可能である．

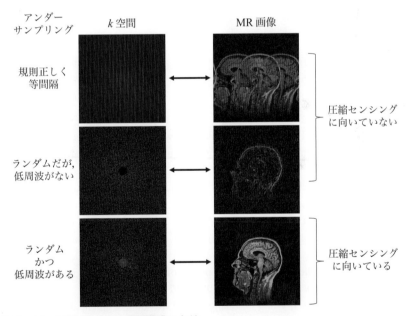

図 5・16　圧縮センシング再構成の条件
　k 空間のアンダーサンプリングに伴うアーチファクトはノイズレベルの信号であるべきである．そのためにはランダムにアンダーサンプリングする必要があるだけでなく，コントラスト情報を欠損させないように，低周波成分を十分にサンプリングしておく必要がある．

5・5　最後に

　MRI の高速撮像技術は，多様な臨床ニーズに対応するために進化し続けている．

第5章 高速イメージング

各技術は特定のアプリケーションや臨床シナリオに最適化されており，これらの技術を組み合わせることで，さらに撮像効率と画像品質を向上させることが可能である．また，本章では撮像パラメータと k 空間へエコーの充填量から撮像時間を考察し，臨床で応用される高速撮像を説明してきた．本章では述べていないが，近年ディープラーニング技術により画像の高分解能化，ノイズ除去などが可能となっている．これらの技術も，本章で紹介した撮像技術と組み合わせることも可能であり，さらなる高速化が可能となっている．これまでは，高速撮像と画質（ノイズ特性，また分解能）はトレードオフになることが常識であった．しかし，ディープラーニング技術の登場により，これまでの高速撮像に伴うデメリットも補償することも期待できる．

◎ウェブサイト紹介

MRI Quention and Answer
　https://www.mriquestions.com/
　　　　　本章で関連する rapid imaging の項目があり，図表がわかりやすくきれいに，細かく説明されている．また技術の裏付けとなる論文も参考文献に挙げられている．そのほか，高速イメージング以外にも参考となる．

◎参考図書

荒木　力：決定版　MRI完全解説（第2版），Gakken
荒木　力：MRIの基本パワーテキスト（第4版）―基礎理論から最新撮像法まで―，メディカルサイエンスインターナショナル

◎参考文献

1) Li T, Mirowitz SA. Fast T_2-weighted MR imaging: impact of variation in pulse sequence parameters on image quality and artifacts. Mag Reson Imaging 2003;21:745-753.

2) Scheffler K, Lehnhardt S. Principles and applications of balanced SSFP techniques. Eur Radiol 2003; 13: 2409-2418.

3) Patel MR. Klufas RA, Alberico RA, Edelman RR. Half-Fourier acquisition single-shot turbo spin-echo (HASTE) MR: Comparison with fast spin-echo MR in diseases of the brain. AJNR Am J Neuroradiol 1997; 18:1635-1640.

4) Ordidge R. The development of echo-planar imaging (EPI):1977-1982. Magn Reson Mater Phys Biol Med 1999;9:117-121.

5) Wu CJ, Wang Q, Zhang J, et al. Readout-segmented echo-planar imaging in diffusion-weighted imaging of the kidney: comparison with single-shot echo-planar imaging in image quality. Abdom Radiol 2016;41:100–8.

6) Chen NK, Guidon A, Chang HC, Song AW. A robust multi-shot scan strategy for high-resolution diffusion weighted MRI enabled by multiplexed sensitivity-encoding (MUSE). NeuroImage. 2013;72:41–7.

7) Blaimer M, Breuer F, Mueller M, Heidemann RM, Griswold MA, Jakob PM. SMASH, SENSE, PILS, GRAPPA. How to choose the optimal method. Top Magn Reson Imaging 2004;15:223-236.

8) Hennig J, Scheffler K, Laubenberger J, Strecker R. Time-resolved projection angiography after bolus injection of contrast agent. Magn Reson Med 1997; 3:341-345.

演習問題

9) Lustig M, Donoho D, Pauly JM. Sparse MRI: the application of compressed sensing for rapid MR imaging. Magn Reson Med 2007; 58:1182-1195.

◎ 演習問題

問題1　MRIの高速SE法で数値を大きくすると撮影時間が短縮するのはどれか.
　　　1. TE
　　　2. TR
　　　3. 加算回数
　　　4. 位相エンコード数
　　　5. エコートレイン数

問題2　MRIで撮影時間が1/2になるのはどれか.
　　　1. 加算回数を倍にする.
　　　2. SENSE factorを倍にする.
　　　3. 位相エンコード数を倍にする.
　　　4. 周波数エンコード数を1/2にする.
　　　5. 高速スピンエコー法のエコートレイン数を1/2にする.

問題3　MRIの高速SE法において撮影時間が短縮するのはどれか.
　　　1. エコー時間の延長
　　　2. 視野サイズの拡大
　　　3. 繰り返し時間の延長
　　　4. 再収束パルス数の増加
　　　5. 位相エンコード数の増加

問題4　MRIにおいてSN比が上昇するのはどれか.
　　　1. TRを短くする.
　　　2. TEを長くする.
　　　3. 加算回数を増やす.
　　　4. スライスを薄くする.
　　　5. パラレルイメージングを併用する.

問題5　MRIの高速スピンエコー法で正しいのはどれか.
　　　1. エコートレイン数を大きくするとMT効果は減る.
　　　2. エコートレイン数よりも再収束パルス数は多くなる.
　　　3. エコートレイン数を大きくすると撮影時間が短くなる.
　　　4. エコートレイン数を大きくするとブラーリングは減る.
　　　5. エコートレイン数と周波数エンコード数は同数である.

問題6　MRIで撮影時間が1/2になるのはどれか.
　　　1. 加算回数を倍にする.
　　　2. SENSE factorを倍にする.
　　　3. 位相エンコード数を倍にする.
　　　4. 周波数エンコード数を1/2にする.
　　　5. 高速スピンエコー法のエコートレイン数を1/2にする.

第5章 高速イメージング

問題7 MRIで用いられるフェーズドアレイコイルの特徴で正しいのはどれか. **2つ選べ.**
1. 送受信型コイルである.
2. 複数のコイルで構成されている.
3. コイルから離れた部位のSN比が高い.
4. 小さなFOVでの高解像度撮影に用いられる.
5. パラレルイメージングを行う際に使用される.

問題8 EPIについて**誤っている**記述はどれか.
1. 位相エンコード方向にケミカルシフトアーチファクトが現れる.
2. 磁化率・不均一磁場に敏感である.
3. BOLD法によるfunctional MRIに利用される.
4. $N/2$ゴーストは周波数方向に現れる.
5. DSE-PWIに用いられる.

問題9 パラレルイメージングについて正しいのはどれか. **2つ選べ.**
1. SENSE系とSMASH系に大別される.
2. SMASH系は折り返し画像を展開する.
3. 複数のコイルの空間的な感度差を利用する.
4. reduction factorが小さいほど高速化できる.
5. geometry factorが小さいほどSNRが減少する.

問題10 FSEについて正しいのはどれか. **2つ選べ.**
1. GREに比べて, 磁化率効果を受けやすい.
2. Jカップリングのために脂肪信号が低下する.
3. T_2フィルタリングによりT_2の短い組織が強調される.
4. k空間の中央に充填するエコーのTEを実効TEと呼ぶ.
5. ETLの増加により1TR内での撮像可能スライス数は減少する.

Chapter 6

第6章
脂肪抑制法・自由水抑制法

6・1 脂肪抑制の目的
6・2 水と脂肪の共鳴周波数
6・3 周波数選択的脂肪抑制方法
6・4 非周波数選択的脂肪抑制方法
6・5 位相差を利用した脂肪抑制方法
6・6 その他の脂肪抑制方法
6・7 アーチファクト
6・8 自由水と結合水
6・9 自由水抑制法

第6章
脂肪抑制法・自由水抑制法

本章で何を学ぶか

MRIではTR，TE，FAなどのパラメータの設定によってT_1WIやT_2WIといったさまざまな画像コントラストが得られる．これらの多様な画像コントラストによって病変の診断を行うことが可能となり，水と脂肪の信号は画像診断における重要な因子となる．さらに，これらの信号を抑制した画像を追加することによって脂肪組織の有無についての確認や，背景組織の抑制による炎症や浮腫による特異的な信号の強調が可能となる．本章では，代表的な脂肪抑制法，自由水抑制法について解説する．

6・1 脂肪抑制の目的

脂肪抑制を行う目的は大きく以下の項目に分けられる．
(1) 病変診断能の向上（画像のダイナミックレンジの変化）
(2) 脂肪成分の鑑別（脂肪，出血，高タンパク成分の鑑別）
(3) モーションアーチファクトの低減（上腹部など）
(4) 背景信号の抑制（MRAなど）
(5) ケミカルシフトアーチファクトの低減

6・2 水と脂肪の共鳴周波数

臨床で使用されているMRIの信号は主にプロトン（^{1}Hの原子核）を対象としたものである．人体の約60%は水分子で構成されており，人体の脂肪組織は主にメチレン（CH_2）とメチル（CH_3）から構成され脂肪組織にもプロトンは含まれている．プロトンの共鳴周波数はプロトンと結合している物質や結合方法によって変化する．水を構成しているプロトンと比較して，脂肪を構成しているプロトンは平均すると約3.5 ppm*低い値となる（**図6・1**）．この共鳴周波数の違いは**ケミカルシフト**（化学シフト）と呼ばれ，脂肪抑制を行ううえで重要なポイントとなる．

解説

ppm：parts per million（100万分の1）．

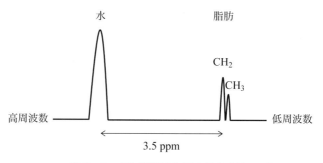

図6・1 水と脂肪のケミカルシフト

6・3 周波数選択的脂肪抑制方法

6・3・1 CHESS

　CHESS (chemical shift selective) は水と脂肪に結合したプロトンのケミカルシフトを利用した脂肪抑制方法である．

　CHESS法では最初にプレサチュレーションパルスとして脂肪の共鳴周波数に一致した周波数帯域のRFパルス（90°～110°）を印加することによって，脂肪組織のみを選択的に励起する．次に，スポイラーグラディエントと呼ばれる位相分散を促進する傾斜磁場を印加することで脂肪組織に由来する信号成分を消失させる．そして水の中心周波数に合わせたRFパルスを印加することによって信号を取得する（**図6・2**）．

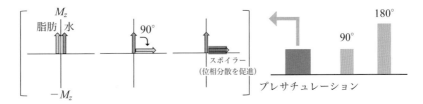

図6・2　CHESS法の原理

ⅰ）CHESSの利点
- SE系，GRE系とほぼすべてのパルスシーケンスに使用可能である．
- 選択的脂肪抑制のため，脂肪組織の鑑別が可能である．

ⅱ）CHESSの欠点
- プレサチュレーションパルスの印加時間が追加されるため撮像時間（TR）が延長する．
- 低磁場装置では周波数差が小さいため，水抑制が発生する．
- 静磁場の均一性の悪い部分では脂肪抑制不良や水抑制が発生する．
- プレサチュレーションパルス帯域外の脂肪信号が残留する場合がある．

　水と脂肪の共鳴周波数差は以下の式で求められる．
$$共鳴周波数差〔Hz〕= プロトンの磁気回転比 \gamma〔MHz/T〕 \times 静磁場強度 B_0〔T〕 \times 3.5\,ppm$$

プロトンの磁気回転比は42.58 MHz/Tなので，静磁場強度の違いによる共鳴周波数差は以下のようになる．

$$0.5\,T : 42.58 \times 10^6 \times 0.5 \times 3.5 \times 10^{-6} \fallingdotseq 74.5\,Hz$$
$$1.5\,T : 42.58 \times 10^6 \times 1.5 \times 3.5 \times 10^{-6} \fallingdotseq 223.5\,Hz$$
$$3.0\,T : 42.58 \times 10^6 \times 3.0 \times 3.5 \times 10^{-6} \fallingdotseq 447.1\,Hz$$

このように，周波数選択的脂肪抑制法では周波数差が小さいほど（低磁場装置）脂肪抑制パルスの帯域内に水の中心周波数が入り，水抑制が生じる．しかし，周波数差が大きくなる（高磁場装置）と静磁場や送信RFの不均一性が問題となり脂肪抑制不良の原因となり得る．

6・3・2 SPIR

SPIR（spectral IR, spectral preparation IR）はCHESS法と同様に水と脂肪のケミカルシフトを利用した脂肪抑制方法であり，プレサチュレーションパルスとして脂肪の共鳴周波数に一致した周波数帯域のRFパルス（約110°）を印加し，脂肪の縦磁化のみを反転させる．脂肪の縦磁化がnull（＝縦磁化信号が0）になる反転回復時間（inversion time：TI）後に水の中心周波数に合わせたRFパルスを印加することによって信号を取得する（**図6・3**）．CHESS法とは異なり，脂肪の縦磁化がnullになるタイミングでRFパルスを印加するので脂肪信号の残留が少なくなる．

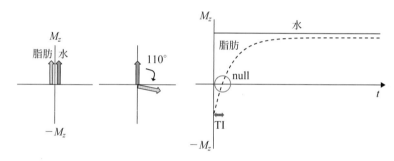

図6・3　SPIRの原理

ⅰ）SPIRの利点
・SE系，GRE系とほぼすべてのパルスシーケンスに使用可能である．
・選択的脂肪抑制のため，脂肪組織の鑑別が可能である．
・CHESS法と比べ脂肪信号の残留が少ない．
・呼吸同期，心電同期撮像に併用しやすい．

ⅱ）SPIRの欠点
・プレサチュレーションパルスの印加時間が追加されるため，撮像時間（TR）が延長する．
・低磁場装置では周波数差が小さいため，水抑制が発生する．
・静磁場，送信RFの均一性の悪い部分では脂肪抑制不良や水抑制が発生する．

6・3・3 SPAIR

SPAIR（spectrally adiabatic IR, spectrally attenuated IR）は，SPIR法と同様に脂肪の周波数選択的反転による脂肪抑制方法であり，プレサチュレーションパルスとして脂肪の共鳴周波数に一致した周波数帯域のRFパルス（約180°）を印加

し，脂肪の縦磁化のみを180°反転させる．脂肪の縦磁化がnullになるTI後に水の中心周波数に合わせたRFパルスを印加することによって信号を取得する（**図6・4**）．SPIRと異なるのはIRパルスの反転角度に加えて，脂肪信号の反転に断熱高速通過パルスを用いている点である．このパルスは周波数や振幅を変調することにより磁化を正確に180°反転することができる．ここでいう「断熱」とは周囲との熱のやり取りがない，という意味である．このパルスを用いることで，SPIRで問題となっていた送信RFの不均一による影響を低減することが可能となる．この断熱通過反転パルスは非スライス選択的に照射される（選択スライス外の範囲にも照射）ので脂肪のT_1緩和が通常と異なる．正確な脂肪抑制効果を得るにはSPAIR-TR（断熱通過反転パルスの照射間隔）に合わせた適切なTIの設定が必要となる（**図6・5**）．SPAIR-TRが一定となる前提のもとでTIを決定するため呼吸同期，心電同期撮像などTRが変動するような撮像（特に脂肪の縦磁化の緩和が不十分になる短いTRでの撮像）では脂肪抑制不良が発生する場合がある．

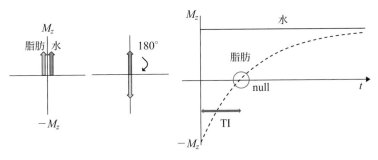

図6・4　SPAIRの原理

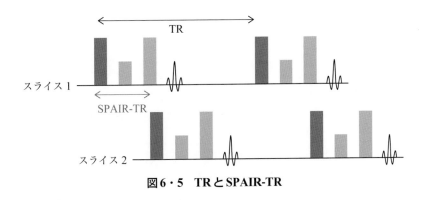

図6・5　TRとSPAIR-TR

ⅰ）**SPAIRの利点**
- SPIRと比較して均一な脂肪抑制効果が得られる．
- 選択的脂肪抑制のため，脂肪組織の鑑別が可能である．
- 送信RF不均一性による影響が少ないので，高磁場装置でも高い脂肪抑制効果が得られる．

ii) **SPAIRの欠点**
- SPIRより長いTIを必要とするため，SPIRと比較して撮像時間（TR）が延長する．
- SPAIR-TRに応じた適切なTIの設定が必須となる．
- 呼吸同期，心電同期撮像など，TRが変動するような撮像には不向きである．

6・4 非周波数選択的脂肪抑制方法

STIR（short τ（tau） inversion recovery）は水と脂肪のT_1緩和の差を利用した非周波数選択的脂肪抑制法である．非選択的に180°のIRパルスを印加し脂肪のnullに合わせた短いTIを設定した後に，水の中心周波数に合わせたRFパルスを印加することによって信号を取得する（**図6・6**）．これまでに解説した周波数選択的脂肪抑制方法と比較すると，静磁場不均一の影響を受けにくく均一な脂肪抑制効果があり低磁場装置でも使用可能である（**図6・7**）．しかし，非選択的なIRパルスを使用しているため，水の縦磁化も反転回復中に信号を取得することになり，SNRは低下する．さらに脂肪組織のT_1値を対象としてTIを設定し信号抑制をかけているので，脂肪と同等のT_1値をもつ組織も同時に抑制されてしまう．そのため，血腫や粘液腫などのT_1値の短い病変や，Gd系造影剤投与後にT_1値が脂肪組織と同等になった場合，脂肪と同様に抑制されてしまうので注意が必要である．

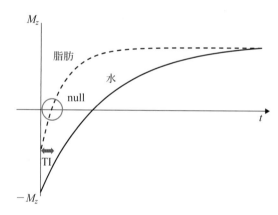

図6・6　STIRの原理

脂肪信号がnullになるTIは以下の式から算出する．
IRパルスからの回復過程式

$$M_z = M_0 \left[1 - 2\exp\left(\frac{-TI}{T_1}\right) \right]$$

このとき，[　]内が0になればよいので

$$\exp\left(\frac{-TI}{T_1}\right) = \frac{1}{2}$$

両辺を自然対数にして

$$TI = \ln 2 \times T_1 = 0.693 \times T_1$$

脂肪の T_1 値は約 250 ms（1.5 T）なので上記の式より

$$\mathrm{TI_{null}} = 0.693 \times 250 \fallingdotseq 170 \text{ ms}$$

i) STIR の利点
- 静磁場の不均一性に強く，均一な脂肪抑制効果が得られる．
- 低磁場装置でも使用可能である．

ii) STIR の欠点
- 水の縦磁化の回復が不十分になるため SNR は低下する．
- 非周波数選択的脂肪抑制のため，脂肪組織の鑑別が不可能である．
- 脂肪組織に近い T_1 値をもつ組織（血腫など）の信号も抑制されてしまう．
- 造影効果の鑑別が行えないため Gd 系造影剤投与後は使用しない．

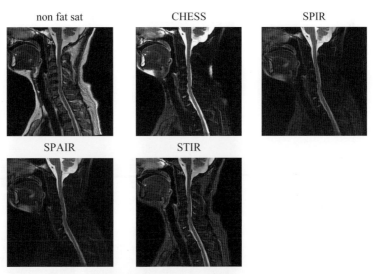

図 6・7　TSE-T_2WI における各種脂肪抑制法（3.0 T）

6・5　位相差を利用した脂肪抑制方法

6・5・1　Dixon 法

Dixon 法は水と脂肪のケミカルシフトによる位相差を利用した水脂肪分離方法である．

1.5 T 装置を例にすると，6・3 節で説明したように水と脂肪の周波数差は約 224 Hz である．これを位相差で表すと 1 周期は $1/224 \fallingdotseq 4.6$ ms であり，4.6 ms の整数倍の周期で同位相となる．1 周期の半分の時間 $\fallingdotseq 2.3$ ms ではその整数倍の周期で逆位相となる．ボクセル内に水と脂肪の信号が混在している場合は**同位相**（in phase）では水と脂肪の信号が加算された状態で，**逆位相**（opposed phase）では水と脂肪の信号が減算された状態となる（**図 6・8**）．例えば正常肝と脂肪肝を比較す

ると，脂肪肝では逆位相で肝実質の信号が低下する（**図6・9**）．これはボクセル内に水と脂肪の信号が混在しているためである．副腎皮質腺腫などの脂肪が混在している病変も同様に逆位相で信号は低下する．このとき，逆位相のTEは同位相のTEよりも短いTEを選択する必要がある．その理由として同位相より長いTEの逆位相で信号低下があった場合，TEの延長による単純な信号低下との鑑別がつかないためである．また，ボクセル内に水と脂肪が混在しており，脂肪の信号が高いと仮定した場合，Gd系造影剤の投与後に逆位相で信号が低下する可能性がある．これは造影効果を受け上昇した水の信号と脂肪の信号の差の絶対値が小さくなるために発生する（paradoxical suppression）．造影後の効果判定を正確に行うには逆位相でのTEによる撮像は行わないか，もしくは脂肪抑制を併用する必要がある．

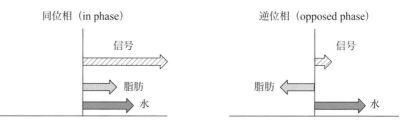

図6・8 水と脂肪の位相差による信号変化

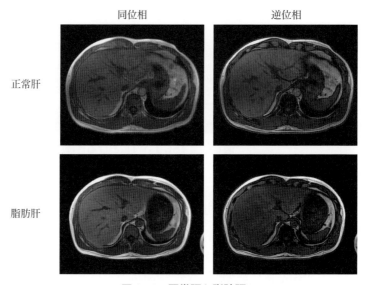

図6・9 正常肝と脂肪肝

同位相と逆位相の画像を演算処理することにより水画像と脂肪画像を得ることが可能となる．このとき，水の信号を「W」，脂肪の信号を「F」とした場合，以下の関係となる．

（ⅰ）in phase ＝ |W＋F|
（ⅱ）opposed phase ＝ |W－F|

これらの式を演算すると以下のように水画像と脂肪画像が得られる.

(ⅰ)+(ⅱ): $W = \dfrac{|\text{in phase} + \text{opposed phase}|}{2}$

(ⅰ)-(ⅱ): $F = \dfrac{|\text{in phase} - \text{opposed phase}|}{2}$

しかし，これらはあくまで理論式であり，実際には静磁場の不均一性の影響などを受け，正確な水脂肪分離が行えない．そこでこれらの問題を解決するために複数のTE（位相情報）を取得し，フィールドマップ（静磁場の均一性のデータ）を用いて位相補正を行うことで正確な水脂肪分離が可能となる．これらの情報をベースとして代表的な3-point Dixon法について続けて解説する．

6・5・2　3-point Dixon法

3-point Dixon法はDixon法をベースとし，位相が異なる三つのTEを取得し同位相画像，逆位相画像，水画像，脂肪画像を取得する．取得するTEは位相が$-\pi/6$，$-\pi/2$，$7\pi/6$，と非対称となっている組合せが使用されている（図6・10）．これら三つのTEで取得した画像に対してフィールドマップを用いて位相補正を行うことで正確な水脂肪分離画像を得られる（図6・11）．また，六つのTEを取得する6-point Dixonでは脂肪のマルチピークモデルを考慮した高精度のPDFF（proton density fat fraction）マップとR_2^*マップを取得することも可能である（図6・12）．

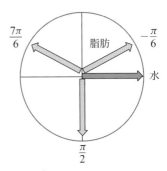

図6・10　3-point Dixon法における収集TE

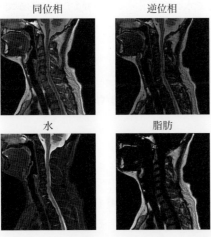

図6・11　TSE-T_2WI 3-point Dixon（頸椎）

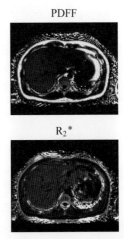

図6・12　6-point Dixon（肝臓）

ⅰ）3-point Dixon法の利点
- 静磁場，送信RFの不均一性に強く，均一な脂肪抑制効果が得られる．
- 低磁場装置でも使用可能である．
- 同時にin phase, opposed phase, fat画像も取得できる（脂肪組織の鑑別可能）．

ⅱ）3-point Dixon法の欠点
- 複数の信号を取得するため撮像時間が延長する．
- 体動やフローのアーチファクトが発生しやすい．
- 画像計算のアルゴリズムや撮像条件によっては計算エラーが発生する可能性がある．

6・5・3　二項励起パルス

二項励起パルス（binominal pulse）は水選択励起法（water excitation）とも呼ばれ，Dixon法と同様に周波数差に基づく磁化の位相差を用いて水信号のみを励起し，結果的に脂肪抑制画像を得る方法である．最初に印加するRFパルスを二項分布（パスカルの三角形，図6・13参照）に従って分割照射する．

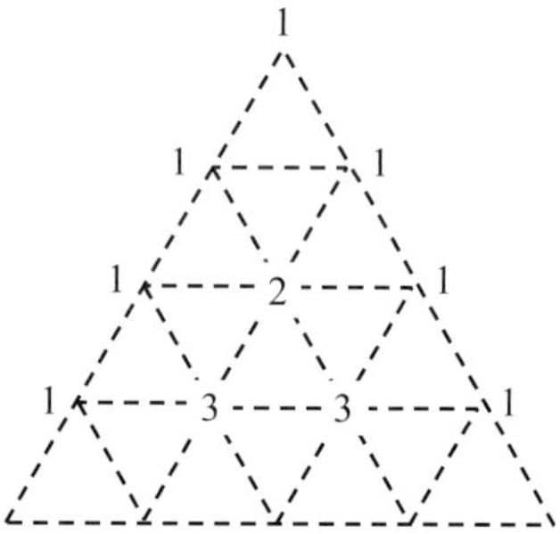

励起RFパルスが90°の場合
1：1パルス　　　　　45°→45°
1：2：1パルス　　　22.5°→45°→22.5°
1：3：3：1パルス　　11.25°→33.75°→33.75°→11.25°

図6・13　パスカルの三角形

各RFパルスの間隔は水と脂肪の位相差分の時間を空けて印加する．

例として1.5T装置にてRFパルスを1：1で印加する場合，最初に45°のRFパルスを印加する．そして水と脂肪が逆位相になるタイミングの2.3ms（6・5・1項参照）の間隔を空け，その後に45°のRFパルスを印加する．このように分割してRFパルスを印加することで水の縦磁化のみを励起することができる（図6・14）．

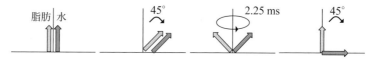

図6・14　二項励起パルス（1：1）

二項励起パルスではプレサチュレーションパルスを必要としないため，撮像時間の延長もない．加えてCHESSやSTIRなどの脂肪抑制と併用することもでき，より高い脂肪抑制効果を得ることもできる．励起パルスの分割数を増やすことで脂肪抑制の精度は上がるが（図6・15），最短TEは延長する．GRE系などのTRが短いシーケンスでは最短TEが延長すると，それに伴って最短TRも延長するので撮像時間を考慮したRFパルスの分割数の選択が必要となる．また，静磁場の均一

性が悪い部位では脂肪抑制不良や水抑制が発生する．

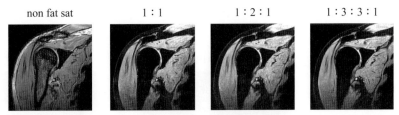

図6・15　T$_2$*WI 二項励起パルス

ⅰ）二項励起パルスの利点
・SE系，GRE系とほぼすべてのパルスシーケンスに使用可能である．
・プレサチュレーションパルスを必要としないためTRの延長がない．
・他の脂肪抑制法とも併用可能である．

ⅱ）二項励起パルスの欠点
・RFパルスの分割数を増やすと設定可能な最短TEが延長する．
・静磁場の均一性の悪い部位では脂肪抑制不良や水抑制が発生する．

6・6　その他の脂肪抑制方法

　SSGR（slice selection gradient reversal）はプレサチュレーションパルスを必要としないスライス方向のケミカルシフトを利用した脂肪抑制方法である．通常のSE系シーケンスではスライス選択の傾斜磁場の極性は同じだが，SSGRでは傾斜磁場の極性を反転させることで励起される脂肪信号を逆方向へシフトさせる（二つのRFパルスによって励起される脂肪信号の範囲を狭くする）．結果としてスライス内で収集される脂肪信号が減少する（図6・16）．
　SSGRはCHESSなどの脂肪抑制法と併用することでより高い脂肪抑制効果が得

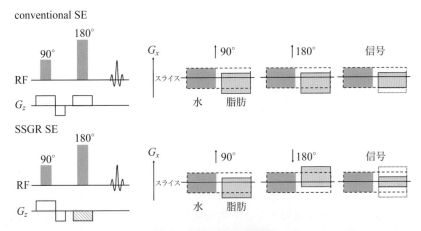

図6・16　SSGRの原理

第6章 脂肪抑制法・自由水抑制法

られる（図6・17）．また，ケミカルシフトの原理を用いているため高磁場装置でより高い効果を発揮する．しかし，静磁場の均一性の悪い部位や体動が大きい部位など，RFパルスが正確に照射できなかった場合，励起不良による脂肪抑制不良や水抑制が発生する．

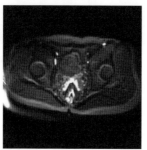 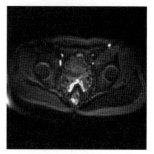

図6・17　SE-EPIにおけるSSGRの有無

ⅰ）SSGRの利点
- プレサチュレーションパルスを必要としないためTRの延長がない．
- 他の脂肪抑制法とも併用可能である．
- 高磁場装置で有用である．

ⅱ）SSGRの欠点
- SE系シーケンス以外では使用できない．
- 静磁場の均一性の悪い部位や体動が大きい部位では脂肪抑制不良，水抑制が発生する．

6・7　アーチファクト

6・2節で述べたように水と脂肪に結合しているプロトンはその結合の違いによって共鳴周波数が異なりその差はケミカルシフトと呼ばれている．本節ではこのケミカルシフトに由来する代表的なアーチファクトについて解説する．

6・7・1　周波数エンコード方向のケミカルシフト

6・3節で述べたようにケミカルシフトは以下の式より算出される．

共鳴周波数差〔Hz〕＝プロトンの磁気回転比〔MHz/T〕×静磁場強度〔T〕
　　　　　　　　　×3.5 ppm

ここで磁場強度が1.5Tの場合を例として考えると，そのシフト量（Δv）は

$$\Delta v = 42.58 \times 10^6 \times 1.5 \times 3.5 \times 10^{-6} \fallingdotseq 223.5 \text{ Hz}$$

となる．この量だけ脂肪の信号は低周波数側へシフトすることになる．このとき，水と重なる部分は高信号に，離れる側は低信号となる（図6・18）．

このケミカルシフトの所見により，構造や病変部の鑑別を行うことができる．例えば，下垂体後葉では抗利尿ホルモンが産生されT_1WIでは高信号を示すが，尿

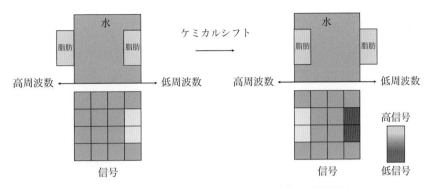

図6・18　ケミカルシフトアーチファクトの発生原理

崩症によって抗利尿ホルモンの産生が阻害されると下垂体後葉の高信号は消失する．下垂体を格納しているトルコ鞍の黄色骨髄（脂肪成分を含む）も同様にT_1WIでは高信号を示し，これらの構造間のケミカルシフトを確認することで抗利尿ホルモンの産生異常の画像所見を得ることができる．このとき周波数方向の設定を誤ってしまうと下垂体後葉の信号異常の鑑別が不可能になってしまう（**図6・19**）．

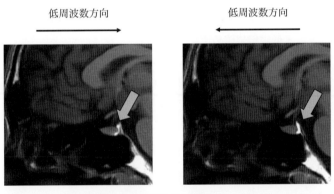

図6・19　正常下垂体の周波数方向の違いによるケミカルシフト

　このケミカルシフトの移動量は1ボクセルがもつ受信バンド幅（BW/N_x）の設定により調節できる．$\Delta v > BW/N_x$のときにケミカルシフトが発生し，$\Delta v < BW/N_x$のときにはケミカルシフトは発生しない．ケミカルシフトを排除する関係式は以下のようになる．

$$\Delta v = \gamma \times B_0 \times 3.5 \times 10^{-6} < \frac{BW}{N_x} = \frac{BW \times \Delta_x}{FOV_x}$$

ここで，γ＝磁気回転比，B_0＝静磁場強度，BW＝受信バンド幅，N_x＝周波数方向のボクセル数（周波数エンコード数），Δ_x＝周波数方向のボクセルサイズ，FOV_x＝周波数方向のFOVである．

　例えば，BW/N_x＝112 Hzの場合で各静磁場強度のケミカルシフトについて考えてみる．0.15 T（$\Delta v ≒ 22.4$ Hz）では約0.2ボクセル分のケミカルシフト量となり1ボクセル内に収まるためケミカルシフトアーチファクトは発生しないが，1.5 T（$\Delta v ≒ 224$ Hz）では約2ボクセル，3.0 T（$\Delta v ≒ 448$ Hz）では約4ボクセル

分のケミカルシフトが発生する（図6・20）．

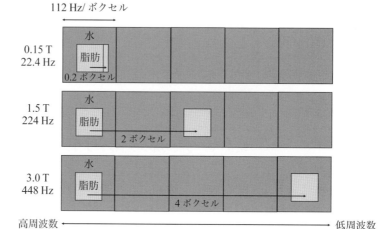

図6・20　静磁場強度とケミカルシフト

つまり，水と脂肪の共鳴周波数差よりも1ボクセルのもつ周波数帯域を大きくすることでケミカルシフトの影響を排除することができる．そのためには
- 低磁場装置装置を使用する．
- 受信バンド幅を広くする．
- 周波数方向のエンコード数を小さくする
  （周波数方向のボクセルサイズを大きくする）．
- 脂肪抑制を行う（脂肪そのものの信号をなくす）．

6・7・2　位相エンコード方向のケミカルシフト

　SE系やGRE系シーケンスでは通常，ケミカルシフトアーチファクトは周波数方向に発生する．これは各位相エンコードステップがTRごとに独立しており，エンコード終了時には収集開始時と同位相，もしくは位相が分散しているためである．しかし，EPI系シーケンスのみ例外として位相方向へケミカルシフトアーチファクトが発生する．これはEPI特有のブリップパルスを用いた連続的なデータ収集によって位相のズレが蓄積されるためである．なので，EPIでは撮像部位や目的に応じた適切な脂肪抑制の併用が必須である（図6・21）．

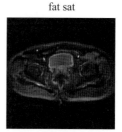

図6・21　SE-EPIにおける脂肪抑制の有無

6・7・3　第2のケミカルシフト（opposed phase）

6・5節で述べたDixon法のin phase（同位相），opposed phase（逆位相）の画像を見ると，opposed phaseでは腎臓などの臓器が位相方向，周波数方向ともに全周性に黒く縁取られている．これが第2のケミカルシフトアーチファクトである．腹腔内には内臓脂肪があり各臓器と隣接しているため，その境界のボクセルには水と脂肪が混在する．opposed phaseでは水と脂肪の横磁化が逆位相となり相殺されるため境界のボクセルが無信号となる．あくまで無信号帯を形成するのは水と脂肪が混在しているボクセルだけで，内臓脂肪のように脂肪組織だけで構成されるボクセルの信号は低下しない（図6・22）．

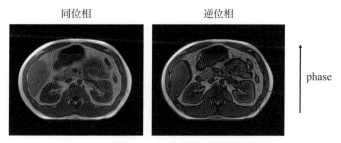

図6・22　逆位相における第2のケミカルシフト

6・8　自由水と結合水

生体組織を構成している水の中には大きく分類して高分子の影響を受けていない自由水と，高分子の影響を受けている構造水に分類される．自由水の分子運動は活発なため緩やかに緩和していくが（T_1値が長い），結合水は周囲の高分子の影響を受け分子運動が制限されるため緩和は促進される（T_1値が短い）．生体組織では自由水，結合水の水分子は常に交換されており，その緩和時間は自由水と結合水の存在比率に大きく依存する（図6・23）．

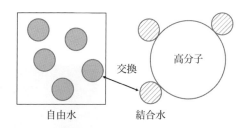

図6・23　自由水と結合水

6・9　自由水抑制法

6・9・1　FLAIR

多くの病変は炎症や浮腫を伴いT_2値が延長し，T_2WIで高信号となる．しかし，同様にT_2WIで高信号を示す組織（自由水に近い脳脊髄液（CSF：cerebrospinal fluid）など）が隣接している場合は病変分の検出が困難となる．そこで自由水の

第6章 脂肪抑制法・自由水抑制法

信号を抑制し病変コントラストの向上を目的として **FLAIR**（fluid attenuated inversion recovery）を使用する．この方法は6・4節で述べたSTIRと同様に非選択的に180°のIRパルスを印加する．T_1値の短い脂肪の抑制を目的としたSTIRとは異なり，T_1値の長い自由水の抑制を目的とするため，自由水のnullに合わせた長いTIを設定する（図6・24）．

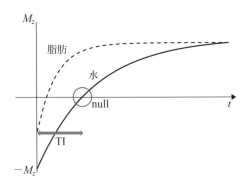

図6・24　FLAIRの原理

FLAIRは主に頭部MRIで使用されており，急性期脳梗塞における血管性浮腫，急性期クモ膜下出血や多発性硬化症などの白質変性疾患など，さまざまな病変で有用なシーケンスである．

基本的な画像コントラストはT_2WIであり，FLAIRは自由水抑制（結合水強調）T_2WIとも呼ばれている（図6・25）．また，TSE法にて高いETLで撮像することが多いため，脂肪信号が高くなりモーションアーチファクトが発生しやすいので，脂肪抑制の併用も有用である．

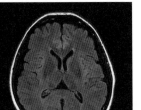

図6・25　T_2WIとFLAIR

また，Gd系造影剤投与後にFLAIRを撮像することでCSFに隣接する髄膜・皮質病変を高コントラストで描出することができる．

しかし，脂肪とは異なり常に体内を移動しているCSFを抑制するため，IRパルスを受けていないCSF（特に流れの速いCSF）がスライス内に流入した場合や，スライス間のIRパルスの干渉によりCSFの消え残りが発生した場合，CSFの信号

抑制が不十分となり病変部との鑑別が困難になる（図6・26）．

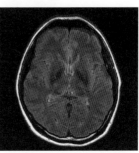

図6・26　CSFによるアーチファクト

このCSFの信号抑制不良の対策としては
- IRパルスを実効スライス厚より広範囲に照射する（パッケージの分割数を増やす）．
- スライスの励起順をインターリーブに設定する．
- スライス間のGapを広げる．
- 3Dで撮像する（非スライス選択IRパルスの使用）．

6・9・2　T_1-FLAIR

高磁場装置では組織のT_1値の延長によりT_1コントラストが低下する．この改善策としてT_1-FLAIRがある．FLAIRと同様のIRパルスを使用することによって，白質・灰白質などのT_1値の差が小さい組織間のコントラストを強調することができる（図6・27）．FLAIRのTEを短く設定し，自由水がnullとなるようにTIとTRを調整することでコントラストが改善されたT_1WIを得ることができる（図6・28）．

これまでに紹介したIRを使用したシーケンスのパラメータ設定について，自動計算ソフトが以下のHPに公開されている（https://seichokai.jp/fuchu/null_point/）．

この自動計算ソフトを使用することでSPAIR，STIR，FLAIRにおける適切なパラメータを設定することができる．

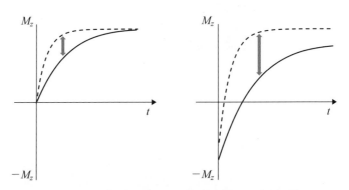

図6・27　IRパルスによるT_1コントラストの改善

第6章 脂肪抑制法・自由水抑制法

SE-T$_1$WI

T$_1$-FLAIR

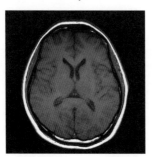
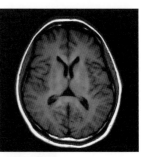

図6・28　IR使用によるT$_1$コントラストの変化（3.0 T）

◎ ウェブサイト紹介

QUESTIONS AND ANSERS IN MRI
　https://www.mriquestions.com/index.html
　　　MRIの基礎原理から応用まで図解つきで幅広い内容が網羅されている．キーワード検索機能付き．内容は英語になるため苦手な方は翻訳ソフトの併用を推奨する．

MRIfan.net
　https://mrifan.net/
　　　MRIに関する情報だけでなく，勉強会や学会の最新情報が定期的にアップロードされている．こちらもキーワード検索機能が付いている．

府中病院 SPAIR・FLAIR・STIRのnull point
　https://seichokai.jp/fuchu/null_point/
　　　各IRパルスを使用するためのパラメータ自動計算ソフトが使用できる．各施設の撮像条件に合わせて適切なパラメータを簡単に確認できる．

◎ 参考図書

E. MARK HAACKE: MAGNETIC RESONANCE IMAGING, WILKEY-LISS (1999)
中塚隆之：MR撮像法の臨床応用（3）脂肪抑制法の原理，日獨医報　第52巻第3号（2007）
荒木　力：決定版　MRI完全解説（第2版），秀潤社（2016）
高原太郎：MRI応用自在（第4版），メジカルビュー社（2021）

◎ 演習問題

問題1　CHESSについて正しいのはどれか．
　　1．水と脂肪のT$_1$値の差を利用した脂肪抑制法である．
　　2．低磁場装置で有用な脂肪抑制法である．
　　3．プレサチュレーションパルスを必要としない．
　　4．脂肪組織の鑑別が可能である．
　　5．静磁場強度に比例して磁気回転比は高くなる．

演 習 問 題

問題2　SPAIR について正しいのはどれか.
　　　1.　SPIR と比較して送信 RF 不均一性の影響を受けにくい.
　　　2.　110°の周波数選択的 IR パルスを使用する.
　　　3.　断熱通過反転パルスを使用しているため最短 TR の延長がない.
　　　4.　造影効果の鑑別が行えないため造影剤投与後は使用しない.
　　　5.　3-point Dixon 法と比較して静磁場不均一の影響を受けにくい.

問題3　STIR について正しいのはどれか.
　　　1.　周波数選択的脂肪抑制方法である.
　　　2.　SNR は低下しない.
　　　3.　励起 RF パルスの分割数を増やすと脂肪抑制効果が高くなる.
　　　4.　スライス方向のケミカルシフトを利用した脂肪抑制である.
　　　5.　脂肪組織に近い T_1 値をもつ組織の信号も抑制されてしまう.

問題4　ケミカルシフトアーチファクトについて正しいのはどれか.　**2つ選べ.**
　　　1.　EPI 系シーケンスでは位相方向にアーチファクトが発生する.
　　　2.　受信バンド幅を狭くするとケミカルシフト量は小さくなる.
　　　3.　高磁場装置と比較して低磁場装置でケミカルシフト量は大きくなる.
　　　4.　アーチファクト対策として脂肪抑制が有用である.
　　　5.　GRE 系の opposed phase では周波数方向にのみアーチファクトが発生する.

問題5　FLAIR について正しいのはどれか.
　　　1.　TR が変化しても自由水が null になる TI は変化しない.
　　　2.　IR パルスの照射が不正確だと CSF の消え残りが生じる.
　　　3.　脂肪抑制との併用はできない.
　　　4.　自由水の周波数選択的水抑制撮像法である.
　　　5.　急性期脳梗塞における細胞性浮腫の鑑別に有用である.

問題6　二項励起パルス（binominal pulse）について正しいのはどれか.
　　　1.　SE 系のパルスシーケンスのみ使用できる.
　　　2.　RF パルスの分割数を増やすと最短 TE が延長する.
　　　3.　水と脂肪が同位相になるよう間隔を空けて RF パルスを印加する.
　　　4.　他の脂肪抑制法との併用はできない.
　　　5.　静磁場の不均一性による影響を受けない.

問題7　Dixon 法について正しいのはどれか.
　　　1.　体動やフローによるアーチファクトの影響を受けにくい.
　　　2.　複数の信号を取得するため撮像時間は短縮する.
　　　3.　位相補正を行うことでより正確な水脂肪分離が行える.
　　　4.　同位相ではボクセル内に水と脂肪が混在すると信号は低下する.
　　　5.　低磁場装置では使用できない.

第6章◇脂肪抑制法・自由水抑制法

第6章 脂肪抑制法・自由水抑制法

問題8　SPIR について正しいのはどれか.

  1. 低磁場装置では周波数差が小さいため水抑制が発生しにくい.

  2. CHESS 法と比較して脂肪信号の残留が多い.

  3. 180°の周波数選択的 IR パルスを使用する.

  4. GRE 系のパルスシーケンスのみ使用できる.

  5. 静磁場, 送信 RF の不均一性による影響を受けやすい.

問題9　SSGR について正しいのはどれか.

  1. 高磁場装置で有用な脂肪抑制法である.

  2. スライス選択傾斜磁場の極性を同じ方向で印加する.

  3. プレサチュレーションパルスを必要とする.

  4. 最短 TR が延長する.

  5. 静磁場の不均一性による影響を受けにくい.

問題10　各組織抑制法の特徴について正しいのはどれか.

  1. CHESS は最短 TR の延長がない.

  2. STIR は Gd 系造影剤投与後に使用しない.

  3. SPIR と SSGR は併用できない.

  4. FLAIR は Gd 系造影剤投与後に使用しない.

  5. T_1-FLAIR は自由水の null に TE を設定する.

Chapter 7

第7章

拡散・灌流

7・1 拡散の原理

7・2 拡散強調画像と見かけの拡散係数

7・3 見かけの拡散係数と臨床における有用性

7・4 制限拡散と拡散テンソル画像および tractography

7・5 灌流と DSC

7・6 DSC 法の実際と定量値

第7章
拡散・灌流

本章で何を学ぶか

拡散および灌流強調画像は，生体内で起こっているこれらの物理現象をMRIのコントラストに反映したものであり，T_1やT_2などの緩和とは全く異なるものである．本章を理解することで，画像コントラストのメカニズムとそこから算出可能な定量値，そして臨床現場でどのように役立っているかを理解することができる．

7・1 拡散の原理

拡散現象とは，**Fickの法則**によって説明される物理現象のことである（一部，この法則に従わない拡散は**非Fickの拡散**と呼ばれている）．Fickの法則には，第1法則と第2法則が存在する．拡散は一般的に三次元空間内で起こる現象だが，本章では単純な拡散を想定し，一次元でのみ起こる拡散を考えることとする．

Fickの第1法則（図7・1）とは，媒質（固体・液体・気体など）内の拡散流束（媒質の流れ）と濃度勾配との関係を表した式である．拡散流束が時間に関係なく一定であるとき，拡散の起こる方向に通過する量（流束）Jは，その場所の濃度Nの勾配（dN/dx）に比例することを表していて，式では

$$J = -D\frac{dN}{dx} \tag{7・1}$$

となる．このときのNは濃度〔mol/cm^3〕，xは位置（拡散する方向への距離）〔cm〕であり，Dは拡散係数〔cm^2/s〕である．マイナスがついているのは，濃度の傾きと物質の移動方向が逆向きになるためである．

濃度勾配が時間に関係なく一定であるときに成立するのがFickの第1法則だが，

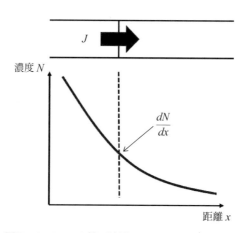

図7・1 Fickの第1法則
拡散が一次元（x軸）方向しか起こらないと仮定している．任意の距離xにおける拡散流束Jは濃度勾配に比例する．

次に拡散流束および濃度勾配が時間とともに変化する場合を考える．つまり第1法則のように，濃度 N の勾配（dN/dx）が一定でなく，流束 J が x によって変化する場合である．図7·2のように $x=x_1$ と $x=x_2$ の間で濃度 N が変化して，$x=x_1$ で $J=J_1$，$x=x_2$ で $J=J_2$ であり，x_1 と x_2 の間の距離が短く，$x_2-x_1=\Delta_x$ が小さいとすると

$$J_1 = J_2 - \Delta_x \frac{dJ}{dx} \qquad (7\cdot2)$$

という関係式が成り立つ．

一方，Δ_x の範囲内に J_1 が流れ込み，J_2 が流れ出ると，J_1 と J_2 は異なるため，この範囲内での濃度 N は時間的に変化することになる．これは

$$J_1 = J_2 - \Delta_x \frac{dN}{dx} \qquad (7\cdot3)$$

という式で表される．式（7·1）とこれら2式をまとめると

$$\frac{\partial N}{\partial t} = D \frac{\partial^2 N}{\partial x^2} \qquad (7\cdot4)$$

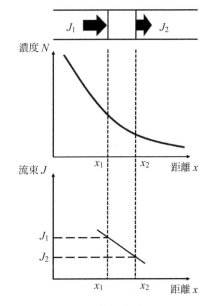

図7·2 Fickの第2法則
左から x_1 への流束を J_1，x_1 から少し進んだ地点 x_2 への流束を J_2 という環境を想定している．また濃度と距離の変化がそれぞれ dN と dx である．

が導き出される．これがFickの第2法則である．濃度 N に対する変数が位置 x と時間 t の二つ存在するため，偏微分で表されているのが特徴である．

Fickの第2法則は，一次元における拡散方程式とも呼ばれている．方程式ではあるが，単純に方程式を解き，解を得ることはできない．しかし，$t=0$ のときの濃度を $N(x,0)$ のように条件を設定することにより，その後の $N(x,t)$ を求めることができる．具体的な条件として

・$t=0$ のときに，N は原点（$x=0$）の位置のみに存在し，N_0 である
・時間の経過とともに原点から広がるが方向は一次元である
・広がる際の障壁はない

とすると

$$N(x,t) = \frac{N_0}{2\sqrt{\pi Dt}} \exp\left(-\frac{x^2}{4Dt}\right) \qquad (7\cdot5)$$

となる．

$t=0$ で $x=0$ のところだけにあった粒子（濃度 N）は，時間が経過すると図7·3のように左右対称な関数になるが，x が大きくなるほど N には0に近づく．これは，時間が経過しても遠くまでは粒子が達しないことを示している．ただし全体の粒子数は変わりないため，図7·3の曲線下面積を $-\infty$ から $+\infty$ まで積分した値は一定となる．さらに，N が N_0 の $1/e$ になる（t が限りなく大きくなったときの）粒子の位置 $\bar{x}$ は

$$\bar{x} = 2\sqrt{Dt} \qquad (7\cdot6)$$

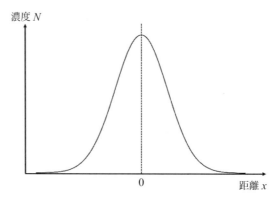

図7・3 拡散方程式における特殊条件時の解
距離0（原点）での濃度が最大値となる曲線を呈する．

となり，拡散する距離の目安として用いられる．この式は**アインシュタイン-スモルコフスキーの式**とも呼ばれる．

7・2 拡散強調画像と見かけの拡散係数

上述した拡散現象をより微視的に観察したものがブラウン運動である．**ブラウン運動**[1]とは，液体や気体中に浮遊する微粒子が，不規則に運動する現象である．1827年，ロバート・ブラウンが，水の浸透圧で破裂した花粉から水中に流出し浮遊した微粒子を顕微鏡下の観察で発見したことは有名である．そして，このブラウン運動をMRIで観測し，画像化したものが**拡散強調画像**（diffusion weighted imaging：**DWI**）である．ちなみに，DWIでは水分子どうしの拡散現象を捉えており，同じ物質における拡散を**自己拡散**という．

この生体内の自己拡散（水分子のブラウン運動）を捉える方法として考案され，現在でも用いられているのが，**Stejskal-Tanner法**[2]と呼ばれるパルスシーケンスである（**図7・4**）．このシーケンスの一般的な形は，スピンエコー法に一対の**運動検出傾斜磁場**（motion probing gradient：**MPG**）を180°パルスの前後に追加し，EPI（echo planar imaging）法[3]で読み出すものである．このとき，MPGの印加強度がG，MPGの印加時間がδ，最初のMPGから次のMPGまでの時間がΔとして

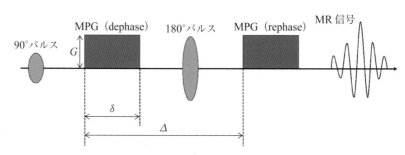

図7・4 Stejskal-Tanner法によるパルスシーケンスデザイン
180°パルスの前後にMPGを印加することで，拡散現象を画像に反映できる．

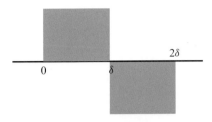

図7・5　MPGのみ（x軸方向のみ）
最初のMPGは位相分散を促進するため上方向，次のMPGは位相を収束させるため下方向に表現してある．

定義される．
　このMPGには決まりごとが二つある．1点は，二つの傾斜磁場は同じ強さ，同じ時間で印加されることである．もう1点は，180°パルスの前（前半）のMPGと180°パルスの後（後半）のMPGは傾斜磁場のかかる方向が反対であるということである．前半のMPGがプロトンの位相を分散させ，後半のMPGが位相を収束させる役割をもつ．このMPGがプロトンの挙動の違い，つまり水分子拡散を強調することで，MRIおよびDWIを通して，われわれは生体内の拡散現象を観察していると考えられている．
　単純な例として，MPGのみでプロトンが静止している場合の位相について考える（**図7・5**）．
　前提として共鳴周波数〔rad/s〕は

$$\omega = \gamma B_0 \, [\text{rad/s}] \tag{7・7}$$

であり，x軸方向に傾斜磁場を印加したとすると，位置xにおける周波数〔rad/s〕は

$$\omega_x = \gamma(B_0 + G_x x)$$

となる．G_xは，位置xにおける傾斜磁場の強さである．ここで傾斜磁場による周波数だけを考えるため，γB_0を引くと

$$\omega_x = \gamma G_x x \, [\text{rad/s}] \tag{7・8}$$

となる．MPGは一定時間印加されるため，その時間t〔s〕を両辺にかけると

$$\omega_x t = \gamma G_x x t \, [\text{rad}] \tag{7・9}$$

となり，位相〔rad〕を表すことなる．傾斜磁場の強さG_xは一定であるため，MPGによる位相（差）は，距離xと時間に比例することがわかる．言い換えれば，これはある位置xにおける，時間tに関する積分であると言い換えることができる．

$$\varphi(x, t) = \gamma \int G_x x \, dt \tag{7・10}$$

この式を用いて，図7・4の場合の位相を考える．前半のMPGによる位相は

$$\varphi(x, t) = \gamma \int_0^\delta G_x x \, dt = \gamma G_x x \delta - 0 = \gamma G_x x \delta$$

となり，後半のMPGによる位相は

$$\varphi(x, t) = -\gamma \int_\delta^{2\delta} G_x x \, dt = -(2\gamma G_x x \delta - \gamma G_x x \delta) = -\gamma G_x x \delta$$

第 7 章 拡散・灌流

となる．その結果，一対の MPG における位相差は

$$\varphi(x, t) = \gamma G_x x \delta - \gamma G_x x \delta = 0$$

であり，位置 x に関係なく 0（位相差はなし）となる．つまりプロトンが静止している場合は，位相が変化することはない．MRI の信号強度としては，MPG の影響は受けないため変化はしないことになる．

一方，例えば後半の MPG 時にプロトンが動いた（速度 v で等速直線運動している）場合，前半の位相は上記同様に

$$\varphi(x, t) = \gamma \int_0^\delta G_x x dt \tag{7・11}$$

である．一方，後半の MPG 印加開始時に動き出したとすると，時間 t 後の位置 x は

$$x = x_0 + vt$$

と表せる．この式における x_0 は最初の位置を表している．この x における位相は

$$\varphi(x, t) = -\gamma \int_\delta^{2\delta} G_x x dt = -\gamma \int_\delta^{2\delta} G_x (x_0 + vt) dt$$

となるため，位相は速度 v にも影響され，前半の MPG と後半の MPG 間での位相差は 0 にはならない．MRI の信号強度としては，MPG の影響は受けて位相が揃わなくなるため低下することになる．

また，この Stejskal-Tanner 法によって得られる信号強度は以下の数式で表すことができる．

$$S_b = S_0 \exp(-bD) \tag{7・12}$$

ここで，S_b は MPG が印加された画像（DWI）であり，S_0 は MPG が印加されていない b0 画像（T_2WI），D は拡散係数〔mm^2/s〕，b は **b-value**（b 値）〔s/mm^2〕と呼ばれる値で DWI のコントラストを調整できるパラメータである．その b-value は

$$b = \gamma^2 G^2 \delta^2 \left(\Delta - \frac{\delta}{3} \right) \tag{7・13}$$

で表すことができる．特に $\left(\Delta - \dfrac{\delta}{3} \right)$ のことを**拡散時間**と呼び，画像コントラストに影響を及ぼす重要なパラメータである．以下に b-value を変化させた際の DWI（MPG は頭尾方向）を示す．

b-value が大きくなるほど，脳脊髄液のような動きが大きいものは信号が低下していることがわかる（**図7・6**）．

なお，細胞壁などの拡散の動きを制限するような物理的障害が起こるところでは拡散が制限される．これを**制限拡散**と呼ぶ．対照的に，制限がされない拡散を**自由拡散**と呼ぶ．そして，自由拡散が時間の経過とともにどの方向にも等しく拡散が進んでいく場合，**等方性拡散**という（**図7・7**上段）．一方で神経線維束における水分子の拡散のように，神経線維束に平行方向には自由拡散，垂直方向には制限拡散となるもの，つまり方向により拡散が異なることを**異方性拡散**（図7・7下段）という．

148

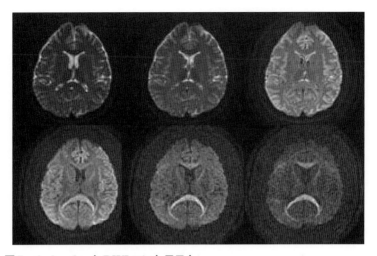

図7・6 b-valueとDWIコントラスト
上段左から b-value は，0，120，480 s/mm², 下段左から1,080，1,920，3,000 s/mm² となっている．b-value が大きくなるにつれて，分子運動の大きい脳脊髄液のような対象の信号強度は低下する．

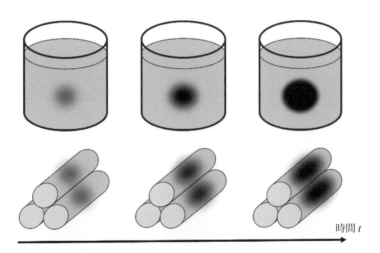

時間 t

図7・7 自由拡散と制限拡散のイメージ図
黒い領域は時間経過に伴い拡散していく粒子や分子を表している．

7・3 見かけの拡散係数と臨床における有用性

前述したDWIの信号強度式

$$S_b = S_0 \exp(-bD) \tag{7・12 再掲}$$

において，b-value は撮像者が設定するパラメータ（既知）であり，S_b（DWI）と S_0（b0）の信号強度は撮像後に取得可能であることから，D（拡散係数）を計算で求めることは理論的には可能である．しかし，MRIで計測しているボクセルサイズ（数mm）は，生体内の動き（数十µm）に比べて大きいため，毛細血管流（灌流：perfusion）などの因子による拡散と水分子による拡散とを区別することができない．この毛細血管などの局所の灌流は，それに対してボクセルサイズが大き

第7章 拡散・灌流

いためマクロ的にはランダムな動きを取ることになる．これを **IVIM**（intravoxel incoherent motion）[4]という．そのため，MRIを通して取り扱う拡散はDではなく，見かけの拡散係数（apparent diffusion coefficient：**ADC**）を用いる．したがって，式（7・12）は

$$S_b = S_0 \exp(-b \cdot \text{ADC}) \tag{7・14}$$

となる．また，ADCに関しては

$$\text{ADC} \approx D + \frac{f}{b} \tag{7・15}$$

として扱う．ここでfは灌流水分子の割合，bはb-valueである．式（7・15）は灌流の影響がある式だが，十分にb-valueを大きくして（$b = 400 \sim 500$程度）撮像を行えば，灌流の影響を抑え，ほぼ拡散現象を反映したものとなるといわれている．ADCは，指数関数的な減弱式*として表した式（7・14）を変形し

$$\text{ADC} = -\frac{1}{b} \ln\left(\frac{S_b}{S_0}\right) \tag{7・16}$$

とすることで，直線的な減弱としての表現が可能である．このとき，必ずしもS_0が必要というわけではなく，二つの異なるb-valueを用いても以下のように算出可能である．

$$\text{ADC} = -\frac{1}{b_1 - b_2} \ln\left(\frac{S_1}{S_2}\right) \tag{7・17}$$

このとき，$b_1 > b_2$である．ここで注意が必要なのは，b-valueが特に小さい場合は，灌流水分子の影響でADCは変化するということである．表7・1は，$D = 2.0 \times 10^{-3}\,\text{mm}^2/\text{s}$としたときのシミュレーション結果である．

表7・1　b-valueとADCの関係

b-value	$f = 0.02$（白質）	$f = 0.05$（灰白質）
10	4.0	7.0
50	2.4	3.0
100	2.2	2.5
500	2.04	2.1
1,000	2.02	2.05
2,000	2.01	2.025

b-valueによってADCは変化すること，またb-valueが小さいほど，つまり灌流の影響が大きいほど，ADCとDの差が大きいことに注意が必要である．

ADCは表7・1のようなb-value依存性という注意点が存在するが，定量値であるため数値での比較が可能となり，臨床における有用性は高い．

これまでの説明は，MPGの印加方法は一つであったが，一般的に臨床で用いられているシーケンスでは上述した制限拡散の影響を減らすため，3方向（x軸，y軸，z軸）それぞれにMPGを印加し，それぞれのDWIを取得した後，各画像を加算平均して，その画像を用いてADCを算出しているのが一般的である．また，短時間に起こる生体内の拡散現象を検出する必要があるため，読み出しは高速撮像

解説

原理的なDWIの信号減衰は指数関数的（mono-exponential）であるが，IVIMを考慮し，遅い拡散成分と早い拡散成分という異なる指数関数的減衰が混ざり合ってDW信号が成立しているという考え方があり，これをbi-exponentialモデル[5]と呼ぶ．

法であるEPI法が一般的である．

　このDWIとADCの有用性が非常に高い場面は，急性期脳梗塞の検出である．急性期脳梗塞が起こっている領域では，細胞性浮腫の状態に陥っていると考えられている．この状態では，水分子量の変化はないものの，正常細胞に比べ水分子の移動が制限されていると考えられているため，T₂WIにおける信号変化は認められないが（図7・8(a)），DWIにおいては位相の変化が少なくなり，その結果高信号を呈するといわれている（図7・8(b)）．またADCは低信号を呈する（図7・8(c)）．

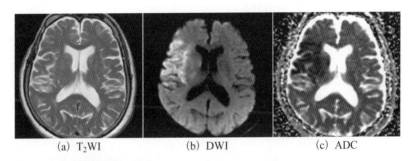

(a) T₂WI　　(b) DWI　　(c) ADC

図7・8　急性期脳梗塞におけるT₂WIとDWIおよびADCの画像コントラスト
発症約3時間後の例．T₂WIでは梗塞領域ははっきりしないが，DWIでは高信号，ADCでは低信号を呈しているのが明らかである．

　DWIが高信号だけでも急性期脳梗塞は十分に診断できそうであるが，それだけでは不十分な場合があり，必ずb0画像も撮像しADCを作成すべきである．例としては，図7・9のような場合である．これはPRES（可逆性白質脳症）の例であるが，DWIが高信号である領域のT₂WIでも信号が高信号になっていることがわかる．DWIのシーケンスのもとになっているT₂WIの信号自体がDWIにも影響をしているわけである．これを**T₂ shine-through**[6]という．この例では，急性期脳梗塞のようなDWI高信号領域に一致したADCの低下は認められない．

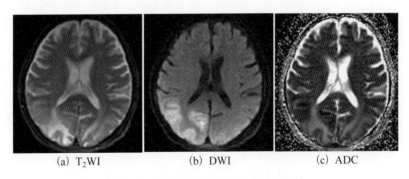

(a) T₂WI　　(b) DWI　　(c) ADC

図7・9　PRESにおけるADCの必要性

　DWIの信号強度は拡散係数（D）の違いをコントラストに反映していることをこれまで述べてきた．拡散「係数」であるため「一定」であるのだが，Dは別の要因によっても影響を受け，以下の式で表すことができる．

第7章 拡散・灌流

$$D = \frac{k_B T}{6\pi\eta r} \tag{7・18}$$

この式を**アインシュタイン-ストークスの式**といい，k_B はボルツマン定数，T は絶対温度，η は粘度，r は球体粒子の半径である．臨床的には，粘度の違いがDWIのコントラストに現れることがある．粘度とDWIの関係を**図7・10**に示す．

臨床現場での使用において注意することがある．EPI法の特徴*によるものであるが，ケミカルシフトアーチファクトが現れやすいため脂肪抑制パルスを併用することが一般的である．

> **解説**
> 信号の読み出しにEPI法を用いる場合，画像に歪みが生じることに注意が必要である．最近では，読み出しに高速SE法を用いる，シングルショット型ではなくマルチショット型を用いるなどで歪みの回避や低減が可能になってきた．さらに k 空間の充填法を工夫した撮像方法も開発され臨床で活躍している．

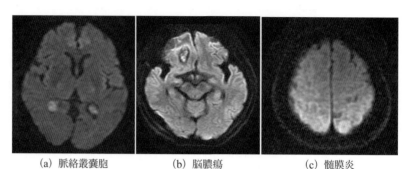

(a) 脈絡叢嚢胞　　(b) 脳膿瘍　　(c) 髄膜炎

図7・10 粘度とDWIの関係
いずれも粘度が高いことで D が低くなり，DWIが高信号を呈している場合である．(a) は脳室内脈絡叢嚢胞が，(b) は右前頭葉に脳膿瘍が，(c) は脳溝に沿って髄膜炎が観察できる．

7・4　制限拡散と拡散テンソル画像およびtractography

臨床現場におけるDWIは，異方性拡散の影響を減らすために3方向（x軸，y軸，z軸）それぞれにMPGを印加しDWIの平均画像を使用するのが一般的であることは前述した．しかし，この拡散異方性を積極的に利用し，生体内の拡散方向（拡散係数）のベクトルや大きさの情報を可視化したものが**拡散テンソル解析**および**拡散テンソル画像**（diffusion tensor imaging：**DTI**）[7] である．**テンソル**とはベクトルの考え方を拡張したもので，線形的な量または線形的な幾何概念を一般化したものである．零次テンソルが 1×1 の行列式，つまりスカラで，一次テンソルが 2×2 の行列式で二次元のスカラとベクトルを表す．三次元で拡散現象を表現できるのは二次テンソルであり，3×3 の行列式で，三次元のスカラとベクトルを表し，次式で与えられる．

$$D = \begin{pmatrix} D_{xx} & D_{xy} & D_{xz} \\ D_{yx} & D_{yy} & D_{yz} \\ D_{zx} & D_{zy} & D_{zz} \end{pmatrix} \tag{7・19}$$

最初の添え字 (x,y,z) が組織の本来の拡散方向を，二つ目の添え字は傾斜磁場の方向を表している．D を算出するためには未知数が九つあるため，異なる10方向のMPGをかけ，$S_b = S_0 \exp(-bD)$ に関する連立方程式を解けばよい．しかし，このテンソル D が実数の固有値を有するため，線形代数学においては D は対象行

列となる．その結果
$$D_{xy} = D_{yx},\ D_{xz} = D_{zx},\ D_{yz} = D_{zy}$$
であり
$$D = \begin{pmatrix} D_{xx} & D_{xy} & D_{xz} \\ D_{xy} & D_{yy} & D_{yz} \\ D_{xz} & D_{yz} & D_{zz} \end{pmatrix} \tag{7・20}$$
となる．未知数は6個となるため，少なくとも6方向のMPGを印加したDWIとMPGを印加しないT_2WI（b0画像）を撮像すれば，Dを求めることができる．しかし，Dの大きさを算出できたとしても，観測座標系を使用して，Dのベクトルを表現することは難しい．そこで対角化を行う（**図7・11**）．

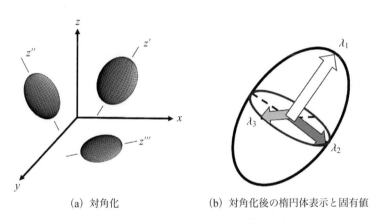

(a) 対角化　　　　　　(b) 対角化後の楕円体表示と固有値

図7・11　拡散テンソルと対角化と固有値・固有ベクトル

対角化とは行列Aの固有ベクトルからなる行列Pを使って対角行列を求めることで，$B = P^{-1}AP$で求められる．求まった対角行列の対角成分は，行列Aの固有値になるという特徴をもつため，拡散テンソル解析において対角化することで，三次元的な拡散方向（情報）を理解しやすくなる．行列の式としては
$$D = \begin{pmatrix} D_{xx} & D_{xy} & D_{xz} \\ D_{xy} & D_{yy} & D_{yz} \\ D_{xz} & D_{yz} & D_{zz} \end{pmatrix} = \begin{pmatrix} \lambda_1 & 0 & 0 \\ 0 & \lambda_2 & 0 \\ 0 & 0 & \lambda_3 \end{pmatrix} \tag{7・21}$$
となる．これにより，固有値（$\lambda_1,\ \lambda_2,\ \lambda_3 : \lambda_1 > \lambda_2 > \lambda_3$）とそれに対応する固有ベクトル（$e_1,\ e_2,\ e_3$）を求めることができる．この固有値・固有ベクトルは，拡散テンソルDがMRI観測系との位置関係や拡散の大きさを示すのに対して，観測物固有の値であり，どのようなMRI観測系でも依存はせず，それによる変化がないという大きな特徴をもっている．このテンソル解析で代表的な定量値の一つにtraceがある．traceは拡散の大きさそのものを示し，拡散の方向は含まれないもので
$$\text{trace} = \lambda_1 + \lambda_2 + \lambda_3 \tag{7・22}$$
で表される．または

$$\mathrm{ADC} = \frac{\lambda_1 + \lambda_2 + \lambda_3}{3} \qquad (7 \cdot 23)$$

とも定義される．このADCは，前述したADCと同じものとなる．また拡散テンソルの対角成分と固有値の間には

$$D_{xx} + D_{yy} + D_{zz} = \lambda_1 + \lambda_2 + \lambda_3 \qquad (7 \cdot 24)$$

という関係も成立している．ADCおよびtraceは，完全に拡散テンソル成分がわからなくても D_{xx}, D_{yy}, D_{zz}（x, y, z それぞれの軸にのみMPGを印加したときの拡散係数）がわかっていれば求めることができる（図7・12）．

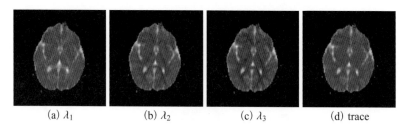

(a) λ_1　　(b) λ_2　　(c) λ_3　　(d) trace

図7・12　各λ画像およびtrace画像

もう一つ代表的な定量値に **FA**（fractional anisotropy）がある．FAは異方性の程度（バラつき）を表す指標で

$$\mathrm{FA} = \sqrt{\frac{3}{2}} \frac{\sqrt{(\lambda_1 - \bar{\lambda})^2 + (\lambda_2 - \bar{\lambda})^2 + (\lambda_3 - \bar{\lambda})^2}}{\sqrt{\lambda_1^2 + \lambda_2^2 + \lambda_3^2}} \qquad (7 \cdot 25)$$

で表される．ただし

$$\bar{\lambda} = \frac{\lambda_1 + \lambda_2 + \lambda_3}{3} \qquad (7 \cdot 26)$$

である．FAは等方性拡散からどの程度ずれているかを定量的に知ることができ，完全に等方性拡散である場合は，$\lambda_1 = \lambda_2 = \lambda_3 = 1$ であり，FA＝0となる．これとは反対に神経や筋線維のように，ある1方向にのみ拡散が極めて強い場合

$$\lambda_1 \cong 1 \gg \lambda_2 \approx \lambda_3$$

となり，FA $\cong$ 1となる．

別の定量値として **RA**（relative anisotropy）がある．RAは固有値の標準偏差をその平均値で割ったもので

$$\mathrm{RA} = \frac{1}{\sqrt{3}} \frac{\sqrt{(\lambda_1 - \bar{\lambda})^2 + (\lambda_2 - \bar{\lambda})^2 + (\lambda_3 - \bar{\lambda})^2}}{\sqrt{\lambda_1^2 + \lambda_2^2 + \lambda_3^2}} \qquad (7 \cdot 27)$$

で定義され，$0 \leq \mathrm{RA} < \sqrt{2}$ の範囲の値をとる．さらに，**VR**（volume ratio）という定量値もある．VRは，三つの固有値を半径とする楕円体の体積を，固有値の平均を半径とする体積で割ったもので

$$\mathrm{VR} = \frac{\lambda_1 \lambda_2 \lambda_3}{(\bar{\lambda})^3} \qquad (7 \cdot 28)$$

で定義され，$0 \leq \mathrm{VR} \leq 1$ の範囲の値をとる．しかし，この値はFAやRAとの関係

が反対になってしまうため，以下のような式を定義する場合もある．

$$VR = 1 - \frac{\lambda_1 \lambda_2 \lambda_3}{(\bar{\lambda})^3} \quad (7\cdot 29)$$

FA，RAおよびVRの画像を図7・13に示す．

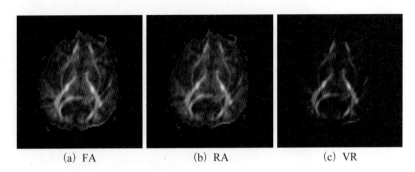

(a) FA　　　　　　(b) RA　　　　　　(c) VR

図7・13　異方性に関する定量マップ
FA値のとりうる範囲は0～1，RAの範囲は0～$\sqrt{2}$，VRの範囲は0～1である．

前述したように，異方性を評価するためにFAなどのパラメータがあり，特にFA*は非常に有効であるが，拡散の方向情報をもっていないため，どちらにどの程度拡散しているのかということがわからない．そこで，方向情報をもっている固有ベクトルを用いて，視覚的に拡散する方向をわかりやすくしたものが**color map**（color FA）と呼ばれるパラメータである．

この画像の計算方法は，最大拡散方向の固有ベクトル（e_1）のx，y，z方向のそれぞれの成分にFAを乗じ，256階調とするために256をかける．そしてそれぞれの方向に色付けをして表示するというものである．

$$\text{Red} = e_{1x} \times \text{FA} \times 256 \quad (7\cdot 30)$$
$$\text{Green} = e_{1y} \times \text{FA} \times 256 \quad (7\cdot 31)$$
$$\text{Blue} = e_{1z} \times \text{FA} \times 256 \quad (7\cdot 32)$$

各方向の色付けは，Redは左右方向，Greenは前後方向，Blueは頭尾方向である．**図7・14**にFAとcolor mapの比較の例を示す．

このcolor mapはあくまで平面（二次元）における拡散方向の可視化であったが，拡散テンソル画像をさらに応用し，三次元的に神経走行を可視化したものが**拡散テンソルtractography（DTT）**[9]である．

DTTは，テンソル解析により算出した各ボクセルの固有ベクトルの第1成分（e_1）を追跡していく画像で，脳白質神経走行や筋線維走行を描出する画像である．原理上1方向にしか追跡できないため，交叉線維など複雑な神経走行を表現できない欠点はあるが，三次元的に脳内の神経走行を把握できることは有用であることは間違いない．

追跡方法としては，大きく分けて二つに分けられる．一つはSTT（stream lines tracking）法，もう一つは可変ステップ法である（**図7・15**）．**STT法**は，ボクセルの境界面で追跡方向を変化させる方法で，次のボクセルになったときにそのボクセル中の固有ベクトルの第1成分方向で追跡を行い，これを繰り返していく方法で

解説
FA：臨床現場でも使用されていて，病変によりFA値が低下するもの，上昇するもの，さまざまあるが，病変部の脳白質神経障害などによる拡散異方性の変化を表していると考えられており，アルツハイマー型認知症の場合はFA値が上昇する[8]と報告されている．

第7章 拡散・灌流

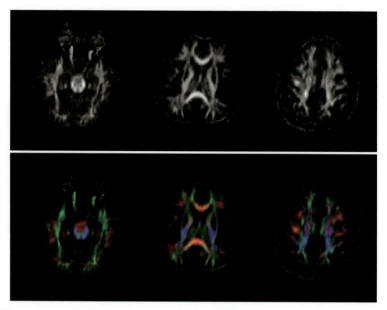

図7・14　FAとcolor map（color FA）の比較
上段がFA，下段がcolor mapである．Redは左右方向，Greenは前後方向，Blueは頭尾方向であると定義することで白質線維の走行方向が理解しやすくなる．

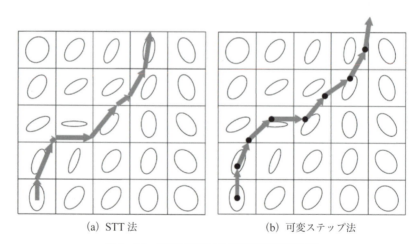

　　　　(a) STT法　　　　　　　　　(b) 可変ステップ法
図7・15　DTTにおける代表的な追跡方法

> **解説**
> DTTでは交叉する神経線維描出が原理上できないため，当初から限界が指摘されてきた．最近では，交叉線維描出を可能にするアルゴリズム（constrained spherical deconvolution法[10]やq-ball imaging法[11]など）がいくつか開発され研究および臨床応用がされてきており，今後が期待される．

ある．一方，**可変ステップ法**は，一定のステップ幅で逐次拡散テンソルの補間を行いながら方向を変化させていく方法である．ステップ間隔は自由に変化させることができるため，その影響により表示結果が異なってしまう可能性があることに注意をしなければならない．

　DTTの描出には始点の設定をしなければならない．また，終点の設定を加えることでDTTの描出を選択的にすることができる．同様に通過しない領域や追跡距離やボクセルの最低FA値などを設定することが可能で，より限定的なDTTを描出することができる．しかし，原理的に交叉線維描出が困難*であることからも，

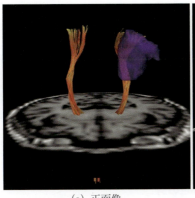 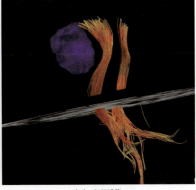

(a) 正面像　　　　　　　　　(b) 側面像

図7・16　脳腫瘍患者におけるDTT画像例
描出されているのは，左右の運動神経（皮質脊髄路）である．左脳に腫瘍が存在し，左脳の皮質脊髄路が腫瘍の影響を受けて偏位して走行している様子が観察できる．

描出された結果が正しいかどうかを確かめる方法はまだ確立されていないため，結果の精度に関しては注意が必要である．図7・16にDTT画像の例を示す．

7・5　灌流とDSC

灌流とは，臓器や組織また細胞などに液体を流すことを指し，このときの液体とは血液，透析液や造影剤などを指す．MRIにおいては，血液と造影剤が該当する．MRIを用いた**灌流像**（perfusion imaging）は組織の毛細血管レベルにおける血流を定量的または半定量的に画像化したものをいい，解析の原理はCTや核医学と同様のモデルに従った理論で解析される[12]．perfusion imagingでは動脈血に対して**標識物質**（tracer）を与えることで血流動態を把握する．外因性標識として造影剤を用いた**DSC**（dynamic susceptibility contrast）と，内因性標識として動脈血にRFパルスを与えて標識物質とする**ASL**（arterial spin labeling）が臨床で主に使用されている．

DSCは，急速注入したガドリニウム造影剤が毛細血管内に流入することによる信号強度変化を利用する手法である．その変化を鋭敏に，そして短時間かつ連続的に捉えることができるGRE型EPIかSE型EPIを使用することが多い．時系列としては，造影剤注入前から撮像を始め，常磁性体である高濃度のガドリニウム造影剤が血管内に流入すると，周囲組織との磁化率の差に基づく一過性の磁化率の変化によって，磁場の不均一が生じ信号強度が低下する．その後，造影剤の最大到達時点で信号強度は最小値を示す．造影剤が通過した後に信号強度は上昇する．この一連の信号強度変化から毛細血管の血流状態を把握することが可能である．

前述した方法で捉えた時系列データの信号強度曲線を単純に分析することによって，いくつか灌流に関するパラメータをわれわれは取得することができる．しかし，この方法は造影剤のボーラス性や血行動態に大きく依存するため，定量値としての再現性や精度は高くない．以下に紹介するパラメータの絶対値は，そ

第7章 拡散・灌流

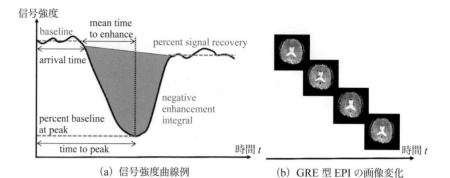

(a) 信号強度曲線例　　(b) GRE型EPIの画像変化

図7・17　perfusion imagingの例
(a) 造影剤が到達すると信号強度が減少し，最大流入時に信号強度が最も低下し，time to peakを迎える．その後，流出と共に信号は回復するが造影前の信号強度までは回復しない．(b) 造影剤投与前から撮像を始め（左から1枚目），造影剤が到達すると信号強度が減少し（左から2枚目），最大流入時に信号強度が最も低下し（左から3枚目），流出と共に信号は回復するが造影前の信号強度までは回復しない（左から4枚目）．

れ自体ではほとんど意味がないが，相対的な意味（脳を左右比較する）で役に立つといえる．**図7・17**にperfusion imagingの例を示す．

AT（arrival time）は，造影剤投与から組織に造影剤が到達するまでの時間である．MR信号はノイズや動きによって変化するため，ベースラインは，造影剤が到着する前に十分に計測した画像信号（10ポイント程度，1枚1秒であれば10枚程度）の平均を取る必要がある．

TTP（time to peak）は，造影剤投与から対象贈位における最大信号損失までの時間として定義される．一部，ATを引いた時間をTTPと定義する場合もある．

NEI（negative enhancement integral）は，造影剤がはじめて組織内を通過している間の信号強度曲線の下の総面積（積分）であり，**AUC**（area under curve）ともいわれる．NEIは，局所血管系を通過する造影剤の総量を反映し，血液量にほぼ比例する．造影剤は再循環効果のため，信号強度は正常ではベースラインに戻らない．そのため積分値を算出するために，数学的モデルを使用して曲線の補正を行うことが多い．

MTE（mean time to enhance）は，注入された造影剤全体が組織領域を通過するまでの平均時間を表す．MTEは，到着する造影剤ボーラス形状（性）に大きく依存し，組織灌流にはそれほど依存しない．

PBP（percent baseline at peak）と**PSR**（percent signal recovery）は，それぞれ最小（ピーク）または再循環（回復）中の信号強度をベースラインの信号値で割った比率として定義される．計算は非常に単純だが，これらのパラメータは臨床で使用されることはほとんどない．

信号強度曲線の単純な分析から得られるパラメータの定量性や再現性は低いため，現在臨床で一般的に利用されている定量的な解析法[13]を以下で説明する．

まず，取得できるMR信号強度と$1/T_2$（ΔR_2）もしくは，$1/T_2^*$（ΔR_2^*）に関しては，以下となることがわかっている．

$$\Delta R_2 \text{ もしくは } \Delta R_2{}^* = -\frac{1}{\mathrm{TE}} \ln\left(\frac{S}{S_0}\right) \tag{7・33}$$

ここで，TE はエコー時間，S_0 は造影剤到着前の脳組織の MR 信号強度，S は造影剤到達時の脳組織の MR 信号強度を表す．ΔR_2 もしくは $\Delta R_2{}^*$ は，トレーサ（造影剤）濃度に比例すると仮定すると

$$\Delta R_2 \text{ もしくは } \Delta R_2{}^* = kC \tag{7・34}$$

と表すことができる．このとき，k は緩和度を表す．この2式を用いて造影剤濃度 C を算出し時間的変化を観察しようとしている．このとき

- k は未知数であり脳組織の状態によらず，すべての脳組織で同じ値
- 造影剤は一瞬で流入する（インパルス関数）
- 造影剤が流入後，観測組織に同時にかつ均一に分布し，すべてが同時に流出する
- 造影剤は血管外には浸透しない

などを仮定しているが，生体内でこの仮定がすべて成立するわけではないため，理論値と実測値に違いが出ることは注意が必要である．さらに

- T_1 短縮の影響を除去していない

などの制約も加わるため，核医学や CT perfusion よりも定量性は低いとされている．しかし，上記を改善するための撮像法や解析法も提案されており，今後に期待したい．

7・6　DSC 法の実際と定量値

　造影剤の注入を可能な限りインパルス関数に近づけるため，造影剤は数秒で急速静注する必要がある．撮像ピクセルサイズとしては $1 \sim 2\,\mathrm{mm}$，スライス厚は $5\,\mathrm{mm}$ 前後が一般的である．しかし，1 ピクセル内にはさまざまな構造物が存在しているため，いわゆる部分容積効果の影響は無視できないことは把握しておく必要がある．造影剤の静脈注入後から脳組織への流入，通過，静脈への流出を捉えるために1分程度連続で撮像することが求められる．

　得られた信号強度-時間曲線を脳組織における濃度-時間曲線に変換することで，いくつかの定量的な解析値を得ることが可能になるが，その際に必要なものは，**動脈入力関数**（arterial input function：**AIF**）である．これは，造影剤の急速注入（インパルス関数）に相当する．実際には，造影剤は急速静注されても，右心房 → 右心室 → 肺動脈 → 肺静脈 → 左心房 → 左心室を通過してから脳組織に届くため，インパルス関数となる入力は不可能である．AIF は，撮像断面を垂直に通過する動脈に**関心領域**（region of interest：**ROI**）を設定することで得ている．ここで，脳組織における濃度-時間曲線は以下のようなデコンボリューション式で表すことができる．

$$C_t(t) = \frac{\rho}{k_H} f R(t) \otimes \mathrm{AIF} \tag{7・35}$$

　ここで，f は**脳血流量**（cerebral blood flow：**CBF**〔$\mathrm{ml}/100\,\mathrm{g/min}$〕），$R(t)$ は残余関数を表す．また ρ は脳組織の密度であり，$1.04\,\mathrm{g/ml}$ がよく使用される．k_H は

第7章 拡散・灌流

ヘマトクリット値を用いた値で

$$k_H = \frac{1 - H_{LV}}{1 - H_{SV}} \tag{7・36}$$

で算出可能で，H_{SV} と H_{LV} はそれぞれ，毛細血管および太い血管におけるヘマトクリット値を表し，前者は 0.2，後者は 0.45 という値がよく使用される．ここで，$R(t)$ は，造影剤が組織にデルタ関数の形で入力してから t 時間後に組織に残留している造影剤の割合（残留量 ÷ 組織に入った総量）を表している．$R(t)$ は $t = 0$ にて 1 であり，時間が進むにつれて単調減少する関数である．したがって，$fR(0) = $ CBF であるが，実際には $fR(t)$ の最大値を CBF とすることが多い．また，残留関数の幅は，組織を通過する造影剤の通過時間の分布を反映している．通過時間が速い組織は鋭くて狭い残留物曲線をもつ．一方，通過時間が長い組織は，広い残留物曲線をもつ．残差関数の下の面積は，粒子が組織血管床を通過するのに費やす平均時間を反映しており，**平均通過時間**（mean transit time：**MTT**〔s〕）として知られる重要な生理学的パラメータである．

$$\mathrm{MTT} = \int_0^\infty R(t)dt \tag{7・37}$$

として数式で表すことができる．また**脳血液量**（cerebral blood volume：**CBV**〔ml/100 mg〕）は

$$\mathrm{CBV} = \frac{k_H \int C_t(t)dt}{\rho \int \mathrm{AIF} dt} \tag{7・38}$$

という関係式から算出することができるが

$$\mathrm{CBF} = \frac{\mathrm{CBV}}{\mathrm{MTT}} \tag{7・39}$$

という関係も成り立っていることから，CBF と MTT を用いて算出することも可能である．CBV も脳灌流情報を知るためには非常に重要な定量値の一つである．**図7・18**にこれらの定量値を示す．

解説：造影剤をトレーサとして用いる手法が DSC であり，造影剤を用いずに血液をトレーサとして用いる方法が ASL（arterial spin labeling）法と呼ばれる．後者は第8章を参照していただきたい．

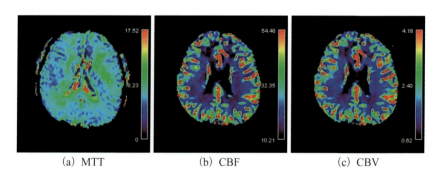

(a) MTT　　(b) CBF　　(c) CBV

図7・18　DSC 解析によって算出できる定量値

今回紹介した DSC の定量解析*はあくまで一例であり，他の数学的手法を用いた解析方法も複数存在する．それぞれの解析によって計算結果が異なる可能性が

あることに注意が必要である．

実際の臨床例（膠芽腫）を供覧する（**図7・19**）．造影後T_1WIにおける信号増強領域に伴って，CBFおよびCBVの増加が認められる．

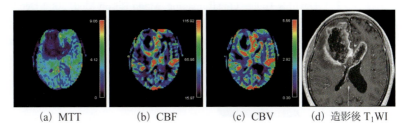

(a) MTT　　　(b) CBF　　　(c) CBV　　　(d) 造影後 T_1WI

図7・19　脳腫瘍におけるDSCの各パラメータ

◎ 参考図書

これでわかる拡散MRI（第3版），秀潤社
パワーアップ拡散MRI　臨床と基礎原理：拡散現象からQSIまで，秀潤社
MRIの基本パワーテキスト　基礎理論から最新撮像法まで（第4版），メディカルサイエンスインターナショナル
MRI完全解説　決定版，秀潤社

◎ 参考文献

1) Brown Robert. A brief account of microscopical observations made in the months of June, July and August, 1827, on the particles contained in the pollen of plants; and on the general existence of active molecules in organic and inorganic bodies. Philosophical Magazine. 1827; 4 (21):161-173.

2) Stejskal EO, Tanner JE. Spin diffusion measurement: spin echoes in the presence if a time dependent field gradient. J Chem Phys. 1965; 42:228-292.

3) P Mansfield. Real-time echo-planar imaging by NMR. Br Med Bull. 1984 Apr;40(2):187-90.

4) D Le Bihan, E Breton, D Lallemand, M L Aubin, J Vignaud, M Laval-Jeantet. Separation of diffusion and perfusion in intravoxel incoherent motion MR imaging. Radiology. 1988 Aug;168(2):497-505.

5) T Niendorf 1, R M Dijkhuizen, D G Norris, M van Lookeren Campagne, K Nicolay. Biexponential diffusion attenuation in various states of brain tissue: implications for diffusion-weighted imaging. Magn Reson Med. 1996 Dec;36(6):847-57.

6) J H Burdette, A D Elster, P E Ricci. Acute cerebral infarction: quantification of spin-density and T_2 shine-through phenomena on diffusion-weighted MR images. Radiology. 1999 Aug;212(2):333-9.

7) P J Basser 1, J Mattiello, D LeBihan. MR diffusion tensor spectroscopy and imaging. Biophys J. 1994 Jan;66(1):259-67.

8) Douaud G, Jbabdi S, Behrens TE, et al.: DTI measures in crossing-fibre areas: increased diffusion anisotropy re-veals early white matter alteration in MCI and mild Alz-heimer's disease. Neuroimage 2011; 55: 880-890.

9) S Mori, B J Crain, V P Chacko, P C van Zijl. Three-dimensional tracking of axonal projections in the brain by magnetic resonance imaging. Ann Neurol. 1999 Feb;45(2):

第7章 拡散・灌流

265-9.

10) J-Donald Tournier, Fernando Calamante, Alan Connelly. Robust determination of the fibre orientation distribution in diffusion MRI: non-negativity constrained super-resolved spherical deconvolution. Neuroimage. 2007 May 1;35(4):1459-72.

11) David S Touch. Q-ball imaging. Magn Reson Med. 2004 Dec;52(6):1358-72.

12) P MEIER, K L ZIERLER. On the theory of the indicator-dilution method for measurement of blood flow and volume. J Appl Physiol. 1954 Jun;6(12):731-44.

13) Leif Østergaard. Principles of cerebral perfusion imaging by bolus tracking. J Magn Reson Imaging. 2005 Dec;22(6):710-7.

◎演習問題

問題1 Fick の法則は全部でいくつあるか.

    1. 1
    2. 2
    3. 3
    4. 4
    5. 5

問題2 アインシュタイン-スモルコフスキーの式で正しいのはどれか. ただし, $\bar{x}$ は, 平均変位距離, D は拡散係数, t は時間である.

    1. $\bar{x} = \sqrt{Dt}$
    2. $\bar{x} = 2\sqrt{Dt}$
    3. $\bar{x} = 2Dt$
    4. $\bar{x} = 2(Dt)^2$
    5. $\bar{x} = 2Dt^2$

問題3 拡散強調画像について**誤っている**のはどれか.

    1. 生体内水分子のブラウン運動を捉えた画像である.
    2. 前半の MPG と後半の MPG の強さと大きさは同じである.
    3. b-value の単位は mm^2/s である.
    4. b-value が大きいほど, 脳脊髄液の信号は低下する.
    5. 撮影には一般的に EPI 法が用いられる.

問題4 拡散強調画像について次のうち, **ないもの**はどれか.

    1. 自由拡散
    2. 制限拡散
    3. 等方性拡散
    4. 同方性拡散
    5. 異方性拡散

問題5 拡散強調画像と拡散係数について正しいのはどれか. **2つ選べ**.

    1. 拡散強調画像から真の拡散係数が求められる.
    2. 見かけの拡散係数 (ADC) の算出には, MPG 印加しない b0 画像が必須である.
    3. 拡散強調画像では, 毛細血管流による拡散と水分子による拡散を区別できない.
    4. 局所の灌流によるランダムな動きを IVIM と呼ぶ.
    5. 急性期脳梗塞では DWI 低信号, ADC 高信号となる.

162

演 習 問 題

問題6 拡散強調画像について正しいのはどれか. **2つ選べ.**
1. 急性期脳梗塞のときだけ DWI が高信号になるため, 診断に有用である.
2. アインシュタイン-ストークスの式とは, $\bar{x} = 2\sqrt{Dt}$ のことである. ただし, $\bar{x}$ は拡散変位距離, D は拡散係数, t は時間である.
3. 拡散係数は粘度の影響を受け, 絶対温度に反比例する.
4. 拡散強調画像は, EPI 法の影響でケミカルシフトアーチファクトが現れやすい.
5. b-value が小さいほど灌流の影響を受けやすい.

問題7 拡散テンソル解析について正しいのはどれか. **2つ選べ.**
1. 拡散強調画像における異方性拡散を積極的に利用した解析である.
2. 拡散テンソル解析は, 一次テンソルを用いる.
3. 拡散テンソル解析は, 最低10方向の MPG を用いた拡散強調画像が必要である.
4. 拡散テンソル解析では ADC を算出することはできない.
5. fractional anisotropy とは, 等方性拡散からのずれを表した定量的である.

問題8 拡散テンソル解析および拡散テンソル tractography について正しいのはどれか.
1. color FA は, 方向情報を有する固有値を FA に付加した計算画像である.
2. trace は, 拡散の方向情報を有した画像である.
3. 拡散テンソル tractography とは, 脳白質神経走行のみ描出できる画像である.
4. 拡散テンソル tractography は, ボクセルの第1固有ベクトル方向を追跡するものである.
5. 拡散テンソル tractography は交叉線維描出を得意とする画像である.

問題9 脳 MRI で灌流情報が得られるのはどれか. **2つ選べ.**
1. DTI (diffusion tensor imaging)
2. ADC (apparent diffusion coefficient)
3. MRS (maginetic resonance spectroscopy)
4. ASL (arterial spin labeling)
5. DSC (dynamic susceptibility contrast)

問題10 DSC 法および解析について正しいのはどれか. **2つ選べ.**
1. 造影剤を急速に静注して撮像を行う方法である.
2. MTT (平均通過時間) が得られる.
3. ADC (見かけの拡散係数) が得られる.
4. CBF (脳血流量) が得られる.
5. 測定される信号は, 造影剤のボーラス性には影響されない.

第7章◇拡散・灌流

Memo

Chapter 8

第8章

MRA

8・1　流れとMRI信号
8・2　TOF法
8・3　PC法
8・4　心電図同期併用3D高速SE法
8・5　スピンラベリング
8・6　造影MRA
8・7　BB imaging

第8章
MRA

本章で何を学ぶか

MRA（magnetic resonance angiography）は MRI によって血管または血流を描出する技術であり，非侵襲的に血管構造や血流情報を評価可能である．その利点として以下に示すものが挙げられる．

a. 血管構造の可視化

動脈瘤や狭窄などの形態異常を発見するのに役立つだけでなく，血栓やプラークの存在の有無も確認できる．

b. 血流情報の取得

血管内の血流速度や方向を測定することにより，異常な血流パターンを特定し，血流障害の評価に役立つ．

c. 非侵襲的な検査

ガドリニウム（Gd）造影剤を使用する造影 MRA を行う場合もあるが，造影剤を使用しない非造影 MRA でも十分な画質の血管像を取得できるため，腎機能障害や造影剤アレルギーのある患者にも適用可能である．また，放射線被ばくもないため，安全に検査を行うことができる．

本章では，MRA の基本原理から各種撮像法までを体系的に学び，各手法の特徴と臨床応用について理解を深める．

8・1　流れと MRI 信号

血管内を流れる血液中のプロトンは，静止しているプロトンとは異なる信号変化を示す．以下に血流が MRI 信号に与える主な影響について解説する．

8・1・1　流れによる位相シフト

静止しているプロトンに対して，血管内を流れる血液中のプロトンはその速度や方向に応じて異なる位相シフトを引き起こす．これを**位相分散**と呼ぶ．さらに，位相分散によってボクセル内に位相が異なるプロトンが存在すると，お互いに信号を打ち消しあって信号強度が低下する．後述する PC-MRA（phase-contrast MRA）や 4D flow は血流による位相シフトを利用して血管の描出および血流の定量を可能にする技術である．

8・1・2　流入効果

グラディエントエコー（gradient echo：GRE）法において，撮像スライス面内に新しい血液が流入することによって血管が高信号に描出される現象を**流入効果**（inflow effect）と呼ぶ．後述する TOF-MRA（time-of-flight MRA）はこの流入効果を利用して血管を描出する技術である．

具体的には，短い TR で RF パルスを照射すると静止組織のスピンは飽和し，信

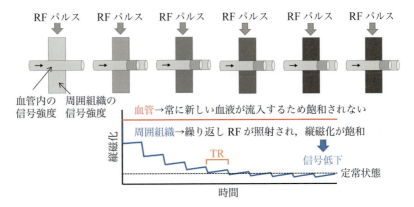

図 8・1 GRE 法における流入効果と信号強度の関係
GRE 法で短い TR を使用した場合，次の RF パルスを受ける前に周囲組織の縦磁化が完全に回復することができず，回数を重ねるごとに縦磁化は小さくなり飽和する．縦磁化が小さくなると，次の RF パルスによって生じる横磁化も小さくなるため，信号強度が低下する．一方，同一撮像断面の血管内は新鮮な血液が常に流入するため，縦磁化の飽和が起こりにくい．その結果，大きな縦磁化を有する新しい血液が RF パルスを受けると，大きな横磁化が生じて高信号に描出される．

号が抑制される．一方，同じ撮像断面に存在する血管内では血流によって新しい血液が流入する．この新鮮な血液は RF パルスの照射を受けていないために信号の飽和がなく，血管周囲の静止組織に対して相対的に高信号に描出される．これによって高コントラストの血管像が得られる（**図 8・1**）．

ただし，流入効果による血管内信号の増強の程度は血液の流速，スライス厚，TR の三つの因子に依存する．

i）血液の流速（図 8・2）

血管内の血液の流速が速いほど，TR 間により多くの新鮮な（飽和していない）血液がスライス内に流入するため流入効果が大きくなる．このため，動脈のように血流が速い血管が高信号となる．一方，流速が遅いほど TR 間にスライス内の血管に留まる血液が多くなるため，流入効果は小さくなる．

ii）スライス厚

スライス厚が薄いほどスライス内の血液が速く入れ替わるため，流入効果が大きくなる．一方，スライス厚が厚い場合は，スライス内に留まる血液が多くなるために流入効果が小さくなる．

iii）TR

TR が短いほど一定時間内に多くの RF パルスが照射されるため，静止組織の縦磁化が十分に回復できず，信号が飽和しやすい．そのため，流入効果が相対的に大きくなる．一方，TR が長い場合は，静止組織の縦磁化が回復する時間が十分にあるため，静止組織の信号の飽和が小さく，静止組織と血管とのコントラストが低下する．

第8章　MRA

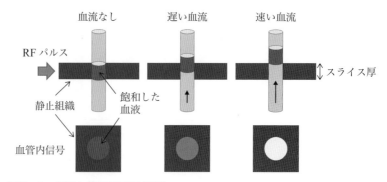

図8・2　血流と信号強度の関係
GRE法において，最初のRFパルスによってスライス断面内のすべてのスピンが励起される．TR後に次のRFパルスが照射される際，静止しているスピンは再度励起されるために飽和する．血流が遅い場合，次のRFパルスが照射される際に血管内のスピンの一部がスライス断面外に流出し，新たに流入するスピンに部分的に置き換えられる．血管内に飽和したスピンと飽和してないスピンが混在し，やや高信号となる．血流が速い場合，次のRFパルスが照射される前に血管内のスピンがスライス断面外に流出し，新たに流入するスピンに完全に置き換えられる．血管内のスピンは飽和していないため，高信号となる．

　以上をまとめると，血管内の血液の流速が速く，スライス厚が薄く，TRが短いほど流入効果が大きくなる．血管内の血液の流速 v がスライス厚 Δz とTRの比 $\Delta z/\mathrm{TR}$ と等しい，あるいは大きければ，TR間に新鮮な血液に完全に置換されるために流入効果が最大となる．逆に v が $\Delta z/\mathrm{TR}$ より小さいほど，TR間に血管内に留まる血液が多くなるため，流入効果が低下する．

8・1・3　流出効果

　スピンエコー（spin echo：SE）法においても流れの影響を受けるが，GRE法とは異なり，血管内の血液の流速が速いほど低信号となる．これを**流出効果**と呼ぶ．SE法では90°パルスによってスライス面内のスピンを励起した後，180°パルスでスピンの位相を反転して再収束させ，SE信号を発生させる．90°パルスによって血管内のスピンが励起された後，180°パルスが照射されるまでの間にスライス外に完全に流出した場合，血管内に励起されたスピンが存在しないために無信号となる．これを**フローボイド**（flow void）と呼ぶ．この流出効果を利用することにより，血管内腔を低信号（black blood）に描出することができる．これは心筋や血管壁の形態評価，プラークの性状評価に有用となる．

　流出効果による血管内信号の低下は血液の流速，スライス厚，TEに依存する．

ⅰ）血液の流速（図8・3）

　血管内の血液の流速が速いほど，90°パルスと180°パルス間により多くのスピンがスライス外に流出するため，励起されたスピンが減少し信号が低下する．

ⅱ）スライス厚

　スライス厚が薄いほど血管内のスピンがスライス外に流出するまでの距離が短

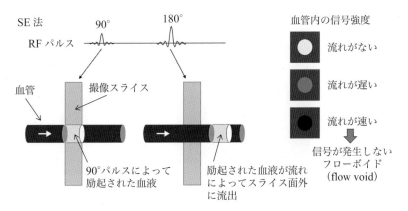

図 8・3　SE 法における流出効果
SE 法では最初に 90°パルスによってスピンを励起し，その後に 180°パルスでスピンの位相を再収束させることによって発生する SE 信号を収集する．しかし，90°パルスから 180°パルスまでの間に血管内の励起されたスピンが血流によってスライス外へ完全に流出した場合，SE 信号は発生しないため血管内が無信号となる（flow void）．

くなるため，より多くのスピンが流出して信号が低下する．

iii）TE

　TE が長いほど 90°パルスと 180°パルスの間隔が長くなり，この間により多くのスピンがスライス外に流出するため，信号が低下する．

8・2　TOF 法

　TOF（time-of-flight）法は前述の流入効果（inflow effect）を利用して血管を描出する技術である．TOF 法には 3D 撮像と 2D 撮像の 2 種類があり，それぞれの特徴について解説する．

8・2・1　3D TOF 法

　3D TOF 法は比較的厚い**スラブ***を使用して三次元撮像を行う手法である．スライス方向にも位相エンコードを行うことにより，画像再構成時に単一のスラブから複数の薄いスライス厚の画像を取得可能である．3D TOF では 1 mm 以下の薄いスライス厚の画像を取得可能であり，スライス方向の空間分解能が向上し，血管の三次元的な構造を連続的に捉えることができる．これにより血管の視認性が向上し，血管の走行や分岐，動脈瘤や狭窄部位の評価に役立つ．また，3D TOF で取得した画像から多方向の**最大値投影**（maximum intensity projection：**MIP**）画像を再構成することにより，三次元的な血管構造を容易に評価できる（**図 8・4**）．ただし，3D TOF は撮像時間が長いため，動きの影響が小さい頭頸部の MRA においてしばしば使用される．

　前述のとおり，流入効果を最大化するためには $v \geq \Delta z/\mathrm{TR}$ を満たす必要がある．3D TOF 法では厚いスラブ（数 cm）が Δz に相当するため，血管内の血流が遅い場

解説
スラブ：三次元撮像で使用される撮像範囲のこと．厚いスラブを使用すれば一度に広い範囲を撮像できる．

第8章　MRA

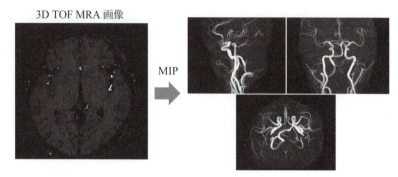

図8・4　頭部3D TOF MRAとMIP画像
1mm以下の薄いスライス厚のMRA画像から多方向のMIP画像を再構成することにより、血管の全体像を容易に把握できる．

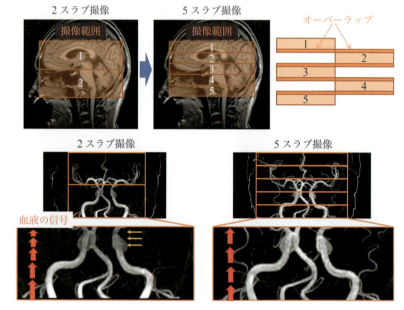

図8・5　3D TOF法における血液の飽和効果とMOSTAによる末梢血管描出能の改善
3D撮像では，一定の厚み（スラブ）をもった領域全体を励起する．スラブが厚い場合はスラブ内の血液の入れ替わりが小さく，血液が繰り返しRFパルスの照射を受けることにより磁化が飽和する．これによりスラブの血管流入部に対して遠位側で信号強度が低下するため，血管像が不均一となる（黄色矢印）．この問題に対してMOSTAでは薄いスラブを重複させながら複数重ねて撮像することにより，血液の飽和効果を低減し，末梢血管の描出能を改善できる．

合は血液のスピンが部分的に飽和される．これにより，スラブ内の血管流入部から遠位側の血管描出能が低下する（図8・5）．また，励起パルスのフリップ角が大きいほどスピンに対する飽和効果が大きくなる．大きなフリップ角は背景信号の抑制に有効であるが，3D TOF法ではスラブ内の末梢血管に対する飽和効果を考慮して2D TOF法よりも低いフリップ角（20°前後）が使用される．加えて，3D TOF法において血管描出能を改善するために，複数の薄いスラブを使用する**MOSTA** (multiple overlapping thin slab acquisition), スラブ内のフリップ角に傾斜をつける **TONE** (tilted optimized nonsaturating excitation), **磁化移動** (magnetization transfer：**MT**) パルスによる背景信号の抑制を併用する場合が多い．

i) MOSTA

前述のとおり，3D TOF 法では厚いスラブを使用するため，スラブ内の血液が飽和しやすく，流入効果が不十分となる場合がある．この問題を解決するために，**MOSTA**では薄いスラブを複数重ねて撮像する（図8・5）．スラブ厚を薄くすることにより，流入効果を大きくして血液の飽和効果を軽減できる．頭部であれば1～3 cm 厚のスラブを3～5個撮像する場合が多い．このとき，スラブ間のつなぎ目に段差（信号強度の不連続性）が生じやすいが，スラブ間にオーバーラップを設けることにより軽減される．

ii) TONE

3D TOF において一定のフリップ角を使用した場合，スラブ内の流入側で流入効果が強く，流出側にかけて血液の飽和効果により信号が低下するために，末梢血管の描出能が低下する．**TONE**ではスラブ内の位置に応じてフリップ角に傾斜を設けることにより，流出側の血管描出能を改善できる（図8・6）．具体的には，流入効果が強い流入側でフリップ角を小さく，流出側でフリップ角を大きくする．これにより，流入側で生じる血液の飽和効果が軽減され，流出側においても血管内の信号を維持できる．

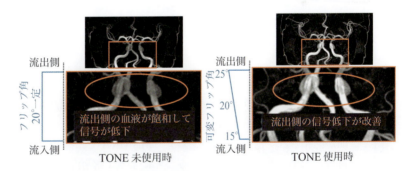

図8・6　TONE による末梢血管描出能の改善
3D TOF 法においてスラブ内を血液が通過する際に励起パルスの照射を繰り返し受けることにより，血液の信号が徐々に飽和し，流入側から流出側にかけて血管内の信号強度が低下する．TONE ではフリップ角を流入側で小さく，流出側で大きくすることにより，流入側での血液の飽和効果を抑制し，スラブ内の血管の信号強度を均一に保つことができる．

iii) MT パルス

MT パルスによって背景組織の信号を抑制し，血管の視認性を向上することができる．高分子に結合した結合水のプロトンと自由水のプロトンとの間で磁化が移動する現象を **MT 効果**と呼ぶ．結合水のプロトンはT_2緩和時間が短いため，通常のMRIでは直接観察することができない．しかし，結合水のプロトンの磁化が自由水

のプロトンに移動することにより，間接的に信号強度に影響を与える（図8・7）．MTパルスでは，自由水の周波数から離れた周波数帯域（オフレゾナンス）にRFパルスを照射することにより，結合水のプロトンを飽和させる．結合水から自由水に磁化が移動することにより，自由水のプロトンが飽和して信号が低下する．この効果は高分子に富む脳実質において顕著である．MTパルスによって脳実質（背景組織）の信号を抑制することにより，血管との相対的なコントラストが向上し，末梢血管の描出能が向上する．ただし，MTパルスの照射によってSARが増加するため，特に新生児のように体重の低い被検者ではSARの上限値を超えないように注意が必要となる．

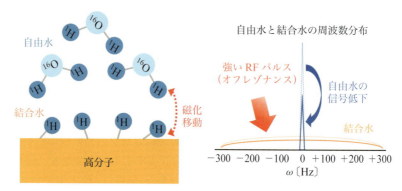

図8・7　MTパルス
MTパルスでは自由水の共鳴周波数から離れた周波数帯域（オフレゾナンス）に強いRFパルスを照射する．これにより結合水のプロトンが飽和し，その影響が自由水のプロトンに移ること（磁化移動）によって自由水の信号が低下する．MTパルスを使用することによって結合水に富む脳実質の信号を抑制し，血管のコントラストを向上できる．

iv）前飽和パルス

MRAにおいて静脈信号を抑制するために，**前飽和パルス**（presaturation pulse）を静脈の流入側に印加する（図8・8）．これにより，スラブ内に流入する前に静脈血が飽和され，信号を抑制できる．頭部MRAでは撮像範囲の頭側（上矢状静脈洞付近）に前飽和パルスを与えることによって静脈信号の混入を軽減し，動脈の描出能を向上できる．

8・2・2　2D TOF法

2D TOF法は薄いスライス厚（2〜3mm程度）の画像を1枚ずつ順番に撮像する手法である．スライス厚を薄くすることにより，一定の厚み（数cm）のあるスラブを撮像する3D TOF法と比較して流入効果を大きくできる．また，TRを短く，フリップ角を大きく設定（30°程度）することにより，背景組織の信号を抑制しつつスライス内に流入する血液を高信号に描出できる．3D TOFと同様に動脈に加えて静脈の流入効果が影響するため，MRAでは静脈の流入側，**MRV**（magnetic resonance venography）では動脈の流入側に前飽和パルスを与える必要がある．3D TOF法と比較して短時間に広範囲を撮像できることから，下肢のMRAに使用され

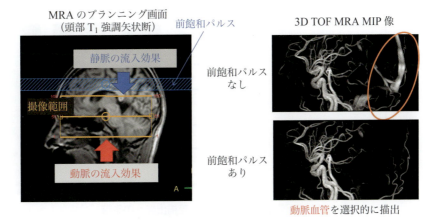

図8・8　前飽和パルスによる静脈信号の抑制
頭部MRAにおいて動脈だけでなく静脈も流入効果を有するため（丸で囲った部分），静脈信号が混在して動静脈の区別が難しい場合がある．そのため，静脈信号の抑制を目的に撮像範囲（スラブ）の頭側に前飽和パルスを印加する．これにより静脈血がスラブに流入する前に飽和され，動脈血管だけを選択的に描出できる．

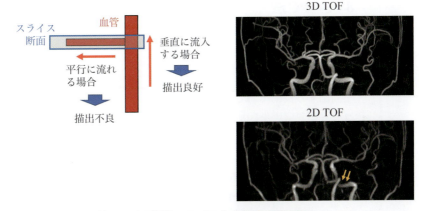

図8・9　2D TOF法における撮像スライスと血管走行の関係
2D TOF法ではスライス面内を血管が平行に走行する場合，血液の流入効果が著しく低下するために描出不良となりやすい（矢印）．

る．2D撮像のため，MIP再構成時にスライスの境界に階段状の信号差が生じ，血管の連続性が低下する場合がある．この問題に対し，スライス間にオーバーラップを設けることが多いが，撮像枚数が増加するため撮像時間の延長を伴う．また，2D TOF法では血管走行に対して撮像スライスが平行な場合，流入効果が著しく低下し，描出不良となる（**図8・9**）．加えて，血管の狭窄や分岐，屈曲がある部位では乱流や渦流が生じるため，偽狭窄となりやすいことが問題である（**図8・10**）．

第8章 MRA

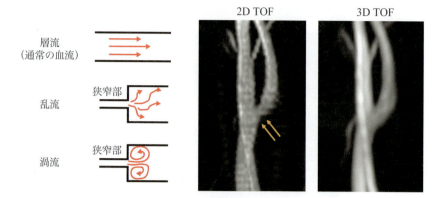

図 8・10 層流，乱流，渦流と血管描出能への影響
正常な血管内血流は層流となる．層流では血管中心部で流速が速く，血管壁に近づくほど流速が低下する．これは血管壁との摩擦によるものであり，放射状の流速分布となる．一方，血管の狭窄，分岐，屈曲部では乱流や渦流が発生しやすくなる．乱流では血流が時間的および空間的に不規則となり，渦流では血流が渦巻き状となる．頸動脈分岐部では乱流や渦流が発生しやすく，特に 2D TOF 法では信号欠損が生じて偽狭窄が起こりやすい（矢印）．

8・3 PC 法

8・3・1 PC 法の原理

PC（phase-contrast）法は血流によって生じるスピンの位相変化を利用して血管を描出する技術である．PC 法では血流による位相変化を検出するために速度エンコード傾斜磁場を印加する．傾斜磁場によって生じるスピンの位相変化（ϕ）は次式によって表される．

$$\phi = \gamma \cdot G \cdot v \cdot t \cdot T$$

ここで，γ は磁気回転比，G は速度エンコード傾斜磁場強度，v は流速，t は速度エンコード傾斜磁場の印加時間，T は二つの速度エンコード傾斜磁場の間隔である．静止組織（$v = 0\,\mathrm{m/s}$）では位相変化は生じないが，血液の流速に比例して位相変化が大きくなる．

速度エンコードを行うために周波数エンコード，位相エンコード，スライス選択の各方向に双極性傾斜磁場（正と負の対称的な傾斜磁場）を印加することによって血流速度に応じた位相変化を生じさせる（**図 8・11**）．次に速度エンコード傾斜磁場の極性を反転させて前者とは逆向きの位相変化を生じさせる．この 2 回の撮像で生じた位相変化を差分することによって位相差（$\Delta\phi$）を取得する．

$$\Delta\phi = \phi_1 - \phi_2 = 2 \cdot \gamma \cdot G \cdot v \cdot t \cdot T$$

ここで，ϕ_1 と ϕ_2 はそれぞれ 1 回目と 2 回目の速度エンコード傾斜磁場によって生じる位相変化である．また，$\Delta\phi$ の符号は血流の方向を反映しており，上記の式から血液の流速 v を定量評価することもできる．位相差を取得することは，静止組織の信号を抑制して血管とのコントラストを向上させるだけでなく，渦電流などの誤差要因を最小化して流速の定量性を向上することにも寄与する．

図 8・12 に示す例では，1 回目の速度エンコード傾斜磁場において極性が正の傾

8・3 PC法

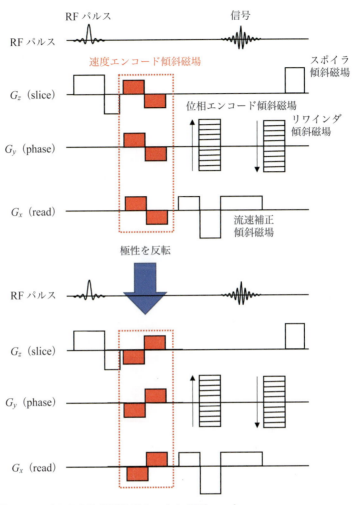

図8・11　2D PC法のパルスシーケンスチャート
　PC法では血流による位相変化を検出するためにRFパルスの照射から信号収集までの間に速度エンコード傾斜磁場（双極性傾斜磁場）を印加する．さらに，速度エンコード傾斜磁場の極性を反転させて再度位相変化を検出する．1回目と2回目の速度エンコード傾斜磁場によって生じた位相変化を差分して位相差（$\Delta\phi$）を取得することにより，静止組織の影響を排除し，血管内の血流だけを描出できる．

斜磁場を印加した後に，同じ大きさで極性が負の傾斜磁場を印加する．このとき，静止組織では正の傾斜磁場によって時計回りの位相変化が起こるが，その後の負の傾斜磁場によって反時計回りに同じ位相変化が起こるため，位相が元に戻される．一方，血管内では正の傾斜磁場を印加している間に血液が一定の距離を移動することにより，その移動距離に応じた時計回りの位相変化が生じる．その後の負の傾斜磁場によって反時計回りの位相変化が生じるが，正と負の2回の傾斜磁場間で血液のスピンの位置が異なるため，正の傾斜磁場とは異なる大きさの位相変化が生じる．そのため，位相が完全に元には戻らず，位相変化が残存する．次に2回目の速度エンコード傾斜磁場において最初に極性が負の傾斜磁場を印加した後

第8章 MRA

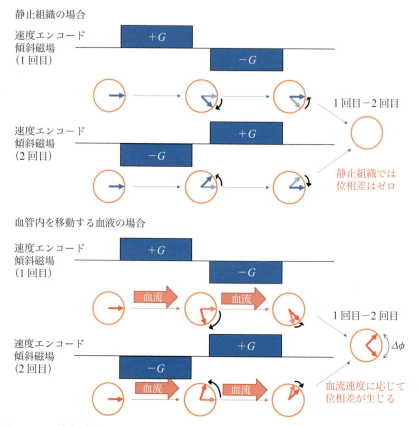

図8・12 静止（背景）組織と血管内を移動する血液の位相差
PC法では速度エンコード傾斜磁場の極性を変えて取得した位相差を信号強度として画像化することにより，静止組織の影響を排除しつつ，血管内の血液の流速に比例した信号強度をもつ血管像を取得できる．

に，同じ大きさで極性が正の傾斜磁場を印加する．このとき，静止組織では負の傾斜磁場によって反時計回りの位相変化が起こるが，その後の正の傾斜磁場によって時計回りに同じ位相変化が起こるため，同様に位相が元に戻される．一方，血管内では負の傾斜磁場によって血液の移動量に応じて反時計回りの位相変化が生じる．その後の正の傾斜磁場を印加した際に時計回りに位相が変化するが，血液のスピンの位置変化のために完全に元には戻らず，位相変化が残存する．このように1回目と2回目の速度エンコード傾斜磁場によって得た位相を差分した場合，静止組織では位相差が0となるが，血管内の血液は流速に比例した位相差が生じることになる．この位相差を画像化することにより，静止組織の信号を抑制しつつ，流速に比例した信号強度をもつMRA画像を取得できる．

PC法では位相画像（phase image）と強度画像（magnitude image）の2種類の画像が得られる（**図8・13**）．位相画像は速度エンコード傾斜磁場によって生じた位相差と方向を画像化したものであり，各ピクセルの信号強度は位相差に比例し，血流方向によって正または負の値をとる．例えば，速度エンコード傾斜磁場を頭尾方向に印加した場合，頭尾方向の血流は正のピクセル値，尾頭方向の血流は負

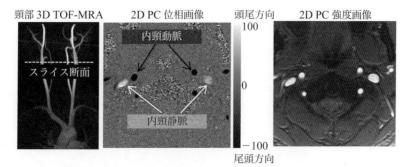

図8・13 PC法の位相画像と強度画像
2D PC法において内頸動脈に対して垂直なスライス断面で取得した位相画像と強度画像．速度エンコード傾斜磁場は頭尾方向に設定されている．位相画像は血流の方向と位相差を反映しており，血流の向きが頭尾方向である内頸静脈は正のピクセル値（高信号）に，尾頭方向である内頸動脈は負のピクセル値（低信号）となる．強度画像は位相差の絶対値を反映するため，内頸動脈と内頸静脈はともに高信号に描出される．

のピクセル値として描出される．位相画像は血液の流速と方向を定量的に評価するために使用される．強度画像は位相差の絶対値をピクセル値として画像化したものであり，流れの方向にかかわらず位相差が大きい血管内腔が高信号に描出され，血管の形態評価に使用される．

8・3・2 VENC

PC法によるMRAにおいて血管コントラストおよび血流の定量性を調節する重要なパラメータが**VENC**（velocity encoding）である．VENC値は速度エンコード傾斜磁場による位相変化が180°（π）となる流速を表し，PC法において測定可能な最大流速を規定する．VENCは以下の式で表すことができる．

$$\text{VENC} = \frac{\pi}{\gamma \cdot G \cdot t \cdot T}$$

上記の式から，VENC値を大きくするには速度エンコード傾斜磁場の強度 G と印加時間 t，すなわち傾斜磁場の面積を小さくすればよいことがわかる（一般に双極性傾斜磁場の正と負の傾斜磁場間隔 T は t と等しいことが多いので，T の影響については割愛する）．VENC値を小さくしたい場合はその逆である．VENC値を大きくすれば速い血流に対する位相差が増大する一方，遅い血流に対する位相差は相対的に小さくなる．これにより，静脈のような遅い血流が抑制され，速い血流をもつ動脈血管が描出される（図8・14）．逆にVENC値を小さくすると，遅い血流に対する位相差が増大するため，静脈血管が高信号に描出される．

8・3・3 折り返し（エイリアシング）

VENC設定時の注意点として目的血管の流速より低いVENC値を設定した場合に位相差が180°を超えてしまうと逆方向の血流として認識されてしまう．これを**折り返し**，または**エイリアシング**と呼ぶ．例えば，流速が75 cm/sに対してVENC値を50 cm/sに設定すると，位相差が180°を超えて270°となる．270°の位相差は−90°

第8章 MRA

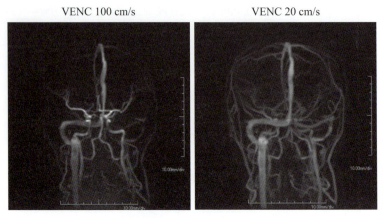

図8・14 異なるVENC値で取得した頭部PC-MRAの比較
PC法においてVENC値を大きくすると流速の速い動脈血管が主に描出され，逆にVENC値を小さくすると流速の遅い静脈血管が描出される．

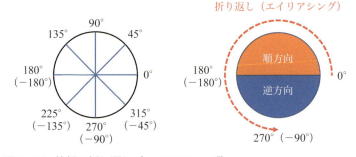

図8・15 位相の折り返し（エイリアシング）
PC法において位相差は−180°から180°までの範囲でしか正しく表現できないため，流速がVENC値よりも大きいと位相差が180°（−180°）を超えてしまい，逆方向に誤った位相差として認識されてしまう．

と等価であるため，逆方向の血流として認識される（**図8・15**）．位相差の絶対値を画像化するPC-MRAの強度画像において，本来であれば270°の位相差が誤って−90°と誤認されて位相差の絶対値が小さくなるため，血管内の信号強度が低下して描出不良となる．また，PC法の位相画像から血流の方向と流速を定量できるが，折り返しが生じると逆方向の流速として認識されるため，流速を正確に測定できない．前述の流速とVENC値の例では，本来であれば75 cm/sとなるはずが−25 cm/sと誤認される．逆に目的血管の流速に対して大きすぎるVENC値を設定した場合，血管内の位相差が小さくなるため，強度画像の血管内信号強度が低下し，描出不良となる．加えて位相画像において流速の量子化誤差が大きくなるため，遅い血流に対する定量性が低下する．このため，目的血管の最大流速よりも大きく，かつ可能な限り近いVENC値を設定する必要がある．一般に目的血管に対して予想される最大流速（**表8・1**）の1.2倍程度のVENC値を設定するとよいとされている．

8・4 心電図同期併用3D高速SE法

表8・1 人体の各部位における典型的な最大流速

部位	最大流速〔cm/s〕
中大脳動脈	50 〜 80
内頸動脈	80 〜 120
大動脈	100 〜 150
肺動脈	80
腎動脈	80 〜 100
大腿動脈	80 〜 100
膝窩動脈	40 〜 80
下大静脈	30 〜 60
下肢静脈	10 〜 20

8・3・4 2D PC と 3D PC

2D PC は単一断面で撮像されることが多く，簡便かつ短時間に血流の定量評価が可能である．2D PC の臨床応用例として，肺体血流比（Q_p/Q_s）の測定が心房中隔欠損や心室中隔欠損などの先天性心疾患の治療方針を決定するうえで重要である．Q_p は肺血流量，Q_s は体血流量（全身への血流量）であり，2D PC を使用して Q_p は肺動脈，Q_s は上行大動脈に垂直な断面を設定して取得した位相画像からそれぞれの血流量を測定し，両者の比をとる．Q_p/Q_s は正常では 1 となるが，心房中隔欠損があると左心房から右心房にシャント血流が生じて肺動脈血流が増加するため 1 より大きくなる．その他の応用例として，3D PC の撮像前に最適な VENC 値を決定する場合や厚いスライス厚の 2D PC によって位置決め用の血管像を取得する場合にも使用される．

3D PC は三次元的な血管像，特に頭蓋内静脈の描出（MR venography：MRV）に使用されることが多い．これは，3D TOF において静脈は血流速度が遅く流入効果が得られにくいこと，血流方向が一定ではないことから描出されにくいためである．一方，3D PC で適切な VENC 値を使用すれば血流の方向に依存せず，遅い血流でも血管描出が可能である．

8・3・5 4D flow

4D flow は 3D PC を時間軸にも拡張した撮像法である．具体的には心電図（electrocardiogram：ECG）同期を併用した 3D PC において，ECG の R 波をトリガーとして 1 心拍を複数心時相に分割して撮像を行う．これにより任意の断面での血管内血流量の評価だけでなく，**壁せん断応力**（wall shear stress：**WSS**)*の解析や血流の三次元的な軌跡を可視化する**ストリームライン***表示が可能となり，より詳細に血流動態を評価できる（**図8・16**）．

8・4 心電図同期併用3D高速SE法

心電図同期併用3D高速SE法は 3D 高速 SE（fast spin-echo：FSE）法と心収縮

解説
壁せん断応力（wall shear stress：WSS）：流体が壁面に沿って流れる際に壁面に生じる応力，すなわち摩擦によって生じる力を表す．

解説
ストリームライン（streamline）：ある瞬間の速度ベクトルにおいて流れる粒子の軌跡を表現したもの．

第 8 章　MRA

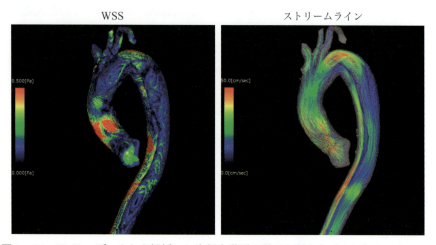

図 8・16　4D flow データから解析した胸部大動脈の壁せん断応力（WSS）とストリームライン画像
　　左図は血管壁に作用する壁せん断応力（WSS）の分布を表しており，青から赤にかけての色の変化が WSS の増加を示している．右図は血流のストリームラインを表しており，青から赤にかけて流速の大きさを示している．

期と拡張期における血流速度の差を利用した非造影 MRA である．
　前述したとおり，2D の SE 法または FSE 法では，スライス断面から流出する血液のスピンは再収束パルスを受けないために血管内腔が低信号に描出される．一方，厚いスラブの 3D FSE 法では流出効果による信号低下は小さいが，連続的な信号収集（エコートレイン）において読み取り傾斜磁場による位相分散効果のために血管内の信号が低下する．このとき，読み取り傾斜磁場を血管走行に対して平行な方向に設定すれば，より顕著な位相分散効果が得られる．
　図 8・17 に示すように，動脈血の流速は心収縮期で速く，拡張期では遅くなる．一方，静脈の脈動は小さく，心周期を通じて比較的一定であり，流速が遅い．このため，高速 SE 法において心電図（または脈波）同期を併用して収縮期に撮像すれば，動脈血の流速が速いために位相分散が生じて動脈が低信号になり，拡張期で撮像すれば動脈血の流速が遅いために高信号となる．一方，静脈は心周期を通じて流速が遅く一定であるため，収縮期と拡張期でともに高信号となる．したがって，動静脈がともに高信号となる拡張期から静脈だけが高信号となる収縮期の画像を差分すれば，静脈と背景信号が抑制され，動脈血管だけが描出される（図 8・17）．心電図同期併用 3D FSE 法は大きな FOV の冠状断で撮像できるため，撮像範囲の広い下肢動脈の MRA としてよく使用される（図 8・18）．また，FSE を使用するために静磁場不均一性に対するロバスト性が高く，胸部の MRA としても有用である．
　この手法のリミテーションとして，3D FSE 法ではエコートレインの延長に伴って T_2 緩和による画像のぼけ（T_2 ブラーリング）が起こりやすい．このため，パラレルイメージングと部分フーリエ法を併用することによってエコートレインを短縮すれば T_2 ブラーリングを低減できる．さらに，心電図同期を併用することに加え，収縮期と拡張期で 2 度撮像を行う必要があるため，撮像時間が長くなる．このため撮像中の動きによってミスレジストレーションアーチファクトが発生し

8・4　心電図同期併用 3D 高速 SE 法

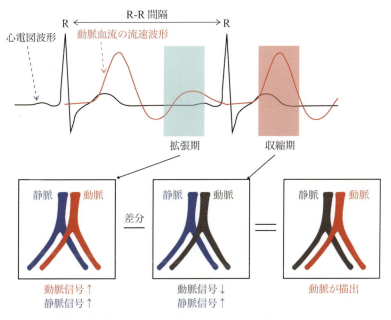

図 8・17　心電図同期併用 3D FSE 法による MRA の原理
心拍動に伴い，動脈血の流速は収縮期で速く，拡張期で遅くなる．一方，静脈血の流速は動脈より遅く，心周期において比較的一定である．心電図同期を併用した 3D FSE において，収縮期に撮像すると動脈血流が速いために位相分散が大きく信号が低下する一方，静脈は血流が遅いため収縮期でも高信号を示す．拡張期で撮像した場合，動脈の血流が遅いために動静脈ともに高信号を示す．このため，動静脈がともに高信号となる拡張期の画像から静脈だけが高信号となる収縮期の画像を差分することにより，静脈と背景信号を抑制して動脈だけを選択的に描出できる．

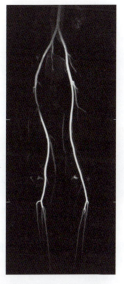

図 8・18　心電図同期併用 3D FSE 法による下肢 MRA
下肢全体の MRA を取得するために，寝台を頭尾方向に移動させながら大きな FOV の冠状断像を三つのステーションに分けて撮像する．各ステーションの画像をつなぎ合わせて MIP 像を作成することにより，下肢動脈の全体像を把握できる．

第8章 MRA

やすい．必須ではないが，STIRまたはSPAIRを併用して脂肪および背景信号を抑制することが元画像（差分前の収縮期および拡張期の画像）および差分画像のアーチファクト低減に有効である．

8・5 スピンラベリング

スピンラベリングはASL（arterial spin labeling）の技術を応用した非造影MRAである．スピンラベリングでは反転回復（inversion recovery：IR）法によって撮像範囲に流入する血液と背景組織の縦磁化に差を生じさせることにより，背景信号を抑制しつつ目的血管を高信号に描出できる．IRパルスの印加方法の違いにより，主に以下の二つの手法が使用される．

8・5・1 flow-in法

flow-in法では，図8・19に示すように最初にラベリングパルスとして選択的IRパルスを血管描出範囲に照射する．これにより，IRパルス範囲内の組織の縦磁化が反転する．その後一定の時間が経過すると，IRパルスの範囲外からIRパルスの影響を受けていない新鮮な血液が流入するとともに，IRパルス範囲内の組織の縦磁化がT_1緩和によってnull pointに近づく．このタイミングに反転時間（inversion

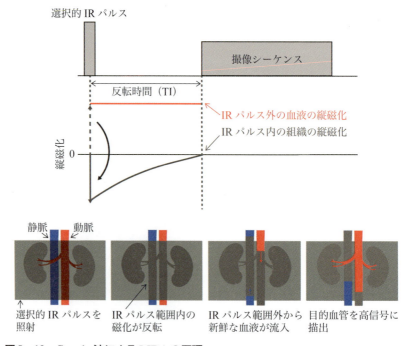

図8・19　flow-in法によるMRAの原理
最初に選択的IRパルスを血管描出したい領域に照射する．これにより，IRパルス範囲内の組織の縦磁化が反転する．一定の時間が経過すると，IRパルスの範囲外から新鮮な血液が流入するとともに，IRパルス範囲内の組織の縦磁化がT_1緩和によってnull pointに近づく．このタイミングにTIを設定して撮像を行うと，背景組織の信号は抑制されるが，新たに流入した血液が高信号に描出されるため，良好な血管コントラストが得られる．

健常例　　　　　　　　　移植腎症例

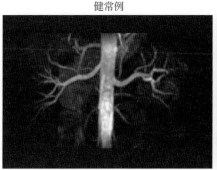
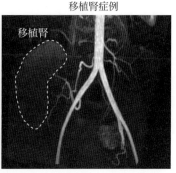

移植腎

図 8・20　flow-in 法による腎動脈 MRA の例
左の画像は健常者の腎動脈 MRA を示している．腎動脈と背景組織間に高いコントラストが得られており，腎動脈本幹から三次分枝レベルまで明瞭に描出されている．右の画像は，腎移植患者の MRA である．この症例では，移植腎の動脈が右側の内腸骨動脈に吻合されていることが明瞭に観察できる．

time：TI）を設定して撮像することにより，新たに流入した血液の縦磁化が IR パルスの影響を受けていないために高信号に描出される．一方，背景組織は IR パルス照射後の T_1 緩和によって縦磁化が 0 に近づくため信号が抑制される．ただし，TI が短すぎると新鮮な血液が目的血管に十分に到達していないために血管の描出能が低下する．逆に TI が長すぎると背景組織の縦磁化が十分に回復するために血管と背景組織のコントラストが低下する．このため，適切な TI の設定が重要である．flow-in 法は腎動脈の描出にしばしば利用され，腎機能障害を有する患者の非造影 MRA として極めて有用である（**図 8・20**）．

8・5・2　flow-out 法

flow-out 法では，**図 8・21** に示すように非選択的 IR パルスを照射することにより，血液と背景組織を含むすべての縦磁化を反転させる．続いて目的血管の上流側に位置する領域に選択的 IR パルスを照射することにより，部分的に血液の磁化を再度反転させて正の縦磁化に戻す（ラベリング）．その後一定時間が経過すると，選択的 IR パルスによって正の縦磁化をもつ血液が目的血管内に流入する一方，背景組織の縦磁化は T_1 緩和によって null point に近づく．flow-in 法と同様に適切な TI を設定して撮像することにより，背景組織の信号を抑制しつつ目的血管を高信号に描出できる．flow-out 法では選択的 IR パルスの位置を変更することにより，肝動脈や肝静脈，門脈などの肝内血管や脳脊髄液の動きの描出に利用される．

8・6　造影 MRA

造影（contrast enhanced：CE）**MRA** は，ガドリニウム造影剤を静脈内に投与し，その造影効果（T_1 短縮効果）を利用して血管を描出する手法である．パワーインジェクタで造影剤を急速静注後，造影剤が血管内に到達したタイミングで 3D の T_1 強調画像を撮像することにより，短時間に MRA を取得できる．撮像シーケンスとして 3D の fast spoiled gradient echo が使用され，可能な限り短い TE と TR，

第8章 MRA

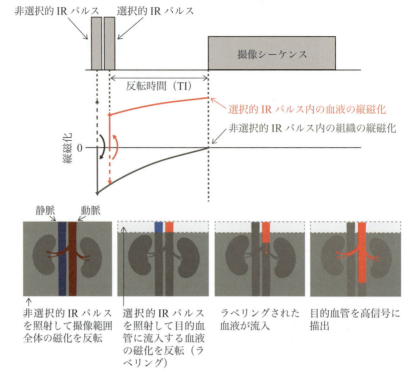

図8・21 flow-out法によるMRAの原理
最初に非選択的IRパルスを照射して血液と背景の縦磁化を反転させる．次に，選択的IRパルスを血管描出範囲の上流側に照射し，流入してくる血液の縦磁化を反転させる（ラベリング）．一定時間経過後，ラベリングされた血液が流入し，背景信号の縦磁化はT_1緩和によってnull pointに近づく．このタイミングにTIを設定して撮像することにより，背景信号を抑制しつつ，ラベリングされた血液が流入した血管を高信号に描出できる．

2 mm以下の薄いスライス厚にパラレルイメージングと**部分フーリエ法***を併用することによって高分解能のMRAを短時間に撮像できる．また，造影MRAはTOF法やPC法のように血流の方向や乱流，飽和効果の影響が小さく，広範囲を呼吸停止可能な撮像時間で撮像できるため，胸部や腹部のMRAに利用される（**図8・22**）．

造影MRAでは造影剤投与後から撮像を開始するまでのタイミングを図ることが極めて重要である．k空間の中心部（低周波領域）が画像のコントラスト，辺縁部（高周波領域）が画像のエッジ情

解説
部分フーリエ法（partial Fourier）：k空間の一部を収集し，残りはk空間の共役対称性を利用して補間する方法．撮像時間の短縮に有効である．

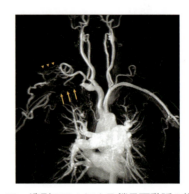

図8・22 造影MRAによる鎖骨下動脈の描出
造影MRAを冠状断で撮像することにより頸部から大動脈を含む広範囲の画像を短時間に取得できる．また，乱流や血管走行による影響を受けにくく，撮像タイミングがうまく合えば非常に明瞭な血管像が得られる．本症例では右鎖骨下動脈が閉塞しているものの（矢印），その頭側に側副血行路が発達していることがわかる（矢頭）．

8・6 造影MRA

報を決定することから，描出したい動脈の造影剤濃度がピークに達したタイミングでk空間中心部のデータを収集する必要がある．動脈内の造影剤がピークに達するタイミングとk空間中心部のデータ取得タイミングが合わない場合，動脈内の造影効果が低下して血管の描出不良となる．また，k空間の中心部データを収集中に造影剤濃度が急激に変化した場合，リンギングアーチファクトが発生する．

　造影剤の投与方法については，パワーインジェクタによる高速注入と生理食塩水による後押しによって動脈内の造影剤の最大濃度を向上させ，MRAの血管コントラストを高めることができる．ただし，注入速度が高すぎるとk空間中心部のデータ収集時に血管内の造影剤濃度が急激に変化するためにアーチファクトの原因となる．このため，1.5〜3 mL/sの注入速度が使用される．

　造影剤注入後に目的血管にどのタイミングで到達するかは注入部位や注入量，注入速度，患者の心拍出量によって変化する．個々の患者に対して造影MRAの最適な撮像開始タイミングを設定するために，以下の方法がある．

8・6・1　テストインジェクション

　テストインジェクションでは，少量の造影剤と後押し用の生理食塩水を注入後，目的血管を含む2DシングルスライスのT$_1$強調グラディエントエコー法（撮像時間1〜2秒）で約60秒間連続的に撮像する．そして，画像内の目的血管に関心領域を設定し，取得した時間-信号強度曲線から血管内の信号強度が最大となる時間を求める．

8・6・2　MRフルオロスコピー

　MRフルオロスコピーでは，目的血管を含む1秒未満の時間分解能の画像を造影剤注入と同時に連続的に撮像する（ボーラストラッキング）．造影剤の流れをリアルタイムにモニタリングし，目視で目的血管に造影剤が到達したことを確認して撮像を開始する．

8・6・3　自動トリガー

　自動トリガーでは，造影剤注入後から目的血管を含む画像を連続的に撮像する点（ボーラストラッキング）はMRフルオロスコピーと同じであるが，あらかじめ画像内の目的血管に関心領域を設定しておく．そして，造影剤注入後の関心領域内の信号強度変化をモニタリングしながら，信号強度が一定の閾値を超えたタイミングで自動的に撮像を開始する．

8・6・4　time-resolved CE MRA

　高い時間分解能で複数時相のデータ取得を行う**time-resolved CE MRA**を使用すれば，最適な造影剤到達タイミングを決定する必要はない．造影剤注入と同時に撮像を開始し，取得した複数時相の画像から最適な血管コントラストの画像を選択する（**図8・23**）．time-resolved CE MRAでは高い空間分解能を維持しつつ時間分解能を高めるために，key hole imaging（view sharing）が使用される．key hole imagingではk空間を複数のブロックに分割し，k空間中心部（低周波領域）

第8章 MRA

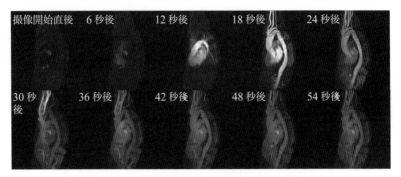

図 8・23　time-resolved CE MRA による胸部大動脈の描出
造影剤投与直後から連続的にデータを収集し，key hole imaging（画像再構成に必要な k 空間データの一部を複数の時相で共有する技術）を使用して複数時相の画像を再構成する．これにより，高い時間分解能で造影剤の循環動態を評価することが可能となる．

のブロックを高い時間分解能で収集し，k 空間辺縁部（高周波領域）のブロックは他時相のデータで補間することによって時間分解能を高めることができる．

8・7　BB imaging

BB（black blood）imaging は血管内の血液信号を抑制することにより，血管壁や心臓壁を明瞭に描出する手法である．BB imaging により頸動脈や冠動脈，大動脈の壁に形成されたプラークの診断に有用である．また，心内腔の血液の信号を抑制し，心内腔と心筋間のコントラストを高めることにより，心筋の性状評価に有用となる．BB imaging において血液の信号を抑制するためにさまざまな手法が使用される．以下に代表的な手法について解説する．

8・7・1　DIR

DIR（double inversion recovery）では 2 回の IR パルスによって血液の信号を選択的に抑制する．最初に非選択的 IR パルスを照射し，血液および軟部組織を含むすべての縦磁化を反転する．直後に撮像断面に対して選択的 IR パルスを照射し，縦磁化を元に戻す．その後，非選択的 IR パルスによって反転した血液の縦磁化が T_1 緩和によって null point に達したタイミングで 2D FSE を撮像する．このとき，撮像断面内の血液の縦磁化は選択的 IR パルスによって元に戻されるが，血流によって断面外に流出する．代わりに null point に達した血液が断面内に流入するため，血管内腔が低信号に描出される（図 8・24）．

血管拍動によるモーションアーチファクトを低減するために心電図，または脈波同期を併用した DIR が使用される．しかし，TR が患者の心拍に依存して変化するため，コントラストが不良となる場合がある．例えば，T_1 強調画像を撮像する際に心拍数が毎分 50 回であった場合，TR は 1R-R 間隔の 1,200 ms と長くなるために適切な T_1 コントラストが得られないことに注意が必要である．

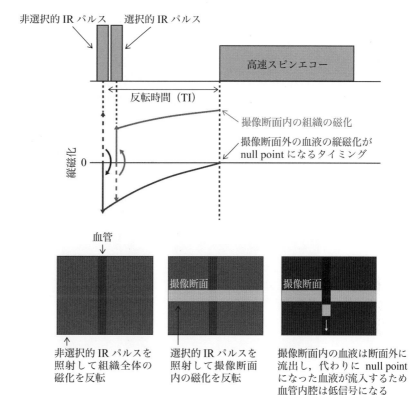

図8・24 DIR法の原理
まず非選択的なIRパルスを照射し，組織全体の縦磁化を反転させる．その直後に，撮像断面に対して選択的なIRパルスを照射することにより，撮像断面内の組織の縦磁化を元の状態に戻す．その後，非選択的IRパルスによって反転した血液の縦磁化がT_1緩和によってnull pointに到達するタイミングで2D FSE法を撮像する．撮像断面内の血液は面外に流出し，代わりにnull pointになった血液が流入するため血管内腔は低信号となる．

8・7・2　ラジアルスキャン

ラジアルスキャンでは2DのFSEにおいて複数のエコートレインの束をk空間の原点を中心に回転させるようにデータを充填する．k空間中央部のデータが重複するため，その加算効果により動きのアーチファクトの影響が軽減される．このため，DIRのように心電図同期を必要とせずTRが心拍数に依存しないため，適切なコントラストの画像を取得できる．

8・7・3　MPRAGE

MPRAGE（magnetization prepared rapid acquisition with gradient echo）は組織コントラストを高めるためにプリパルスを併用した3Dの高速gradient echo法によるT_1強調イメージングである．血液の信号を抑制するためにプリパルスとしてIRパルスを照射し，適切なTI後に撮像することにより，血管内腔を低信号に描出できる．MPRAGEは3D収集であるため，比較的短時間に広範囲を撮像可能であり，MPRによって任意の断面で評価できるといった利点がある．

8・7・4 VFAによる3D FSE

VFA (variable flip angle) による 3D FSE は，一連のエコートレインにおいて再収束パルスのフリップ角を変化させることにより，エコートレインが長い場合でも信号強度を安定させ，T_2 ブラーリングの影響を抑えつつ良好なコントラストを得る手法である．再収束パルスのフリップ角を低く設定することにより，血液のスピンの位相分散が大きくなるため強い flow void 効果が得られる（図 8・25）．

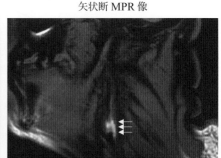

水平断像　　　　　矢状断 MPR 像

図 8・25　脂肪抑制併用 VFA 3D FSE による内頸動脈の BB imaging（T_1 強調画像）
VFA 3D FSE の再収束パルスのフリップ角を 40°と低く設定することにより，血管内腔の flow void 効果を高めている．また，3D 収集であるため水平断で撮像した画像から MPR によって任意の断面で観察することができる．本症例では右内頸動脈に T_1 強調画像で高信号を示すプラークにより，50％以上の内腔狭窄が認められる．

◎ ウェブサイト紹介

Questions and Answers in MRI
　https://www.mriquestions.com/index.html

◎ 参考図書

宮地利明：放射線技術学スキルUPシリーズ　標準MRIの評価と解析，オーム社（2012）
荒木　力：決定版MRI完全解説，学研メディカル秀潤社（2014）
押尾晃一，百島祐貴：一目瞭然! 画像でみるMRI撮像法，メディカル・サイエンス・インターナショナル（2015）
荒木　力：MRIの基本パワーテキスト　―基礎理論から最新撮像法まで―，メディカル・サイエンス・インターナショナル（2019）
高原太郎：MRI応用自在（第4版）メジカルビュー社（2021）

◎ 参考文献

1) Zhang H, Maki JH, Prince: MR. 3D contrast-enhanced MR angiography, J Magn Reson Imaging, 2007;25:13-25
2) Wheaton AJ, Miyazaki M.: Non-contrast enhanced MR angiography: physical principles, J Magn Reson Imaging, 2013;36:286-304

◎ 演習問題

問題1 TOF（time-of-flight）法によるMRAについて**誤っている**のはどれか.
1. グラディエントエコー法で撮像する.
2. 血液の流入効果を利用する.
3. 血流の定量はできない.
4. 撮像断面に平行に走行する血管の描出能が低下する.
5. 血流が遅い方が血管の描出能は高い.

問題2 頭部のTOF-MRAで偽狭窄の原因となりうるのはどれか. **2つ選べ.**
1. 乱流
2. 層流
3. 栓流
4. 渦流
5. 定常流

問題3 頭部の3D TOF-MRAで血液の飽和効果を低減するのはどれか. **2つ選べ.**
1. MT（magnetization transfer）
2. TONE（tilted optimized nonsaturating excitation）
3. PC（phase-contrast）
4. VENC（velocity encoding）
5. MOSTA（multiple overlapping thin slab acquisition）

問題4 脳のTOF-MRAでMTパルスの付加によって生じるのはどれか. **2つ選べ.**
1. 脂肪信号の抑制
2. 脳実質の信号低下
3. 比吸収率（SAR）の増大
4. 撮像時間の短縮
5. 流出効果の増大

問題5 phase-contrast MRAについて**誤っている**はどれか.
1. 双極性傾斜磁場を使用する.
2. 血流によるスピンの位相差を利用している.
3. VENC（velocity encoding）の設定が不適切だと折り返しアーチファクトが発生する.
4. 静脈の描出はできない.
5. 流速の定量評価が可能である.

問題6 造影MRAについて正しいのはどれか.
1. 主に高速スピンエコー法が使用される.
2. 撮像時間が長いため, 呼吸停止では撮像できない.
3. 撮像断面に平行に走行する血管の描出が難しい.
4. 造影剤注入後から撮像開始のタイミングが重要である.
5. 非造影MRAより乱流の影響を受けやすい.

第 8 章　MRA

問題7　造影 MRA において，最適な撮像開始タイミングを設定する方法として適切なものはどれ
か．**2つ選べ**．

1. テストインジェクション
2. MR フルオロスコピー
3. key hole imaging（view sharing）
4. phase-contrast
5. arterial spin labeling

問題8　BB（black blood）imaging について正しいのはどれか．**2つ選べ**．

1. 血管内腔を高信号に描出する手法である．
2. プラークの診断に有用である．
3. DIR（double inversion recovery）法を使用することがある．
4. 心電図同期を併用することにより，常にコントラストが向上する．
5. VFA（variable flip angle）による 3D FSE では，再収束パルスのフリップ角を高く
設定する．

Chapter

第9章

MRI 造影剤

9・1 MRI 造影剤の基礎
9・2 細胞外液性 Gd 造影剤
9・3 肝特異性造影剤
9・4 Gd 造影剤副作用の概要
9・5 経口消化管造影剤
9・6 国内で開発中の MRI 造影剤

第9章
MRI造影剤

本章で何を学ぶか

　　本章では現在国内で市販されるMRI造影剤を中心に取り上げた．MRI造影剤の基礎をはじめとし，造影機序のほか，各種造影剤における物理化学的性質，薬物動態などについて説明した．また副作用情報については，その概要などに留めており，詳細については厚生労働省，各医薬品メーカーから随時に公表されているのでご留意願いたい．

9・1　MRI造影剤の基礎

9・1・1　磁性体

　　磁性体とは，磁場の中に物質が置かれたとき，誘導磁気を帯びる物質をいい，磁化の特性から反磁性，常磁性，超常磁性および強磁性の4種類に分類される*．市販のMRI造影剤には常磁性および超常磁性物質が使用されている．常磁性を示す代表的な物質として遷移金属が知られているが，それら遷移金属は金属原子中に不対電子をもち，その不対電子の磁気モーメントは水素の原子核であるプロトンの600倍以上と大きく，T_1を短縮させる（**表9・1**）．常磁性金属イオンの中でもGdイオンは7個の不対電子を有しており，Fe^{3+}やMn^{2+}のもつ5個の不対電子と比べて多いためプロトンのT_1緩和（縦緩和）に及ぼす影響が最も高く（**表9・2**），MRI造影剤として用いられている．

　　一方，超常磁性物質は磁化率が高く，外部磁場の中で強力な局所磁場を周囲に与え，強いT_2短縮効果を与える．超常磁性体を用いた造影剤として**SPIO**（superparamagnetic iron oxide；超常磁性酸化鉄製剤）がある．

解説

反磁性体：外部から磁場を加えると，その磁場と反対方向に沿った微小な磁化を発生する．

常磁性体：外部から磁場を加えると，その磁場の方向に沿った磁化を発生するが，磁場を取り除くと磁化が消失する．

超常磁性体：外部から磁場を加えると，その磁場の方向に沿った磁化を発生する点が常磁性と類似しているが，その強さが常磁性よりも強い．常磁性と同様に，磁場を取り除くと磁化が消失する．

強磁性体：外部から磁場を加えると，その磁場の方向に沿った強い磁化を発生し，その強さは常磁性の数百倍に及ぶ．磁場を取り除いても残留磁気が残る．

表9・1　常磁性金属イオンの電子配置

原子番号	イオン	電子軌道	
		3d	4f
24	Cr^{3+}	↑ ↑ ↑ ↑ ↑	
25	Mn^{2+}	↑ ↑ ↑ ↑ ↑	
26	Fe^{3+}	↑ ↑ ↑ ↑ ↑	
29	Cu^{2+}	↑↓ ↑↓ ↑↓ ↑↓ ↑	
63	Eu^{3+}		↑↓ ↑ ↑ ↑ ↑ ↑
64	Gd^{3+}		↑ ↑ ↑ ↑ ↑ ↑ ↑
65	Dy^{3+}		↑↓ ↑↓ ↑ ↑ ↑ ↑ ↑

〔備考〕↑ は不対電子，↑↓ は対になった電子を示す．

9・2 細胞外液性 Gd 造影剤

表 9・2　プロトン T_1（縦緩和時間）に及ぼす常磁性金属イオンの影響[1]

緩和度 r_1 〔$mM^{-1} \cdot s^{-1}$〕

Cr^{3+}　Mn^{2+}　Fe^{3+}　Fe^{2+}　Co^{2+}　Ni^{2+}　Cu^{2+}　Ce^{3+}　Pr^{3+}　Nd^{3+}　Sm^{3+}　Eu^{3+}　Eu^{2+}　Gd^{3+}　Tb^{3+}　Dy^{3+}　Er^{3+}　Yb^{3+}

9・1・2　国内で市販されている MRI 造影剤

MRI 造影剤が医薬品として承認されるには造影効果だけでなく安全性の検証が求められる．さまざまな種類の MRI 造影剤に関する研究開発が報告されているが，市販まで到達する製剤は限定される．以下現在，国内で市販されている MRI 造影剤について一覧表で示す（**表 9・3**，2024 年 8 月現在）．

表 9・3　国内で市販されている MRI 造影剤

標的組織	磁気特性	化学特性	MRI 造影剤（一般名）	適応
細胞外液	常磁性	イオン性マクロ環型	Gd-DOTA（ガドテル酸メグルミン）	全身
		非イオン性マクロ環型	Gd-HP-DO3A（ガドテリドール）	
			Gd-BT-DO3A（ガドブトロール）	
肝臓	常磁性	イオン性リニア型	Gd-EOB-DTPA（ガドキセト酸ナトリウム）	肝臓
	超常磁性	酸化鉄微粒子（SPIO）	（フェルカルボトラン）	
消化管	常磁性	イオン性	クエン酸鉄アンモニウム	消化管
			塩化マンガン四水和物	

9・2　細胞外液性 Gd 造影剤

静脈内投与後，血管内および細胞外液分布を示す造影剤は**細胞外液性 Gd 造影剤**と呼ばれている．国内で市販されている細胞外液性 Gd 造影剤はいずれも Gd イオンとキレートで構成され，キレートの種類によって 3 種類に分類される（**表 9・4**）．Gd 造影剤は 1988 年に Gd-DTPA が初めて市場導入され，その後複数の Gd 造影剤

第 9 章　MRI 造影剤

表 9・4　国内で市販されている細胞外液性 Gd 造影剤[2),3)]

分類	マクロ環型 イオン性	マクロ環型 非イオン性	
略号（製品名）	Gd-DOTA（マグネスコープ）	Gd-HP-DO3A（プロハンス）	Gd-BT-DO3A（ガドビスト）
構造式			
製剤 Gd 濃度〔mmol/mL〕	0.5	0.5	1.0
緩和度**※（水中）1.5 T，37℃　r_1	2.9	2.9	3.3
r_2	3.2	3.2	3.9
緩和度**※（血中）1.5 T，37℃　r_1	4.2	4.4	5.3
r_2	6.7	5.5	5.4
熱力学的安定度定数 $\log K_{\text{therm}}$	25.6	23.8	21.8
安定化剤添加量	0%	0.1%	0.1%

※ 単位：$mM^{-1} \cdot s^{-1}$

解説

緩和度：磁性体によるプロトンの緩和時間を短縮させる能力．T_1 緩和，T_2 緩和の短縮効果の大きさは，それぞれ r_1，r_2〔$mM^{-1} \cdot s^{-1}$〕として表され，磁性体の濃度と緩和時間の逆数（$1/T_1$，$1/T_2$）をプロットしたときに得られる直線の傾きから計測される．

が臨床使用されるに至り，その有用性および安全性データなど，Gd 造影剤の礎となるデータがこれまで蓄積されてきた．

9・2・1　造影機序

Gd 造影剤は，その周囲の水プロトン緩和を促進することで信号強度に変化を与える．Gd 造影剤の濃度が低濃度の場合には T_1 強調像では高信号に，高濃度では T_2 短縮効果が強く表れるため低信号となる（**図 9・1**）．したがって，造影効果を活

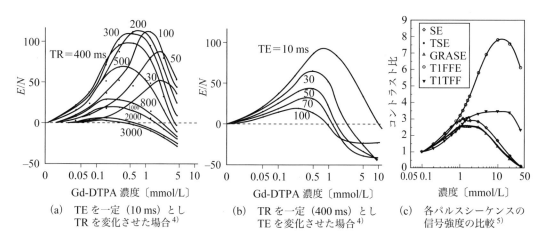

(a) TE を一定（10 ms）とし TR を変化させた場合[4)]
(b) TR を一定（400 ms）とし TE を変化させた場合[4)]
(c) 各パルスシーケンスの信号強度の比較[5)]

図 9・1　Gd 造影剤濃度とパルスシーケンスの関係

かすためにはT_1強調によるパルスシーケンスを用いた撮像が必要となる[6]．

　Gd造影剤による緩和効果，特に縦緩和速度に影響を与える因子としては，その不対電子の数，配位水分子の数，電子スピンの緩和時間，配位水の交換速度や回転速度が挙げられる．Gd^{3+}は常磁性作用が強いため，その電子スピンのもつ大きな磁気モーメントによる磁気双極子-双極子相互作用により水プロトン緩和が促進する．この作用は距離の6乗に反比例するためGd^{3+}に近い水分子が影響を受ける．Gd造影剤の周囲に存在する水分子には，金属イオンに直接結合している配位水（第1配位圏），配位水や配位子と水素結合している配位水（第2配位圏）のほか，それらと交換している自由水（配位圏外）がある（図9・2）が，磁気双極子-双極子相互作用は，配位圏外の緩和にも影響を及ぼす[7]．

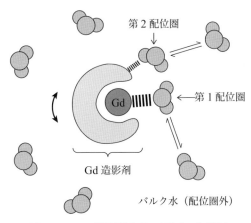

図9・2　Gd造影剤とその周囲の水分子

　MR画像では造影剤自体が描出されるものではないが，Gd造影剤が分布するところに一致して信号強度が変化すると理解して差し支えない．ただし，susceptibility*効果を期待しての撮像では，造影剤投与における注入速度と生理食塩液のフラッシュによってボーラス性を確保し，T_2^*系のパルスシーケンスを設定することが重要となる．

9・2・2　細胞外液性Gd造影剤の物理化学的性質

　Gd造影剤で使用されるGd自体は重金属であり，そのままでは毒性が高く生体内に投与できないが，キレート化することで毒性が低減するとともに高い水溶性が得られ，静脈内投与後は経腎的に尿中から排泄される．

i）キレートの構造とGd造影剤の安定性

　細胞外液性Gd造影剤はそのキレート構造によって，リニア型（線状型）とマクロ環型（環状型）に分かれ，生体内での安定性はマクロ環型の方が高い[3]．2006年に報告されたNSF（腎性全身性線維症）発症における造影剤側のリスク因子としてGd造影剤の生体内での安定性の違いが推定されており，リニア型は高リスクに分類されるのに対し，マクロ環型は低リスクに分類される．キレートの安定性

解説
susceptibility：
磁化率ともいい，外部から加えられた磁場の強さと，磁性体の磁化の強さの比．

第9章　MRI造影剤

を示す指標として熱力学的安定性（Log K_{therm} で示される）や速度論的安定性が知られている（**表9·5**）．生体内での安定性をみるうえでは，Gdが遊離するのに必要となる時間を示す速度論的安定性が重要とされ，その安定性はマクロ環型のGd造影剤で高いとされる．しかし，速度論的安定性に関する指標は測定条件によって得られる数値がさまざまであり，熱力学的安定度定数のように画一的に示すことが困難である．なお，現在国内で市販されている細胞外液性Gd造影剤において，リニア型Gd造影剤（Gd-DTPA，Gd-DTPA-BMA）は販売が中止されている．

表9·5　細胞外液性Gd造影剤の速度論的安定性[3]

条件	ヒト血清に各Gd造影剤を加えて1 mmol/Lとし15日間インキュベーションを実施（pH7.4，37℃）		
分類	イオン性マクロ環型	非イオン性マクロ環型	
製品名	マグネスコープ	プロハンス	ガドビスト
Gd遊離率	検出されず（検出限界0.1％未満）		

条件	pH1，37℃		
分類	イオン性マクロ環型	非イオン性マクロ環型	
製品名	マグネスコープ	プロハンス	ガドビスト
$T_{1/2}$（Gd遊離に要する半減期時間）	26.4時間	2.0時間	7.9時間

ii）浸透圧

浸透圧は溶液中の粒子数に比例するが，イオン性のGd造影剤では非イオン性と比べてメグルミンイオンが存在するため浸透圧が高くなる．また製剤Gd濃度の違いにより0.5 M製剤と1.0 M製剤では成分濃度に2倍の違いがあり，これも浸透圧の差として現れる．しかし，Gd造影剤の投与量はいずれも0.1 mmol/kg（0.1～0.2 mL/kg）であり，X線造影剤における100 mL程度の投与量と比べて投与量は少なく，血漿で希釈されると膠質浸透圧に及ぼす影響は軽微で，浸透圧による副作用はほとんど問題にならない[8]．

iii）分子量

いずれのGd造影剤もGdとキレートで構成されるため，製剤間での分子量の違いは大きくない．イオン性のGd造影剤ではメグルミン（分子量約195）を分子量に含む記載もあるので注意が必要である．

iv）粘稠度

水溶液中における溶質の分子量，濃度，粒子数が関係し，分子量が大きい，濃度が濃い，粒子数が多い方が粘稠度は高くなる．

v）添加剤

Gd造影剤の種類によって添加剤は異なるが，いずれも注射剤であり，安定化

剤，緩衝剤，pH調整剤が添加されている．安定化剤については水溶液中でのGdキレートの長期安定性を確保するため，製剤中で解離したGdを捕獲する目的で余剰のキレート剤が添加されている．そのほかpHを安定化させるための緩衝剤としてトロメタモールが使用されている．なお製剤によっては添加剤が使用されていないものもある．

9·2·3　薬物動態

ⅰ）全身分布

　細胞外液性Gd造影剤は静脈内投与後，血流に従って非特異的に全身に分布する．すなわち，肘静脈から投与された造影剤は上大静脈→右心房→右心室→肺→左心房→左心室→大動脈→脳循環，体循環へ至り，血管内および細胞外液（細胞間隙）に分布する．Gd造影剤の分子サイズ（平均径）は赤血球（7〜8μm）と比べても約10Å（0.001μm）と非常に小さく[9]，毛細血管を容易に通過するが，脳循環において血液脳関門（BBB：blood brain barrier）を通過しない．また経腎的に尿中から排泄され，その半減期は約1時間程度である．

　頭部での造影MRIではBBB破綻マーカーとしての造影効果が得られ，転移性脳腫瘍の検出では投与後30分程度までの造影効果が改善する[10]が，血流動態を評価するdynamic撮像やperfusionの評価では造影剤投与早期から経時的な撮像が必要となる．肝臓では肝動脈から肝全体の20〜30%の血流が供給され，70〜80%は門脈から静脈血が供給されるため，肝臓での造影では動脈と門脈からの造影剤の分布は撮像時相によって異なる．そのためdynamic撮像により，肝臓や病巣でのGd造影剤の分布の有無，分布時間の違いを捉え，病巣の存在診断や鑑別診断を行う．このほか，造影MRAやperfusion撮像では撮像目的，撮像部位の違いによる撮像のタイミングの設定が重要となる．

ⅱ）個体差

　Gd造影剤を肘静脈から投与した後の目的部位への到達時間は患者によって違いがあり，肝臓では15秒程度の差があると報告されている[8]．そのため，撮像タイミングを最適化するためのテストインジェクション法や直接Gd造影剤をモニタリングする方法などが施行される．

ⅲ）病巣への分布

　Gd造影剤は血流を介して分布・消失する．腫瘍などの病巣において周囲組織と比べて信号強度が増加あるいは低下するのも病変への分布・消失が経時的に異なることによる．dynamic撮像は各種疾患の診断・鑑別に利用されるが，経時的なGd造影剤の分布の変化をMR画像として捉えている．

　例えば，多くの悪性腫瘍では腫瘍への栄養血管構築が旺盛で血流分布に富み（hypervascular），腫瘍血管の血管透過性は高く，早期に濃染される．逆に線維質に富む病変の場合には，染まりが遅く淡く染まる．また心筋のperfusionでは虚血部や梗塞部ではGd造影剤の分布が少なく，周囲の心筋に比べて染まりは弱くなる．逆に遅延相では梗塞部位は細胞間隙が拡大するのでGd造影剤が滞留し，正常心筋

第9章 MRI造影剤

の信号を抑える TI 設定の T_1 強調像で撮像すると周囲の心筋よりも強く染まる[10].

9・2・4 投与量

国内で使用される Gd 造影剤はいずれも静脈内投与で用い，通常 0.1 mmol/kg の用量が設定されている*．これは，0.5 M の Gd 製剤の場合には 0.2 mL/kg に相当し，1.0 M の場合には 0.1 mL/kg に相当する．

転移性脳腫瘍が疑われる患者では通常用量の 2 倍に相当する 0.2 mmol/kg の投与が承認されている Gd 製剤もあるものの，後述する Gd 造影剤投与が関連する腎性全身性線維症の副作用報告以来，通常用量を超える Gd 造影剤の使用には慎重な判断が必要とされる．

9・3 肝特異性造影剤

国内で市販されている肝特異性造影剤には，静脈内投与後，肝細胞に取り込まれる常磁性 Gd キレート製剤と肝のクッパー（Kupffer）細胞に貪食される超常磁性酸化鉄コロイド製剤（SPIO 製剤）に分類される．いずれも肝特異性造影剤であり，造影剤の分布域が異なるだけでなく，使用される撮像シーケンスも異なる（**表9・6**）．

解説

Gd 造影剤の用量単位：Gd 量で記載する場合には "mmol/kg" の単位が，製剤用量で記載する場合には mL/kg の単位が用いられる．Gd 造影剤によって Gd 濃度が異なるため製剤用量の記載の際には注意が必要である．
0.5 M 製剤＝0.5 mol/L であり，0.1 mmol/kg は 0.2 mL/kg に相当する．
1.0 M 製剤＝1.0 mol/L であり，0.1 mmol/kg は 0.1 mL/kg に相当する．

表9・6　国内で市販されている肝特異性造影剤[2]

タイプ		常磁性 Gd キレート製剤	超常磁性酸化鉄コロイド製剤
製品名		EOB・プリモビスト	リゾビスト
一般名/略号		ガドキセト酸ナトリウム Gd-EOB-DTPA	フェルカルボトラン
分子式		$C_{23}H_{28}GdN_3Na_2O_{11}$	γ-Fe_2O_3/ $C_6H_{11}O_6$-$(C_6H_{10}O_5)_n$-$C_6H_{11}O_5$
構造式			模式図　←約 57 nm→
緩和度※（水中） 1.5 T，37℃	r_1	4.7	8.7
	r_2	5.1	61
緩和度※（血中） 1.5 T，37℃	r_1	7.3	8.0
	r_2	9.1	77
製剤濃度		0.25 mmol/mL	鉄として 0.5 mmol/mL
用量		0.025 mmol/kg（= 0.1 mL/kg）	0.016 mL/kg（鉄として 8 µmol/kg）

※単位：$mM^{-1}{\cdot}s^{-1}$

198

9·3·1 常磁性肝特異性造影剤

ⅰ）特徴

　T_1強調像で使用する陽性造影剤である．キレート構造に脂溶性のエトキシベンジル基（ethoxybenzyl：EOB）を導入され，若干の脂溶性をもたせることで血漿中のタンパク結合率が高くなり，水溶液中では細胞外液性Gd造影剤と同程度であるT_1緩和度（r_1）が血漿中では高くなることが知られている．静脈内投与後，尿中（57％）と胆汁中（39％）へ排泄される．Gd-EOB-DTPAの使用により，多段階発癌をきたす肝細胞癌ではdynamic CTやdynamic MRIでみられる血流変化よりも早期に異常病変の検出が可能とされ，肝機能が正常であることの多い転移性肝癌の検出にも優れると報告されている[12),13)]．

ⅱ）薬物動態（全身分布）

　静脈内投与後，血管内および細胞間隙に非特異的に分布するとともに肝細胞膜の膜輸送タンパク（トランスポーター）*を介して肝細胞内に取り込まれ，胆汁中に排泄される（図9·3）．投与直後には血流情報を反映した撮像を行うことが可能で，さらに肝細胞造影相（hepatobiliary phase）では肝細胞機能を反映した画像を得ることができる．肝細胞への取り込みや胆汁中への排泄は肝機能に依存するため，標準的には肝細胞造影相撮像には20分後の撮像が推奨されるが，肝機能が低下していない場合には15分後でも十分なコントラストが得られるとの報告もある[14)]．なお，本剤は肝臓に取り込まれるが分布・排泄の過程で代謝を受けることなく，尿中，糞中に排泄される．

> **解説**
> **Gd-EOB-DTPAの膜輸送タンパク（トランスポーター）**：物質の細胞への取り込みや細胞内から細胞外への排泄にかかわるものが多種存在する．Gd-EOB-DTPAのヒト肝細胞の取り込みにはOATP1B3，胆汁中への排泄にはMRP2，血中への逆輸送にはMRP3の関与が推定されている[15)]．

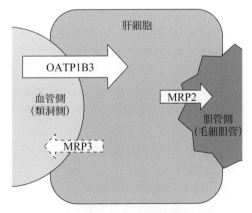

図9·3　Gd-EOB-DTPAの膜輸送タンパク（トランスポーター）

ⅲ）投与量

　Gd-EOB-DTPAの通常用量は0.1 mL/kgであるが，製剤濃度は0.25 M（0.25 mol/L）であり，Gd量としては0.025 mmol/kgと細胞外液性Gd造影剤の1/4の量である．

第9章　MRI造影剤

9·3·2　超常磁性酸化鉄コロイド製剤（網内系肝特異性造影剤）

ⅰ）特徴

　超常磁性を示す酸化鉄粒子はT_2，$T_2{}^*$短縮効果が強く，SPIO製剤はT_2強調像で正常肝の信号強度を低下させる陰性造影剤である．SPIOの肝への取り込みは肝臓で細胞数の数パーセントを占めるクッパー細胞がSPIOを貪食する結果，肝臓全体の信号強度が低下する．一般に肝機能とクッパー細胞の分布は相関するとされ，腫瘍などの病巣はクッパー細胞をもたないため信号強度の低下はなく，正常部に比べて相対的に高信号に描出される．ただし，病態，病巣によってはクッパー細胞の貪食機能は一様ではなく，画像への影響も単純ではない．

ⅱ）物理化学的性質

　SPIO製剤であるフェルカルボトランは酸化第二鉄の微粒子で，その分子式（γ-Fe_2O_3/$C_6H_{11}O_6$-$(C_6H_{10}O_5)_n$-$C_6H_{11}O_5$）からもわかるようにカルボキシデキストランによってコーティングされた製剤である．このコーティングによってOH基，COO基で陰電荷が得られ，水溶液中での粒子の凝集や沈殿が抑制され安定なコロイド状態を維持している．フェルカルボトランは中心の酸化鉄のコア（約5nm）の周りをカルボキシデキストランが覆っており，水和した状態の粒子の平均径は約57nmである．SPIOの粒子径は貪食される網内系の領域と関係が強く，10nm以下では骨髄・リンパ系，1,000nm以上では脾臓での貪食が多くなり，肝のクッパー細胞では10（または30）〜1,000nmの粒子サイズが貪食されやすいとされる[16),17]．フェルカルボトランの平均粒子径は肝を標的とするのに適したサイズである．

ⅲ）薬物動態

　静脈内投与されたSPIOは血流を介し肝のクッパー細胞に貪食され，肝臓での陰性造影効果を示す．取り込まれたSPIOは生体内の鉄代謝系に組み込まれ再利用されると考えられる．生体内の鉄は別の代謝経路をもたず，微量ではあるが主に小腸粘膜の細胞死滅による脱落によって糞便中に排泄される．

　SPIOの動態はクッパー細胞の特性，病態などに大きく影響されるので，以下，クッパー細胞について述べる（**図9·4**）．

a）クッパー細胞

　貪食能を有する細胞は多種類あり，大型の単核細胞で，外来性異物や老廃物を貪食・処理するものを**マクロファージ**（MΦ）という．MΦの80％はクッパー細胞である．クッパー細胞の貪食能に影響する因子として，粒子径，粒子数，粒子の荷電（陰電荷），オプソニン作用，肝血流量，網内系細胞数と細胞機能がある[18]．カルボキシデキストランの陰電荷は網内系の貪食能にも関係している．

　クッパー細胞によるSPIO貪食速度は非常に早く，静脈内投与後30秒前後での肝の信号強度の低下が起こり，1分後では最低値付近に達する（**図9·5**）．その後信号低下は48時間を超えて持続する[19),20]．貪食されたSPIOはMΦのlysosome内に存在し，electron dense bodyとして信号強度を低下させるが，1日後には

200

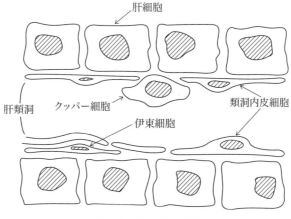

図9・4　肝類洞壁細胞

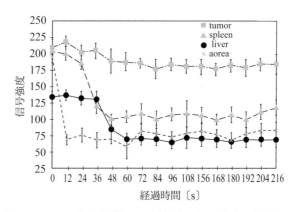

図9・5　フェルカルボトラン投与後の信号強度の経時的変化[19]

electron dense bodyの密度，量は減少する．その後，7日後の血球でピークを示し生理鉄として再利用されていると考えられる[21]．

b）病巣

　悪性病変，例えば古典的肝細胞癌ではクッパー細胞が存在しないため，SPIOの取り込みがなく，一方，良性の腫瘍（再生結節，限局性結節性過形成，腺腫様過形成）や高分化型肝細胞癌ではSPIOの取り込みが見られる[22]．転移性肝腫瘍はもともとクッパー細胞をもたないためSPIOの取り込みがない．

　SPIOの取り込みが低下する病態として，急性肝炎や慢性肝炎などの炎症，肝硬変，放射線被ばくによる肝損傷，脂肪肝などがあり，造影効果が低下する[23]-[27]．なお，クッパー細胞の機能活性が低下したとき，代償性に類洞内皮細胞の貪食機能が発現する．

第 9 章　MRI 造影剤

解説

Gd 造影剤による副作用発現時期：投与直後に見られる急性（即時性）副作用のほか，投与開始より 1 時間〜数日後にも遅発性副作用（発熱，発疹，悪心，血圧低下，呼吸困難など）が現れることがあるので，投与後も患者の状態を十分に観察する必要がある。

解説

副作用予防のための前投薬：従来，ヨード造影剤ならびに Gd 造影剤による急性副作用発生の危険性を軽減できる可能性のある方法として，ステロイド前投薬が行われてきたが，日本医学放射線学会造影剤安全性委員会からの提言[31]（2022 年 12 月改訂第 3 版）において，ステロイド前投薬を積極的に推奨することはもはや不適切であるとの結論に至った（詳細については必ず当該提言を参照されたい。）。

解説

NSF に関する国内のガイドライン：従来のガイドライン（2009 年第 2 版）では，「長期透析が行われている

9・4　Gd 造影剤副作用の概要

Gd 造影剤による副作用発現*率はヨード系造影剤に比べ低いものの，その症状は同じようにさまざまな副作用が確認されている。副作用の調査方式によっても報告される副作用発現率は異なるが，細胞外液性 Gd 造影剤の副作用発現率は全体で 0.07 〜 2.4％，重篤な副作用は 0.001 〜 0.01％ と報告[28]され，国内での出荷本数からの推定では重篤副作用は 1.9 万例に 1 例（0.0052％）とする報告[29]がある。

また Gd 造影剤による副作用リスク因子としては，以下のような因子が知られている[30]。

・MRI 造影剤（Gd 造影剤）での副作用歴

・X 線ヨード造影剤での副作用歴

・他のアレルギー歴

・喘息

安全性に関しては，従来より Gd 造影剤間で大きな差はないと考えられてきたが，後述する NSF 発現リスクや脳内の Gd 残存の可能性に関しては，Gd 造影剤間での差が見られることが報告されている。

i）腎性全身性線維症（NSF）

2000 年に Cowper らにより，重篤な腎障害患者での皮膚の腫脹や発赤，さらに進行によって皮膚の硬化や関節の拘縮を生じ，高度の身体障害に至る疾患として腎性線維化皮膚症（nephrogenic fibrosing dermopathy：NFD）として当初報告[32]され，その後剖検例で線維化が多臓器に及ぶことが認識され，**腎性全身性線維症**（nephrogenic systemic fibrosis：**NSF**）と呼ばれるようになった。さらに 2006 年には Grobner らにより Gd 造影剤使用歴と NSF 発症との関連性が報告[33]された。NSF の発現機序については不明な点も多いが，重篤な腎障害患者への使用によって Gd 造影剤の排泄が遅延し，体内でキレートから遊離した Gd イオンが何らかの物質と結合し（リン酸 Gd［$GdPO_4$］を形成すると推定される），これに対する異物反応と考えられている[34]。また，NSF については，使用する Gd 造影剤の種類によって危険性が著しく異なるという点も知られている。すなわち，Gd キレート安定性の低い造影剤，つまりリニア型の Gd 造影剤の使用では NSF 発現の危険性が高くなるという点である。しかしながら現在，リニア型の細胞外液性 Gd 造影剤は国内では販売が中止されている。なお，肝特異性 Gd 造影剤はリニア型であるものの，細胞外液性 Gd 造影剤と比べ Gd の投与量が 1/4 と少なく，尿中以外に胆汁中からも排泄されるため，現時点において NSF の発症例は報告されていない。

国内外学会からのガイドライン*や各国の規制当局の注意喚起によってリスクマネジメントが行われたため，NSF の発症は 2006 年頃をピークに減少しており，現在では新たな症例はほとんど報告されていない[35]。なお Gd 造影剤による NSF 発症リスクのため，現在，長期透析が行われている終末期腎障害，eGFR が 30 mL/min/1.73 m^2 未満の慢性腎障害，急性腎障害の患者では原則として Gd 造影剤を使用せずに他の検査法で代替えすることが望ましいと Gd 造影剤の電子添文に記されている。

202

ii）Gd の脳内沈着

　Gd 造影剤が複数回使用された症例において，非造影 T_1 強調像で脳の小脳歯状核や淡蒼球で高信号が見られることを 2014 年に Kanda らが報告[37]し，その後も数多くの関連報告がなされ，大脳皮質や黒質，赤核，四丘体，上小脳脚などにも高信号化が観察されている[38),39]．そのほか，Gd 造影剤投与歴のある剖検患者の脳組織から Gd が検出されたとの報告[40]もある．本現象による病理組織学的変化や関連する有害事象は確認されていないため，安全性の問題とはいえないが，長期での影響は未知である．本現象も NSF と同様に Gd キレートの安定性と関連することが知られており，マクロ環型 Gd 造影剤でも Gd 残存を認めるものの，リニア型 Gd 造影剤投与と比較して，Gd の残存が大幅に少ないことが判明している[41]．

9・5　経口消化管造影剤

　国内で MRI 用の経口消化管造影剤の承認を有するものとして，クエン酸鉄アンモニウム（ferric ammonium citrate，製品名：フェリセルツ散 20％）[42]と塩化マンガン四水和物（manganese chloride tetrahydrate，製品名：ボースデル内用液 10）[43]がありいずれも常磁性金属イオン（Fe^{3+}，Mn^{2+}）を有しており，T_1 強調像で陽性の造影効果を，T_2 強調像で陰性の造影効果を示す（**表 9・7**）．陰性の造影効果によって消化管内の溶液の信号を低下させることで，MRCP での膵管および胆道の描出を明瞭にできる．

表 9・7　国内の MRI 用の経口消化管造影剤

製品名	フェリセルツ散 20％	ボースデル内用液 10
一般名	クエン酸鉄アンモニウム	塩化マンガン四水和物
有効成分	1 包（3 g）中クエン酸鉄アンモニウム 600 mg	1 袋（250 mL）中 塩化マンガン四水和物 36 mg （マンガンとして 10 mg）
用法および用量	〈消化管（胃，十二指腸，空腸）造影〉通常，成人にはクエン酸鉄アンモニウムとして 600 mg（1 包）を 300 mL の水に溶かし経口投与する．なお，必要に応じて 1,200 mg（2 包）まで増量する． 〈胆道膵管撮影時の消化管陰性造影〉通常，成人にはクエン酸鉄アンモニウムとして 1,200 mg（2 包）を 150 mL の水に溶かし経口投与する．	通常，成人には 1 袋 250 mL（塩化マンガン四水和物 36 mg（マンガンとして 10 mg）を含む）を経口投与する．
効能または効果	腹部磁気共鳴コンピュータ断層撮影における下記造影 ・消化管（胃，十二指腸，空腸）造影 ・胆道膵管撮影時の消化管陰性造影	磁気共鳴胆道膵管撮影における消化管陰性造影
効能または効果に関連する注意	本剤は T_1 強調画像で造影効果を，T_2 強調画像で陰性造影効果を示す．	本剤は T_2 強調画像で陰性造影効果を示す．なお，T_1 強調画像では陽性造影効果を示す．

終末期腎障害，eGFR が 30 mL/min/1.73 m² 未満の慢性腎不全，急性腎不全」を「原則として Gd 造影剤を使用せず，他の検査法で代替すべき病態」とされていたが，第 3 版（2024 年 5 月）[36]では，「可能な限り Gd 造影剤の使用を避け，他の検査法で代替することが望ましい病態」と文言が改められ，そのうえで，他の検査法で代替困難な場合は NSF のリスクを考慮するなど，十分に注意して投与するといった文言が追加された．

第9章 MRI造影剤

9・6 国内で開発中のMRI造影剤

　現在，日本国内で開発中のMRI造影剤としてgadopiclenol（ゲルベ・ジャパン）およびgadoquatrane（バイエル薬品）がある（**表9・8**）．gadopiclenolについては，2022年に米国において既に承認されている．いずれの造影剤も経静脈性による高緩和度を有する細胞外液性Gd造影剤である．

表9・8　国内で開発中のMRI造影剤[44],[45]

分類	非イオン性マクロ環型	非イオン性マクロ環型
一般名/略号	gadopiclenol	gadoquatrane
	Gd-PCTA	Gd-GlyMe-DOTA（四量体）
構造式		
浸透圧（mOsm/kg，37℃）	850	294
粘稠度（mPa·s，37℃）	7.6	1.22

◎ 参考文献

1) Weinmann H J. et al.: Characteristics of gadolinium-DTPA complex : A potential NMR contrast agent., AJR, 142(3), 619-624 (1984)

2) Rohrer M. et al.: Comparison of magnetic ploperties of MRI contrast media solutions at different magnetic field strengths., Invest. Radiol., 40(11), 715-724 (2005)

3) Frenzel T. et al.: Stability of gadolinium-based magnetic resonance imaging contrast agents in human serum at 37℃., Invest.Radiol., 43(12), 817-828 (2008)

4) 前田美保　他：Gd-DTPAを用いた造影MRIにおける最適パルス系列の選択に関する研究., 和歌山医学, 42(2), 233-243 (1991)

5) 熊代正行 他：Gd造影剤ファントムを用いたT_1強調コントラストの基礎的検討., 日磁医誌, 19(8), 528-538 (1999)

6) 放射線医療技術学叢書, (18), P.179, 日本放射線技術学会(2000)

7) 笛吹修治：ガドリニウム造影剤による緩和機構., 日獨医報, 61(1), 119-126 (2016)

8) Bae K.T. et al.: Aortic and hepatic contrast medium enhancement CT. Part Ⅱ. Effect of reduced cardiac output in a porcine model., Radiology, 207(3), 657-662 (1998)

参　考　文　献

9）US20190094323A1 (https://patents.google.com/patent/US20190094323A1/en)

10）Yuh W.T. et al.: The effect of contrast dose, imaging time, and lesion size in the MR detection of intracerebral metastasis., AJNR, 16(2), 373-380 (1995)

11）佐久間肇：造影MRIによる虚血性心疾患の診断, INNERVISION, 15(13), 59-66 (2000)

12）Onish H. et al.: Hypervascular hepatocellular carcinomas : Detection with gadoxetate disodium-enhanced MR imaging and multiphasic multidetector CT., Eur. Radiol., 22(4), 845-854 (2012)

13）Muhi A. et al.: Diagnosis of colorectal hepatic metastases : Comparison of contrast-enhanced CT, Contrast enhanced US, Superparamagnetic iron oxide-enhanced MRI, and gadoxetic acid-enhanced MRI., J. Magn. Reson., Imaging, 34(2), 326-335 (2011)

14）Okada M. et al.: Biochemical and clinical predictive approach and time point analysis of hepatobiliary phase liver enhancement on Gd-EOB-DTPA-enhanced MR images : A multicenter study., Radiology, 281(2), 474-483 (2016)

15）北尾梓 他：EOB・プリモビスト造影MRI -取り込みおよび排泄に関するトランスポータ-, 日獨医報, 55(2), 7-14 (2010)

16）Dan, C. and Wake, K.: Modes of endocytosis of latex particles in sinusoidal endothelial and Kupffer cells of normal and perfused rat liver., Exp. Cell Res., 158, 75-85 (1985)

17）吉川宏起 他：Q&A.肝特異性造影剤とはなんですか, Innervison, 14(8), 114-116 (1999)

18）油野民雄：コロイド肝シンチグラフィ．久田欣一・古舘正従・佐々木康人編；最新臨床核医学, 金原出版, 333-356 (1986)

19）Kopp AF. et al.: MR imaging of the liver with resovist : safety, efficacy, and pharmacodynamic Properties., Radiology, 204, 749-756 (1997)

20）谷本伸弘 他：肝細胞癌における超常磁性酸化鉄SHU 555Aの経時的造影効果の検討 –臨床前期第II相試験–, 日磁医誌, 18(7), 418-430 (1998)

21）田之倉吉則 他：MRI用造影剤AMI-25（Superparamagnetic Iron Oxide）の生体内動態─ラットにおける吸収・分布・代謝・排泄, 薬理と治療, 22(2), 869-881 (1994)

22）村上卓道 他：肝腫瘍性病変に対するSPIOの診断的有用性の検討, 臨床画像, 16, 342-349 (2000)

23）河田則文 他：ラット急性ならびに慢性障害肝におけるMRI造影剤 Ferumoxides (AMI-25)の肝組織内分布に関する検討., Therapeutic Research, 19, 3591-3597 (1998)

24）Horn T. et al.: Alcoholic liver injury: Defenestration in non cirrhotic livers : a scanning electron microscopic study., Hepatology, 7(1), 77-82 (1987)

25）Yamashita Y. et al.: MR imaging enhancement with superparamagnetic iron oxide in chronic liver disease：Influence of liver dysfunction and parenchymal pathology., Abdom. Imaging., 21(4), 318-323 (1996)

26）Clement O. et al.: Evaluation of radiation-induced liver injury with MR imaging: Comparison of hepatocellular and reticuloendothelial contrast agents., Radiology, 185(1), 163-168 (1992)

27）Kuwatsuru R. et al.: Definition of liver tumors in the presence of diffuse liver disease: Comparison of findings at MR imaging with positive and negative contrast agents., Radiology, 202(1), 131-138 (1997)

28）ACR Manual on contrast media 2023 https://www. acr. org/-/media/ACR/Files/Clinical-Resources/Contrast_Media.pdf

29）鳴海善文 他：非イオン性ヨード造影剤およびガドリニウム造影剤の重症副作用およ

び死亡例の頻度調査., 日本医放会誌, 65(3), 300-301 (2005)

30）Nelson KL. et al.: Clinical safety of gadopentetate dimeglumine., Radiology, 196(2), 439-443 (1995)

31）ヨード造影剤ならびにガドリニウム造影剤の急性（即時性）副作用発症の危険性低減を目的としたステロイド前投薬に関する提言（2022年12月改訂第3版）；https://www.radiology.jp/member_info/safty/20221222_01.html

32）Cowper SE. et al.: Scleromyxoedema-like cutaneous diseases in renal-dialysis patients., Lancet, 356(9234), 1000-1001 (2000)

33）Grobner T. et al.: Gadolinium-a specific trigger for the development of nephrogenic fibrosing dermopathy and nephrogenic systemic fibrosis?., Nephrol. Dial. Transplant., 21(4), 1104-1108 (2006)

34）対馬 義人：ガドリニウム造影剤安全性情報 UP TO DATE., 日本小児放射線学会雑誌, 33(2), 91–96 (2017)

35）Endrikat J.: 10 Years of Nephrogenic Systemic Fibrosis, A Comprehensive Analysis of Nephrogenic Systemic Fibrosis Reports Received by a Pharmaceutical Company from 2006 to 2016., Invest Radiol, 53(9): 541–550 (2018)

36）腎障害患者におけるガドリニウム造影剤使用に関するガイドライン（第3版：2024年5月20日改訂）；https://cdn.jsn.or.jp/data/guideline_nsf_20240520.pdf

37）Kanda T. et al.: High signal intensity in the dentate nucleus and globus pallidus on unenhanced T_1-weighted MR images: relationship with increasing cumulative dose of a gadolinium-based contrast material., Radiology, 270(3), 834-841 (2014)

38）Khant ZA. et al.: T_1 Shortening in the Cerebral Cortex after Multiple Administrations of Gadolinium-based Contrast Agents., Magn. Reason. Med. Sci., 16(1): 84–86 (2016)

39）Zhang Y. et al.: Extent of signal hyperintensity on unenhanced T_1-weighted brain MR images after more than 35 administrations of linear gadolinium-based contrast agents., Radiology, 282(2), 516–525 (2017)

40）McDonald RJ. et al.: Intracranial Gadolinium Deposition after Contrast-enhanced MR Imaging., Radiology, 275 (3): 772-782 (2015)

41）Murata N. et al.: Macrocyclic and Other Non-Group 1 Gadolinium Contrast Agents Deposit Low Levels of Gadolinium in Brain and Bone Tissue : Preliminary Results From 9 Patients With Normal Renal Function., Invest. Radiol., 51(7), 447-453 (2016)

42）フェリセルツ散20% 医薬品インタビューフォーム（2021年2月改訂），大塚製薬

43）ボースデル内用液10 医薬品インタビューフォーム（2023年7月改訂），協和キリン

44）Lohrke J. et al.: Preclinical Profile of Gadoquatrane, A Novel Tetrameric, Macrocyclic High Relaxivity Gadolinium-Based Contrast Agent., Invest. Radiol., 57(10): 629–638 (2022)

45）ELUCIREM (gadopiclenol) Prescribing Information

◎ 演習問題

問題1　Gd-EOB-DTPAで正しいのはどれか．

　　　　1．経口投与する．
　　　　2．鉄を含有する．
　　　　3．尿中には排泄されない．
　　　　4．高齢者への投与は禁忌である．
　　　　5．肝細胞に特異的に取り込まれる．

演 習 問 題

問題2 MRIに用いる造影剤について正しいのはどれか. **2つ選べ**.
1. Gd造影剤はT_1緩和時間を短縮する.
2. MRCPでは造影剤を用いることはない.
3. Gd造影剤はT_2緩和時間に影響を与えない.
4. Gd-EOB-DTPAは肝腫瘍の診断に用いる.
5. Gd造影剤による重篤な副作用は知られていない.

問題3 腎性全身性線維症（NSF）の危険因子と考えられるのはどれか.
1. 血液脳関門の破綻
2. 著しいeGFR値の低下
3. 超常磁性酸化鉄製剤の使用
4. イオン性ヨード造影剤の使用
5. ガドリニウム造影剤に対するアレルギー歴

問題4 MRI造影剤について正しいのはどれか.
1. 致死的副作用はない.
2. 細胞外液性造影剤はT_2緩和時間を短縮しない.
3. SPIOはT_2強調画像もしくはT_2^*強調画像で評価する.
4. MRCPでは消化管造影剤は陽性造影剤として用いられる.
5. Gd-EOB-DTPAは投与後15分前後から肝細胞に移行する.

問題5 MRI用造影剤に関して**誤っている**のはどれか. **2つ選べ**.
1. Gdは原子番号64の重金属で生体に対して強い毒性がある.
2. CTとMRIでは造影剤を禁忌とする推算糸球体濾過量（eGFR）の基準値は異なる.
3. 超常磁性酸化鉄製剤（SPIO）はヘモクロマトーシスなど鉄過敏症の患者に禁忌である.
4. 線状型キレート構造のGd造影剤を繰り返し使用すると小脳歯状核に蓄積する.
5. Gd系造影剤によるT_1強調像での造影効果は，水のT_1時間延長効果を利用している.

問題6 MRI造影剤について正しいのはどれか. **2つ選べ**.
1. 細胞外液性造影剤の血中半減期は約24時間である.
2. 肝特異性造影剤Gd-EOB-DTPAの臨床における通常投与量は0.025 mmol/kgである.
3. 経口消化管陰性造影剤であるMn製剤は主に腎臓から排泄される.
4. 肝特異性造影剤Gd-EOB-DTPAは細胞外液腔には分布しない.
5. 超常磁性酸化鉄（SPIO）製剤は腎機能障害があっても使用できる.

第9章◇MRI造影剤

Chapter 10

第10章
MRS, CEST イメージング法, MR hydrography

10・1　MRS の基本原理
10・2　MRS のデータ解析
10・3　MRS の代謝物
10・4　CEST イメージング法の基本原理
10・5　CEST イメージング法の応用
10・6　MR hydrography とは？
10・7　MR hydrography の基本原理
10・8　MRCP
10・9　MR myelography

第 10 章
MRS, CEST イメージング法, MR hydrography

本章で何を学ぶか

　本章では，まず，MRS の基本的な仕組みと，生体内の代謝物質を測定する方法を学ぶ．データの取得法や解析方法，主な代謝物質の特徴についても触れ，MRS の臨床での活用法を理解する．

　これに続き，CEST イメージングという新しい手法について解説する．CEST イメージング法は，2000 年に Ward らにより提唱された生体内代謝物のプロトンと生体内バルク水との磁化の化学交換を利用したイメージング法である．本章では CEST イメージング法の基礎原理および臨床への応用について解説する．

　最後に，MRI が臨床現場で利用され始めた当初から利用されている MR hydrography の臨床応用に加え，新たな撮影法や高速化など，発展してきた技術についても解説する．

10・1　MRS の基本原理

10・1・1　MRS における核磁気共鳴（NMR）の基礎

　MRS（magnetic resonance spectroscopy）は，核磁気共鳴（NMR）の原理をもとにして，生体内の代謝物質の濃度を非侵襲的に測定する手法である．NMR 現象とは，1926 年に Felix Bloch と Edward Mills Purcell によって同時期に別々に発見された現象であり，この二人はその功績からノーベル物理学賞を受賞している[1),2)]．この現象は，スピンをもつ原子核を静磁場中に置き，それに対してラジオ波（RF）パルスと呼ばれる電磁波を照射すると，原子核からも電磁波が発せられるというものである．これを利用したのが NMR 測定で，発生した電磁波の周波数分布を測定することによって，試料の成分分析を行うことができる．NMR 測定は，主に化学分野で広く用いられている．この技術が臨床に応用できる可能性を示したのは，Raymond Vahan Damadian である[3)]．原子核の磁性は陽子（proton）と中性子（neutron）の磁気モーメント*に由来し，これが NMR 現象を引き起こす．すなわち，反対方向の磁気モーメントをもつ陽子どうし，中性子どうしが二つずつ対になって磁性を打ち消し合うので，陽子と中性子のどちらか一方，あるいは両方が奇数の核種が対象となる．一般に MRS では，人体の大半を占める水分子や脂肪の分子に含まれており，陽子数が 1 と奇数である ^{1}H を使用しているが，リン（31P）や炭素（13C）など他の原子核を用いることもできる．

ⅰ）ゼーマン効果と MRS 信号の取得原理

　^{1}H 原子核は磁気モーメント μ をもっているが，磁場がないところではランダムな方向を向いているために μ は相殺され，外部からその磁性を感じることはできない．磁場 B_0 にさらされると，エネルギー準位の高い β 群とエネルギー準位の低

解説

磁気モーメント：原子核や電子の自転（スピン）によって生じる微小な磁石の強さを表す．プロトンなどの荷電粒子が回転することで生まれ，その大きさと方向をもつベクトル量である．

210

い α 群に分かれ,エネルギー差 ΔE が生まれる.どちらに属する原子核も,一方に固定されたものではなく両群を行ったり来たりしているが,全体としては決まった割合で分布している.両者は異なった(熱)エネルギー状態にまたがって動的な平衡状態にあるので,この状態を**熱平衡状態**という.このように外部磁場が存在する際に,原子核のエネルギー準位が分裂する現象を**ゼーマン効果**という.

$$\Delta E = \gamma \hbar B_0 = h \nu_0 \tag{10・1}$$

(γ:磁気回転比,$\hbar$:ディラック定数*,B_0:静磁場強度,h:プランク定数*,ν:共鳴する周波数)

この状態にあるプロトンに対して,ΔE に相当する電磁波を照射すると,電磁波に共鳴してそのエネルギーを吸収し,低エネルギー順位である α 群から,高いエネルギーレベルである β 群に遷移する原子核が増加する.これが**核磁気共鳴**である.このように熱平衡状態から電磁波を照射してより高いエネルギーレベル状態にすることを**励起**と呼ぶ.ここで共鳴周波数 ν_0,または共鳴角周波数は以下のようになる.

$$2\pi\nu_0 = \omega_0 = \gamma B_0 \tag{10・2}$$

(ω_0:共鳴角周波数,γ:磁気回転比,B_0:静磁場強度)

すでに MRI の原理の方で詳細が述べられているため,ここでは簡単に説明する.静磁場が z 軸方向に存在する座標系では,プロトンは z 軸を中心に歳差運動をする.ここで,90°の RF パルスを照射すると,磁化ベクトル M が z 軸から xy 平面に向かって倒れる.これを M_{xy} と呼ぶ(**図10・1**).RF パルス照射直後,M_{xy} は xy 平面上を角周波数 ω_0 で回転する.

xy 平面上にコイルを設置すると,M_{xy} がコイルに近づいたり遠ざかったりすることで,コイルに電流が誘導される.この磁化ベクトル M_{xy} の回転によって誘導された起電力(コイルに流れる誘導電流)が NMR 信号となる.

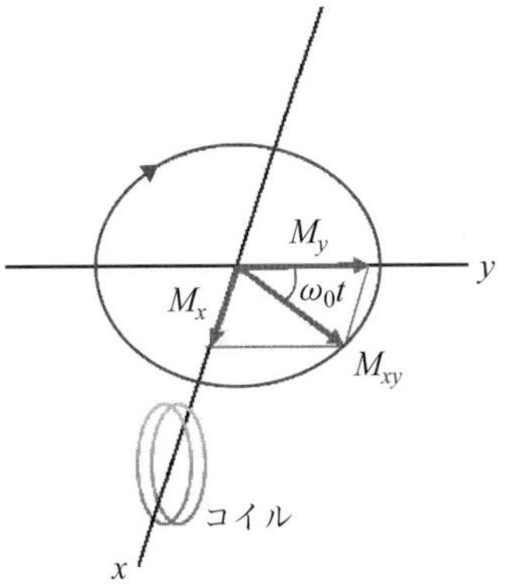

図10・1 磁化ベクトルの回転によるコイルでの信号誘導

得られる波形の各ピークをつなぐ曲線は**図10・2**のようになる.ここでは $AM_0 = 1$ としている.

実際の信号は異なった振幅,周波数と位相をもつ複数の正余弦波が加算されたものである.そのため,フーリエ変換によってはじめて,NMR 信号がどのような波(振幅,周波数,位相)で構成されているかがわかる.このように MRS では,外部磁場によるゼーマン効果とそれに伴う核磁気共鳴現象を利用して,生体内の代謝物質からの信号を取得する.しかし,実際の MRS スペクトルでは,同じ種類の原子核でも,化学的環境の違いによって異なる共鳴周波数を示す.このような MRS スペクトルの特徴は,ケミカル(化学)シフトと J カップリングという二つの現象に起因している.次のセクションでは,これらの現象について詳しく説明する.

解説

ディラック定数:プランク定数 h を 2π で割った値で,換算プランク定数とも呼ばれる.これは量子力学で頻繁に使用される定数である.

解説

プランク定数 (h):量子力学の基本定数の一つで,エネルギーと周波数を関連付ける.その値は約 6.626×10^{-34} J·s である.量子的現象を記述する際に重要で,エネルギーの最小単位(量子)を表す.

第10章 MRS, CESTイメージング法, MR hydrography

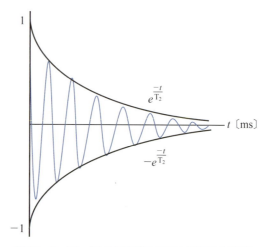

図10・2　フーリエ変換前のNMR信号の包絡線

10・1・2　ケミカルシフトとJカップリング

　MRSでは，異なる代謝物質からの信号を区別するために，ケミカルシフトとJカップリングという二つの重要な概念を利用する．ケミカルシフトは，同じ種類の原子核でも化学的環境の違いによって共鳴周波数がわずかに異なる現象を指す．一方，Jカップリングは，隣接する原子核のスピン間の相互作用により，スペクトル上にピークの分裂が観測される現象である（**図10・3**）．

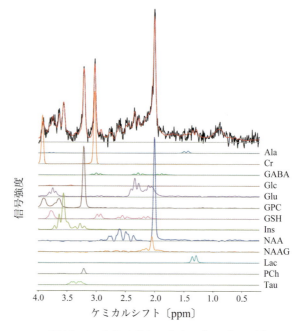

図10・3　ケミカルシフトとJカップリング

10・1　MRSの基本原理

ⅰ）ケミカルシフトの原理

　原子の構造は，中心に原子核があり，その周りに電子が存在する．これらの電子は**電子殻***と呼ばれいくつかの層に分かれて存在している．実際に電子は原子核の周りを超高速で移動しているため，残像のようなものに取り囲まれているように見える．よってこの状態を**電子雲**という．ケミカル（化学）シフトは，原子核を取り巻くこの電子雲の遮へい効果によって生じる．この電子雲は，外部磁場に対して反磁性的に振る舞う．つまり，外部磁場とは逆向きの磁場を生み出そうとする．この電子雲による反磁性効果は，原子核が感じる実効的な磁場を弱める．これを**遮へい効果**と呼ぶ．遮へい効果の大きさは，原子核を取り巻く電子雲の密度や分布に依存する．電子密度が高い領域では，遮へい効果が強くなり，原子核が感じる実効的な磁場はより弱くなる．逆に，電子密度が低い領域では，遮へい効果が弱くなり，原子核が感じる実効的な磁場はより強くなる．つまり，同じ種類の原子核でも，分子内の結合状態や立体構造の違いによって，わずかに異なる共鳴周波数を示す．この遮へい効果の違いが，ケミカルシフトとして観測される．

　ケミカルシフト δ は，基準物質（通常はテトラメチルシラン：TMS）からの共鳴周波数の差を，外部磁場の強度で割ることで，ppm単位で表される．

$$\delta = (\nu - \nu_{\mathrm{ref}})/\nu_0 \times 10^{-6}$$

（ν：観測された共鳴周波数，ν_{ref}：基準物質の共鳴周波数，ν_0：外部磁場の共鳴周波数）

　ここで，一般的にMRSにおいて，TMSが用いられるのには以下のような理由がある．

1. TMSはケイ素原子に四つのメチル基が対照的に結合しているため，単一のシグナルとして観測される．
2. TMSの水素原子は強い遮へい効果を受けるため，非常に低い周波数に共鳴する．つまり，TMSのシグナルは，他の代謝物質のシグナルよりも低周波側に現れる．
3. TMSは化学的に安定しているため，他の化合物と反応しにくい．

　　よって，TMSが0 ppmとなり，水は4.7 ppmとなる．

ⅱ）Jカップリングの原理

　Jカップリングは，隣接する原子核のスピン間の相互作用により生じる現象である．一つは，隣接する原子核のスピン磁気モーメント間の相互作用，つまり**スピン-スピン相互作用***によるものがある．さらに，スピン-スピン相互作用の一種であり，原子核のスピンと，その原子核に存在する電子のスピン間の相互作用である**フェルミ接触相互作用**がある．他にも，結合の強さ（二重結合など）や長さにも影響される．Jカップリングの大きさは，結合定数（J）で表され，Hz単位で表記する．このJカップリングの影響によって，MRSのスペクトル上でピークの分裂が観測される．

　ピークの数は，$N+1$ルールによって取得される．ここで，Nは陽子に隣接するプロトンの数である．陽子が一つある場合は二つのピーク（$1+1$）が得られ，隣接する陽子が二つある場合は三つのピーク（$2+1$）が得られる．ただし，メチル

解説

電子殻：原子核を取り囲む電子が存在する領域で，異なるエネルギーレベルをもつ層として配置されている．各殻は特定の最大電子数をもち，内側から順にK殻，L殻，M殻などと呼ばれる．

解説

スピン-スピン相互作用：近接する粒子（例えば，電子や原子核）のスピン角運動量が互いに影響を及ぼし合う現象．この相互作用によって，信号の分裂やシフトを引き起こし，代謝物質の微細構造や磁性の固有な情報となる．

第10章　MRS，CESTイメージング法，MR hydrography

213

基単体のように三つのプロトンがすべて同一である場合，一つの信号となる．

エタノール（CH_3CH_2OH）について考えてみると，CH_3基（メチル基）の水素原子は，隣接するメチレン基（CH_2）の水素原子とカップリングする．メチレン基の水素原子は二つあり，それぞれのスピン状態（α, β）の組合せにより，メチル基の水素原子は3本のピークに分裂する．次に，CH_2基（メチレン基）の水素原子は，隣接するメチル基とヒドロキシル基（OH）の水素原子とカップリングする．メチル基の水素原子は三つ，ヒドロキシル基の水素原子は一つあるため，メチレン基の水素原子は4本のピークに分裂する（カルテット）．最後にOH基（ヒドロキシル基）の水素原子は，隣接するメチレン基の水素原子とカップリングする．メチレン基の水素原子は二つあるため，ヒドロキシル基の水素原子は2本のピークに分裂する．

10・1・3　MRSの方法論

MRSでは，シングルボクセルスペクトロスコピー（SVS）とマルチボクセルスペクトロスコピー（magnetic resonance spectroscopic imaging：MRSI）の大きく分けて二つの方法でスペクトルを取得する（図10・4）．SVSは単一のボクセル（関心領域）からスペクトルを取得するのに対し，MRSIは複数のボクセルから同時にスペクトルを取得する．以下にそれぞれのスペクトルの収集法と特徴を説明する．

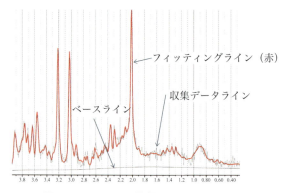

図10・4　MRSで取得されるスペクトル

i）シングルボクセルスペクトロスコピー（SVS）

SVSにおけるボクセル選択は，三つの直交するスライス選択勾配磁場パルスを組み合わせて行われる．3方向のRFパルスを印加する際に，それぞれのRFパルスに対応するスライス選択傾斜磁場*を同時に印加する．各スライス選択傾斜磁場は，RFパルスと同じ方向に印加され，交差しているボクセル領域の励起と信号収集が行われる（図10・5(a)）．また，各スライス選択傾斜磁場の印加後には，スライス選択リワインド傾斜磁場が印加される．これは，スライス選択傾斜磁場によって生じた位相分散を補償するために使用される．スライス選択リワインド傾斜磁場は，スライス選択傾斜磁場と逆向きに印加され，スライス内の核スピンの位相を揃えることで，エコー信号の質を向上させる．

解説

スライス選択傾斜磁場：空間的に変化する磁場勾配を印加しながら，特定の周波数帯域のRFパルスを照射することで，目的の断面のみを励起する．これにより，三次元空間内の特定の領域からの信号を選択的に取得することが可能となる．

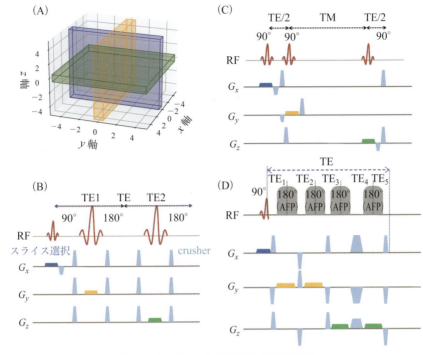

図10・5　ボクセルの選択と各局在化法

ii）SVSの局在化法
a）PRESS法

　PRESS（point-resolved spectroscopy）法[4]では，90°の励起パルスと二つの**リフォーカスパルス***が組み合わさって，最短TEが約30 msのスピンエコーを生成する（図10・5(b)）．一般的にPRESSのリフォーカスパルスは180°だが，いくつかの実装ではより低いフリップ角が使用されることがある．PRESSの特徴はスピンエコーを生成するため，高いSNRを得ることができる．そのため，現在の臨床でのMRSには最も一般的に用いられるシーケンスである．しかし，リフォーカスパルスに180°を使用することで，Jカップリングやケミカルシフトの影響が生じやすくなる．

b）STEAM法

　STEAM（stimulated echo acquisition mode）**法**[5]は，三つの90°パルスを使用して，**スティミュレイティドエコー***を生成することで，選択したボクセルからエコー信号を取得する（図10・5(c)）．一つ目の90°パルスは励起パルスであり，横磁化が生成される．二つ目の90°パルスによって，横磁化の一部が縦磁化に変換される．そしてこの縦磁化はスピン格子緩和（T_1緩和）の影響を受ける．三つ目の90°パルスによって，縦磁化が再び横磁化に変換されstimulated echoが生成される．第2と第3の90°パルス間の時間を**TM**（mixing time）と呼ぶ．この時間の間，信号は縦磁化として保存される．この縦磁化は，TMの間，T_1緩和の影響を受ける．T_1緩和は，縦磁化が熱平衡状態に戻る過程であり，各代謝物質の時定数T_1で特徴付けられる．つまりTMの間，縦磁化は指数関数的に減衰する．T_1緩和

解説
リフォーカスパルス：MRSやMRIで使用される180°（または近似）のRFパルスである．磁場の不均一性による位相分散を補正し，スピンエコーを生成することで，高品質な信号を得る役割を果たす．

解説
スティミュレイティドエコー：三つのRFパルス（通常は90°パルス）を順番に適用することで生成される信号．第1パルスでスピンを90°傾け，第2パルスでスピンの位相を一部反転し，第3パルスで再度スピンを90°傾けることで，スピンの相互作用を誘発し，エコー信号を生成する．

時間が長い代謝物質ほど，TM の間に信号が減衰しにくく，逆に T_1 緩和時間が短い代謝物質ほど，TM の間に信号が速く減衰する．そのため，TM を短く設定することで，T_1 緩和時間の短い代謝物質（例えば，グルタミン酸（Glu）やミオイノシトール（mI））の信号を効果的に取得することができる．一般的に TM は装置で設定可能な最短時間に設定することが多いが，代謝物質間のコントラスト（信号差）の向上を目的として延長させるという使い方もある．ただし，異なる測定間での信号強度を比較し，代謝物質の定量性を担保するためには TM を一定に保つ必要がある．STEAM 法の特徴は，非常に短いエコー時間（TE）の設定が可能で，T_2 緩和時間の短い代謝物質の検出に適している．さらに 90° パルスは，180° パルスと比較して周波数選択性が低いため，ケミカルシフトによるボクセルの変位の影響が小さくなる．しかし，90° パルスによる影響で信号強度が PRESS 法の半分になる．

c）LASER シーケンス

LASER（localization by adiabatic selective refocusing）**シーケンス**[6] は，アディアバティックパルスを使用して，スペクトルの空間的局在化を行う（図 10・5 (d)）．**アディアバティックパルス**は，周波数変調と振幅変調を組み合わせた RF パルスであり，B_1 不均一性の影響を受けにくいという特徴がある．LASER シーケンスは，ケミカルシフト変位の影響を最小限に抑えることができ，高い空間選択性を実現できる．最近では，LASER のアディアバティック励起パルスを一つの従来のスライス選択的励起パルスに置き換えることで，達成可能な最小 TE を短縮した semi-LASER シーケンスが開発されている．同じ TE の PRESS と比較した semi-LASER は，連続したリフォーカスパルスを用いることで，見かけの T_2 緩和時間が長くなり，J カップリングの影響が部分的に抑制される．そのため，グルタミン酸などの複雑な多重線の検出が向上し，高い SNR が得られるため，低濃度の代謝物質の検出が可能となる．現在，臨床機には一般導入はされていない．しかし，国際磁気共鳴医学会（International Society for Magnetic Resonance in Medicine：ISMRM）の MRS スタディグループは semi-LASER の使用を推奨している．さらに，コンセンサスアンケートでは，semi-LASER が臨床 MRS を改善する可能性が最も高い局在化技術としてランク付けされた．そのため，今後の MRS シーケンスのメインとなる可能性がある．

iii）ボクセルの設定

SVS は限局性病変，特定の解剖学的領域，びまん性脳疾患の調査に適している．SVS でのボクセルの設定は，空気と組織の境界面から離れて配置することが推奨されている．空気と組織では磁化率が大きく異なり，この境界近傍では磁場の不均一性が生じる．磁場の不均一性は，スペクトルの線幅を広げ，分解能（隣接するスペクトルとの分離）を低下させる原因となる．磁場の不均一性を補正するために，シミング（磁場の均一性を調整する過程）が行われるが，空気と組織の境界近傍では，シミングが難しくなる．さらに，ケミカルシフトの影響によって，脂肪組織などの信号が目的とするボクセル内に混入する可能性がある．そのため，対象の解剖学的構造または病変に最もフィットする慎重なボクセル位置の決定に

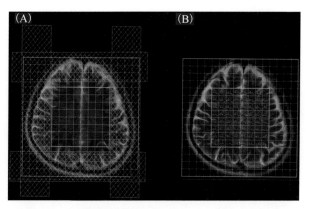

図 10・6　外部体積抑制を用いたマルチボクセル MRS

加え，**外部体積抑制**（outer volume suppression：**OVS**）を使用して（**図 10・6**(a)），不要な領域からの信号を抑制することができる．OVS は，ボクセルの外側の領域に対して，選択的に**飽和パルス**（saturation pulse）を印加する．飽和パルスは，特定の周波数帯域の核スピンを選択的に励起し，その直後に強力な磁場勾配を印加することで，信号を分散させる．この過程により，飽和パルスが印加された領域からの信号は，スペクトル取得の時点で大きく減衰する．

頭部の場合，5 分間の収集時間では，1.5 T で 8 cm^3 以上，3 T で 4 cm^3 以上の立方体で B_0 均一性が良好であれば，代謝物定量を可能にするスペクトルが得られる．

iv）マルチボクセルスペクトロスコピー（MRSI）

MRSI は，複数のボクセルから同時にスペクトルを取得する方法である（図 10·6(b)）．一般的に CSI（chemical shift imaging）法が広く用いられている[7]．

CSI 法は，位相エンコーディングと周波数エンコーディングを組み合わせることで，空間情報とスペクトル情報を同時に取得する．まず，関心領域を含むスライスを選択する．スライス選択傾斜磁場と選択的な励起パルスを用いて，特定のスライスを励起する．次に，イメージングと同様に位相エンコーディング傾斜磁場を印加することで，空間情報を位相の変化として取得する．その後，周波数エンコーディング傾斜磁場を印加しながら，信号を取得する．これにより，周波数情報（スペクトル情報）が取得される．CSI 法では，位相エンコードと周波数エンコードを二次元または三次元で行い，k 空間上にデータを取得する．取得されたデータに対して二次元または三次元のフーリエ変換を行うことで，空間情報とスペクトル情報が分離された代謝物質の濃度分布を得ることができる．CSI 法には，cartesian CSI と circular CSI の 2 種類がある．cartesian CSI では，k 空間を直交座標系（x, y, z 軸）に沿ってサンプリングし，circular CSI では，k 空間を極座標系（動径，角度）に沿ってサンプリングする．circular CSI は，cartesian CSI に比べて，k 空間の中心部を高密度にサンプリングできるため，信号対雑音比（SNR）が向上する．

CSI 法の特徴は，複数のボクセルから同時にスペクトルを取得することができることであり，SVS と比較して高い空間分解能を得ることができる．しかし一方で，

第 10 章　MRS，CEST イメージング法，MR hydrography

SVS では，ほとんどの信号が設定されたボクセル位置から発生していると仮定できるが，CSI 法のボクセルには，表示されたグリッド境界またはボクセルの外側から大量の信号寄与がある可能性がある．さらに，空間分解能の上昇，または 3D データ収集によって，データ収集時間が大幅に長くなる．

v）TR，TE の設定

代謝物濃度を正確に測定するには，TR を長く，TE を短く設定することで，T_1 飽和と T_2 緩和効果による信号損失を最小限に抑える必要がある．具体的には，TR が短すぎる場合，T_1 緩和の影響により十分な磁化の回復が得られない．その結果，信号強度が低下し，スペクトルの質が低下する．さらに，TE が長すぎる場合，T_2 緩和の影響により信号が減衰し，T_2 緩和時間の短い代謝物質ほど，長い TE では信号が大きく減衰する．

文献によって若干の差異はあるが，3.0 T での典型的な T_1 緩和時間は，N-アセチルアスパラギン酸（NAA）が約 1,400 ms，コリン（Cho）が約 1,300 ms，クレアチン（Cr）が約 1,500 ms，ミオイノシトール（mI）が約 1,200 ms である．これらの値を考えると，繰り返し時間 2,000 ms はこれらの信号を約 20〜25％ 減少させるのに対し，繰り返し時間 7,000 ms は 0.5％ 程度しか減少させない．したがって，MR 取得時間が長くなっても，T_1 信号飽和による系統的誤差を減らすために，長い TR の使用が望ましい．

次に 3.0 T での典型的な T_2 緩和時間は，N-アセチルアスパラギン酸（NAA）が約 250 ms，コリン（Cho）が約 200 ms，クレアチン（Cr）が約 140 ms，ミオイノシトール（mI）が約 100 ms である．エコー時間 100 ms を使用すると，これらの信号の減少は約 30〜60％ になるのに対し，エコー時間 10 ms を使用すると信号損失は約 5〜10％ にしかならない．短い TE では，J カップリングによる位相のずれが減少するため，グルタミン（Gln），グルタミン酸（Glu），ミオイノシトール（mI）などの複雑な J カップリングによるスペクトルパターンを示す代謝物の検出が改善される．144 ms または 288 ms の長い TE では，脂質シグナルを抑制し，脂質からの乳酸の識別や，オーバーラップした多重線からの一重線での識別が可能となり，ベースラインもよりフラットになる（図 10・7）．このように十分な信号を取得するために適切な TR と TE を選択することが重要だが，CSI 法のようなマルチボクセルでかつ 3D での収集には，信号取得時間が大幅に長くなる（例：16×16×8 のフルマトリックスを TR 1,500 ms で取得する場合，3D MRSI で 51 分以上）ため，シーケンスの調整や TR を犠牲にする必要がある．

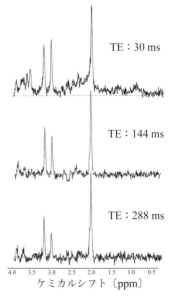

図 10・7　TE の延長によるスペクトルの変化

218

vi）B_0 の不均一性とシミング

　B_0 は，MRI 装置の主磁場を表し，その均一性は磁場強度の空間的な変動の程度を示す．B_0 の不均一性が生じる主な原因は，空気と組織，および組織と骨などの体内の異なる組織間における磁化率の差異である．これにより，局所的な磁場の歪みが生じる．磁化率の差は静磁場強度に比例して大きくなるため，これらの歪みは高磁場でより強くなる．B_0 の不均一性によって，各代謝物質のスペクトルの線幅を増大させ，スペクトル分解能も低下する．さらに信号の位相分散による信号低下から SNR の低下も引き起こす．

　そのため，MRS においては磁場の均一性を向上させることが非常に重要である．MR システムには，勾配コイルに加えて，B_0 の不均一性を補償するためのシムコイルが組み込まれている．これらのコイルを流れる電流の調整プロセスを**シミング**と呼ぶ．シムには，一次シム（first-order shims）と二次シム（second-order shims）などがある．一次シムは，X，Y，Z 方向の線形な磁場勾配を補正するために使用される．一次シムコイルは，線形な磁場勾配を生成し，比較的大きなスケールでの磁場不均一性を補正するのに効果的である．

　一次シムを調整するプロセス（一次シミング）は，リファレンスとして収集された水スペクトルのピークを観察しながら行われる．ピークの対称性や線幅が最適になるように，一次シミングを行う．二次シムは，磁場の非線形な不均一性を補正するために行われる．二次シムコイルは，XY，XZ，YZ，X^2–Y^2，Z^2 などの非線形な磁場勾配を生成し，磁場の強度が位置に応じて二次曲線的に変化するような不均一性を補正する．二次シムは，より局所的な磁場不均一性を補正するのに効果的である．一次シミングと二次シミングを組み合わせることで，磁場の均一性を高い精度で補正することができる．これにより，MRS のスペクトルの質が向上し，代謝物質のピークの分離が良好になる．三次シム（third-order shims）や四次シム（fourth-order shims）も存在するが，これらは主に研究用の超高磁場装置で使用される．臨床機では，一般的に二次シムまでが用いられる．SVS では，ボクセル内の局所磁場のみを補正するため，シミングの効果を得やすい．一方，MRSI では，SVS と比較して，シミングがかなり難しくなる．MRSI では，B_0 の不均一性をより大きな組織体積にわたって補正する必要がある．一次および二次シミングを用いた全脳 3D MRSI では，特に 3 T の装置で，解析に不十分なデータ品質のボクセルが最大 35 ％ になる可能性がある．

vii）水抑制

　MRS において**水抑制**は非常に重要な前処理手法である．その理由は，基本的に組織内は水の濃度が代謝物質の濃度と比べて非常に高く，水由来の信号が代謝物質の信号を圧倒してしまう．そのため，受信機のダイナミックレンジが水信号に占められ，代謝物質の信号を適切に検出できなくなる．さらに不完全に抑制された残留水信号がスペクトルのベースラインを歪めることで，代謝物質のピークの同定や定量解析が困難になる．ただし，肝臓のように脂肪量を水との対比で算出する場合は，水抑制を行わないこともある．

第 10 章　MRS, CEST イメージング法, MR hydrography

水抑制の主な手法：

・CHESS パルス（chemical shift selective pulse）：水の共鳴周波数に選択的に作用
　する RF パルスを照射し，水の磁化を飽和させる．
・WET 法（water suppression enhanced through T_1 effects）[8]：複数の CHESS パ
　ルスを組み合わせた手法である．通常，四つの CHESS パルスが使用される．パ
　ルス間の遅延時間を最適化することで，水の磁化が効果的に抑制される．
・VAPOR 法（variable pulse power and optimized relaxation delays）[9]：VAPOR
　法は，WET 法をさらに改良した手法であり，七つ以上の CHESS パルスが使用
　される．
　パルス間の遅延時間は，水の縦緩和時間と横緩和時間に基づいて最適化される．

10・2　MRS のデータ解析

10・2・1　データの品質

　データの品質管理では，SNR，代謝物および水の線幅，残留水信号，そして
アーチファクトの有無（偽信号，ベースライン歪み，皮下脂肪からのコンタミ
ネーション）を考慮する必要がある．特にスペクトルデータの定量解析における
信号強度の推定精度を示す指標として，**Cramér-Rao 下限**（Cramér-Rao lower
bound：**CRLB**）がある[10]．CRLB は SNR，線幅，相互信号の重なりに影響を受
ける濃度測定の誤差の下限推定値である．CRLB は，スペクトルデータのノイズ
レベルとモデル関数のパラメータ数に基づいて，代謝物質濃度推定値の最小分散
を表す．つまり，CRLB は定量解析の結果の信頼性を評価する指標であり，値が
小さいほど，推定値の信頼性が高いことを示す．LCModel をはじめとした，
jMRUI などの定量解析ソフトウェアにすでに導入されており，スペクトルへの
フィッティングの過程で CRLB を計算し，各代謝物質の濃度推定値の信頼性を評
価している．MRS の代表的な解析ソフトウェアである LCModel では，各代謝物
質の濃度推定値とともにその CRLB を出力し，CRLB が 20% 以下の場合，濃度推
定値は信頼できると解釈されている．これらの情報を総合的に評価することで，
スペクトルデータの品質を判断することができる．

　さらに，スペクトルの半値幅（full width at half maximum：**FWHM**）は，
MRS データの品質を評価するための重要な指標の一つである．FWHM は，スペ
クトルのピークの幅を表す尺度であり，ピークの高さの半分の高さにおけるピー
クの幅として定義される．FWHM が小さいほど，スペクトルの分解能が高いこと
を示す．高い分解能は，近接したピークを分離するのに重要である．一般的に，
FWHM が 0.1 ppm 以下の場合，良好な分解能を示す．

10・2・2　データの前処理

　それぞれの代謝物質へのピークフィッティングの精度を向上させるために，取
得したデータへの前処理は非常に重要である．この処理は大きく二つに分けるこ
とができる．一つは時間領域で行う処理である．つまり，フーリエ変換前の FID

10・2 MRSのデータ解析

信号に対して行う．以下に順を追って記載する．

i）位相補正

各FIDの位相は，RFパルスの不完全性，渦電流*の影響，磁場の不均一性などによってずれることがある．この位相がずれたFIDを加算平均すると，信号が相殺され，加算の効果が低下する．そのため，各FIDの位相を，基準となるFID（例えば，最初のFID）に合わせて補正を行う．

ii）周波数補正

各FIDの周波数は，磁場の時間的な変動，温度の変化，被験者の動きなどによってずれることがある．周波数がずれたFIDを加算平均すると，ピークの線幅が広がり，分解能が低下する．そのため，各FIDの周波数を，基準となるピーク（例えば，NAA，Cr，水）に合わせて補正を行う．

iii）加算平均

設定した加算回数*によって得られたデータを加算する．位相補正と周波数補正を行うことで，FID間の位相と周波数のずれが最小化され，加算平均の効果が高まり，加算平均後のSNRが向上する．位相補正と周波数補正を行いかつ加算平均を行うことで，ピーク面積の再現性が向上し，定量解析の精度が高くなる．

iv）アポダイゼーション

加算平均されたFIDに対して，アポダイゼーションを行う．アポダイゼーションは，FID信号に特定の窓関数（window function）を乗じることで，スペクトルの線幅や信号対雑音比（SNR）を調整する手法である．

例えば，指数関数（exponential function）は，FIDに対して指数的な減衰を乗じる窓関数であり，線幅を広げる効果がある．ガウス関数（Gaussian function）は，FIDに対してガウス分布に基づく減衰を乗じる窓関数で，線幅を狭める効果がある．ローレンツ-ガウス関数（Lorentz-Gaussian function）は，指数関数とガウス関数を組み合わせた窓関数で，線幅とSNRのバランスを調整することができる．アポダイゼーションは，フーリエ変換後に得られるスペクトルの特性を調整するために行われる．

v）ゼロフィリング

FIDに対して，末尾にゼロを追加する処理で，フーリエ変換後のスペクトルのデータ点数が増加し，見かけ上の分解能が向上する．ゼロフィリングを行うことで，スペクトルのピークがよりスムーズに表示される．ただし，ゼロフィリングは，実際の分解能を向上させるわけではない．このゼロフィリングとアポダイゼーションの行う順番は，目的によって異なる．ゼロフィリング→アポダイゼーションの順番が一般的であり，ゼロフィリングを先に行うことで，アポダイゼーションの効果をより適切に評価することができる．ゼロフィリングによって，スペクトルのデータ点数が増加し，アポダイゼーションによる線幅の変化をより詳

解説

渦電流：MRIやMRSで急激な磁場勾配の変化によって導電性物質（例：装置の金属部分）に誘導される循環電流である．これらの電流は局所的な磁場変動を引き起こし，画像歪みやスペクトルの位相エラーの原因となる．

解説

加算回数：測定を繰り返す回数を指す（NEXやNSAなど，メーカーによって用語が異なる）．複数回の測定信号を加算平均することで，ノイズが減少し，微弱な信号や細かいスペクトルの特徴をより正確に検出することが可能となる．

第 10 章　MRS，CEST イメージング法，MR hydrography

細に観察できる．逆に，アポダイゼーション→ゼロフィリングの順で行う場合，アポダイゼーションを先に行うことで，FID の末尾におけるノイズの影響を抑制できる．アポダイゼーションによって，FID の末尾が滑らかに減衰するため，ゼロフィリングによるノイズの増幅を防ぐことができる．

　これらの前処理は，スペクトルの質を大きく左右する．これらの前処理を適切に行うことで，スペクトルのベースラインの歪みやノイズを最小限に抑え，ピークの形状を適切に保つことができる．その結果，定量解析の精度が向上し，より信頼性の高い代謝物質の濃度情報を得ることができる．

10·2·3　スペクトル解析

　前処理後の FID に対してフーリエ変換を行い，時間軸データから周波数空間へと変換し，スペクトルデータを取得する．その後，スペクトル全体への位相補正（一次位相補正），スペクトルの左右対称性の位相補正（零次位相補正）を行う．続いて，ベースラインの補正を行う．スペクトルへのフィッティングには非線形最小2乗法*などの最適化アルゴリズムが用いられる．さらにこのピークフィッティングの際に，残留水信号をガウス関数や，ローレンツ関数でフィッティングし除去する．各代謝物質の濃度は，ピークの積分値である面積を求めることで得られる．積分値を求めるためには，ピークの範囲を適切に設定する必要がある．一般的には，ピークの両端で，ベースラインに接する点を積分区間の境界としている．得られた積分値の解釈として，積分値を内部基準物質（例えば，クレアチン）のピークの積分値で割ることで，規格化することができる．これにより，代謝物質間の濃度比を求めることができる．また，外部基準物質（例えば，ファントム）を用いて，積分値を絶対濃度に変換することができる．しかし，外部基準による規格化には，追加の測定と，さまざまな補正が必要である．スペクトル解析に関して簡単に説明したが，濃度となる積分値は，各処理過程それぞれの違いによって変化する．そのため，解析者のバイアスが生じ，値の再現性が損なわれる．現在，最も一般的な MRS の解析ソフトウェアが **LCModel** である．LCModel は，前処理から積分値の取得まで，すべて自動解析によって出力される．特徴的なのは，各条件や目的とする代謝物質に対して濃度調整されたファントムのピーク形状を外部リファレンス（basis-set）として使用し，実測スペクトルと basis-set スペクトルを統計学的手法でフィッティングを行う．その後，自動でベースラインを計算し，代謝物質ごとのピーク面積を自動算出する．結果は，相対濃度や水のピークを外部基準とした絶対濃度〔mmol/L〕で出力される．MRS データの定量解析には，様々なソフトウェアパッケージが利用可能である（jMRUI，Tarquin など）．各ソフトウェアの特徴を理解し，目的に合ったソフトウェアを選択することが重要である．

10・3　MRS の代謝物

　これまで説明してきた MRS の代表的な代謝物質の情報を以下に示す．**表10·1** に¹H-MRS の領域ごとに重要となる代謝物質をまとめた．**表10·2** は，¹³C-MRS に

解説

非線形最小2乗法：観測データとモデル予測値の差（残差）の2乗和を最小化して，非線形関数モデルとして近似線を推定する手法である．

222

10・3 MRSの代謝物

表10・1 ¹H-MRSから得られる代謝物情報

領域	代謝物質	周波数〔ppm〕	説明
脳	N-アセチルアスパラギン酸 (NAA)	2.01	ニューロンのマーカー. ニューロンの密度や機能を反映する.
	クレアチン (Cr)	3.03, 3.93	エネルギー代謝のマーカー. 細胞のエネルギー状態を反映する.
	コリン (Cho)	3.2	細胞膜の合成と分解のマーカー. 細胞の増殖や密度を反映する.
	ミオイノシトール (mI)	3.56	グリア細胞のマーカー. グリア細胞の密度や活性化を反映する.
	グルタミン酸 (Glu)	2.35	興奮性神経伝達物質. 神経の活動や代謝を反映する.
	グルタミン (Gln)	2.45	グルタミン酸の代謝産物. アストロサイトの機能を反映する.
	γ-アミノ酪酸 (GABA)	2.3	抑制性神経伝達物質. 神経の活動や代謝を反映する.
	乳酸 (Lac)	1.33	嫌気性代謝のマーカー. 低酸素状態や代謝の異常を反映する.
乳腺	コリン (Cho)	3.2	乳腺組織の細胞膜の合成と分解のマーカー. 乳癌で増加する.
	クレアチン (Cr)	3.03, 3.93	エネルギー代謝のマーカー. 乳腺組織の細胞のエネルギー状態を反映する.
	脂肪 (fat)	0.9, 1.3, 2.1, 2.8, 5.3	乳腺組織の脂肪含有量を反映する.
	水 (water)	4.7	乳腺組織の水分含有量を反映する. 浮腫や炎症で増加する.
	乳酸 (Lac)	1.33	嫌気性代謝のマーカー. 腫瘍での代謝の異常を反映する.
	グリセロホスホコリン (GPC)	3.23	細胞膜の分解産物. 乳癌で増加する.
	ホスホコリン (PC)	3.22	細胞膜の合成前駆体. 乳癌で増加する.
上腹部	脂肪 (fat)	0.9, 1.3, 2.1, 2.8, 5.3	肝臓や膵臓の脂肪蓄積を反映する.
	コリン (Cho)	3.2	肝臓や膵臓の細胞膜の合成と分解のマーカー. 腫瘍性病変で増加する.
	クレアチン (Cr)	3.03, 3.93	エネルギー代謝のマーカー. 肝臓や膵臓の細胞のエネルギー状態を反映する.
	グリコーゲン (Glyc)	3.60, 3.83, 5.23	肝臓や筋肉のグリコーゲン蓄積を反映する.
	グルコース (Glc)	3.43, 3.80, 5.23	血糖値や糖代謝を反映する.
	乳酸 (Lac)	1.33	嫌気性代謝のマーカー. 肝臓や腫瘍での代謝の異常を反映する.
骨盤	クエン酸 (Cit)	2.6	前立腺の正常な代謝を反映する. 前立腺癌で減少する.
	コリン (Cho)	3.2	前立腺や子宮, 卵巣の細胞膜の合成と分解のマーカー. 腫瘍性病変で増加する.
	クレアチン (Cr)	3.03, 3.93	エネルギー代謝のマーカー. 前立腺や子宮, 卵巣の細胞のエネルギー状態を反映する.
	脂肪 (fat)	0.9, 1.3, 2.1, 2.8, 5.3	骨盤内の脂肪蓄積を反映する.
	乳酸 (Lac)	1.33	嫌気性代謝のマーカー. 腫瘍での代謝の異常を反映する.
筋肉	クレアチン (Cr)	3.03, 3.93	エネルギー代謝のマーカー. 筋細胞のエネルギー状態を反映する.
	脂肪 (fat)	0.9, 1.3, 2.1, 2.8, 5.3	筋組織の脂肪含有量を反映する.
	乳酸 (Lac)	1.33	嫌気性代謝のマーカー. 運動や虚血での代謝の変化を反映する.
	カルノシン (Car)	7.05, 8.02	筋組織に特異的なジペプチド. 筋肉量や筋線維のタイプを反映する.
	タウリン (Tau)	3.25, 3.42	アミノ酸の一種. 筋組織の浸透圧調節や抗酸化作用に関与する.

第 10 章　MRS，CEST イメージング法，MR hydrography

表 10・2　^{13}C-MRS で取得可能な代謝物質

代謝物質	周波数〔ppm〕	説明
グルコース（Glc）	60.0 ～ 100.0	糖代謝を反映する．
乳酸（Lac）	20	嫌気性代謝のマーカー．低酸素状態や代謝の異常を反映する．
アラニン（Ala）	17	アミノ酸代謝を反映する．
グルタミン酸（Glu）	34	興奮性神経伝達物質．神経の活動や代謝を反映する．
グルタミン（Gln）	31	グルタミン酸の代謝産物．アストロサイトの機能を反映する．
クエン酸（Cit）	45.0, 180.0	トリカルボン酸（TCA）サイクルの中間代謝物．
アスパラギン酸（Asp）	37	アスパラギン酸は，TCA サイクルとアミノ酸代謝の中間代謝物．
γ-アミノ酪酸（GABA）	25	抑制性神経伝達物質．神経の活動や代謝を反映する．
グリコーゲン（Glyc）	60.0 ～ 100.0	グリコーゲン代謝を反映する．
フルクトース（Fru）	60.0 ～ 100.0	糖代謝を反映する．果糖は解糖系の中間代謝物．

表 10・3　^{31}P-MRS で取得可能な代謝物質

ATP は，三つのリン酸基（α, β, γ）から構成される．NAD+は酸化型，NADH は還元型の補酵素である．

代謝物質	周波数〔ppm〕	説明
フォスフォクレアチン（PCr）	0	エネルギー貯蔵物質．クレアチンキナーゼ反応のリザーバー．
アデノシン三リン酸（ATP）	−2.5（γ），−7.5（α），−16.0（β）	エネルギー代謝の主要分子．細胞のエネルギー状態を反映する．
無機リン酸（Pi）	5.0 ～ 5.5	細胞内のリン酸の貯蔵プールを反映する．
ホスホジエステル化合物（PDE）	2.5 ～ 3.0	細胞膜リン脂質の代謝回転を反映する．
リン酸モノエステル（PME）	6.5 ～ 7.0	ホスファチジルコリン（PC）やホスホエタノールアミン（PE）などの細胞膜リン脂質の合成前駆体．
ニコチンアミドアデニンジヌクレオチド（NAD(H)）	−8.3（NAD+），−8.5（NADH）	酸化還元状態を反映する補酵素．
ウリジンジホスホグルコース（UDPG）	−10.0 ～ −10.5	糖ヌクレオチドの一種．グリコーゲン合成や糖タンパク質の合成に関与する．

よって得られる糖代謝やアミノ酸代謝と関連する代謝物質を示している．最後に，**表 10·3** に ^{31}P-MRS によって得られるエネルギー代謝関連物質を示した．ただし，^{13}C-MRS，^{31}P-MRS は，^{1}H-MRS と比べて感度が低く，特殊なハードウェアを必要とするため，臨床現場での利用は限られている．また，代謝物質の周波数は，使用する磁場強度によって多少変化することがある．近年，MRI の多核種化が進んできている（^{23}Na，^{19}F，^{129}Xe など）．これらはイメージングによって評価する核種もあり，MRI を用いた生体内の機能・代謝情報のさらなる進化に期待できる．

10・4 CESTイメージング法の基本原理

10・4 CESTイメージング法の基本原理

化学交換飽和移動（chemical exchange saturation transfer：CEST）イメージング法とは，生体内代謝物のプロトンと**生体内バルク水***との磁化の化学交換を利用したイメージング法であり，生体内のアミドプロトン（–NH），アミノプロトン（–NH$_2$），ヒドロキシルプロトン（–OH）の三つのプロトンとの化学交換を利用した手法である[11]．上記のプロトンを含む生体内化学物質に対し，固有の周波数のラジオ波を印加することで対象のプロトンが飽和され，その飽和効果が自由水・バルク水のプロトンと化学的に交換される．この際に使用するパルスを飽和パルス，MT（magnetization transfer）パルス，磁化移動パルスと呼ぶ．このパルスによる磁化の移動効果を**CEST効果**といい，CEST効果によるバルク水の信号変化をイメージングすることを**CESTイメージング法**という[11]．生体内に存在する化学物質を対象としたものを**内因性CEST***イメージング法，造影剤を利用するものを**外因性CEST***イメージング法として分類をすることもある[11]．

CESTイメージング法で対象となる三つのプロトンは水の信号が0 ppmである場合，アミドプロトン（–NH）は3.5 ppm，アミノプロトン（–NH$_2$）は2.0 ppm，ヒドロキシルプロトン（–OH）は1.0 ppm付近が化学シフトとなる．1.5 T-MRIの装置では1 ppm*が64 Hzであるが，7 T-MRIでは1 ppmは300 Hzとなり，11.7 T-MRIでは1 ppmが500 Hzとなる．このように化学シフトは高磁場になるほど大きくなるため，MRS（magnetic resonance spectroscopy）と同様に超高磁場MRIをCESTイメージング法に利用する際の利点となる．CESTイメージング法では磁化移動パルスであるMTパルスを複数の周波数で照射し**Zスペクトル***を作成する．MTパルスはバルク水の0 ppmから左右に等間隔におおよそ−5.0 ～ 5.0 ppm程度までの周波数帯域に照射し，複数の画像データを取得する必要がある．このZスペクトルから0 ppmを基準として左右の信号値の差をMTR値（magnetization transfer ratio asymmetry）として算出し，CEST効果の指標として数値化する．

細かい間隔の周波数でMTパルスを照射し，データ取得をすることで対象とする周波数に対するフィッティングは正確になるが，その一方で撮影時間は延長する．また，B_0*やB_1*については高い均一性が求められるため，高磁場MRIにおいて顕著に現れるB_0・B_1不均一は，CESTイメージングを行ううえで大きな問題となり，B_0・B_1の補正が必須である[12]．高いCEST効果を得るためにMTパルス・飽和パルスの時間を長く設定する必要があるが，臨床においては**デューティーサイクル***（duty cycle）の制限によりCEST効果を得るのに十分な長さの飽和パルスを照射することが困難であり，MTパルスの条件については多くの研究報告がある[13]-[15]．一般的に500 ms ～ 数秒の飽和パルスが用いられ，照射時間が長く，B_1強度が強いほどCEST効果は大きくなるが，**spillover効果***[16]によりCEST効果の特異性は下がることも報告されている．

CEST撮影および解析の具体例としてクレアチン（Cr）の希釈溶液を対象としたCESTイメージング法について取り上げる（**図10・8**，**図10・9**）[15]．Crのオフセット周波数は1.8 ppmである（**表10・4**）．図10・8左上のようにCrにMTパルスを照射し，Crからの信号を抑制する．その効果がバルク水にも影響を与えることで，

解説

生体内バルク水：自分自身とのみ触れあい，他者からの影響が無視できる領域をバルクと呼ぶ．生体内バルク水とは，生体内において他者と触れ合わず自分自身とのみ触れ合っている状態．

解説

内因性CEST：生体内に存在する化学物質を対象としたもの．

解説

外因性CEST：造影剤を利用するもの．

解説

ppm：parts per million の略．100万分の1を表す．

解説

Zスペクトル：飽和パルスの周波数を連続的に変化させながらバルク水の信号変化を観察したものである．

解説

B_0：磁石が発生する磁場．静磁場と呼ばれる．

解説

B_1：原子核を励起するために用いるRFパルスが作る磁場を指す．

解説

デューティーサイクル：TR当たりに含まれるRFパルスの照射時間の割合．

第 10 章　MRS，CEST イメージング法，MR hydrography

解説
spillover 効果：直接的な水のプロトンに対する飽和効果，にじみ出し効果．

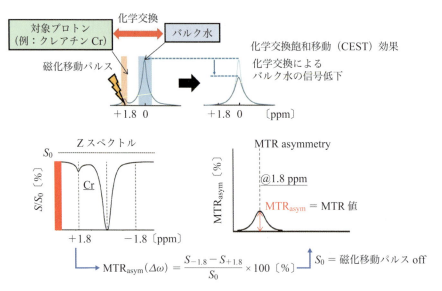

図 10・8　CEST イメージング法の原理と Cr-CEST の例

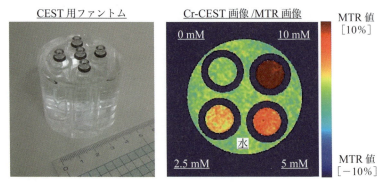

図 10・9　CEST 用ファントムと Cr 希釈溶液における Cr-CEST 画像（7 T MRI 撮影）

表 10・4　CEST の対象と分類

名称	対象代謝物	交換プロトン	周波数	疾患・対象部位
APT-CEST	可動性タンパク/ペプチド	−NH	+3.5 ppm	グリオーマ，放射線壊死，脳虚血[31]-[33]
Gag-CEST	グルコサミン	−OH	+1.0 ppm	関節軟骨，椎間板[20],[21]
Cr-CEST	クレアチン	−NH$_2$	+1.8 ppm	骨格筋，精巣[15),22),23]
Glyco-CEST	グリコーゲン	−OH	+0.5〜1.5 ppm	肝臓，肝疾患[37]
Glu-CEST	グルタミン酸	−NH$_2$	+3.0 ppm	アルツハイマー病，パーキンソン病[25),26),39),40]
MI-CEST	ミオイノシトール	−OH	+0.6 ppm	アルツハイマー病[24),41]
Lactate-CEST	乳酸	−OH	+0.3〜0.5 ppm	骨格筋，乳酸[28),29]
GABA-CEST	GABA	−NH$_2$	+2.75 ppm	神経伝達物質[27]

10・5　CESTイメージング法の応用

バルク水自体のMRI信号が低下する（化学交換飽和移動効果）．この磁化移動パルスであるMTパルスを広い周波数範囲において細かい間隔で信号を取得したものが図10・8左下のZスペクトルとなる．縦軸の分母のS_0は磁化移動パルスを使用しない画像を表し，Zスペクトルから図の式を用いることでMTR asymmetry（MTR値〔%〕）という値を算出し，Crのオフセット周波数である1.8 ppmの値を求める．その値をピクセルごとにマッピングしたものがCrのCEST画像またはMTR画像と呼ばれる（図10・9）．このCrのMTR画像ではCr濃度が高いほどMTR値は高くなり，濃度依存的な信号変化を観察することができる．Crは生体内で比較的安定した代謝物とされており，CESTイメージング法においても撮像の対象となる．

10・5　CESTイメージング法の応用

　CESTイメージング法を臨床へ利用する際の注意点としては，前述したMTパルス・B_1強度に加え，以下の条件も考慮する必要がある．MRSにおいては半値幅0.1 ppm程度が推奨されているが，CESTに用いられる飽和パルスはそれと比べ大きな半値幅をもっている．そのためMRSと比較し，測定される信号の特異性は低くなる．MRSでは特定の代謝物濃度の定量が可能であるがCEST画像の場合，目的とする周波数帯域に含まれる代謝物やpHの変化，NOE（nuclear overhauser effect）*，T_1値の影響などが複数の因子が混ざり込むため特異性は低くなる．CESTイメージングでは，磁化移動パルスの条件，リードアウトの方法などもCEST効果に影響を与えることが報告されており[17]，適切な条件での撮影，他のMRI画像との比較が必要となる．

　CESTイメージング法はさまざまな対象疾患，対象物質で開発が進められている．内因性CESTイメージング法において対象となる化学物質・代謝物質としてアミドプロトン（amide proton transfer：APT）[18],[19]，グリコサミノグリカン（Glycosaminoglycans, Gag）[20],[21]，クレアチン（Cr）[15],[22],[23]，ミオイノシトール（MI）[24]，グルタミン酸[25],[26]，γ-アミノ酪酸（GABA）[27]，乳酸（Lactate）[28],[29]などがある（表10・4）．

　アミドプロトンを対象としたAPT-CESTイメージング法が最も広く用いられており，神経膠腫（グリオーマ）の悪性度分類に利用できることが報告されている[30]．APT-CESTイメージング法では低悪性度の神経膠腫と比較し高悪性度の神経膠腫においてAPT-CEST信号が高値を示すことが報告されている（**図10・10**）．この信号変化は，高悪性度神経膠腫が低悪性度神経膠腫に比べタンパク質およびペプチド濃度が増加しており，その濃度増加を反映している可能性がある．さらに通常のMRI撮影では放射線壊死や化学療法後の偽性進行*と腫瘍の再発を鑑別することは困難であるが，APT-CESTイメージング法を用いて放射線治療による組織変性と再発の鑑別が高い精度で行えることが報告されている[31],[32]．APT-CESTは脳腫瘍などの腫瘍性病変だけではなく虚血などの評価にも応用可能であり，組織のpH変化を評価できることも報告されている[32],[33]．

　APT-CEST以外の手法として他の生体内代謝物を対象とした手法も開発がされている．例として，グリコサミノグリカン（Gag）は膝や椎間板の軟骨で重要な役

解説

NOE：Nuclear overhauser effectの略．核オーバーハウザー効果ともいう．一つの核の共鳴信号を飽和させたとき，他の共鳴信号の強度が変化する現象．

解説

偽性進行（pseudoprogression）：放射線治療や抗がん剤治療において，実際には効いているのに，腫瘍マーカーや画像上で判断すると，がんが大きくなったように見える現象．

第 10 章　MRS，CEST イメージング法，MR hydrography

星細胞腫・CNS WHO グレード 2・IDH-1 変異型・MIB-1 指標 4.4%

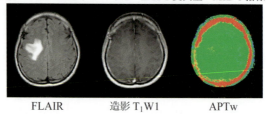

FLAIR　　　造影 T₁W1　　　APTw

膠芽腫・CNS WHO グレード 4・IDH-野生型・MIB-1 指数 39.7%

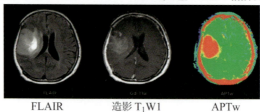

FLAIR　　　造影 T₁W1　　　APTw

図 10・10　脳腫瘍の APT-CEST 画像
(九州大学大学院 栂尾理先生よりご提供)

割を果たし，Gag の減少は膝や脊椎の変形性関節症の初期指標であり，CEST イメージング法の対象となっている．健常ボランティアに比べ，高齢の膝痛患者の膝蓋軟骨で Gag-CEST 信号が低下することが報告されている[34]．また，椎間板変性患者においても，椎間板の変性に伴い Gag-CEST 信号低下が観察されている．
また，Cr を対象とした Cr-CEST 法も提案されている．Cr は骨格筋などの組織のエネルギー代謝で重要な役割を果たし，リン酸化された Cr は骨格筋でのエネルギー貯蔵物質として働く．急激な運動などでエネルギーが枯渇した際に，リン酸化された Cr が脱リン酸化されるときに **ATP*** を産出する．Cr-CEST 法用いて骨格筋の運動負荷などによるエネルギー代謝評価に用いる報告が複数されている[35),36)]．そのほか，肝臓のグリコーゲンを対象とした食事前後の肝臓 Glyco-CEST イメージング法の開発[37),38)]，脳内のグルタミン酸を対象とした Glu-CEST イメージング法によるアルツハイマー病や脳疾患への適用などの報告[39),40)]がある．

さまざまな CEST イメージング法が開発されているが，臨床への応用がこれからの課題である．CEST 信号の変化を引き起こすメカニズムや病態への適用を模索するうえでも CEST イメージング法を用いた前臨床研究や基礎研究を積み重ねる必要がある．また，造影剤などを利用した外因性 CEST イメージング法も MRI 用プローブ開発とともに精力的に行われている．CEST イメージング法は従来の MRI 画像と異なった画像コントラストを得ることが可能であり，今後もさまざまな応用技術が開発されることが期待できる．

10・6　MR hydrography とは？

　MR hydrography（水強調画像）は Heavy T₂ 強調画像を利用し，人体において長い T₂ 値を有する成分のみを描出する撮像法である．この撮像法は MR cholan-

---

解説
ATP：アデノシン三リン酸 (adenosine triphosphate)．生体内でエネルギーの放出・貯蔵を担う．

giopancreatography（MRCP），MR myelography，MR urography，MR cisternography，胎児MRIなどに応用されてきた．本章を理解することでMR hydrography撮像のポイントや2D，3D撮像の使い分けを学習することができる．

10・7　MR hydrographyの基本原理

10・7・1　概要

　MR hydrographyは造影剤を使用することなく，非侵襲的に管腔臓器を描出することが可能である．例えば，内視鏡的逆行性胆道膵管造影（ERCP）は胆道や膵管に造影剤を注入しX線で透視・撮影を用いて描出を行うが，MRCPは内視鏡や造影剤を必要とせず，胆道や膵管を描出できる．MR myelographyは脊柱管の形状や障害を画像化できるが，従来から利用されてきた脊髄腔造影検査のようにクモ膜下腔に造影剤を注入するといった侵襲性がない．また，造影剤を使用しないことから人体の生理的な状態を画像化しているという点も特徴として挙げられる．

10・7・2　撮像法

ⅰ）FSE

　MR hydrographyを撮像するシーケンスとして最も利用されているのはSSFSE（single shot fast spin echo）*である．撮像条件はTRとTEを長く設定し，通常のT2強調画像よりも水成分（自由水）を強調する．TRは水成分の縦磁化が十分に回復できるよう長いこと（10,000 ms〜）が好ましいが，臨床現場では撮像時間の兼ね合いや呼吸同期の併用によって3,000 〜 5,000 ms程度となることが多い．TEについては250 〜 1,000 msと幅広く利用されるが，これは背景信号をどの程度残したいかという撮像の目的によって異なる．より長いTEを設定することによってT2フィルタリングの効果が増大し，T2値の長い組織だけを描出することになる．FSEにおけるETL（echo train length）の増加はブラーリングなどの画像のボケにつながるが，もともとT2値の長い成分を目的とするMR hydrographyではその影響は少ない．したがって，大きなETLを設定しやすくSSFSEを利用することが多い．大きなETLの設定はMT効果やJカップリングによる脂肪信号の増加が生じるが，長いTEによって脂肪信号は減衰してしまうことから，これらの影響も少ない．MRCPやMR myelographyでは水成分のみを描出する目的でTEは700 ms以上を利用することが多い．一方で，MR cisternographyでは周囲の脳実質もある程度描出するためTEは250 ms前後を使用する．このように背景信号をある程度維持したコントラストを目的とするならば，シングルショットFSEではなくマルチショットFSEを選択する．

　FSEをベースとしたMR hydrographyは2Dと3Dによる撮像法がある．2D撮像のメリットとしては撮像時間が短く，簡便であることが挙げられる．MR urographyではこの特徴を活かし，2D dynamic撮像を行うことで尿路の動きや流れを描出ことも可能である（**図10・11**）．このとき，通常の2D撮像と異なり，ターゲットとなる組織をスライス1枚（スラブ）に収めて撮像することが重要である．一方，2D収集

解説
SSFSE：第5章を参照のこと．

第10章　MRS，CESTイメージング法，MR hydrography

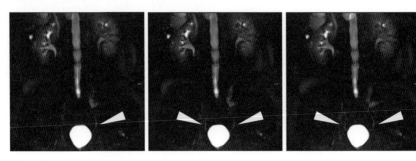

図10・11　MR urography
　　　　　腎臓から膀胱への尿排泄を観察できる（白矢印）．MR hydrographyを利用しているため，脊髄腔の脳脊髄液や腸液も高信号となっている．

のため目的部位を多方向から観察することは困難である．そこでいくつかの角度から撮像するようスラブを設定し，この欠点を補うことができる．

　3D撮像では三次元MIP再構成や微細構造の描出といった空間分解能向上によるメリットが大きい[42]．一方で，撮像時間が長いため上腹部などでは呼吸同期を用いる必要があることやdynamic撮像には向かないなどの特徴がある．ただし，近年では高速撮像技術の進展により3D撮像でも呼吸停止が可能な撮像時間となってきた．圧縮センシング（compressed sensing）＊やdeep learningを併用した高速化技術を使用すれば空間分解能にもよるが20秒前後での呼吸停止撮像が可能である．3D FSE系の技術としてVFA（variable flip angle）＊が利用されている．これは3D FSEの高速化を実現化するために大きなETLを利用できるように開発された技術である．具体的にはリフォーカスパルスである180°パルスを可変することでT_2減衰による信号低下をコントロールする．また，FAを小さくすることでSARが小さくなることも高磁場装置では恩恵の一つである．しかし，もともと長いT_2値を有する組織を目的とするMR hydrographyではVFAは不要であり，使用することで画質の劣化を招く場合がある．図10・12には水を対象に実際のVFAの影響を示している．同図に示すようにETLの後半では通常のFSEよりも信号が高くなっているが，前半部分では急激に信号が低下するため，画質の劣化を招く．

解説
圧縮センシング：第5章を参照のこと．

解説
VFA：比吸収率（SAR）の低減や，横緩和（T_2緩和）による信号減衰に伴うぼやけを軽減するために，リフォーカスパルスのフリップ角（FA：フリップ角）を可変する技術．

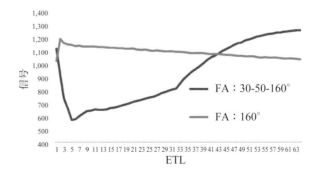

図10・12　Refocusing pulseの違いによる水信号の変化
　　　　　リフォーカスパルスのFAを低く設定すると水の信号は大きく変化してしまう．画像上，水信号が高信号にならない場合もあるため，注意が必要である．

10·8 MRCP

3.0 T MRI で問題となる SAR を低減させるため，リフォーカスパルスの FA を低く設定することは有効である．しかし，MR hydrography では refocusing pulse の FA を極端に小さくすることは避けた方が好ましい．報告では FA が 100° 程度であれば問題なく MRCP が撮像できていることから FA の目安としたい[43]．T_2 値の長い成分を目的とする MR hydrography では SAR が許容する限り，高いリフォーカスパルスを維持したほうがよい（VFA を利用した 3D FSE については第 8 章の 8·7·4 項を参考にされたい）．

ii）SSFP

balanced SSFP（balanced steady state fast suppression）も水成分が高信号になることが知られている．こちらも原理の詳細は第 5 章を参考にされたい．balanced-SSFP は T_1/T_2 のコントラストを有するが，T_1/T_2 が最も大きくなるのは自由水であるため MR hydrography として利用されることもある[44]．ただし，各エンコードに利用する傾斜磁場にリワインダーが採用されているため，血流による信号低下がなく血液信号が高くなることが FSE を使用する MR hydrography との異なる点である．MRCP では術前などで血管走行を把握したい場合などに利用される．

iii）GraSE

近年，GraSE を MR hydrography として応用する手法が報告されており，臨床現場でも使用されている[45],[46]．GraSE は FSE をベースに EPI（echo planer imaging）を組み合わせたシーケンスであり，高速撮像であることが特徴である．その高速撮像である特徴を活かし，主に 3D MRCP を呼吸停止で撮影するために利用されている．GraSE は一度の 90° パルスで ETL と EPI factor を乗じた信号を収集可能である．例えば ETL を 7，EPI factor を 7 と設定した場合には一度に 49 の信号を収集することになる．ただし，高速撮像である一方で，EPI 特有の歪みが生じることには注意されたい．

10·8　MRCP

10·8·1　概要

MRCP は MR hydrography の中で最も臨床応用されている検査である．胆道系や膵管を非侵襲的に描出し，さまざまな病態の診断に貢献することができる．同様に胆道系や膵管の検査を行う手法として内視鏡と透視装置を使用する ERCP（endoscopic retrograde cholangiopancreatography）がある．ERCP は胆管や膵管の内腔を造影剤を用いて描出するだけでなく，生検や採石やステント留置などの治療まで行うことが可能である．ERCP は非常に有用性が高いが，急性膵炎などの合併症があることや胆管炎や膵炎を有する場合には禁忌となり，施行不可能である．また，閉塞部より先の情報は ERCP で取得することは難しい．したがって，多くの場合は ERCP を施行する場合にも手技前のスクリーニング検査として MRCP を撮像することが多い．一方，MRCP の欠点としては MRI 禁忌（体内金属など）が

第10章　MRS, CESTイメージング法, MR hydrography

ある場合には施行不可能であること，図10・13のような腹水症例や呼吸同期および呼吸停止不良などで評価困難となることが挙げられる．

10・8・2　適応疾患

MRCPの適応は胆道および膵臓疾患全般におけるスクリーニング，ERCPの術前検査や良性疾患（慢性膵炎，膵囊胞性腫瘍など）のフォローアップが挙げられる．特に膵管内乳頭粘液性腫瘍（intraductal papillary mucinous neoplasm：IPMN）*を有する場合，IPMNが癌化する可能性や膵癌を発症する可能性が高い

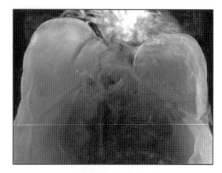

図10・13　腹水症例におけるMRCP
腹水を有する場合，MR hydrographyでは腹水が高信号となり，目的の胆道系や膵管がMIPでは観察困難となる．

といわれており，MRCPによる定期的なフォローアップが行われる．米国消化器病学会（American Gastroenterological Association：AGA）や国際診療ガイドライン[47]によって多少見解は異なるものの，3か月から1年ごとの経過観察を行う場合が多い．しかし，最近の研究ではハイリスク群ではないIPMN患者は一般的な膵癌発症率と差がないという指摘もされており[7]，今後IPMN患者に対するMRCPの経過観察も変わっていく可能性があることは述べておく．図10・14には実際のMRCPによるIPMN症例を示す．嚢胞の構造や膵管との関係が明瞭に描出されており，3D撮像であれば多角度から評価が可能となる．また2D撮像でも多方向からの撮像により全体像を把握可能であり，同図（c）では観察しづらい膵尾部の膵

解説
膵管内乳頭粘液性腫瘍：膵管内で増殖し，粘液を生成する膵臓の囊胞性腫瘍であり，悪性化する可能性がある．MRCPで経過観察することが多い．

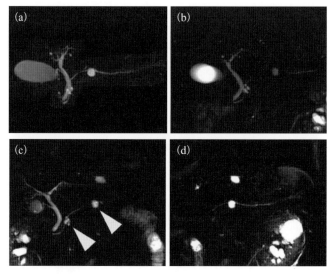

図10・14　MRCPによるIPMNの描出
胆囊から胆管，膵管まで明瞭に描出されている（矢印）．(a) 3D MRCPだけでなく2D MRCP（(b), (c), (d)）でも多方向からの撮像により病変を観察することができる．

管も同図（d）では評価可能となっている．

　MRCPとしての検査はMR hydrographyだけでなく，T_1強調画像やT_2強調画像，拡散強調画像も撮像し総合的に診断を行う．MR hydrographyは膵胆管系の解剖学的構造の把握を行うためには非常に優れた撮像法であるが，内腔の情報以外は得られない．内腔だけでなく，壁や周囲構造を評価するためには他のコントラストも合わせて診断することが望まれる．例えば，胆道系においてMR hydrographyで欠損像を認めれば，胆道内に異常があることは容易に評価可能である．さらにT_2強調画像では結石では明らかな低信号であるのに対し，腫瘍では中程度の信号を示すため，二つを鑑別することができる（**図10・15**）．非常に優れた検査であるMRCPだが，濃縮胆汁*の症例では胆嚢がT_1強調画像で高信号となる．この場合，胆嚢はT_2強調画像やMRCPにおいて低信号になってしまう（**図10・16**）．

解説
濃縮胆汁：食事間隔が空くと胆汁は濃縮することが知られており，胆汁のT_1値が短縮する．通常とは異なり，T_2強調画像で低信号となる．

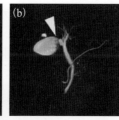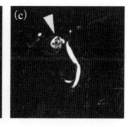

図10・15　MRCPによる胆石の描出
矢印には胆石が認められる．3D MRCPにおけるMIP表示（(a)，(b)）では胆石の信号低下がやや観察しづらいが，3D MRCPの元画像（c）では胆石を詳細に確認できる．

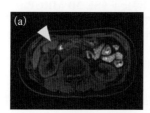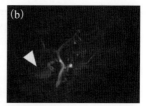

図10・16　濃縮胆汁症例におけるMRCP
矢印には濃縮胆汁を有する胆嚢を示す．T_1強調画像（a）では肝臓と同程度の信号であり，通常の胆嚢よりも信号が高い．3D MRCP（b）では胆嚢が低信号となり，MIPではほとんど観察ができない．

10・8・3　撮像法

　MRCPは2D撮像による呼吸停止撮像が主流であった．single sliceを30〜50 mm程度に設定し，多方向から観察できるようにradial slabによる撮像を行う．しかし，2D撮像では胆嚢や胆管内腔の小病変は把握しづらく，壁肥厚などの内部構造も観察できない．そこで，2010年代からは呼吸同期による3D撮像が主流となって撮像されてきた．3D撮像の利点はMIPによる三次元画像処理，1 mm前後のthin sliceによる元画像評価やMPRによる明瞭な解剖構造・病変評価である．ただし，3D撮像は撮像時間が延長するため，呼吸停止による撮像が難しく，呼吸

センサによる呼吸同期や横隔膜同期法を利用する（呼吸同期法の詳細については第17章を参考）．呼吸センサも横隔膜同期もデータ収集は呼吸に依存するため，不規則な呼吸は画質の劣化につながる．特に呼吸周期が変化することでTRが短くなりすぎることや呼吸の深さが変わることは大きな問題となる．このような問題を解決するために高精細カメラによる次世代呼吸同期システムも登場している[49]．例えば，咳のような不規則な呼吸データを除去することで呼吸周期が不安定な場合にも安定した画像を提供することができる．呼吸停止下2D MRCPから呼吸同期3D MRCPに移行してきたが，MRI撮像技術の進歩により，呼吸停止下3D MRCPが近年ではよく利用されるようになってきた．パラレルイメージングだけでは高速化の限界があったが，圧縮センシングが登場し，5倍速以上の高速化が実現するようになってからは20秒ほどの呼吸停止で3D MRCPが撮像可能となった（図10・17）．設定は比較的容易であり，呼吸同期のMRCPから同期の設定を解除し，呼吸停止が実現可能な高速化パラメータ（圧縮センシングなど）を設定する．また，TRは長いほうが好ましいが，呼吸停止に合わせて調整する．このとき，TRが短くなる場合には強制的なT_1回復を促すdriven equilibrium*も使用する．

解説

driven equilibrium：シーケンスの終了時に縦磁化を回復させるために−90°パルスを使用する技術．高速イメージングでは，脳脊髄液や胆汁のような長いT_1値およびT_2値をもつ組織がTRの終了までに縦磁化（M_z）を完全に回復していないことがある．この縦磁化を平衡状態に戻すことができる．

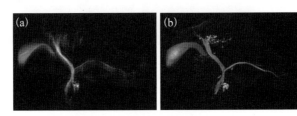

図10・17　呼吸停止下FSE 3D MRCP
呼吸同期3D MRCP（a）では呼吸同期不良によって嚢胞性病変および胆管，膵管ともに評価ができない．呼吸停止3D MRCP（b）では病変から解剖学的構造までを観察可能である．

　また，先述したGraSE法は呼吸停止下による3D MRCPのために提唱された手法である．FSEと異なるのはETLとEPIをバランスよく設定することである．EPI factorを高くすることは高速化に貢献するが，SNR低下，腸管などの磁化率アーチファクトの影響を受けやすくなる．呼吸停止ができる範囲でETLを大きく，EPI factorは小さく設定し，TEを100 ms以上の長めに設定することがGraSEによる3D MRCPのポイントである．また，呼吸同期法では抑制できない腸管による蠕動運動の影響が呼吸停止法では少ないというメリットがある．一方で，空間分解能は呼吸同期法ほど高く設定できない．膵嚢胞性腫瘍において分岐型や混合型のIPMNと粘液性嚢胞腫瘍（MCN）を鑑別したい場合などより詳細な構造を評価したい場合には呼吸同期による高分解能撮像を選択している施設も多い．**図10・18**には呼吸同期不良症例において呼吸停止下3D GraSEによる撮像を示す．
　しばしば胃液や腸液といった消化管に含まれる液体成分がアーチファクトとなる．この場合は常磁性金属イオン（Fe^{3+}とMn^{2+}）を有するクエン酸鉄アンモニウムや塩化マンガン四水和物を用いた経口造影剤を飲用することが有効である．それぞれT_1強調像で陽性の造影効果，T_2強調画像で陰性の造影効果を示す．陰性の

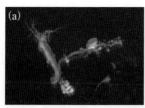
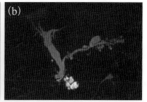

図10・18　GraSEによるMRCP
FSEによる3D MRCP（a）では呼吸同期不良によって胆管，膵管ともにボケが生じている．一方，GraSEによる3D MRCP（b）では呼吸停止によりモーションアーチファクトが抑制され，解剖学的構造および膵嚢胞性腫瘍まで明瞭に描出されている．

造影効果によって消化管内液の信号を低下させることで，MRCPでの膵管および胆道の描出を明瞭にできる．造影剤の詳細については第9章を参考にされたい．

10・9　MR myelography

10・9・1　概要

　MR myelographyはくも膜下腔に関する解剖学的情報を提供できる非侵襲的なMRI撮像法である．従来のX線透視を用いた脊髄造影やCT myelographyに対する利点として放射線被ばくがない，くも膜下腔内造影剤が不要であることが挙げられる．多くの場合，FSEをベースとした2D Heavy T_2 強調画像による撮像が主流である．撮影条件としてできるだけ長いTR（5,000 ms以上）と1,000 ms前後のTEを設定する．これはMRCPと異なり，ターゲットとなる脳脊髄液の T_1 値や T_2 値が純水に近く，非常に長いためである．また，撮像断面は冠状断やオブリークをかけて多方向で撮影することで病変や解剖を評価しやすくなる．スライス厚は脊髄腔を十分に含めるように30〜50 mmとし，面内分解能は1 mm以下に設定する．また，十分に長い T_2 値をもつ脳脊髄液が対象であるため，SARの許容範囲でETLも高く設定することが可能である．ただし，2D撮像でも3D撮像でもFSEにおけるリフォーカスパルスのFAの設定を低くしすぎるとコントラストの低下，脳脊髄液の拍動や流れによる信号低下が生じやすくなるため注意が必要である．

10・9・2　適応疾患

　脊椎の検査のオプションとして撮像されることが多いが，比較的短い撮像時間で取得できることも魅力の一つである．椎間板ヘルニアなども検出できるが，通常の T_2 強調画像や T_1 強調画像では観察しづらい脊髄動静脈奇形や小さな脊髄腫瘍も検出しやすい（**図10・19**）[50]．また脳脊髄液が外傷などによって漏出する髄液漏の診断にも有効といわれている[51]．この場合，2D撮像よりも3D撮像の検出能が高いといわれており，1 mm以下のスライス厚および面内分解能も1 mm以下に設定することが望ましい．

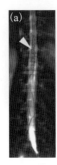
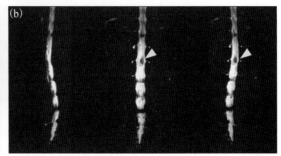

図10・19　MR myelography
2D撮像によるMR myelography（a）では蛇行する血管走行が観察される．脊髄動静脈奇形を疑う所見である．一方，3D撮像によるMR myelography（b）ではさまざまな方向から脊髄腔を観察でき，矢印に示す脊髄腫瘍の解剖学的位置関係も把握しやすい．

◎ウェブサイト紹介

https://radiopaedia.org/articles/mr-spectroscopy-1
https://mriquestions.com/mri-vs-mrs.html

◎参考図書

磁気共鳴スペクトルの医学応用―MRSの基礎から臨床まで

◎参考文献

1) Bloch, F., Hansen, W. W. & Packard, M. Nuclear Induction. *Physical Review* **69**, 127-127 (1946). https://doi.org/10.1103/PhysRev.69.127
2) Purcell, E. M., Torrey, H. C. & Pound, R. V. Resonance Absorption by Nuclear Magnetic Moments in a Solid. *Physical Review* **69**, 37-38 (1946). https://doi.org/10.1103/PhysRev.69.37
3) Damadian, R. Tumor detection by nuclear magnetic resonance. *Science* **171**, 1151-1153 (1971). https://doi.org/10.1126/science.171.3976.1151
4) Bottomley, P. A. Spatial localization in NMR spectroscopy in vivo. *Ann N Y Acad Sci* **508**, 333-348 (1987). https://doi.org/10.1111/j.1749-6632.1987.tb32915.x
5) Frahm, J. *et al.* Localized high-resolution proton NMR spectroscopy using stimulated echoes: initial applications to human brain in vivo. *Magn Reson Med* **9**, 79-93 (1989). https://doi.org/10.1002/mrm.1910090110
6) Deelchand, D. K. *et al.* Across-vendor standardization of semi-LASER for single-voxel MRS at 3 T. *NMR Biomed* **34**, e4218 (2021). https://doi.org/10.1002/nbm.4218
7) Brown, T. R., Kincaid, B. M. & Ugurbil, K. NMR chemical shift imaging in three dimensions. *Proc Natl Acad Sci U S A* **79**, 3523-3526 (1982). https://doi.org/10.1073/pnas.79.11.3523
8) Ogg, R. J., Kingsley, P. B. & Taylor, J. S. WET, a T_1- and B_1-insensitive water-suppression method for in vivo localized 1H NMR spectroscopy. *J Magn Reson B* **104**, 1-10 (1994). https://doi.org/10.1006/jmrb.1994.1048
9) Tkác, I., Starcuk, Z., Choi, I. Y. & Gruetter, R. In vivo 1H NMR spectroscopy of rat brain at 1 ms echo time. *Magn Reson Med* **41**, 649-656 (1999). https://doi.org/10.1002/(sici)1522-2594(199904)41:4<649::aid-mrm2>3.0.co;2-g

10) Mierisová, S. & Ala-Korpela, M. MR spectroscopy quantitation: a review of frequency domain methods. *NMR Biomed* **14**, 247-259 (2001). https://doi.org/10.1002/nbm.697

11) Ward, K. M., Aletras, A. H. & Balaban, R. S. A new class of contrast agents for MRI based on proton chemical exchange dependent saturation transfer (CEST). *J Magn Reson* **143**, 79-87 (2000). https://doi.org/10.1006/jmre.1999.1956

12) Sun, P. Z., Farrar, C. T. & Sorensen, A. G. Correction for artifacts induced by B(0) and B(1) field inhomogeneities in pH-sensitive chemical exchange saturation transfer (CEST) imaging. *Magn Reson Med* **58**, 1207-1215 (2007). https://doi.org/10.1002/mrm.21398

13) Schmitt, B., Zaiss, M., Zhou, J. & Bachert, P. Optimization of pulse train presaturation for CEST imaging in clinical scanners. *Magn Reson Med* **65**, 1620-1629 (2011). https://doi.org/10.1002/mrm.22750

14) Xiao, G., Sun, P. Z. & Wu, R. Fast simulation and optimization of pulse-train chemical exchange saturation transfer (CEST) imaging. *Phys Med Biol* **60**, 4719-4730 (2015). https://doi.org/10.1088/0031-9155/60/12/4719

15) Saito, S., Mori, Y., Tanki, N., Yoshioka, Y. & Murase, K. Factors affecting the chemical exchange saturation transfer of Creatine as assessed by 11.7 T MRI. *Radiol Phys Technol* **8**, 146-152 (2015). https://doi.org/10.1007/s12194-014-0303-0

16) Zaiss, M. *et al.* Inverse Z-spectrum analysis for spillover-, MT-, and T_1-corrected steady-state pulsed CEST-MRI–application to pH-weighted MRI of acute stroke. *NMR Biomed* **27**, 240-252 (2014). https://doi.org/10.1002/nbm.3054

17) Shah, T. *et al.* CEST-FISP: a novel technique for rapid chemical exchange saturation transfer MRI at 7 T. *Magnetic resonance in medicine* **65**, 432-437 (2011). https://doi.org/10.1002/mrm.22637

18) Zhou, J., Lal, B., Wilson, D. A., Laterra, J. & van Zijl, P. C. Amide proton transfer (APT) contrast for imaging of brain tumors. *Magnetic resonance in medicine* **50**, 1120-1126 (2003). https://doi.org/10.1002/mrm.10651

19) Zhou, J., Payen, J. F., Wilson, D. A., Traystman, R. J. & van Zijl, P. C. Using the amide proton signals of intracellular proteins and peptides to detect pH effects in MRI. *Nature medicine* **9**, 1085-1090 (2003). https://doi.org/10.1038/nm907

20) Soellner, S. T. *et al.* gagCEST imaging at 3 T MRI in patients with articular cartilage lesions of the knee and intraoperative validation. *Osteoarthritis Cartilage* **29**, 1163-1172 (2021). https://doi.org/10.1016/j.joca.2021.04.012

21) Watkins, L. E. *et al.* Rapid volumetric gagCEST imaging of knee articular cartilage at 3 T: evaluation of improved dynamic range and an osteoarthritic population. *NMR Biomed* **33**, e4310 (2020). https://doi.org/10.1002/nbm.4310

22) Cai, K. *et al.* Creatine CEST MRI for Differentiating Gliomas with Different Degrees of Aggressiveness. *Molecular imaging and biology : MIB : the official publication of the Academy of Molecular Imaging* **19**, 225-232 (2017). https://doi.org/10.1007/s11307-016-0995-0

23) Takahashi, Y. *et al.* Mouse skeletal muscle creatine chemical exchange saturation transfer (CrCEST) imaging at 11.7 T MRI. *Journal of magnetic resonance imaging : JMRI* (2019). https://doi.org/10.1002/jmri.26844

24) Haris, M., Cai, K., Singh, A., Hariharan, H. & Reddy, R. In vivo mapping of brain myo-inositol. *Neuroimage* **54**, 2079-2085 (2011). https://doi.org/10.1016/j.neuroimage.2010.10.017

第 *10* 章　*MRS, CEST* イメージング法，*MR hydrography*

25) Lee, J. S., Xia, D., Jerschow, A. & Regatte, R. R. In vitro study of endogenous CEST agents at 3 T and 7 T. *Contrast media & molecular imaging* **11**, 4-14 (2016). https://doi.org/10.1002/cmmi.1652

26) Cai, K. *et al.* Magnetic resonance imaging of glutamate. *Nature medicine* **18**, 302-306 (2012). https://doi.org/10.1038/nm.2615

27) Yan, G. *et al.* A Potential Magnetic Resonance Imaging Technique Based on Chemical Exchange Saturation Transfer for In Vivo gamma-Aminobutyric Acid Imaging. *PloS one* **11**, e0163765 (2016). https://doi.org/10.1371/journal.pone.0163765

28) DeBrosse, C. *et al.* Lactate Chemical Exchange Saturation Transfer (LATEST) Imaging in vivo A Biomarker for LDH Activity. *Scientific reports* **6**, 19517 (2016). https://doi.org/10.1038/srep19517

29) Saito, S., Takahashi, Y., Ohki, A., Shintani, Y. & Higuchi, T. Early detection of elevated lactate levels in a mitochondrial disease model using chemical exchange saturation transfer (CEST) and magnetic resonance spectroscopy (MRS) at 7 T-MRI. *Radiological physics and technology* **12**, 46-54 (2019). https://doi.org/10.1007/s12194-018-0490-1

30) Koike, H. *et al.* Amide Proton Transfer-Chemical Exchange Saturation Transfer Imaging of Intracranial Brain Tumors and Tumor-like Lesions: Our Experience and a Review. *Diagnostics (Basel)* **13** (2023). https://doi.org/10.3390/diagnostics13050914

31) Zhou, J. *et al.* Differentiation between glioma and radiation necrosis using molecular magnetic resonance imaging of endogenous proteins and peptides. *Nat Med* **17**, 130-134 (2011). https://doi.org/10.1038/nm.2268

32) Chen, L. *et al.* Amide proton transfer-weighted and arterial spin labeling imaging may improve differentiation between high-grade glioma recurrence and radiation-induced brain injury. *Heliyon* **10**, e32699 (2024). https://doi.org/10.1016/j.heliyon.2024.e32699

33) Zhou, J. & van Zijl, P. C. Defining an Acidosis-Based Ischemic Penumbra from pH-Weighted MRI. *Transl Stroke Res* **3**, 76-83 (2011). https://doi.org/10.1007/s12975-011-0110-4

34) Krishnamoorthy, G., Nanga, R. P. R., Bagga, P., Hariharan, H. & Reddy, R. High quality three-dimensional gagCEST imaging of in vivo human knee cartilage at 7 Tesla. *Magn Reson Med* **77**, 1866-1873 (2017). https://doi.org/10.1002/mrm.26265

35) Chung, J. J., Jin, T., Lee, J. H. & Kim, S. G. Chemical exchange saturation transfer imaging of phosphocreatine in the muscle. *Magn Reson Med* **81**, 3476-3487 (2019). https://doi.org/10.1002/mrm.27655

36) Ju, L. *et al.* Simultaneous creatine and phosphocreatine mapping of skeletal muscle by CEST MRI at 3 T. *Magn Reson Med* **91**, 942-954 (2024). https://doi.org/10.1002/mrm.29907

37) Han, P. *et al.* Free-breathing 3D CEST MRI of human liver at 3.0 T. *Magn Reson Med* **89**, 738-745 (2023). https://doi.org/10.1002/mrm.29470

38) Chen, S. Z. *et al.* Chemical exchange saturation transfer (CEST) MR technique for in-vivo liver imaging at 3.0 tesla. *Eur Radiol* **26**, 1792-1800 (2016). https://doi.org/10.1007/s00330-015-3972-0

39) Shahid, S. S. *et al.* Estimating the synaptic density deficit in Alzheimer's disease using multi-contrast CEST imaging. *PLoS One* **19**, e0299961 (2024). https://doi.org/10.1371/journal.pone.0299961

40) Mao, Y. *et al.* Imaging of glutamate in acute traumatic brain injury using chemical

exchange saturation transfer. *Quant Imaging Med Surg* **9**, 1652-1663 (2019). https://doi.org/10.21037/qims.2019.09.08

41) Haris, M. *et al.* MICEST: a potential tool for non-invasive detection of molecular changes in Alzheimer's disease. *J Neurosci Methods* **212**, 87-93 (2013). https://doi.org/10.1016/j.jneumeth.2012.09.025

42) 3D: Morimoto K, Shimoi M, Shirakawa T, Aoki Y, Choi S, Miyata Y, Hara K. Biliary obstruction: evaluation with three-dimensional MR cholangiography. Radiology. 1992 May;183(2):578-80. doi: 10.1148/radiology.183.2.1561373. PMID: 1561373.

43) SPACE MRCP: Sun B, Chen Z, Duan Q, Xue Y, Zheng E, He Y, Lin L, Li G, Zhang Z. Rapid 3D navigator-triggered MR cholangiopancreatography with SPACE sequence at 3T: only one-third acquisition time of conventional 3D SPACE navigator-triggered MRCP. Abdom Radiol (NY). 2020 Jan;45(1):134-140. doi: 10.1007/s00261-019-02342-3. PMID: 31781898.

44) Hasse FC, Selmi B, Albusaidi H, Mokry T, Mayer P, Rupp C, Kauczor HU, Weber TF. Balanced steady-state free precession MRCP is a robust alternative to respiration-navigated 3D turbo-spin-echo MRCP. BMC Med Imaging. 2021 Jan 11;21(1):10. doi: 10.1186/s12880-020-00532-w. PMID: 33430780; PMCID: PMC7802244.

45) GraSE MRCP: Nam JG, Lee JM, Kang HJ, Lee SM, Kim E, Peeters JM, Yoon JH. GRASE Revisited: breath-hold three-dimensional (3D) magnetic resonance cholangiopancreatography using a Gradient and Spin Echo (GRASE) technique at 3T. Eur Radiol. 2018 Sep;28(9):3721-3728. doi: 10.1007/s00330-017-5275-0. Epub 2018 Feb 1. PMID: 29392471.

46) Yoshida M, Nakaura T, Inoue T, Tanoue S, Takada S, Utsunomiya D, Tsumagari S, Harada K, Yamashita Y. Magnetic resonance cholangiopancreatography with GRASE sequence at 3.0T: does it improve image quality and acquisition time as compared with 3D TSE? Eur Radiol. 2018 Jun;28(6):2436-2443. doi: 10.1007/s00330-017-5240-y. Epub 2018 Jan 15. PMID: 29335869.

47) 国際ガイドライン Tanaka M, Fernandez-Del Castillo C, Kamisawa T, Jang JY, Levy P, Ohtsuka T, Salvia R, Shimizu Y, Tada M, Wolfgang CL. Revisions of international consensus Fukuoka guidelines for the management of IPMN of the pancreas. Pancreatology 2017;17(5):738-753. doi: 10.1016/j.pan.2017.07.007

48) 経過観察不要：Marchegiani G, Pollini T, Burelli A, Han Y, Jung HS, Kwon W, Rocha Castellanos DM, Crippa S, Belfiori G, Arcidiacono PG, Capurso G, Apadula L, Zaccari P, Noia JL, Gorris M, Busch O, Ponweera A, Mann K, Demir IE, Phillip V, Ahmad N, Hackert T, Heckler M, Lennon AM, Afghani E, Vallicella D, Dall'Olio T, Nepi A, Vollmer CM, Friess H, Ghaneh P, Besselink M, Falconi M, Bassi C, Goh BK, Jang JY, Fernández-Del Castillo C, Salvia R. Surveillance for Presumed BD-IPMN of the Pancreas: Stability, Size, and Age Identify Targets for Discontinuation. Gastroenterology. 2023 Oct;165(4):1016-1024.e5. doi: 10.1053/j.gastro.2023.06.022. Epub 2023 Jul 4. PMID: 37406887; PMCID: PMC10548445.

49) Harder F, Lohöfer FK, Kaissis GA, Zoellner C, Kamal O, Katemann C, Hock A, Senegas J, Peeters JM, Rummeny EJ, Karampinos D, Braren RF. Camera-based respiratory triggering improves the image quality of 3D magnetic resonance cholangiopancreatography. Eur J Radiol. 2019 Nov;120:108675. doi: 10.1016/j.ejrad.2019.108675. Epub 2019 Sep 23. PMID: 31585303.

50) Nagayama M, Watanabe Y, Okumura A, Amoh Y, Nakashita S, Dodo Y. High-resolution single-slice MR myelography. AJR Am J Roentgenol. 2002 Aug;179(2):515-

第 10 章　MRS，CESTイメージング法，MR hydrography

21. doi: 10.2214/ajr.179.2.1790515. PMID: 12130465.

51) Osawa I, Mitsufuji T, Nagawa K, Hara Y, Yamamoto T, Araki N, Kozawa E. Comparing 2-dimensional versus 3-dimensional MR myelography for cerebrospinal fluid leak detection. Eur J Radiol Open. 2024 Apr 25;12:100565. doi: 10.1016/j.ejro. 2024.100565. PMID: 38699593; PMCID: PMC11063600.

◎ 演習問題

問題1　正しい記述はどれか．
1. LASER法はB_1不均一性の影響を受けやすい．
2. PRESS法はSTEAM法の信号強度の2倍である．
3. STEAM法はT_2値の短い代謝物質の計測には適していない．
4. mixing timeは一つ目のRFパルスと二つ目のRFパルス間の時間である．
5. PRESS法はstimulated echoを収集している．

問題2　水抑制について正しい記述はどれか．**2つ選べ．**
1. 代謝物のシグナルを増強するために行う．
2. 水のシグナルによる代謝物シグナルの歪みを防ぐため．
3. MRSでは水抑制を必ず行う．
4. 後処理で残留水信号の除去を行うことができる．
5. WET法は非選択的に作用するRFパルスによって水の磁化を飽和させる．

問題3　脳腫瘍の診断において特異的に上昇する代謝物質はどれか．
1. クレアチン（Creatine）
2. 乳酸（Lactate）
3. N-アセチルアスパラギン酸（NAA）
4. コリン（Choline）
5. グルタミン酸（Glutamate）

問題4　CEST（chemical exchange saturation transfer）イメージング法について**誤っている**のはどれか．
1. B_1の不均一は画像に大きく影響する．
2. アミドプロトン（–NH）は3.5 ppm付近がケミカルシフトとなる．
3. CEST効果を得るために比較的長い時間の飽和パルスを用いる．
4. CEST効果を表す指標としてMTRasym値があり，単位はmMである．
5. APTイメージング法は可動性タンパクなどに含まれるアミドプロトンを検出している．

問題5　CEST（chemical exchange saturation transfer）イメージング法について**誤っている**のはどれか．
1. アミドプロトンを対象としたAPT-CESTイメージング法が最も広く用いられている．
2. APT-CESTイメージング法では脳腫瘍の悪性度評価が可能である．
3. グリコーゲンを対象としたCESTイメージング法で膝軟骨変性の評価が可能である．
4. 生体内に存在する物質を対象としたものを内因性CESTイメージング法という．
5. 造影剤を利用するものを外因性CESTイメージング法という．

演 習 問 題

問題6　MRCP で高信号に描出されるのはどれか．**2つ選べ**．
1．腹水
2．胆のう
3．肝静脈
4．総胆管結石
5．腸間膜脂肪

問題7　MR myelography で正しいのはどれか．
1．T_1 強調画像を使用する．
2．脊髄を描出することができる．
3．脊髄腔に造影剤を注入後撮影する．
4．spin echo をベースとした MR myelography の TE は 90 ms 程度に設定する．
5．spin echo をベースとした MR myelography の TR は可能な限り長く設定する．

Chapter

第11章
fMRI・MRエラスト
グラフィー

11・1 functional MRI（fMRI）とは

11・2 fMRIの基本知識

11・3 fMRI撮像の実際

11・4 fMRIデータの前処理と統計解析

11・5 安静時fMRI（resting state fMRI）

11・6 fMRIの高速化技術：マルチバンド法

11・7 MRエラストグラフィーの原理

11・8 MRエラストグラフィーにおける物理と画像解析

11・9 MRエラストグラフィーの応用と将来

第11章
fMRI・MRエラストグラフィー

本章で何を学ぶか

　本章では，まず，functional MRI（機能的磁気共鳴画像：fMRI）の基本的な原理や実験デザインに加えて，実際に撮像するときに必要なものや留意点について解説する．また詳細な解析方法は専門書に委ねるが，前処理と統計処理の種類と簡単な流れについても触れる．

　これに続き，MRエラストグラフィーと呼ばれる，硬さを計測できる撮像技術について，物理的側面から，撮像技術の側面までの概要を幅広く説明し，なぜ，どのように硬さを計測できるのか理解できるよう学んでいく．

11・1　functional MRI（fMRI）とは

　functional MRI（機能的磁気共鳴画像：**fMRI**）とは，一般的なT_1強調画像やT_2強調画像が構造画像として臓器や組織や疾患の形態的な情報を提供するのに対して，脳機能の変化に関する情報を提供するのがfunctional MRIである．種々の神経活動*によって生じる脳局所の血流量の変化に伴うMR信号の変化を画像化し，統計解析によって有意にその神経活動に対応している脳領域を明らかにすることができる．fMRIは術前の運動野や言語野の特定などで臨床応用されたり，研究室レベルでさまざまに神経活動の解明に用いられたりしており，医学だけでなく心理学やマーケティング*の領域でも活用されている．

11・2　fMRIの基本知識

11・2・1　BOLDコントラストの発見

　1980年代後半に当時米国のベル研究所にいた日本人研究員の小川誠二氏はMRIを用いて脳の生理的変化を測定するために脳内の血流に着目した．血中のオキシヘモグロビン（酸素化ヘモグロビン）は反磁性で不対電子をもたず磁気モーメントが0である．一方，デオキシヘモグロビン（脱酸素化ヘモグロビン）は常磁性で不対電子と強力な磁気モーメントをもつ．脳内では代謝過程においてこの両者がダイナミックに入れ替わり酸素を供給している．そこで小川らは，血中の酸素の割合を操作することで常磁性体であるデオキシヘモグロビンの磁化率効果により血液の信号強度が変化すると仮説を立て，酸素の割合が少ない（デオキシヘモグロビンの割合が多い）と$T_2{}^*$強調画像*において血液の信号損失が大きいことを立証した．これを，**血液酸素化レベル依存性コントラスト**（blood-oxygenation-level dependent（BOLD）contrast）という．

解説
神経活動：ヒトにおける神経活動とは，手を動かす，話す，視覚情報を処理する，音楽を聴く，物を触る，感情を抱く，問題を解く，歩くなど，ヒトが日常生活を送るうえで行うほぼすべての活動を指す．

解説
商品の購買意欲を脳機能から推定するためのfMRIなども盛んに行われている．

解説
$T_2{}^*$**強調画像**：180°パルス（再収束パルス）を使わないグラディエントエコーで取得されるT_2強調画像．局所磁場不均一の影響を受けやすく，fMRIのようにわずかな局所磁場の乱れを計測する撮像に活用される．

244

11·2·2 BOLD効果（図11·1）

ここで被験者にある刺激が与えられたときに生じるBOLDコントラストについて考える．まず，被験者にある刺激が与えられると，その情報を処理するのに対応する脳領域が賦活*する．賦活領域では，局所的な代謝亢進が起こり，オキシヘモグロビンが消費され一時デオキシヘモグロビン優位な状況になるが，すぐに血管拡張により血流が増加しオキシヘモグロビンが供給される．この血流増加によって供給されるオキシヘモグロビンの量は代謝亢進に伴うオキシヘモグロビンの消費量よりも多く，賦活領域ではオキシヘモグロビン優位となる．したがって，T_2^*強調画像においては血管中のデオキシヘモグロビン（常磁性体）の磁化率効果による信号低下が相対的に少なくなり，安静時（刺激を与える前）よりも賦活領域の信号強度は大きくなる．これを**BOLD効果**といい，連続した刺激によって上昇する信号強度は4〜5%程度といわれている（**図11·2**）．またこの変化は磁場強度が大きい方が大きいため高磁場装置を用いたfMRIの研究が盛んに行われている．

> **解説**
> **賦活**：特定の認知タスクや刺激によって，脳の特定の領域やネットワークが活発になる現象．

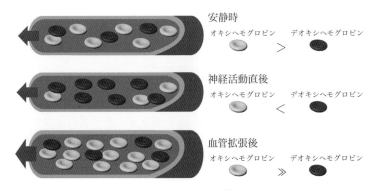

図11·1　BOLD効果

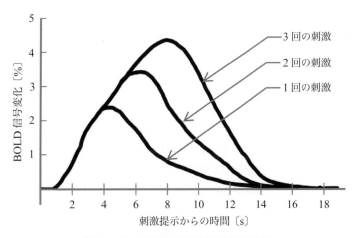

図11·2　BOLD効果による信号上昇

11·2·3　BOLDの血流動態応答

BOLDによる血流動態応答の略図を示す（**図11·3**）．ある神経活動（刺激）を1

第11章 fMRI・MRエラストグラフィー

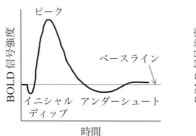
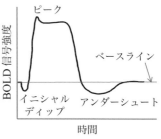

図11・3 BOLDによる血流動態応答
左）単発の神経活動の場合，右）神経活動が持続した．

回与えると，その刺激に対応するある脳領域のボクセル内ではデオキシヘモグロビン量の一時的な増加による1～2秒間の信号低下が観察される（イニシャルディップ）．次に血管拡張によりオキシヘモグロビンが供給されるためボクセル内のデオキシヘモグロビン量が減少してそれに応じて信号強度は上昇してピークが生じる．神経活動が長い場合は，ピークよりもわずかに振幅が小さい状態でプラトーになる．そして，神経活動が終わると信号強度はベースラインよりもやや落ち込んでから（アンダーシュート）ベースラインに戻る．

11・2・4 fMRIの空間分解能

　fMRIの典型的なボクセルサイズは3～4mm程度で，一般的に臨床で用いられるT_2強調画像やT_1強調画像のボクセルサイズに比べて大きいボクセルサイズが使用される．ただし，目的によってはもっと小さいボクセルサイズが選択されることもある．例えば視覚野などの特定の狭い領域だけを観察したい研究では1～2mmが使用されることもある．近年ではパラレルイメージングやマルチバンド法（後述）の進歩により収集時間が短くなってきたことで位相エンコーディング数を増やすことができ，さらに小さいボクセルサイズのfMRI撮像もできるようになってきたが，ボクセルサイズが小さくなることで信号雑音比が低下し，結果的に検出力の低下を招くので注意が必要である．また，ボクセルサイズを小さくするために位相エンコーディング数を増やすと収集時間が延長して画像にT_2^*ブラーリング*が強く出てしまう．一方で，ボクセルサイズが大きすぎると部分容積効果によって検出力の低下につながる．ボクセル内には血管だけでなく白質，灰白質，脳脊髄液など，多くの組織が含まれていてこれらの信号の平均値が計測される．BOLD効果によるBOLDコントラストの変化がこれらの他の組織の信号に混じって埋もれてしまうボクセルサイズでは賦活による正確な血流動態応答を観察することができない．したがって，fMRIを撮像する前に目的に合った空間分解能を決定することは非常に重要なことである．

11・2・5 fMRIの時間分解能

　fMRIの典型的なTRは500～3,000 ms程度で，後述する実験デザインや取得するスライス枚数により決定される．BOLD効果による血流動態応答は上述したように，ある刺激が与えられたとき，イニシャルディップから始まりピークとプラ

解説
T_2^*ブラーリング：第12章（p.279）参照のこと．

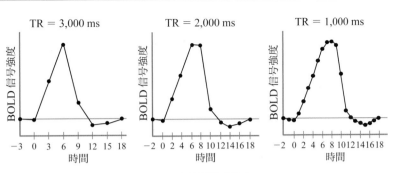

図11・4　血流動態応答とTR

トーを経てアンダーシュートしてベースラインに戻るまで20秒程度をひと区切りとして起こる．この一連のBOLD信号の変化を数回のTRで計測することになる．例えば刺激を与えてから信号がベースラインに戻るまでを18秒とすると，TR＝3秒だと7回のTRが含まれることになり，一連の信号変化を7点で観察することになる（図11・4）．TR＝2秒だと10点，TR＝1秒だと19点ということになる．短いTRで収集するということは，血流動態応答を高い時間分解能で観察することができるということであり，刺激に対応したより正確な神経活動の推定に役立つ．しかし，TRを短くすると収集できるスライス枚数が減るため全脳をカバーすることが難しくなるのでfMRIを撮像する目的に合わせてTRを設定することが重要である．また近年，後述するマルチバンド法の開発によって今まで実現できなかった短いTRで全脳をカバーできるようになってきてより詳細な血流動態応答を計測できるようになってきた．

11・3　fMRI撮像の実際

11・3・1　実験デザイン

　fMRIを撮像するうえで最も重要なことは実験デザインを適切に組み立てることである．ここでいう「実験デザイン」とは，あらかじめ立てた仮説を支持する（または否定する）ための検証（研究仮説*）を行うのに必要な実験の構成を意味する．
　一つの例として，「右手を動かしているときには，左脳の一次運動野の手の領野（ブロードマン第4野*）と，補足運動野（ブロードマン第6野）が賦活する」と仮説を立てたとする．これを支持するための検証を行うのに必要な実験の構成を実験デザインという．実験の構成にはどのような仮説を立てるかによって含まれるものはさまざまだが，先の例を検証するための実験の構成には例えば，①右手にどのような運動をさせるか（タスク），②手の領野を描出するための空間分解能，③タスクの繰り返し回数，などが含まれる．このように仮説を立てて実験デザインを決めないとfMRIを撮像することはできない．代表的な実験デザインには，ブロックデザインと事象関連デザインがあり，立てた仮説によって使い分ける必要がある．また，それらを組み合わせた混合デザインもある．

解説
研究仮説：研究の出発点となる仮定や予測であり，実験や調査を通じて検証されるべき仮定的な主張．

解説
ブロードマンの脳地図（ブロードマン領野）：大脳皮質を組織構造によって区分し，機能的な領域を示す地図．1909年にBrodmannによって提案され，脳の構造と機能を理解するための基礎となっている．脳機能局在論では領野を示すのにこの区分がよく用いられる．

第11章　fMRI・MRエラストグラフィー

ⅰ）ブロックデザイン

最も古く最も簡単な実験デザインである一方で，現在でも重要な知見を与えてくれる重要なデザインであり，fMRIの登竜門ともいえる．「タスクがある状態」に対して「タスクがない状態（または影響が低い状態）」を比較して「タスクがある状態」に賦活している脳の領域を特定する．上記の手の例で述べると，「右手を動かしている状態」と「右手を動かしていない状態」を比較して右手の運動に関連する脳の領域を特定する．**図11・5**にブロックデザインの原理を示す．

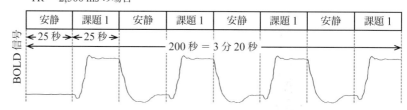

図11・5　ブロックデザインの原理

「右手を動かしている状態」と「右手を動かしていない状態」を交互に25秒間ずつ繰り返し，「右手を動かしている状態」と「右手を動かしていない状態」を一つのセットとすると，4セット繰り返す．このとき，EPIシーケンス*のTR＝2,500 msとすると*，1セットで20TRなので4セットだと80TRとなり，撮像時間は，2.5 s×80＝200 s（3分20秒）となる．このようにブロックと呼ばれる時間区分を用いて実験デザインを組み立てるため，**ブロックデザイン**（blocked design）と呼ばれる．比較対象は必ずしも「何もしてない状態」である必要はなく，手を動かしている状態に対して足を動かしている状態を比較したいのであれば，例えば，「右手を動かしている状態」と「右足関節を動かしている状態」を設計してもよいし，これに「何もしてない状態（無課題ブロック）」を加えて三つのブロックを1セットと考えて繰り返してもよい（**図11・6**）*．どのようなブロックを設計するかは仮説次第である．

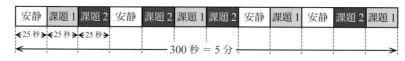

図11・6　ブロックデザインの原理（3ブロック）

20〜30秒のブロック内で刺激が連続して提示された場合のBOLD信号を**図11・7**に示す．連続して提示されたn回の同じ刺激に対する血流動態応答は，おおむねn回の刺激に対する反応の総和に等しい．すなわち，n回の刺激が全体の血流動態応答に寄与する．加算された血流動態応答によるBOLD信号は最初の刺激により急速に上昇し，連続した刺激によりプラトーに達し刺激が終わるまで続く．

ブロックデザインの利点は，シンプルであるがゆえに検出力に優れることや，準

解説

EPI（エコープラナーイメージング；echo planner imaging）法：第5章（p.111）参照のこと．

解説

TR＝2.5 s：EPIで全脳をスライス厚3 mmで40枚撮像しているとすると，1枚に要する時間は2,500 ms/40 枚＝62.5 msとなる．頭頂から撮るか，小脳下端から撮るかは設定次第．

解説

三つ以上のブロックを設定するときには，順番の影響を排除するためにそれぞれのタスクをランダムに配置することが多い．

備と解析が比較的簡単なことなどである．欠点は，長いブロック時間を要するため複雑な課題（タスク）に関連した神経活動の解明には向かないことや，脳の賦活している領域の時間変化を観察するには向いていないことなどである．

ii）事象関連デザイン

神経活動を起こす刺激や運動や過程のことを事象（イベント：event）と呼ぶとき，個々の事象に関連して起こる一過性*の脳活動の変化を測定する実験デザインが**事象関連デザイン**（event-related design）である．ブロックデザインでは，数十秒の間で何度も刺激を繰り返すが，事象関連デザインでは単発の刺激を間隔を開けてランダムに提示する．視覚刺激を例に挙げると，短時間の光の点滅，特定の画像の提示（顔，物体）などの同じ視覚刺激でも異なる複数の事象に関連して起こる一過性の脳活動の変化を測定したいときに役立つため，多くの研究に用いられている．**図11・8**に事象関連デザインの概要を示す．

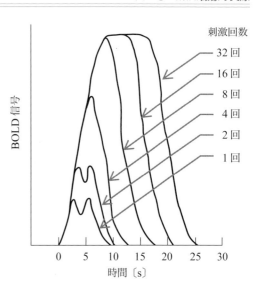

図11・7　ブロックデザインのBOLD信号

> **解説**
> **一過性**：一時的で持続せず，短期間で終わる性質や現象を指す．

> **解説**
> 図11・8のように，一つの事象（刺激）に対応した血流上昇（BOLD信号上昇）が終わる前に次の事象を提示しないようにデザインする．

例えば，人物の顔，物体，光刺激をランダムに短時間だけ提示する．このとき，可能な限り隣り合う事象どうしが互いに時間的に相関しないようにデザインする*．ブロックデザインは検出力に優れている一方で，事象関連デザインでは文章課題などの対話型のデザインや複雑な課題に対応した血流動態応答を調べるためのデザインも取り扱うことができる．事象関連デザインのTRと全撮像時間は事象を提示する時間とランダムに提示する事象の間隔および全体の撮像時間を考慮して決定される．

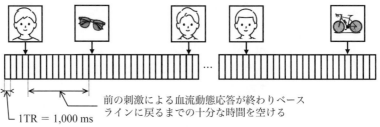

図11・8　事象関連デザインの概要

11・3・2　タスク（刺激，課題）の選択

実験デザインを決める際に最も重要になることは，仮説を立証できる適切なタ

スク（刺激，課題）を選択することである．タスクの種類は実験の数ほどあり，すべてを挙げることは難しいが一般的な刺激や課題を下記に列挙する．

- ・視覚刺激：画像や映像を見せる．
- ・聴覚刺激：音声や音楽を聴かせる．
- ・タッチ刺激：皮膚に触れる．
- ・痛覚刺激：軽い痛みを与える．
- ・運動課題：指を動かす．ボタンを押す．
- ・言語生成課題：単語や文章を話す．
- ・言語理解課題：文章を読む，聞く．
- ・記憶課題：単語や画像を覚える，思い出す．
- ・注意課題：特定の刺激に集中する．
- ・感情課題：感情を引き起こす画像や映像を見る．
- ・判断課題：選択肢から答えを選ぶ．
- ・数学課題：簡単な計算を行う．
- ・視空間課題：物体の位置や動きを判断する．
- ・社会認知課題：他者の意図や感情を推測する．
- ・顔認知課題：顔を識別する．表情から判断する．
- ・嗅覚刺激：匂いを嗅ぐ．
- ・味覚刺激：特定の味を感じる．
- ・デフォルトモードネットワーク課題：安静時の脳活動を測定する．
- ・意思決定課題：リスクや報酬に基づいた選択を行う．
- ・視覚注意課題：視野内の特定のターゲットを探す．

11・3・3 撮像に必要なもの

ⅰ）タスク（刺激，課題）制御ソフトウェア

ブロックデザインや事象関連デザインを実施するときには被験者に正確に刺激のタイミングを指示または提示するための環境が必要になる．例えば，図11・6のように右手の運動をタスクとするときには，右手を動かすタイミングと止めるタイミングを指示しなくてはいけない．また，図11・8のように種々の画像をランダムに提示するときには，あらかじめ画像を用意してそれらがランダムに提示されるような制御環境をつくらないといけない．これらの環境構築に一般的に使われるソフトウェアの一部を紹介する．

- ・PowerPoint：Microsoft社が提供するプレゼンテーションソフトウェア．スライドの切替え時間を設定することで比較的シンプルなブロックデザインの刺激タイミングを提示できる．
- ・Presentation：Neurobehavioral Systems社が提供するソフトウェアで，視覚，聴覚，触覚など，さまざまな刺激を精密なタイミングで制御可能．
- ・E-Prime：Psychology Software Tools社が提供するソフトウェアで，心理学実験や神経科学研究で広く使われている．視覚および聴覚刺激の提示が可能．
- ・PsychoPy：Pythonで書かれたオープンソースのソフトウェアで，視覚および聴覚刺激の提示，データ収集，分析が可能．GUIとスクリプトの両方で使用できる．

ただし，ブロックデザインで「右手を動かす」といったシンプルな実験デザインであれば，上記の制御環境がなくても撮像中に被験者をタッチして刺激タイミングを伝えるなど工夫すれば簡単に実施することもできる．

ii）タスク（刺激，課題）提示システム

上記のタスク制御ソフトウェアで設計したデザインをMRI装置の中にいる被験者に視覚的に伝えるためにはタスク提示システムが必要になる．プロジェクタを介してMRI検査室内のスクリーンに投影し，それを被験者はヘッドコイルに装着した鏡で見たり，MRI室専用のディスプレイを介して同じく鏡で見る方法がある．スクリーンやディスプレイを見せる際には，可能な限り視界にはそれ以外のものが入らないよう配置に注意する必要がある．また，専用のゴーグルで見せる方法などもある．

11・3・4　構造画像としての3D T_1 強調画像の取得

11・2・3項で述べたように，T_2^* 強調画像（機能画像）は空間分解能が低いため，脳の機能解剖構造を同定しにくいという欠点がある．これを補うために，三次元高精細解剖画像として矢状断3D T_1 強調画像を T_2^* 強調画像の前後で取得する．3D T_1 強調画像は全脳を十分にカバーできるスライス枚数で取得し，ボクセルサイズは等方性ボクセル（アイソボクセル）で1mm以下が望ましい（**図11・9**）．後述する前処理にて，まずこの構造画像と機能画像を位置合わせして，最終的には標準脳と呼ばれる共通の典型脳に位置合わせされる．

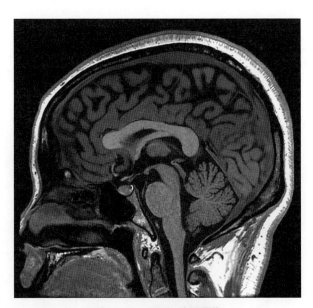

図11・9　3D T_1 強調画像

11・3・5　頭部の動きへの対策

タスク（刺激，課題）によっては頭部の動きを伴うことがある．その代表は**運動課題**である．手のタッピング，足関節の底背屈運動などの比較的小さな運動でも無

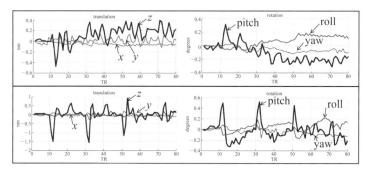

図 11・10　運動時の頭部の動き
　下肢運動をタスクとしたときの頭部の x, y, z 方向の移動量（translation）と 3 軸に対する回転量（rotation）．上）足関節運動時，下）ペダリング運動時の頭部の動きの例．

意識に頭部の動きは生じる．**図 11・10**は，足関節の底背屈運動をしたときに生じている頭部の位置を時系列に示したものである．足関節だけの単関節運動であっても運動に伴った頭部の動きが生じていることがわかる．さらに下肢のステッピング運動やペダリング運動などでは大きな頭部の動きが生じてしまう（図11・10）．これらの動きは後述のデータの前処理で補正できるものもあるができないものもある．頭部の動きの影響がある画像をそのまま解析してしまうと本来得たい結果と異なる結果が出てしまう（**図11・11**）．課題に伴う頭部の動きに応じた固定などを施して可能な限り頭部の動きのない画像を取得することが統計解析結果の信頼性を高めるために重要な作業である．

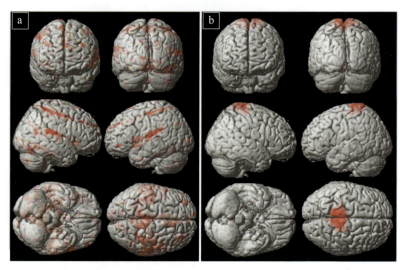

図 11・11　動きの含まれる解析結果
　ステッピング運動中の fMRI の解析結果．頭部の動きを含む結果（a）と固定して頭部の動きをできるだけ排除した結果（b）．（a）では脳機能解剖とは一致しない縞状の賦活が見られ，頭部の大きな動きによる解析エラーと考えられる．固定を施した（b）ではそれらが消えてステッピング運動に対応した一次運動野と一時体性感覚野が賦活している．

11・4 fMRIデータの前処理と統計解析

撮像によって得られた画像データはMRIコンソール上のツールを使って解析する場合以外は，データを出力して汎用PCなどで前処理と後述の統計解析をする必要がある．詳細な方法は専門書に委ねるがここでは大まかな種類と流れについて述べる．

11・4・1 使用ソフトウェア

fMRIデータの前処理と統計処理に使用される代表的な三つのソフトウェアを紹介する．

ⅰ）SPM（Statistical Parametric Mapping）

ロンドン大学ユニバーシティカレッジが開発し，MATLAB* 上で動作するオープンソース（無料）．ただしMATLABは有料．

ⅱ）FSL（FMRIB Software Library）

オックスフォード大学FMRIB（Functional MRI of the Brain）センターが開発し，UNIX/Linux，Mac OS，Windows上で動作するオープンソース（無料）．

ⅲ）AFNI（Analysis of Functional NeuroImages）

米国国立精神衛生研究所（NIMH）が開発し，UNIX/Linux，Mac OS上で動作するオープンソース（無料）．

11・4・2 前処理の種類と流れ（図11・12）

- Quality control：モーションアーチファクトやその他のアーチファクトによって画質が劣化していないことを目視または定量評価で確認する．
- Realignment：2回目のTR以降すべての頭部ボリュームデータ（全脳データ，

解説

MATLAB（マットラブ，マトラボ）：アメリカのMathWorks社が開発した数値解析ソフトウェアで，プログラミング言語の名称でもある．数値計算やデータ解析を得意としており，経済学や理工学をはじめとする，多くの分野で広く使用されている．

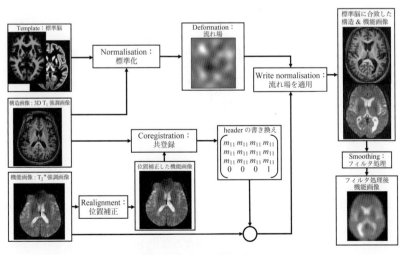

図11・12　前処理の流れ

例：40枚）を1回目のTRの頭部ボリュームデータの位置に合致させる．
- Coregistration：構造画像（3D T_1 強調画像）を機能画像（2D EPI）に登録する．
- Segmentation：構造画像（3D T_1 強調画像）を灰白質，白質，脳脊髄液などに分解する．
- Normalization：個々の機能画像データを標準脳に合致するように変形・調整する．
- Smoothing：脳活動の結果を得るためのフィルタ処理を行う．

11・4・3 統計解析

- Statistical modeling：タスクや刺激に対する反応を推定するために，統計モデルをデータにあてはめる．
- Statistical inference：結果の統計的有意性を推定し，脳全体で実行される多数の統計的検定に対応する．
- Visualization：結果の視覚化と効果量の推定（**図 11・13**）．

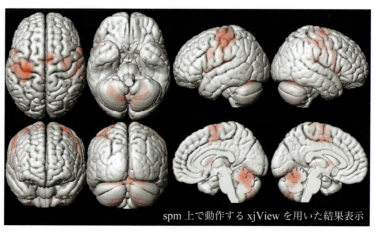

図 11・13 結果の視覚化

11・5 安静時 fMRI（resting state fMRI）

　何らかのタスク（刺激や課題）を行っているときの脳活動の変化を捉えるための手法を上述してきたが，ここでいう「安静時」とはタスクを行うことに対して「何もしない」状態のことを指している．この「何もしない」状態の脳活動を fMRI で観察することが近年注目されている．「何もしてない（安静）」状態とは具体的には，1）目を開けて（寝てはいけない），2）1点を注視して，3）継続して何かを考えたり動作したりしない状態（ぼんやりした状態）をいい，一般的に安静にして約10分間 EPI を連続撮像する．これらの画像を解析することで，ある脳領域と別の脳領域との機能的結合を調べることができる．
　機能的結合とは，「脳の異なる部位から得られた二つの電気的または神経生理学的測定値の間に観察される時間的相関（またはその他の統計的依存関係）」と一般的に

11・5 安静時fMRI (resting state fMRI)

定義される．安静時fMRIの場合，脳の二つの異なる部位から得られた「BOLD信号」について注目したとき，もし二つの領域の「BOLD信号」が経時的に類似性*を示せば，それらは機能的に連結しているということを意味する．このとき，安静時に得られるBOLD時系列に類似性を示す脳領域の集合を**安静時ネットワーク**と呼ぶことができる．安静時ネットワークは，**デフォルトモードネットワーク** (default mode network: **DMN**) とも呼ばれ，DMNの主要領域には，外側頭頂皮質，外側側頭皮質，後帯状皮質，楔前野，内側前頭前皮質，下頭頂小葉などが含まれる（**図11・14**）．

> 解説
> **類似性**：ここでいう類似性とは，ある脳領域の活動（血流）が増加したときに別の脳領域の活動も増加し，逆に活動が低下したときには低下することを指す．

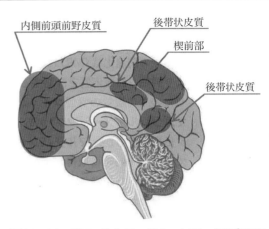

図11・14 デフォルトモードネットワークに含まれる主要な領域（一部）

resting state fMRIの解析に用いられる代表的なソフトウェアに11・4・1項で紹介したMATLABをプラットフォームとしたSPM上で動作するCONN toolbox（https://web.conn-toolbox.org/）がある．CONN toolboxではresting state fMRIの前処理から統計解析まで一連に処理することでき，さまざまな表示方法で結果を視覚化できる（**図11・15**）．

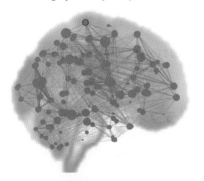
graph theory analysis

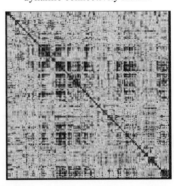
dynamic connectivity matrix

図11・15 安静時fMRIのさまざまな表示方法
左はgraph theory analysisと呼ばれる表示方法．グラフ理論を用いて，脳の各領域（ノード）とそれらの間の接続（エッジ）を解析して視覚的に結合箇所がわかりやすく表示される．右はdynamic connectivity matrix（動的接続行列）と呼ばれ，脳の接続性が時間とともにどのように変動するかを解析する方法．総当たり表のようになっていて図の縦横には脳の領域が同じ順で割り当てられている．実際には動画になっていて時間経過による脳の各領域間の接続の強弱が色（暖色→正の相関，寒色→負の相関）で示される．

11・6　fMRIの高速化技術：マルチバンド法

撮像の高速化はfMRIにおいても重要な技術である．収集時間を早くすることはより詳細な血流応答を計測することにつながるためである．1枚のスライスを励起したのちに複数の受信コイルからデータ収集し一つの画像を再構成する技術として**パラレルイメージング***がある．パラレルイメージングは、スライス内でのデータ処理であるが、**マルチバンド法**は複数のスライス間におけるデータ処理によって複数枚を同時に取得して高速化する技術である．スライス選択傾斜磁場によって励起された複数のスライスから複数のコイルから得られる感度マップに基づいて重なった複数のスライスを展開して個々のスライスを作成する（図11・16）．マルチバンド法によって従来よりも短いTRで全脳をカバーできるスライス枚数を収集することができるようになってきており、より詳細な神経活動を推定できる可能性が高まってきた．

> 解説
> パラレルイメージング：第5章（p.114）参照のこと．

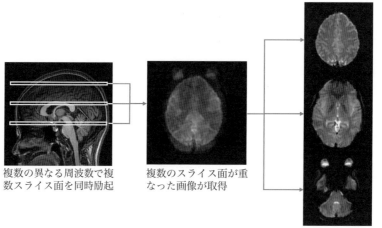

複数の異なる周波数で複数スライス面を同時励起

複数のスライス面が重なった画像が取得

スライス方向のパラレルイメージングの技術で展開

図11・16　マルチバンド法

11・7　MRエラストグラフィーの原理

11・7・1　MRエラストグラフィーとは

MRエラストグラフィー（magnetic resonance elastography：**MRE**）は、MRIを利用して組織の弾性特性を評価することを可能とする比較的近年普及されてきた技術である．技術報告は1995年にScience誌へDr. Ehman博士*が報告したことから始まる．主に、この技術は肝臓や乳房などの臓器の硬さを測定するために使用されており、硬さの変化が病気の兆候を示すことから、MREはこれを非侵襲的かつ定量的に評価する手段として期待されている．

医学において「硬さ」の評価は、触診として古くから行われており重要な指標

> 解説
> Muthupillai R., Lomas DJ., Rossmann PJ., et al., Magnetic Resonance Elastography by direct visualization of propagating acoustic train waves. Science 269: 1854-1857, 1995

11・7 MRエラストグラフィーの原理

の一つとされてきた．触診検査は，医師が患者の体に直接触れて診断を行う方法である．触診は迅速な初期評価を可能にし，直感的な結果を提供することができ，費用対効果が高い点もメリットである．しかしながら，触診は医師の経験や技術に依存し，主観的な評価となることが多いため，客観性に欠ける場合がある．また，限られた情報しか得られず，患者に不快感を与えることもある．触診の技術習得には訓練と経験が必要とされ定性的な指標と位置付けられている．

MREは，対象となる生体組織に振動を与えることから始まる．例えば，肝臓の場合，体表に置かれた装置から低周波の振動を生成し，これが肝臓に伝わる．振動が組織内を波として伝播し，その伝播の様子が組織の弾性特性を反映する．硬い組織では振動波が速く伝播し，柔らかい組織では遅く伝播することを利用して，組織の硬さを画像化する．

11・7・2　MRエラストグラフィーのパルスシーケンスシステム

MRIでは**パルスシーケンスダイアグラム**＊と呼ばれる，MRI装置の動作設計図が存在する（第4章参照）．このパルスシーケンスをもとにMREの傾斜磁場コントロールを説明していく．**図11・17**はMREにおけるパルスシーケンスダイアグラムを示す．

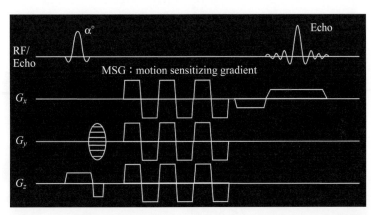

図11・17　MRエラストグラフィーのパルスシーケンスダイアグラム例

MRIにおける，傾斜磁場が担う役割の一つとして，運動検出傾斜磁場があり，組織の運動情報を検出し，画像（位相）としてエンコードすることができる．基本的にMRI画像はMRI信号の強度（マグニチュード）情報を利用している．しかし，このMRエラストグラフィーは位相情報に波の動きを付与し，位相画像からMRエラストグラフィー＊を再構成していく．

MRエラストグラフィーでは，この運動検出傾斜磁場を**MSG**（motion sensitizing gradient），または**MEG**（motion encoding gradient）と呼んでいる．この傾斜磁場は双極性の傾斜磁場であり，実際の生体へ送信する低周波振動付加と同期を取りながらMEGを多く印加し，シーケンスで信号を取得し，生体組織内を伝播する弾性波の特定の瞬間の分布を位相画像として得ることができる．MRI信号はスピンエコーで

解説

MRI パルスシーケンスダイアグラム：MRIスキャン中に使用されるRFパルス，傾斜磁場，信号収集タイミングを視覚的に示した図であり，各軸に対する磁場強度の変化とRFパルスのタイミングを示し，特定の画像コントラストや空間分解能を実現するための設計がなされている．これにより，異なる組織の特徴を強調する画像を生成できる．

解説

MRエラストグラフィー：類似したパルスシーケンスとして位相コントラストMRA（phase-contrast MR angiography：PC-MRA）が挙げられる．このPC-MRAでは，血液の速度に合わせた流速エンコードのための傾斜磁場を印加して血流速度情報を位相情報として付加している．

第11章 fMRI・MRエラストグラフィー

もグラディエントエコーでもどちらでもよく，k空間充填部分には，EPI（echo planar imaging），balanced SSFP（balanced steady-state free precession），スパイラル（spiral）法*などの方法を用いることもできる．よく用いられている手法としては，スピンエコーEPIタイプのパルスシーケンスにMEGを付与したMRエラストグラフィー法が用いられている．このMEGはPC法やDTI法と同様で，計測したい波の方向にMEGを印加することで，計測したい方向の情報を収集することができる．

ここまでは比較的他の撮像法と類似している．MRエラストグラフィーに特有なパルスシーケンス設定として，外部からの低周波振動とパルスシーケンスを同期させることにある．毎TRごとにMEGの印加周期と，外部振動波の周期を一定にする必要がある．毎TRごとにエンコードされる波の情報が異なってしまうと正しくエラストグラムを作成することができない．このためMEGと外部振動の同期が重要である．ここで一つポイントであるが，周期は同期させる必要があるが，MEGと外部振動の波の位相はずれていても問題はない．ここでの位相はMRI信号での位相ではなく，波としての位相であることに注意されたい．

MRエラストグラフィーでは，外部振動が伝わっていく様子を捉えることができる．これはMEGに対して，外部振動の波に位相をずらしてMRE画像を収集していき，時系列データとしてつなぎ合わせることで間接的に動いている様子を捉えることができる．この画像を **wave image** と呼ぶ．上記の説明で用いた，MREで収集された情報から作られる画像を組織の硬さ画像（これをエラストグラムと呼ぶ）とwave imageと呼び，図11・18に示す．

> **解説**
> **スパイラル（spiral）法**：MRIにおけるk空間（周波数空間）の充填方法の一つである．スパイラル状の軌跡でk空間をサンプリングし，迅速なデータ収集が可能であり，動きのある対象の撮影や時間分解能が求められるシーンで有効とされている．また，短いエコータイムタイミングでk空間中心を収集することが可能なため，ノイズ耐性が高いとされている．

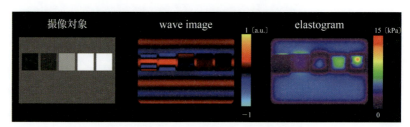

図11・18　測定対象物とelastogram（エラストグラム）とwave image（ウェーブイメージ）

図11・18左図は対象物の硬さを数値化し（白いほど硬い物質と定義）画像としてシミュレーション用に構築したものである．このデジタルファントムを撮像対象として，外部から周波数を入力し位相情報を作成し，wave imageを作成したものが中央の図である．右図はこのwave imageより組織の硬さ画像（エラストグラム）になる．これらの図をみてわかるように外部から加えられた振動は，位相画像に波の情報としてエンコードされる．入力時は一定の周波数で波は伝わっていくが，柔らかい組織に入ると高周波数，硬い組織に入ると低周波数に変わるのがわかる．また，再構成されたエラストグラムより，硬い組織では値が高く，柔らかい組織では値が低く描出されているのがわかる．これがMRエラストグラフィーにて得られる画像情報である．

パルスシーケンスの設定で大事な点としていくつか説明をする．スピンエコー

11・7 MRエラストグラフィーの原理

とグラディエントエコーはどちらでも用いることができるが，それぞれ利点と欠点がある．エラストグラフィーにおいてもスピンエコーとグラディエントエコーの特性はそのまま現れてくるので測定対象に合わせて選択するのが望ましい．エラストグラフィー特有のパルス構造としてMEGがあるが，極性の異なる傾斜磁場を1対以上印加する．このMEGは複数繰り返すこと（2対，3対）で位相情報にエンコードされる情報はその強さが増していき，波の情報がより正確になる．ちなみに，図11・17では3対のMEGが付与されている．しかしながら，MEG印加数の増加は，TEの延長につながる．TEが延長すればもちろん画像自体のSNRが低下する．波情報のSNRと画像信号自体のSNRは別物であり，波情報を高くすれば画像信号が低下，画像信号を高くすれば波情報が低下するといったトレードオフになる．また，生体計測においては，二次元，三次元の撮像範囲設定，呼吸同期や息止め，体動抑制の設定なども忘れてはならない項目である．

11・7・3　MRエラストグラフィーにおける外部デバイス

　MRエラストグラフィーにおいて，他の検査とは異なる点として，外部デバイスが必要なことがある．MRエラストグラフィーではここまでに簡単に触れてきたが，外部振動を測定対象に加えながら，MRエラストグラフィー計測を行うといった特徴がある．この外部振動を加える装置が必要となる．**図11・19**はその外部デバイスの外観図である．

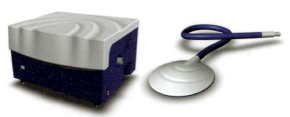

MR Touch 本体
左：アクティブ・ドライバー／右：パッシブ・ドライバー

図11・19　MRエラストグラフィー用デバイス

解説
https://www.innervision.co.jp/041products/2012/p20121008.html

　図11・19のMRエラストグラフィー用のデバイス*は，振動を発生させるための本体と，振動を伝えるチューブ，対象へ振動を伝えるためのパッドの3部品で主に構成されている．基本的にこの振動は空波を発生させて伝える振動機となっている．
　振動本体は例えると音楽スピーカーとして用いられているウーハー（サブウーファー）システムと同じ機器になる．MRエラストグラフィーもウーハーも低周波（低音域）を用いている．このため，同一の装置を用いることができる．原理は，信号を受け取ると内部のコイルが動き，その動きが前後に揺れるダイアフラム（振動板）を引き起こす．このダイアフラムの動きが空気を押したり引いたりして，空波（音波）を発生させている．また，ウーハーはエンクロージャーと呼ばれる箱に入れられていて，この箱が音をうまく反響させることで，低音がよりクリアに，そして強く聞こえるようになる．振動機ウーハーの外側のケースもこう

いった工夫により，振動を正確に発生される調整がなされている．発生装置自体は，磁性体になるため，マグネットルーム外に設置する必要がある．発生された空波は，チューブを通り，パッドへ伝搬される．

チューブは空気を伝搬させるため，形状が変化しないような耐圧，かつ形状変化しにくく非磁性体材質のものが用いられる．長さや太さにより伝搬される空波に若干の変化は生まれるとされているが，MRエラストグラフィーとして大きな差はないと考えられている．送られてきた空波はパッドにより対象物へ振動を加える．

パッドは閉鎖された空間であり，対象物に接する面が比較的柔らかい板になっており，空波により膨らんだり縮んだりする材料となっている．このため，空波によりパッド面が振動する仕組みとなっている．MREパッドに関して，良い撮像を行うためにはパッドの設置が重要なポイントの一つとなっている．MREパッドは面となっている部分が振動する仕組みであるが，この面に対象物がしっかりと密着していることが大事である．隙間ができていたり，接圧が弱かったりすると振動がブレたり，振動の力が対象へ伝わらないなどのロスが起きてしまう．例えば肝臓のMRE撮像であれば，肝臓上部に意識し過ぎると体の側面カーブによってパッドに隙間ができてしまうため，正中寄りに設置し，振動パッドが隙間なく接することができる体表に設置する必要などがある．また，腹帯などを用いて，振動によりMREパッドがずれないようにしっかりと固定することも大事である．振動パッドに関しては，パッド自体の形状や，設置方法と撮像対象によって工夫をする必要がある．

11・8　MRエラストグラフィーにおける物理と画像解析

11・8・1　MRエラストグラフィーの物理

MRエラストグラフィーは基本的にフックの法則に基づいており，評価される弾性特性は，ヤング率E，またはせん断弾性率μとして表される．ほとんどの生体組織において，ヤング率とせん断弾性率は簡単なスケール係数3で関係している．つまり，$E = 3\mu$であり，ヤング率またはせん断弾性率のいずれかを計算することで同じ情報が得られることを意味している．ヤング率とせん断弾性率は，異なる応力状態に対する材料の弾性特性を評価するための指標である．ヤング率は主に軸方向の引張や圧縮応力に対する反応を示し，せん断弾性率はせん断応力に対する反応を示している．そしてMRエラストグラフィーでは，主に**せん断弾性率**(shear modulus)を測定している．理由としては，MRエラストグラフィーは，低周波数の機械的なせん断波を体内に伝播させ，これが組織を通過する際の波の伝播速度を測定している．せん断波の伝播速度はせん断弾性率に直接関連しており，硬さ計測として高い精度をもつことができる点にある．また，使用される波動方程式は，せん断波の伝播に基づいており，これによりせん断弾性率が計算される．このため，MRエラストグラフィーとして，せん断弾性率を用いることで，硬さを波の速度と密度から比較的簡単に計算できるため，臨床応用において実用的になっている．

詳細は専門書に委ねるが最低限大事な物理用語を下記に簡単にまとめる．

フックの法則（Hooke's Law）：弾性体における応力とひずみの関係を示す法則である．この法則によれば，弾性体にかかる応力（力）は，そのひずみ（変形量）に比例する．数式で表すと，$F = kx$となり，ここで，Fは力，kはバネ定数（比例定数），xは変形量である．この法則は，組織や材料が弾性限界内で変形する場合に適用され，バネや他の弾性材料の挙動を理解する基本となる．

ヤング率（Young's modulus）：組織や材料の弾性特性を示す指標で，引張または圧縮応力に対するひずみの割合を表す．公式は$E = \sigma/\epsilon$で，ここで，Eはヤング率，σは応力，ϵはひずみである．ヤング率が高い材料は剛性が高く，変形しにくい特徴がある．医学のみでなく，建築，機械工学，材料科学などの分野で重要な役割を果たしている．

せん断弾性率（shear modulus）：材料がせん断応力に対してどれだけ変形するかを示す指標である．公式は$G = \tau\gamma$で，ここで，Gはせん断弾性率，τはせん断応力，γはせん断ひずみである．高いせん断弾性率の材料はせん断力に対して変形しにくく，低いせん断弾性率の材料は変形しやすいことを表す．こちらも医学のみではなく多くの分野にて重要とされている．

波動方程式：波動方程式は波の伝播を記述する数理モデルであり，一般的な形式は，二次元の場合，以下のように表される．$\partial^2 u/\partial t^2 = (\mu/\rho) \times \partial u/\partial r^2$，ここで，$u$は変位，$t$は時間，$\mu$はずり弾性率，$\rho$は密度，$r$は距離を表している．この方程式は，音波，光波，水波などのさまざまな物理現象を説明するために用いられる．波動方程式は，工学，物理学，地震学などの分野で重要な役割を果たしている．医療機器においても多くの装置が波動の原理を応用し用いられている．

11·8·2　MRエラストグラフィーの画像解析

MRエラストグラフィーは，11·7·2項や11·7·3項で説明したように撮影自体も複雑であるが，得られたデータからの画像解析も理解と選択が重要となる．MRエラストグラフィーは**図11·20**に示すような過程を得て，弾性率画像（エラストグラム）を取得することができる．

まず，得られた**位相画像**（**wave image**）の解析（画像処理）を行う必要がある．取得された位相画像は，波の振幅と位相の変動を示す．これらのデータは，適切なフィルタリングやスムージングを施してノイズを除去する必要がある．位相データは本質的に周期的であり，2πの間隔で繰り返されている．例えば，実際の位相がπを超えると，取得されたデータは$-\pi$に折り返される．このため，取得された位相データは「wrap」されており，真の位相値を得るためには「unwrap」する必要がある．解析は**フェーズアンラッピング**と呼ぶことが多く，wrapされた位相データを適切に連続した値に変換する処理を行う．**パスベースドアンラッピング**と呼ばれる方法が一般的であり，位相の連続性を保つように，隣接するピクセル間の位相差を順次調整していく手法で行われる．ほかにも**領域ベースドアンラッピング**と呼ばれ，位相の急激な変化を検出し，それに基づいて位相を調整する方法があり，ノイズの多いデータセットに対して効果的である．

続いて，wave imageからエラストグラムを再構成する解析を行う．こちらもいくつかの手法があり，最終的な硬さに大きく影響を与えるので注意が必要である．基

第11章　fMRI・MRエラストグラフィー

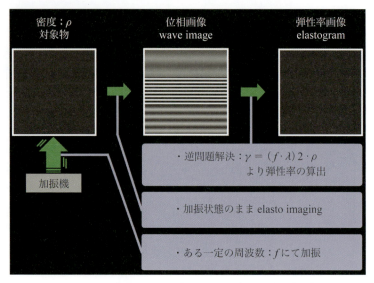

図11・20　MRエラストグラフィーの撮像と解析の流れ

本的には，生体組織の硬さがわからない状態での解析であるため逆問題解決で計算を行う必要が一般的である．逆問題とは未知の弾性率を推定することを指し，直接問題は，既知の弾性特性から波の伝搬をシミュレーションすることなどを指す．

　逆問題の解法にはLFE法，微分方程式，代数的問題法などが挙げられる．**LFE (low-frequency elastography) 法**は，低周波数のせん断波を用いて組織の弾性特性を測定する．低周波の波は組織全体を均一に伝播しやすく，深部組織の評価に適している．波の伝播速度と位相変化を解析し，組織のせん断弾性率を推定することができる．MRエラストグラフィーは基本的に低周波を生体に送信し行う技術であるため相性はよいが，解像度が低いという欠点がある．微分方程式代数的問題法は，取得した変位データをもとに逆問題を解き，組織のせん断弾性率や他の機械的特性を推定する手法である．直接的な変位測定を用いるため，波の伝搬に関する詳細な情報が得られ，信頼性の高いデータとなる．しかし，逆問題解析が複雑であり，高度な計算能力が必要であり，計算時間が長くなるといった傾向もある．

　順問題で解析していく手法としては，**有限要素法（FEM）**などが用いられる．これは波動方程式の数値解法であり，推定値と実測値を逐次近似させていき，最適な値を決定していく手法である．

　これらの解析手法で計算された組織の弾性マップは，組織の硬さを示すカラー画像で示されることが多く，硬い部分と柔らかい部分が視覚的にわかるように表示される．例えば硬い組織は赤色で表示し，柔らかい組織は青色で表示している場合が多い．

11・9　MRエラストグラフィーの応用と将来

　ここまでMRエラストグラフィーの撮像や解析に関して説明を進めてきた．複

11・9 MRエラストグラフィーの応用と将来

表11・1　各種臓器ごとの硬さと使用周波数

Tissue	Shear stiffness 〔kPa〕	Frequency of operation 〔Hz〕
Ocular Vitreous Humor	0.01	10
Lung	0.95	40
Liver:	2.2	
Healthy	8.9	60
Cirrhotic		
Prostate:	2.2	
Central	3.3	65
Peripheral		
Breast:	3.3	
Adipose tissue	7.5	100
Fibroglandular tissue	25	
Tumor		
Brain:	5.2	
Gray matter	13.6	100
White matter		
Muscle:	16.6	
Healthy	38.4	150
Neuromuscular disease		
Cartilage	2,000	5,000
Bine	0.8×10^6	1,500

　雑な手法と思った方も多いかもしれないが，その応用性や可能性は大きく広がっている．特に医学応用としての利点としては，非侵襲性，定量性，三次元計測といった点が挙げられる．その生体計測部位は広く検討が進んでおり，肝臓，脾臓，腎臓，膵臓，脳，軟骨，前立腺，踵脂肪パッド，乳房，心臓，肺，脊髄，骨，眼球，および筋肉を含む，さまざまな臓器に対する新たな応用が出現している．計測された生体臓器とその使用周波数を一覧にまとめると**表11・1**にまとめた硬さとされている[1)-22)]．

　特に一番臨床応用が進んでいる臓器としては肝臓である．**図11・21**に示した肝臓のMRエラストグラフィーは，正常肝患者（上段）と肝硬変患者（下段）の肝MRエラストグラフィー画像である．

　同図の（a），（d）は通常のMRI画像である．（b），（e）は60 HzのMRE撮影によるwave imageであり，1番目の患者では波長の短いせん断波が，2番目の患者では波長のかなり長いせん断波が観察されているのがわかる．（c），（f）はエラストグラムであり，二人の肝臓がそれぞれ正常（1.7 kPa）と肝硬変（18.8 kPa）であることを示している．MREは肝腫瘍を特徴付ける手段としても研究されており，悪性肝腫瘍は良性腫瘍および正常肝組織よりも平均せん断剛性が有意に大きく，5 kPaのカットオフ値で悪性腫瘍と良性腫瘍および正常肝実質とを区別できると報告されて

第11章　fMRI・MRエラストグラフィー

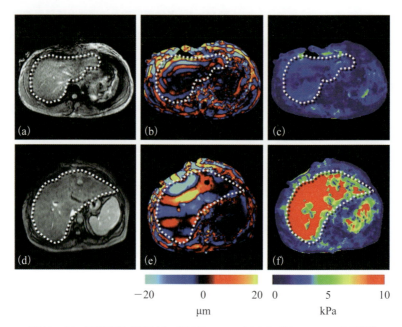

図11・21　正常肝と肝硬変におけるMRエラストグラフィーの画像[14]

いる[23]．このように肝臓の繊維化や肝硬変の評価において，MREは非常に有効とされており，従来の肝生検に代わり，MREは非侵襲的に肝臓全体の硬さを測定できるため，患者の負担を大幅に軽減することができる．特に，肝繊維化の進行度を正確に評価し，治療の効果をモニタリングするために臨床展開されている．

表11・1にもまとめたように，MREは，その非侵襲性と高い診断精度により，多くの臓器や疾患の評価において重要な役割を果たしていく．精度の高い計測のための技術発展はまだ必要であるが，MREの臨床応用範囲はさらに拡大し，より多くの患者の診断向上につながると期待される．

◎ 参考文献

1) Asbach, P., Klatt, D., Hamhaber, U., Braun, J., Somasundaram, R., Hamm, B., & Sack, I. (2008). Assessment of liver viscoelasticity using multifrequency MR elastography. Magnetic Resonance in Medicine, 60(2), 373-379.

2) Chen, Q., Zagzebski, J. A., & Wilson, T. A. (2009). Noninvasive quantification of liver fibrosis with magnetic resonance elastography: A study of reproducibility and diagnostic accuracy. Journal of Magnetic Resonance Imaging, 29(6), 1315-1322.

3) Chopra, R., Mouraviev, V., Johnson, C., Wood, B. J., & Wood, B. J. (2009). MR elastography of the prostate gland in a canine model: Prostate cancer detection. Prostate, 69(16), 1681-1687.

4) Dresner, M. A., Rose, G. H., Rossman, P. J., Muthupillai, R., Manduca, A., & Ehman, R. L. (2001). Magnetic resonance elastography of skeletal muscle. Journal of Magnetic Resonance Imaging, 13(2), 269-276.

5) Goss, B. C., Deng, J., Sharma, S. D., Hwang, J. H., & Ehman, R. L. (2006). Magnetic resonance elastography of the liver: Technique, analysis, and clinical applications.

Journal of Magnetic Resonance Imaging, 24(6), 1428-1435.

6) Huwart, L., Peeters, F., Sinkus, R., Annet, L., Salameh, N., Parizel, P. M., ... & Van Beers, B. E. (2007). Liver fibrosis: Non-invasive assessment with MR elastography. NMR in Biomedicine, 19(2), 173-179.

7) Kemper, J., Sinkus, R., Lorenzen, J., Nolte-Ernsting, C., Stork, A., & Adam, G. (2004). MR elastography of the prostate: Initial in-vivo application. RoFo: Fortschritte auf dem Gebiete der Röntgenstrahlen und der Nuklearmedizin, 176(8), 1094-1099.

8) Kolipaka, A., Araoz, P. A., McGee, K. P., Manduca, A., & Ehman, R. L. (2009). Magnetic resonance elastography as a method for the assessment of effective myocardial stiffness throughout the cardiac cycle. Magnetic Resonance in Medicine, 62(3), 870-878.

9) Kruse, S. A., Rose, G. H., Glaser, K. J., Manduca, A., & Ehman, R. L. (2009). Magnetic resonance elastography of the brain. NeuroImage, 47(2), 386-392.

10) Kruse, S. A., Smith, J. A., Lawrence, A. J., Dresner, M. A., Manduca, A., Greenleaf, J. F., & Ehman, R. L. (2008). Tissue characterization using magnetic resonance elastography: Preliminary results. Physics in Medicine and Biology, 45(6), 1579-1590.

11) Litwiller, D. V., Sullivan, M. B., Nichols, T. C., Ehman, R. L., & McGee, K. P. (2010a). MR elastography of the lung: Evaluation of an amplitude-based algorithm to improve quantitative imaging. Radiology, 256(1), 282-290.

12) Litwiller, D. V., Sullivan, M. B., Haider, C. R., Glaser, K. J., Ehman, R. L., & McGee, K. P. (2010b). Magnetic resonance elastography of the brain. NeuroImage, 51(2), 250-259.

13) Lopez, O., Rouvière, O., Frison, J., Boussel, L., Chevallier, C., Moulin, G., & Geay, S. (2008). MR elastography of the liver: Review of techniques and preliminary results. Diagnostic and Interventional Imaging, 89(7-8), 450-457.

14) Mariappan, Y. K., Glaser, K. J., & Ehman, R. L. (2010). Magnetic resonance elastography: A review. Clinical Anatomy, 23(5), 497-511.

15) Mariappan, Y. K., Glaser, K. J., & Ehman, R. L. (2009c). Magnetic resonance elastography: A novel technique for the assessment of tissue mechanical properties. Physics in Medicine and Biology, 54(21), R1-R27.

16) McGee, K. P., Lake, D. S., Manduca, A., & Ehman, R. L. (2008). Magnetic resonance elastography in the detection of hepatic fibrosis: Preliminary study. Magnetic Resonance Imaging, 26(5), 537-542.

17) Ringleb, S. I., Manduca, A., Ehman, R. L., & An, K. N. (2007). Magnetic resonance elastography of skeletal muscle: Effects of aging and training. Journal of Magnetic Resonance Imaging, 25(2), 301-309.

18) Shah, S. M., Monnet, A., Sinkus, R., Bercoff, J., & Gennisson, J. L. (2004). In vivo magnetic resonance elastography of human muscle. Magnetic Resonance in Medicine, 52(4), 861-867.

19) Sinkus, R., Tanter, M., Xydeas, T., Catheline, S., Bercoff, J., & Fink, M. (2005b). Viscoelastic shear properties of in vivo breast lesions measured by MR elastography. Magnetic Resonance Imaging, 23(2), 159-165.

20) Weaver, J. B., Pattison, A. J., McGee, K. P., & Ehman, R. L. (2005). Brain mechanical property measurement using MRE. Magnetic Resonance in Medicine, 53(3), 626-635.

21) Xu, L., Lin, Y., Han, J., Zhang, D., & Wang, L. (2007). Magnetic resonance elastography of the liver: Preliminary study of normal and cirrhotic patients. Journal of Magnetic Resonance Imaging, 26(4), 1055-1062.

第 11 章 fMRI・MRエラストグラフィー

22) Yin, M., Talwalkar, J. A., Glaser, K. J., Manduca, A., & Ehman, R. L. (2007). Magnetic resonance elastography for the detection of hepatic fibrosis: Preliminary results. Hepatology, 45(3), 854-862.

23) Venkatesh S, Yin M, Glockner J, Takahashi N, Grimm R, Manduca A, Ehman R. MR Elastography of Liver Tumors. Proceedings 16th Scientific Meeting, International Society for Magnetic Resonance in Medicine; Toronto. 2008a. p. 2781.

◎ 演習問題

問題1 機能的MRI（fMRI）に関する次の記述のうち，正しいのはどれか.
1. fMRIは主に脳の構造を詳細に観察するために使用される.
2. fMRIは血流変化を計測することで脳活動を可視化する.
3. fMRIではX線を使用して画像を取得する.
4. fMRIはリアルタイムで脳波を記録する技術である.
5. fMRIは放射性同位元素を利用して脳機能を評価する.

問題2 機能的MRI（fMRI）に関する次の記述のうち，**誤っている**のはどれか．**2つ選べ**.
1. 被験者にある刺激が与えられると，その情報処理に対応する脳領域が賦活する.
2. 刺激直後の賦活領域では，局所的な代謝亢進が起こり，オキシヘモグロビンが消費され一時デオキシヘモグロビン優位の状況になる.
3. 刺激から数秒経つと，賦活領域では血管拡張により血流が増加しオキシヘモグロビンが供給されてオキシヘモグロビン優位となる.
4. $T_2{}^*$強調画像においてはBOLD効果によって信号強度が $4 \sim 5\%$ 程度減少する.
5. 安静時fMRIでは被験者は閉眼で10分程度安静にする.

問題3 機能的MRI（fMRI）に関する次の記述のうち，正しいのはどれか．**2つ選べ**.
1. fMRIの空間分解能は神経活動をより詳細に観察するために可能な限りボクセルサイズを小さくし，SNRは低くても問題ない.
2. fMRIの空間分解能は低いため脳機能解剖と対応させるために3D T_1 強調画像を同時に撮像する必要がある.
3. fMRIの時間分解能は神経活動に伴う血流動体応答を詳細に観察するために通常TRは500 ms以下に設定する.
4. fMRIのTRはスライス枚数には関係なく設定することができる.
5. ブロックデザインにおけるTRの繰り返し回数は1ブロックに含まれるTR数の整数倍にしなくてはいけない.

問題4 機能的MRI（fMRI）に関する次の記述のうち，**誤っている**のはどれか.
1. fMRIを撮像するうえで最も重要なことは実験デザインを適切に組み立てることである.
2. fMRIでは解析結果の精度を高めるための複数の前処理が必要である.
3. fMRIでは刺激を何度も繰り返さないと血流の変化を捉えることができない.
4. fMRIに用いられるタスクは運動や感覚刺激だけでなく心理課題も行うことができる.
5. fMRIでは刺激や課題に伴う頭部の動きを抑制しないとアーチファクトによって検出力が下がってしまう.

演 習 問 題

問題5　機能的MRI（fMRI）に関する次の記述のうち，**誤っている**のはどれか．

1. BOLD効果は常磁性体であるデオキシヘモグロビンの磁化率効果により血液の信号強度が変化することに起因する．
2. 刺激を与えると，その刺激に対応するある脳領域のボクセル内ではデオキシヘモグロビン量の一時的な増加による1〜2秒間の信号低下が観察される．
3. 刺激が終わると，信号強度は即時に元の信号（ベースライン）に戻る．
4. fMRIのボクセルサイズを小さくすると収集時間が延長して画像にT_2^*ブラーリングが強く出てしまう．
5. デフォルトモードネットワークの主要領域には，後帯状皮質，楔前野，内側前頭前皮質，下頭頂小葉などが含まれる．

問題6　MRエラストグラフィーと同様に運動や波を傾斜磁場によりエンコードしている撮像法はどれか．

1. T_1強調撮像
2. 脂肪抑制撮像
3. 拡散強調撮像
4. プロトン強調撮像
5. 位相コントラスト撮像

問題7　MRエラストグラフィーにて用いる外部デバイスの説明で**誤っている**のはどれか．

1. 振動パッドには非磁性体が用いられる．
2. 振動は空気を揺らすことで発生させている．
3. 発生機には金属が含まれていないためMRI室に設置できる．
4. 数十Hzから百数十Hzといった低周波を発生させ用いることが多い．
5. 振動を生体に伝えるパッドは対象臓器や被験者によりサイズを工夫する必要がある．

問題8　MRエラストグラフィーに一番関係が強い法則は下記のどれか．

1. オームの法則
2. フックの法則
3. Fickの法則
4. ケプラーの法則
5. シャルルの法則

問題9　MRエラストグラフィーの画像解析手法に関して正しい説明を選べ．

1. 主に高周波数の波を使用して行われるため，深部組織の評価には適さない．
2. 位相画像は周期的であり，位相値を得るためにはフェーズアンラッピングが必要である．
3. パスベースドアンラッピングは，位相の急激な変化を検出し位相を調整する方法である．
4. LFE法は，高周波数のせん断波を用いて組織の弾性特性を測定する．
5. 逆問題解析は，簡単で計算時間が短い．

Chapter

第12章

アーチファクト

12・1　アーチファクトの種類と分類
12・2　画像再構成に起因するアーチファクトとその対処法
12・3　患者に起因するアーチファクト
12・4　RFパルスに起因するアーチファクト
12・5　磁場に起因するアーチファクト
12・6　アーチファクトのまとめ

第12章
アーチファクト

本章で何を学ぶか

　本章では，MRI検査におけるアーチファクトの種類とその発生機序，そしてそれを抑制するための方法について学ぶ．アーチファクトは画像再構成から生じるもの，患者の動きや生理的要因によるもの，RFパルスの使用や磁場の問題から生じるものなど多岐にわたる．例えば，折り返しアーチファクトはサンプリング間隔が不適切な場合に発生し，撮像領域外の信号が画像内に折り返して現れる現象であり，ケミカルシフトアーチファクトは水と脂肪の共鳴周波数の違いによって生じ，画像上に信号のずれや重なりが発生する．各アーチファクトの特徴を具体的な画像例とともに示し，その識別方法と対処法を学ぶことにより，診断精度を向上させることができる．これにより，診断ミスを防ぎ，患者に最適な医療を提供する能力を身につけることが本章の目標である．

12・1　アーチファクトの種類と分類

　MRI検査は，その非侵襲的な性質から医療現場で広く利用されているが，画像の品質はさまざまな因子によって影響を受ける．これらの因子の中で，特に重要なのがアーチファクト，つまり画像上の誤差や歪みである．アーチファクトは画像の診断精度に大きな影響を及ぼす可能性があり，その正確な識別と理解が必要である．

　MRIアーチファクトには，画像再構成から生じるもの，患者の動きや生理的な要因によるもの，RFパルスの使用や磁場の問題から生じるものなど，多岐にわたる．画像再構成アーチファクトとしては，**折り返しアーチファクト**があり，これは画像の外側から信号が内側に折り返して現れる現象を指す．また，パラレルイメージングの技術を使用した際に生じるゴーストや干渉も一般的である．ケミカルシフトは化学的環境の違いによる信号のずれを示し，**打ち切り**（**truncation**）は画像の端にリング状の模様が現れることによって特徴づけられる．

　患者由来のアーチファクトでは，動きによるぼやけや重複（**モーションアーチファクト**），拍動や血流による影響（**流れによるアーチファクト**）がある．これらは，特に患者が不安定な場合や呼吸が不規則な場合に顕著になる．RFパルスアーチファクトには，クロストークが含まれ，これは異なるスライス間でRFパルスが互いに干渉することで生じる．**磁場アーチファクト**としては，磁性体からの影響や局所磁場の不均一性があり，これにより画像に歪みが生じることがある．

　これらのアーチファクトを理解し，適切に識別することは，誤診を避けるために非常に重要である．誤ってアーチファクトを病変と判断することは，診断ミスにつながる可能性があり，そのためには，アーチファクトの特性を正確に学ぶことが求められる．また，アーチファクトの原因を特定し，それに対処するための技術的な調整や患者のポジショニングの改善も重要である．これにより，MRIの診断能力を最大化し，患者に最適な医療を提供することが可能となる．

12・2　画像再構成に起因するアーチファクトとその対処法

12・2・1　折り返しアーチファクト（エイリアシングアーチファクト）

ⅰ）折り返しアーチファクトの発生機序

データの標本化，すなわち**離散的サンプリング***の制約（特定の周波数ωを完全に再現するためには，$1/2\omega$の時間間隔以下でサンプリングしなければならない）を満たさないことにより，撮像視野（FOV）外の信号が撮像領域内に重なり，**折り返しアーチファクト**が発生する．時間tにおいて離散的にサンプリングされたMR信号$S(t)$の**フーリエ変換***後の信号は，$s(\omega) \cdot 2\pi/t_s$と$2\pi/t_s$周期のデルタsとの畳み込み積分となり，次の式で表される．

$$S(t)\sum_{n=-\infty}^{\infty}\delta(t-nt_s) \xrightarrow{\text{FT}} s(\omega)\cdot 2\pi/t_s * \sum_{m=-\infty}^{\infty}\delta(\omega-2\pi m/t_s) \tag{12・1}$$

ここで，nおよびmは整数，δはデルタ関数，t_sはサンプリング間隔を示し，*は畳み込み積分，FTはフーリエ変換を意味する．$s(\omega)$は$S(t)$のフーリエ変換対である．最大周波数$\omega_{\max}$は次のように定義される．

$$\omega_{\max} = \gamma G_x l_x/2 \tag{12・2}$$

γは核磁気共鳴比，G_xは単位長さ当たりの**読み出し傾斜磁場***強度，l_xは読み取り方向のFOVを示す．

周波数ωが$-\omega_{\max}$から$+\omega_{\max}$の範囲にある場合，空間位置xは$-l_x/2$から$+l_x/2$の間に存在する．したがって，空間上ではサンプリング周波数とFOVとの畳み込み積分と考えることができ，$\omega_{\max}$がπ/t_sよりも大きい場合，信号が重なり合って折り返しアーチファクトが生じる（**図12・1**(a)，(b)）．読み取り方向に折り返しアーチファクトが生じない条件は次の式で示される．

$$\omega_{\max} = \frac{\gamma G_x l_x}{2} \leq \frac{\pi}{t_s} \tag{12・3}$$

同様に，位相エンコード方向では次の条件が必要である．

$$\gamma\{G_{y,n} - G_{y,(n-1)}\}T_y l_y = \pi \tag{12・4}$$

$G_{y,n}$はn番目の位相エンコード方向の傾斜磁場強度，T_yは位相エンコード方向の傾斜磁場印加時間，l_yは位相エンコード方向のFOVを表す．

これにより，位相エンコード方向のサンプリング点をNとして，正負に位相エンコード方向の傾斜磁場強度$G_{y,n}$を$N/2$まで変化させると，次の関係を満たさなければならない．

$$\frac{\gamma G_{y,\max}T_y l_y}{2} = \frac{\pi N}{2} \tag{12・5}$$

実際には，読み取り方向ではローパスフィルタとオーバーサンプリング（図12・1(d)）によって除去されるため，通常は問題とならない．一方，位相エンコード方向ではアーチファクトの除去が困難な場合もある．

三次元フーリエ変換法*（3D撮像法）を使用した際には，スライス方向にも折り返しアーチファクトが発生することに注意が必要である．

解説

離散的サンプリング：MRIでは連続的な信号を特定の間隔でサンプリングしデジタル化する．このプロセスが不適切だと，アーチファクトの原因になる．

解説

フーリエ変換：MRIデータを時間領域から周波数領域へ変換する数学的手法．画像再構成の基本となる．

解説

読み出し傾斜磁場：MRIで使用される磁場の勾配の一つ．信号の位置情報を得るために用いられる．

解説

三次元フーリエ変換法：三次元データを各軸に対してフーリエ変換を行う技法．

第12章 アーチファクト

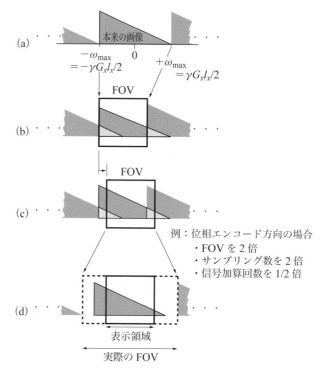

図12・1 折り返しアーチファクト
(a) 対象とする画像は，サンプリング時間によって決定された周期（FOV）で，連続的に再現される（図中の式は本文参照）．(b) サンプリング周波数が低すぎると，画像が重なって折り返しアーチファクト（明るい灰色の部分）が発生する．(c) 折り返しアーチファクトは，FOVの位置をずらしても除去できるわけではない．(d) 最も効果的な方法は，表示領域にアーチファクトが重ならないようにサンプリング周波数を高くして，画像再現間隔を広げることである．この際，サンプリング点を増加させるとともに本来のFOVを広げて，ピクセル径が変化しないようにする．位相エンコード方向においてSNRを同じにするためには，位相エンコード数の増加分だけ信号加算回数を減らす．

ii）折り返しアーチファクト画像

折り返しアーチファクトは，矢状断像や冠状断像において発生しやすい（**図12・2**）．また，頭部の検査で無意識に挙上した手が頭部用コイルの外側に位置し，その手が頭部画像上に折り返しアーチファクトとなることがある．

iii）折り返しアーチファクトの抑制方法
a) オーバーサンプリング

オーバーサンプリングは折り返しアーチファクトの抑制に最も効果的な方法である．表示領域に画像が重ならないようにサンプリング周波数を高くして，画像が配置される間隔を広げる．サンプリング点の増加と

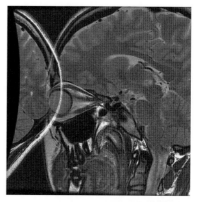

図12・2 眼窩T$_2$強調斜位矢状断像
位相エンコード方向が前後方向で，オーバーサンプリングを行っていないため折り返しアーチファクトが発生している．

ともに，FOVを広げてピクセルサイズが変化しないようにすると，同じ分解能で折り返しアーチファクトが発生していない画像が得られる（図12·1(d)）．オーバーサンプリングは読み取り方向と位相エンコード方向に適用可能である．位相エンコード方向においては，位相エンコード数を増加させた比率だけ，信号加算回数を減少させると撮像時間は同一となる．例えば，位相エンコード数を2倍（例：256 → 512）にするとともにFOVを2倍，信号加算回数を1/2(例：2 → 1）にして，FOVの1/2の中央部分だけを表示すれば，撮像時間，SNR，空間分解能を変えずに，折り返しアーチファクトを除去した画像が得られる．位相エンコード方向のオーバーサンプリングによって，表示領域に折り返しアーチファクトが発生しない条件は

$$\frac{l_f}{l_d} = n \geqq \frac{a + l_d}{2l_d} \tag{12·6}$$

ここで，l_f：実際のFOV，l_d：表示領域，a：撮像対象の長さ，n：FOVの拡大率である．図12·1(d) の例で示したように，実際のFOVが表示領域の2倍の場合には，$l_d \geqq a/3$となり，表示領域が撮像対象の1/3の長さまでは折り返しアーチファクトが現れない．逆に，撮像対象の長さと表示領域から，実際のFOVをどれだけ広げればよいかを計算できる．

b）位相エンコード方向の変更

折り返しアーチファクトが目的部位に重ならないように，適切な位相エンコード方向に設定する．

c）サチュレーションパルス（前飽和パルス）

折り返しアーチファクトの発生源にサチュレーションパルスを与える．ただし，信号を完全には消去できないので，あくまで付加的に使用する．

d）FOVの調整

FOVを広げることで信号の重複を減少させ，それに伴い折り返しアーチファクトを減少させる．ただし空間分解能が低下し，細部や小さな構造が不明瞭になる可能性がある．また，スキャン時間の延長などを考慮する必要がある．

e）サーフェイスコイル

折り返しアーチファクトの発生源をサーフェイスコイルの受信感度が極端に低い領域に位置することができれば，アーチファクトの低減が可能である．

12·2·2　パラレルイメージングアーチファクト

MRIにおけるパラレルイメージングは，その高速な画像取得能力により広く利用されている．しかしながら，この技術には特有のアーチファクトが発生する可能性がある．以下では，パラレルイメージングに起因するアーチファクトの発生機序と特徴，具体的な例，およびその抑制法について説明する．

ⅰ）パラレルイメージングアーチファクトの発生機序

パラレルイメージングにおけるアーチファクトは，主に画像再構成時の計算過程やデータ収集時の異常などに起因する．例えば，**SENSE***系では折り返し画像を収集し，計算によって展開される．しかし，SENSE factorが高すぎる場合には

解説

SENSE：sensitivity encoding の略．複数のコイルからの信号を組み合わせて画像を高速に再構成する技術．高い SENSE factor は展開エラーを引き起こす可能性がある．

第 12 章　アーチファクト

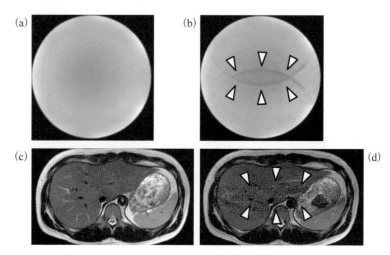

図 12・3　パラレルイメージングに起因するアーチファクト
(a) パラレルイメージング不使用，(b) パラレルイメージング使用 (SENSE factor = 3)，(c) パラレルイメージング不使用の肝臓 T_2 強調横断像，(d) パラレルイメージング使用 (SENSE factor = 3) の肝臓 T_2 強調横断像．(b) では唇上アーチファクトが現れている ((b) 矢頭)．また (d) では，g-factor の上昇により，唇状にノイズが顕著に増加している ((d) 矢頭)．

解説
リファレンススキャン：パラレルイメージングにおいて，メインスキャンの前に行われる予備スキャン．信号処理の基準として使用される．

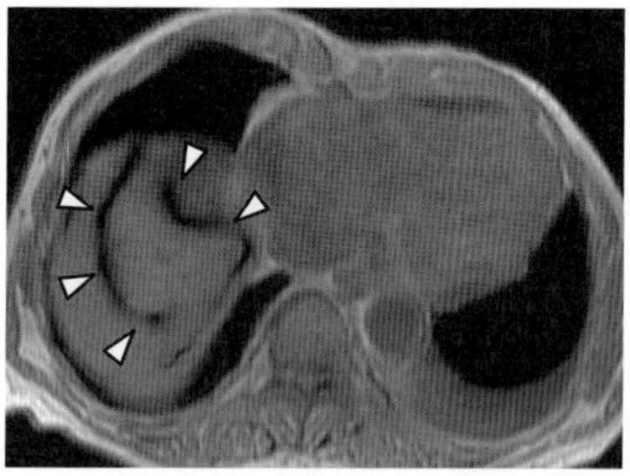

展開エラーが発生し，唇状のアーチファクトが現れることがある．また，**リファレンススキャン*** とメインスキャンを別に収集する場合には，呼吸位相の違いによる位相差から展開エラーが生じ，それに伴うアーチファクトが観察されることもある (図 12・3)．

図 12・4　パラレルイメージングに起因するアーチファクト (2)
リファレンススキャンとメインスキャンのときの呼吸位相の違いにより肝臓に低信号のアーチファクトが顕著に表れている．

ⅱ) パラレルイメージングアーチファクト画像

パラレルイメージングに起因するアーチファクトの例としては，SENSE 系における唇状のアーチファクトや，リファレンススキャンとメインスキャンの位相差によるアーチファクトが挙げられる (図 12・4)．

解説
セルフキャリブレーション：k 空間のデータを利用して展開エラーを最小化する技術．パラレルイメージングにおけるアーチファクト抑制に有効である．

ⅲ) パラレルイメージングアーチファクトの抑制方法

パラレルイメージングアーチファクトを抑制するためには，適切な手法が必要となる．例えば，展開エラーの抑制には，SENSE factor の調整や展開処理を行う際に k 空間中心付近のデータを利用する**セルフキャリブレーション*** のシーケンスの採用が効果的である．また，呼吸位相の違いによる位相差を減らすためには，キャリブレーションデータの再収集や，メインスキャンにおけるデータ収集の改善が考えられる．

12・2・3 ケミカルシフトアーチファクト

ⅰ）ケミカルシフトアーチファクトの発生機序

ケミカル（化学）シフトアーチファクトは，脂肪成分と水成分の組織の境界において発生するアーチファクトである．これは，水と脂肪の共鳴周波数の差によって，画像上の配置位置が読み取り方向にずれることに起因する．この結果，信号が重なった高信号の部分と，信号の欠落した部分が生じる（**図12・5**）．通常，ケミカルシフトアーチファクトは読み取り方向で問題となるが，EPI（エコープラナイメージング）のように極短時間で連続して位相エンコーディングを行う超高速シーケンスでは，位相エンコード方向においても顕著になる（**図12・6**，**図12・7**）．水と脂肪のケミカルシフトは約3.5 ppmであり，磁場強度が高いほど共鳴

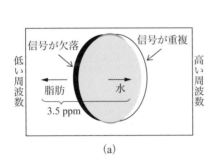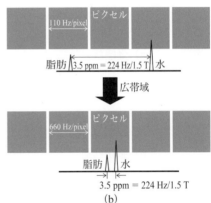

図12・5　ケミカルシフトアーチファクトの概要
(a) 脂肪の中に水が存在すると，周波数差に応じたピクセル数だけずれる．その結果，水と脂肪の信号が重複する高信号領域と，信号が欠落する無信号領域を生じる．ケミカルシフトアーチファクトを抑制するためには，(b) 受信バンド幅を広げて（図では1ピクセル当たり110 Hzから660 Hzに），1ピクセル中にケミカルシフト（1.5 Tでは約224 Hz）が含まれるようにすればよい．

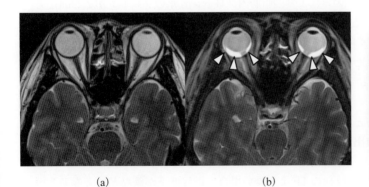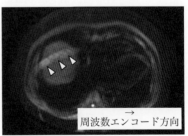

図12・6　眼窩 T_2 強調横断像
(a) 受信バンド幅最大で撮像したMR像，(b) 受信バンド幅最小で撮像したMR像．周波数エンコード方向が前後方向であり，受信バンド幅が最小の (b) ではケミカルシフトアーチファクト（矢頭）が顕著である．

図12・7　EPIシーケンスケミカルシフトアーチファクト
周波数エンコード方向は左右方向である．腹壁の脂肪信号のケミカルシフトアーチファクトが位相エンコード方向に出現している．

第12章 アーチファクト

周波数差が増加する．これにより，ケミカルシフトアーチファクトの幅も広がる．例えば，静磁場強度1.5Tは0.5Tの3倍のずれを生じる．ケミカルシフトによる周波数差は，次の式で算出できる．

$$\omega_{cs}\,[\mathrm{Hz}] = 3.5\,[\mathrm{ppm}] \times \gamma\,[\mathrm{T}] \times B_0\,[\mathrm{MHz/T}] \qquad (12\cdot7)$$

これにより，0.5Tでは約75Hz，1.5Tでは約224Hzの周波数差が生じる．ケミカルシフトアーチファクトは高磁場強度で顕著に観察される（図12·5，図12·6，図12·7）．ケミカルシフト量は次の式で求められる．

$$\mathrm{px} = \frac{3.5 \times 10^{-6}\gamma B}{\mathrm{BW}/N_x} \qquad (12\cdot8)$$

ここで，pxはケミカルシフト量〔ピクセル〕，Bは静磁場強度〔T〕，BWはバンド幅〔Hz/FOV〕，N_xは周波数エンコード数である．

ii）ケミカルシフトアーチファクトの抑制方法

ケミカルシフトアーチファクトの抑制方法として，以下の方法が有効である．

a）受信バンド幅*を広げる

読み取り用傾斜磁場強度を高くしてデータサンプリング時間を短縮することにより，**受信バンド幅**を広げる．これにより，ケミカルシフトアーチファクトを1ピクセル内に収めることができる（図12·5(b)）．ただし，この方法はSNR（信号対雑音比）の低下を伴う．

b）脂肪抑制

脂肪抑制法を併用して脂肪組織そのものの信号をなくすことで，ケミカルシフトアーチファクトを軽減する．

iii）第2のケミカルシフト

第2のケミカルシフトとは，水と脂肪の間で生じる特有の現象である．これは，水と脂肪のケミカルシフトの差が約3.5ppmという事実に基づいており，1.5TのMRIでは脂肪内プロトンの共鳴周波数が224Hz低く，3.0TのMRIでは448Hz低い．このケミカルシフトの差により，脂肪内プロトンと水のプロトンが2.2msごとに同位相（in phase）と逆位相（opposed phase）の関係に変化する．GRE法を用いる場合，同一ボクセル内に水と脂肪が共存すると，TEが2.2ms（1.5T MRI），1.1ms（3.0T MRI）のときには逆位相となり，TEが4.4ms（1.5T MRI），2.2ms（3.0T MRI）のときには同位相となる．

この現象は第2のケミカルシフトと呼ばれ，特に脂肪含有領域の検出に有効である．逆位相では脂肪と水が混在するボクセル内の信号が低下し，この特性を利用して脂肪の存在を検出することができる．しかしながら，静磁場強度によって最適なTEが異なるため，適切なTEの設定には注意が必要である．

逆位相画像のTEが同位相のTEより長い場合，信号低下が鉄などによる$T_2{}^*$短縮の影響か脂肪由来かの区別が困難になる．そのため，逆位相画像のTEを短く設定することが重要である．また，逆位相の画像では，脂肪に囲まれた臓器周辺が暗い領域として描出される境界効果が観察される．

造影後のT_1強調像をGRE法で撮像する際には，逆位相にならないようにTEの

解説

受信バンド幅：MRI信号を受信する周波数範囲を指し，広いとSNRは低下し多くのアーチファクトは低減されるが，狭いとSNRは向上するがアーチファクトが目立つことが多い．

12・2　画像再構成に起因するアーチファクトとその対処法

設定に注意が必要である．逆位相のTEで造影効果のある領域を撮像すると，脂肪を含む場合，造影効果が確認しにくくなる現象が生じる．これを**paradoxical suppression**と呼び，これを避けるためには同位相のTEを使用するか，周波数選択による脂肪抑制法を併用することが推奨される．

12・2・4　打ち切りアーチファクト（トランケーションアーチファクト）

ⅰ）打ち切りアーチファクトの発生機序と特徴

　打ち切りアーチファクトは，データの有限性（データ収集を特定の範囲で終了させること）によって生じる．このアーチファクトは**Gibb'sリンギング現象**とも称される．データを無限に収集した理想的な状況では，MR信号のフーリエ逆変換により画像が正確に再構成されるが，データ収集をある範囲で打ち切った場合，再構成画像に打ち切りアーチファクトが現れる．

　図12・8(a) に示されるように，撮像対象のエッジを**ステップ関数***$H(x)$ としてモデル化すると，k空間の最大値k_{max}でカットオフされる矩形関数の逆フーリエ変換$C(x)$は，$C(x) = k_{max} \times \mathrm{sinc}(k_{max} \times x)$ となる．結果として，MRIの画像$I(x)$は撮像対象$H(x)$とsinc関数*の畳み込み積分により形成され，この結果生じる振動が打ち切り

> **解説**
> **ステップ関数：**
> 物体のエッジをモデル化する関数．デジタル画像処理でエッジや境界を明確に表現するために用いられる．

> **解説**
> **sinc 関数：**
> $\mathrm{sinc}(x) = \sin(\pi x)/\pi x$で表される．

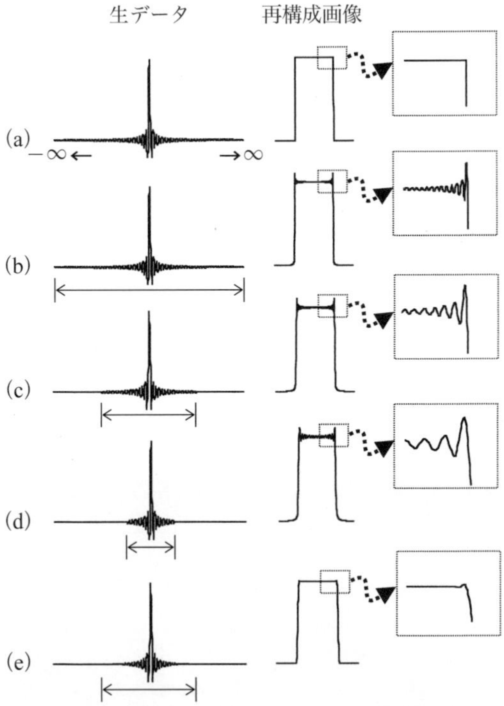

図12・8　トランケーションアーチファクトのシミュレーション
　長方形（矩形）の撮像対象の生データ（左側）と再構成画像（右側：併せて点線内を拡大表示）．(a) 無限にデータを収集した場合は，正確に像が復元されるが，(b) 256点，(c) 128点，(d) 64点（各矢印の範囲）においてデータ収集を打ち切ると，再構成画像にトランケーションアーチファクトが発生する．サンプリング点数によって，アーチファクトの周期は縮まるが振幅は変化しない．(e) は (c) のデータに対してHanningフィルタを与えると，トランケーションアーチファクトは低減するが，空間分解能は低下することを意味する．

第12章 アーチファクト

アーチファクトを引き起こす．

$$I(x) = H(x) * C(x)$$
$$= H(x) * k_{max} \times \text{sinc}(k_{max}x) \quad (12 \cdot 9)$$

撮像対象をステップ関数とした場合，実際の画像 $I(x)$ は単に sinc 関数の積分で表される．ステップ関数で表される撮像対象では，信号に対する打ち切りアーチファクトの最大振幅の割合は約 9% となり，マトリックス数に依存せず，およそ 9% 以内のアーチファクトが発生する．さらに，矩形関数を用いた撮像対象においては，アーチファクトの振幅が最大で約 22% まで増強される場合がある．

このアーチファクトは，信号強度が極端に異なる部位や，撮像マトリックスが少ない場合に顕著になる．打ち切りアーチファクトは，読み取り方向と位相エンコード方向の両方において発生し，通常，位相エンコード方向の k 空間外側のサンプリング数を減らした場合に問題となる．

ⅱ) 打ち切りアーチファクト画像

打ち切りアーチファクトは，信号のフーリエ変換の有限カットオフにより生じる．図 12·8(b)～(d) に示されるように，特定のエッジ近くで，振動するようなアーチファクトが観察される．これらの画像は，打ち切りアーチファクトの典型的な表れであり，画像の解析や診断において注意が必要である（**図 12·9**，**図 12·10**）．

ⅲ) 打ち切りアーチファクトの抑制方法

a) マトリックス数の増加

FOV を変化させずにマトリックス数を増加させる方法（例：128 → 256 → 512）がある．これにより，アーチファクトの周期が短くなり，その発生範囲が狭まるが，SNR は低下するリスクがある．位相エンコード数を極端に削減しないことも重要である．

b) 生データフィルタ

Hanning フィルタ*などの生データフィルタを適用することで，アーチファクトを抑制できる．フィ

> **解説**
> **Hanning フィルタ**：信号の周波数成分を滑らかにするフィルタ．

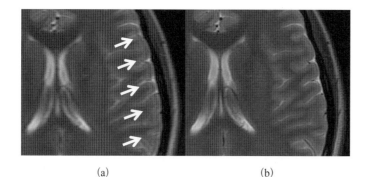

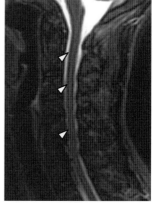

図 12·9 頭部 T₂ 強調横断像
(a) 位相エンコード数：128，(b) 位相エンコード数：256．位相エンコードが左右方向であり，位相エンコード数の少ない (a) では，トランケーションアーチファクトが顕著である（矢印）．

図 12·10 頸髄の T₂ 強調矢状断像
トランケーションアーチファクト．脊髄中央の高信号領域が異常所見（脊髄空洞症）のように見える（矢頭）．

ルタは，SNRの向上に寄与するが，空間分解能の低下を招く可能性がある（図12·8
(e) 参照）．

c）位相エンコード方向の調整

撮像時間を短縮するために通常削減されがちな位相エンコード数を適切に選択
し，目的部位にアーチファクトが重ならないようにする．これは，位相エンコー
ド方向の調整により，アーチファクトの影響を最小限に抑えるための方法である．

12·2·5　位相エンコードデータの補てんによるぼけ（ブラーリング）

ⅰ）ブラーリングの発生機序と特徴

高速スピンエコーやエコープラナーイメージング（EPI）といった技術で位相エ
ンコードデータをマルチエコー信号によって補完する際に**ブラーリング**が発生する．
このブラーリングは，T_1強調像やプロトン密度像を取得するために初期エコーをk
空間の中心に配置する**centric order***で特に顕著である．これは，高空間周波数成
分の位相エンコードデータ（輪郭情報）をT_2減衰したエコー信号で補完することに
起因する．T_2が短い組織ではブラーリングが強く現れ，位相エンコード方向のみに
ブラーリングが生じる．この結果，組織周囲の信号強度が増加することや，位相エ
ンコード方向に垂直な細長い組織では信号が消失する場合がある．また，k空間の
配列がsequential orderである場合においても，実効TEが長いとT_2の短い組織で
信号強度が大幅に低下する．これはフィルタとしての効果も期待できる．

ⅱ）ブラーリング画像

ブラーリングの画像は，位相エンコード方向のみにブラーリングが生じる特徴
を示している．これにより，組織周囲の信号強度が増加し，また，位相エンコー
ド方向に垂直な細長い組織では信号が消失することが観察される．**図12·11**は，
頭部T_2強調像とファントムのT_2強調像におけるETLを変化させた画像である．
ETLを大きくするとブラーリングが生じていることが観察できる．

ⅲ）ブラーリングの抑制方法

a）ETLの減少

マルチエコーの数を減少させることでブラーリングを抑制できる．この方法で
は，撮像時間が延長されることが欠点である．

b）エコー間隔の短縮

エコー間隔を短くすることで，T_2緩和の影響を受けにくくなり，ブラーリング
が減少する．しかし，SARが増加するリスクがある．

c）ピクセルサイズの縮小

位相エンコード方向のピクセルサイズを縮小することで，ブラーリングの広が
りは小さくなるが，撮像時間の延長やSNRの低下が伴う可能性がある．

d）T_2緩和の補正

T_2緩和に応じて生データへの逆フィルタ処理やリフォーカシングパルスの出力
および波形の調整を行うことで，ブラーリングを抑制できる．

解説

centric order：
k空間の中心部
分からデータ収
集を開始する手
法．初期エコー
を中心に配置す
る．

第12章 アーチファクト

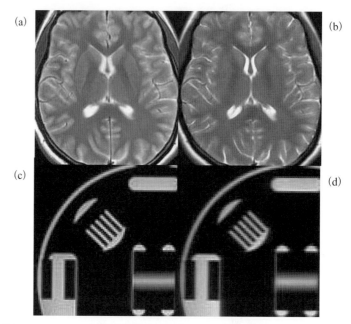

図12・11 ETLの異なる高速SE法によるT₂強調像
(a) ETL＝2で撮像した頭部T₂強調像，(b) ETL＝72で撮像した頭部T₂強調像，(c) ETL＝2で撮像したファントムT₂強調像，(d) ETL＝72で撮像したファントムT₂強調像．ETL＝72では大脳基底核の境界部分やファントムのくし型の境界部分がぼけている（ブラーリング）．

12・2・6 バンディングアーチファクト

ⅰ）バンディングアーチファクトの発生機序と特徴

バンディングアーチファクト，または**スティミュレイティドエコーアーチファクト**は，主に**スティミュレイティドエコー**＊によって引き起こされる．このエコーは，90°のRFパルスが3回与えられることにより発生する．バンディングアーチファクトは撮像対象が磁場の中心からずれたり，シミングが不十分な状態で発生しやすい．特にbalanced SSFPシーケンスでは，磁化ベクトルの位相オフセット角が180°に達することで無信号帯が現れることがある．

ⅱ）バンディングアーチファクト画像

図12・12にバンディングアーチファクトの画像と低減処理で撮像した画像を示す．低減されていない画像では無信号帯のアーチファクトが出現している．

ⅲ）バンディングアーチファクトの抑制方法

① 磁場の不均一が引き起こす位相差を最小限に抑えるため，撮像したい範囲に合わせて**面内局所シミング**＊を行う．
② TRとTEを短く設定し，位相変化を抑える．理想的にはTEをTRの半分に設定する．

解説
スティミュレイティドエコー：RFパルスが3回与えられることにより発生するエコー．

解説
面内局所シミング：磁場の不均一を補正する技術で，撮像範囲に合わせて磁場の均一性を改善する．これにより，画質が向上し，アーチファクトを低減できる．

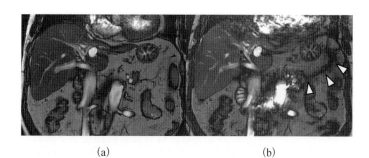

図12・12　バンディングアーチファクト
(a) TR＝4.4 ms で撮像した SSFP 画像，(b) TR＝13.9 ms で撮像した SSFP 画像．TR の長い (b) の画像では，バンディングアーチファクト（矢頭）が顕著である．

③周波数マトリックスを小さくし TR を短縮する．
④RF パルスの改善，**スポイラー傾斜磁場**＊，もしくは **RF スポイラー**を使用する．

> 解説
> **スポイラー傾斜磁場**：MR 画像撮影において残留横磁化を減少させる技術．

12・2・7　N/2 アーチファクト

i) N/2 アーチファクトの発生機序と特徴

N/2（エヌハーフ）アーチファクトは EPI 法に特有の現象であり，静磁場の局所不均一や傾斜磁場非直線性による位相エラーが原因で発生する．具体的には，EPI 法の逆向きのリードアウト傾斜磁場を用いた信号再収束の過程で，傾斜磁場のスルーレートや装置の性能，磁場不均一性，渦電流の影響により，傾斜磁場の立上りや立下りの部分でタイムラグが生じる．このタイムラグにより，スピンの位相変化は遅れ，結果として偶数エコーと奇数エコー間での位相のズレが生じる．このズレが原因で，画像上では FOV の 1/2 の位置にゴーストが観察される．

ii) N/2 アーチファクトの抑制方法
①信号収集と傾斜磁場印加の補正を行う．
②欠損した位相エンコーディング部分にリファレンススキャンを取得する．
③オブリーク設定や画像回転設定を最小限に抑えるポジショニングを行う．

12・3　患者に起因するアーチファクト

12・3・1　モーションアーチファクト

MRI は撮像時間が長いため，組織の動きの影響を避けることができない．生理的な動きによるアーチファクトは，血流や脳脊髄液の流れ（flow artifact），呼吸，心拍動，胃や腸の蠕動，唾液の嚥下，眼球の動きなど，さまざまな不随意運動が原因として考えられる．これらのアーチファクトは，静磁場強度が高いほど顕著になる．特に，血液や脳脊髄液の拍動，呼吸などの周期的な動きによるアーチファクト（**ゴースト**＊）は，異常所見の誤認や読影の妨げとなりやすい．

> 解説
> **ゴースト**：周期的な運動により MRI 画像に現れる重複像．診断を誤らせる可能性がある．

第12章　アーチファクト

　さらに，血流が画像化される際に信号強度が非常に高くなる現象や造影効果による血液の信号増強は，周期的な動きのアーチファクトをいっそう増強させるとともに，アーチファクトの発生源自体が異常所見のように見えることがある．一方で，流体はボクセル内の位相分散やRFパルスの時間差の影響を受けるため，信号が消失することもある．突発的な動きや不規則な動き（胃や腸の蠕動，唾液の嚥下，眼球の動き，姿勢の保持が困難な場合など）もアーチファクトを発生させる．

　不規則な動きに対しては，信号加算時相をランダムにしてある程度低減することが可能であるが，最も効果的なのは，動きの影響が無視できるような超高速撮像法を使用することである．信号の読み取り（周波数エンコード）方向ではサンプリング時間が数ms以内であるため動きの影響をほとんど無視できるが，位相エンコードは撮像が終了するまで完了しないため，動きのアーチファクトはどの方向に運動していても位相エンコード方向に生じる．

ⅰ）周期的な動きによるアーチファクト（ゴースト）の発生機序と特徴

　ゴーストアーチファクトは，周期的な運動によって生じるアーチファクトであり，周期的な生理現象である心拍動や血液，脳脊髄液の流れによって位相エンコード方向に現れる．**図12・13**に示すように，これらの運動が撮像中に位相シフトを引き起こし，その結果としてゴーストが発生する．ゴーストの間隔は一定で

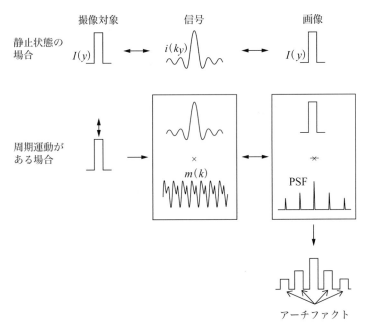

図12・13　周期運動によるアーチファクトの発生機序
　MR信号$i(k)$は，撮像対象$I(y)$をフーリエ変換したものであり，MR画像はその信号を逆フーリエ変換したものである．撮像対象のどの方向の動きに対しても磁化は変調される．撮像対象の周期運動による信号の変動を変調関数$m(k)$とすると，撮像対象が周期運動をしている場合の画像は，静止状態の画像と$m(k)$の逆フーリエ変換との畳み込み積分として表される．

12・3 患者に起因するアーチファクト

あり，これがゴーストの判別の指標となる．具体的には，通常の2Dスピンエコー法において，ゴーストの間隔は加算回数（NSA），TR，位相エンコード数（N_y）に比例し，動きの周期（T_p）に反比例することが知られている．また，**ウィンドウィング***を行うことでバックグラウンド中のゴーストを詳細に観察することができる．**図12・14**に示すように，ゴーストの発生位置は動きの周期と撮像パラメータから推定可能である．

ゴーストアーチファクトは，ほとんどの部位で問題となることが多く，特に血液信号が脈動（拍動）によって生じるゴーストが頻発する．胸腹部においては，呼吸によるアーチファクトがしばしば見られ，SE法の造影後には顕著に現れる（**図12・15**(a)）．大動脈の血流の拍動により，肝臓の病変のようなアーチファクトが発生することもある（**図12・16**，**図12・17**）．これらのアーチファクトは所見と誤認されること

> **解説**
> **ウィンドウィング**：医用画像中の特定の領域を詳細に観察するために，画像処理で特定の信号強度の範囲を調整する技術．

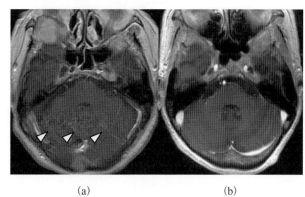

(a)　　　　　　　　　　(b)

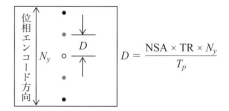

図12・14 周期運動によって発生するアーチファクトの位置とパラメータ
Dはアーチファクトの間隔（ピクセル数），NSAは信号加算回数，TRは繰り返し時間，N_yは位相方向のピクセル数，T_pは運動周期を示す．

図12・15 Gd造影後の頭部T_1強調横断像
脳転移検索目的で検査されたGd造影後の頭部T_1強調横断像．(a) 2D-SE法，(b) 3D-GRE法．SE法では静脈洞からのアーチファクト（(a)の矢頭）により，小脳の評価が困難であるが，GRE法では静脈洞からのアーチファクトが見られない．

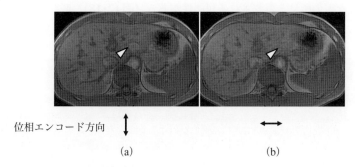

位相エンコード方向　↕　　　　　　　↔
(a)　　　　　　　　　　(b)

図12・16 腹部画像の血流アーチファクト
(a) 位相エンコード方向がAP方向の画像，(b) 位相エンコード方向がRL方向の画像．(a)の画像では肝左葉に高信号の腫瘤性病変（矢頭）のように見える．位相エンコード方向を変えた(b)の画像では腫瘤性病変の信号が消失していることから，血流アーチファクトであることが確認できる．

第12章　アーチファクト

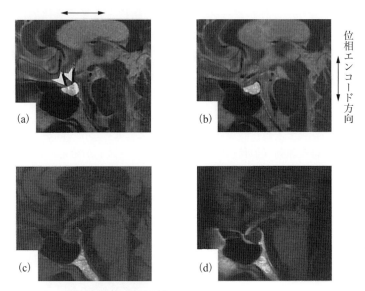

図12・17　脳下垂体部の矢状断像
(a) 高速SE法のT$_2$強調像で位相エンコード方向は前後方向（黒矢印），(b) 高速SE法T$_2$強調像で位相エンコード方向は頭尾方向（黒矢印），(c) 造影前のT$_1$強調像，(d) 造影後のT$_1$強調像．(a) 位相エンコード方向が前後方向の場合，脳下垂体内部が不均一に描出されているが（aの矢尻），これは撮像視野外の上矢状洞からのアーチファクトである．位相エンコード方向を変えると下垂体内部は均一となり，造影前後のT$_1$強調像（(b)，(c)）においても下垂体内部が均一であることが確認できる．

があり，診断を困難にする場合がある．特に撮像視野を縮小し，位相エンコード方向にオーバーサンプリングを行った場合は，撮像視野外にもアーチファクトの発生源が存在するため，注意が必要である（図12·15(a)，図12·17(a)）．拍動によるゴーストは，血管だけでなく拍動する脳脊髄液からも生じる．このゴーストは，頸髄や胸髄の検査において頻繁に出現し，矢状断像において脊髄中央に重なった場合，脊髄空洞症などの所見と誤認される可能性がある（**図12·18**）．呼吸による周期運動に起因するゴースト（特に胸壁や腹壁の脂肪のゴースト）も，読影を困難にする要因である．

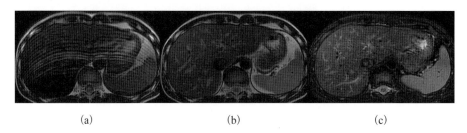

図12・18　腹部の高速SE法T$_2$強調横断像
(a) 自由呼吸下で撮像，(b) パラメータを調整して約20秒の息止めで撮像，(c) 脂肪抑制法を使用して自由呼吸下で撮像．(a) では，腹壁の脂肪の高信号が呼吸によるアーチファクトが顕著であるが，息止めや脂肪抑制を使用することでアーチファクトが低減されている．

ii）周期的な動きによるアーチファクト（ゴースト）画像

ゴーストアーチファクトは，ほとんどの部位で問題となることが多く，特に血液信号が脈動（拍動）によって生じるゴーストが頻発する．胸腹部においては，呼吸によるアーチファクトがしばしば見られ，スピンエコー法（SE法）の造影後には顕著に現れる（図12·15(a)）．大動脈の血流の拍動により，肝臓の病変のようなアーチファクトが発生することもある（図12·16，図12·17）．これらのアーチファクトは所見と誤認されることがあり，診断を困難にする場合がある．特に撮像視野を縮小し，位相エンコード方向にオーバーサンプリングを行った場合は，撮像視野外にもアーチファクトの発生源が存在するため，注意が必要である（図12·15(a)，図12·17(a)）．

拍動によるゴーストは，血管だけでなく拍動する脳脊髄液からも生じる．このゴーストは，頸髄や胸髄の検査において頻繁に出現し，矢状断像において脊髄中央に重なった場合，脊髄空洞症などの所見と誤認される可能性がある（図12·18）．呼吸による周期運動に起因するゴースト（特に胸壁や腹壁の脂肪のゴースト）も，読影を困難にする要因である．

iii）周期的な動きによるアーチファクト（ゴースト）の抑制方法

周期運動によるゴーストの各種抑制法の有用性，抑制対象となる生理現象および問題点を**表12·1**にまとめた．以下にゴーストアーチファクトの抑制法を詳細に解説する．

a）サチュレーションパルス（前飽和パルス）

サチュレーションパルス（SAT，REST，PRESAT，BFAST，SATURATION）はアーチファクト発生源に付加され，ゴーストの抑制に効果的である（**図12·19**）．

表12・1　周期運動によるゴーストの抑制法

抑制法	抑制できるもの	主な問題点
a）サチュレーションパルス	・呼吸や蠕動によるアーチファクト ・血管などの流れによるアーチファクト	スライス数の低下
b）リフェイズ用の傾斜磁場	・血管などの流れによるアーチファクト	TEの延長
c）位相エンコード方向の調整	・呼吸や蠕動によるアーチファクト ・血管などの流れによるアーチファクト	発生位置の予測が必要
d）呼吸は形に応じて生データを配列	・呼吸によるアーチファクト	一定の呼吸が必要（T_1強調像が対象）
e）呼吸同期法	・呼吸によるアーチファクト	一定の呼吸が必要（T_2強調像が対象）
f）ナビゲーターエコー法	・呼吸や心拍によるアーチファクト	専用アプリケーションが必要
g）呼吸同期法	・呼吸によるアーチファクト	画質の変化
h）心電（脈波）同期法	・心拍によるアーチファクト	繰り返し時間の制約
i）信号加算回数の増加	・呼吸や蠕動によるアーチファクト ・血管などの流れによるアーチファクト	撮像時間の延長
j）脂肪抑制法	・呼吸や蠕動による脂肪信号のアーチファクト	コントラストが変化

第12章　アーチファクト

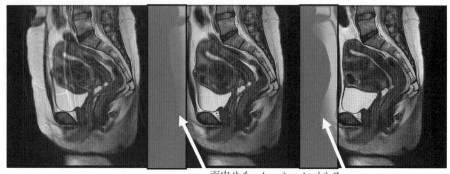

面内サチュレーションパルス

(a)　　　　　　　　　(b)　　　　　　　　　(c)

図12・19　骨盤部T₂強調矢状断像
自由呼吸下で呼吸同期法を用いずに高速SE法で約1分の撮像時間で撮像した画像．(a) 面内サチュレーションパルスなし，(b) 面内サチュレーションパルスあり，(c) 面内サチュレーションパルスに加えて，下腹部圧迫固定．

一般的にはスライス面と平行に与えられるが，診断に支障がなければ，撮像面内の血管や腹壁などのアーチファクト発生源に直接設定してもよい．ただし，サチュレーションパルスを与えると，繰り返し時間（TR）当たりの最大スライス数が減少するか，TRが延長し，SAR（比吸収率）も増加する．

b）リフェイズ用の傾斜磁場を印加

パルスシーケンスにリフェイズ用傾斜磁場（flow compensation）を追加する方法も，ゴーストの抑制に効果がある（**図12・20**）．しかし，造影前のSE法T₁強調像でリフェイズ用傾斜磁場を印加すると血管が高信号になり，診断に支障が生じる場合がある．また，逆にディフェイズ用の傾斜磁場を印加して，血流の信号を消失させる方法もある（**図12・21**）．これらの傾斜磁場を追加すると，エコー時間（TE）やスライス枚数の制約を生じることがあるので，目的に応じて選択する必要

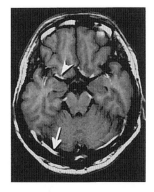

図12・20　頭部のSE法T₁強調横断像
リフェイズ用の傾斜磁場を使用すると，造影していなくても動脈（矢尻）と静脈（矢印）が必要以上に高信号になる．

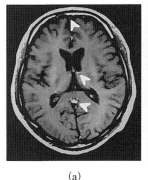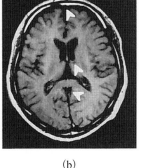

(a)　　　　　　　　(b)

図12・21　造影後の頭部のSE法T₁強調横断像
(a) ディフェイズ用の傾斜磁場を使用しない場合と (b) 使用した場合の比較．(a) と (b) の矢尻を比較すると，ディフェイズ用の傾斜磁場の使用によって血流信号が低下している．

がある．

リフェイズ用の傾斜磁場を以下に説明する．傾斜磁場を印加した際の位相（$\phi(t)$）変化は，印加時間における周波数の時間積分として表される．静止物体なら正と負に同じだけ傾斜磁場を加えれば，**図12·22**の$\phi_s(t)$のようにTEで位相は0になる．一方，撮像対象が等速度で動く場合の位相変化は，図12·22(a)のように等速度位相成分$\phi_v(t)$が二次関数で変化するので，TEにおいて0とならない．そこで，$\phi_s(t)$と$\phi_v(t)$それぞれがTEにおいて0になるような条件を考えてみる．図12·22(b)のように何らかのリフェイズ用傾斜磁場が加えられた状況において，静止状態の位相がTEにおいて0になるためには，各傾斜磁場の印加時間τと傾斜磁場強度の積が，以下の条件を満たさなければならない．

$$g_1\tau + g_2\tau + g_3\tau = 0$$
$$\therefore\ g_1 + g_2 + g_3 = 0$$

また，等速度成分の位相をTEにおいて0にするためには，次の条件を満たす必要がある．

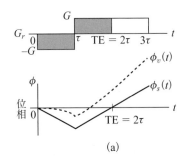

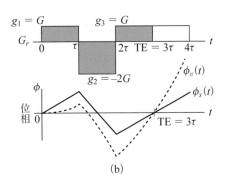

図12·22 読み取り方向の傾斜磁場（G_r）においてリフェイズ用傾斜磁場を加えない場合（a）と，加えた場合（b）の時間軸（t）における傾斜磁場波形と位相変化

$\phi_s(t)$（実線）は静止状態の位相成分，$\phi_v(t)$（破線）は等速度の位相成分．(a)では位相$\phi_v(t)$がTEにおいて0になっていないが，リフェイズ用傾斜磁場を加えると位相$\phi_v(t)$がTEにおいて0となる．

$$\frac{g_1\tau^2}{2} + \frac{g_2(2^2\tau^2 - 1^2\tau^2)}{2} + \frac{g_3(3^2\tau^2 - 2^2\tau^2)}{2} = 0 \qquad (12\cdot10)$$

よって，$g_1 + 3g_2 + 5g_3 = 0$

以上の2条件を満たすには，g_3を定数とすると，$g_1 = g_3$，$g_2 = -2g_3$のような条件が考えられる．

すなわち，図12·22(b)のように等間隔で傾斜磁場強度を1：(-2)：1のように与えれば，静止成分も等速度成分もTEにおいて位相が0となる．このような速度補正は等速度のみ考慮しており，加速度以上の次元の速度成分は補正できない．さらに傾斜磁場を加える（例えば，加速度項を含めた補正なら(-1)：3：(-3)：1の割合）など，いくつかの提案はあるものの，速度補正の代償としてTEが延長するため，あまり効果的ではない．

c) 位相エンコード方向の調整

撮像断面の位相エンコードと読み取りエンコード方向を入れ替えることで，流れのアーチファクトが目的部位に重ならないように調整する．この方法は，アーチファクトか否かを判別するためにも有用である（図12·16）．

d）呼吸波形に応じて生データを配列

この手法（respiratory compensation：RESCOMP, phase encoded artifact reduction：PEAR）は機種によって異なる．例えば，腹部に取り付けた呼吸センサの波形を用いて，呼吸による位置変動の大きい部分をk空間の端に割り振る方法がある（図12・23(a)）．上腹部や胸部のT_1強調像において有用であるが，呼吸波形が一定でなければならないため，検査前に再現性のある呼吸を行うよう被検者に十分に説明する必要がある．

e）呼吸同期法

呼吸センサの波形を用いて，呼吸による位置変動の少ない範囲（呼気相）の信号のみを収集する方法である（図12・23(b)）．同期法では呼吸周期（3〜5秒）がTRになるため通常，高速SE法を併用してT_2強調像を得る．データ収集は，呼吸波形の特定振幅以下のデータのみを収集する方法と，特定振幅でトリガをかけて任意の遅延時間から連続して収集する方法がある．

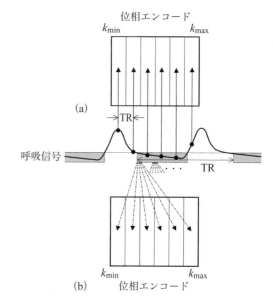

図12・23　呼吸信号を使用してアーチファクトを抑制する二つの手法
(a) 呼吸位置に応じて位相エンコードデータを割り振る手法．TRを呼吸周期の1/6とすると，k空間の位相エンコード方向を6分割して，呼吸による位置変動の大きな部分（吸気）はコントラストに大きく関与しないk空間の端に割り振る．(b) 呼吸同期法．呼吸による位置変動の少ない範囲（灰色の範囲内）の信号のみを収集する．高速SE法において，ETLが6でk空間の最小ラインから最大ラインに連続的にデータ収集する．(a)の手法ではTRが短くなるのでT_1強調像に，(b)の手法ではTRが長くなるのでT_2強調像に使用する．

f）ナビゲータエコー法[*]

ゴースト発生源におけるMR信号を収集し，周期運動をモニタする．この情報を用いて画像データ収集時相の決定や位置補正を行うことでアーチファクトを抑制する（図12・24）．

g）呼吸停止下で撮像

呼吸によるゴーストは，息を止めてデータ収集を行うことで抑制できる．この方法では高速シーケンスとフェーズドアレイコイルを組み合わせて，短時間で高い画質を得ることができる．ただし，被験者の協力が必要であり，息を止める時間をできるだけ短くするために撮像時間を最小限にする工夫が求められる．

h）心拍同期法

心電波形や脈波と同期させてデータ収集することにより，心臓や血液の脈動によるアーチファクトを抑制する．TRが延長し画像コントラストが変化することがあるが，脈拍が不規則だと逆にゴーストが発生する可能性がある．

解説
ナビゲーターエコー法：MRI撮像中に被検体の動きをリアルタイムで追跡し，それに基づいて画像データの収集タイミングや位置補正を行う技術．

12・3 患者に起因するアーチファクト

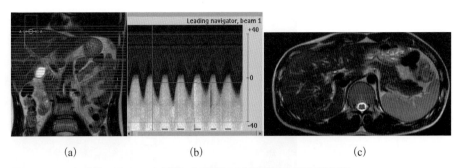

(a) (b) (c)

図 12・24 ナビゲータエコーを用いた腹部の呼吸同期 T_2 強調横断像
(a) 呼吸波形を得るために横隔膜にトラッキング ROI を設定している，(b) トラッキング ROI から肝臓と肺の信号強度の違いから呼吸波形を取得して呼吸同期撮像している，(c) ナビゲータエコーを用いて撮像した呼吸同期 T_2 強調横断像．

i) 信号加算回数の増加

信号加算回数を増やすことでゴーストの間隔を離すことができる（図 12・14）．この方法は単純だが効果的である．ただし，撮像時間が増加するため，検査時間の延長が問題となる場合がある．

j) 脂肪抑制法

脂肪の信号強度が高いシーケンス（T_1 強調像や高速 SE 法 T_2 強調像など）において，脂肪の周期運動がアーチファクト源になる場合に有効である（図 12・18）．脂肪抑制を行うことで，これらのアーチファクトを抑制することができるが，適用部位によっては困難な場合がある．

iv) 不規則な動きによるアーチファクトの発生機序と特徴

不規則な動きによるアーチファクトは，突発的な動きや胃や腸の蠕動，唾液の嚥下，眼球の動き，姿勢を保持できない場合などに発生する．撮像中の体動や呼吸動作により，ボケや縞状のアーチファクト，ゴーストが位相エンコード方向に現れることがある．どの方向に動いても位相エンコード方向にアーチファクトが発生する．

v) 不規則な動きによるアーチファクト画像

体動によるモーションアーチファクトの画像と，ラジアルスキャン*によりモーションアーチファクトを低減された画像を**図 12・25**に示す．

vi) 不規則な動きによるアーチファクトの抑制方法

頭部検査において静止困難な患者や腹部における蠕動運動のアーチファクトに対しては，短冊状の k 空間軌跡（blade）を取得し，その blade を回転させながら k 空間を充填するラジアルスキャン法（PROPELLER*，BLADE，JET，RADAR*）により，アーチファクトを低減することができる．患者への静止の指示，薬剤投与（消化管蠕動運動の抑制剤投与，鎮静剤投与，鎮痛剤投与），秒単位の高速撮像法などによりアーチファクトの低減が可能である．検査前に患者に対して十分な検査説明を行うことも非常に効果的である．意識障害のある患者や小児などでは，ラジア

解説
ラジアルスキャン：k 空間の軌跡を放射状に取得する方法．不規則な動きに強い．

解説
PROPELLER：periodically rotated overlapping parallel lines with enhanced reconstruction の略．

解説
RADAR：Radial Acquisition Regime の略．

第12章 アーチファクト

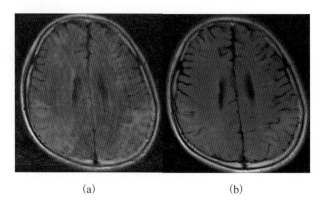

図 12・25 PROPELLERを用いた頭部のFLAIR像
(a) PROPELLERを使用せずに撮像したFLAIR像．体動によるアーチファクトが顕著である．(b) PROPELLERを使用して撮像したFLAIR像．撮像中に体動があってもアーチファクトは低減される．

ルスキャン法による体動補正シーケンスの使用が効果的な場合もある．呼吸によるアーチファクトが顕著な場合は，呼吸停止や呼吸同期でアーチファクトを低減できる．原則としてTRの短いT_1WIは呼吸停止で対応し，T_2WIは呼吸停止もしくは呼吸同期を併用する．呼吸停止が困難な場合，撮像時間の短縮，もしくは自由呼吸下で加算回数の増加も効果的である．

12・3・2 拍動・流れによる信号変化

拍動・流れによる信号変化は主に三つの要因によって引き起こされる．まず，**流入効果***による信号増強は，未励起の血液がスライス断面に流入することで信号が不均一に増強される．次に，位相分散による信号損失は，乱流や渦流が原因でボクセル内の位相がランダムに分散される現象である．最後に，RFパルスの時間差による信号変化は，RFパルスが異なるタイミングで励起されることにより，流体の位置が変わり信号が損失または増強されることがある．これらの現象はMRI画像の解釈を複雑にし，診断精度に影響を及ぼすため，適切な対策が求められる．

i）流入効果による信号増強

スライス断面に流入する血液は，それまでに励起されていないためTRを無限に延長したものと等しくなり，大きな縦磁化によって強い信号が得られる．これを流入効果（またはインフロー効果）という．流入効果による流体（血液）の信号の増強は，TOF MRAのように有用である反面，ゴーストの発生源になるとともに血管そのものの信号増強が診断を困難にしたり腫瘍性病変と誤認したりする．

信号増強の程度は流速によって異なり，特にSE法においては，ある流速以上では逆に信号損失となるので，信号のパターンはより複雑である．加えて，SEのスライス励起順が通常連続していないため，流入効果による信号増強が連続的ではなく，特に造影後は所見と誤認しやすくなる．このような場合は，サチュレーションパルスの付加や前後のスライスを注意深く観察する必要がある．また，スライス選

解説
流入効果：血液が未励起の状態でスライス断面に入ることで，強い信号が得られる現象．TOF MRAに有用だが，ゴーストの発生源となりうる．

12・3 患者に起因するアーチファクト

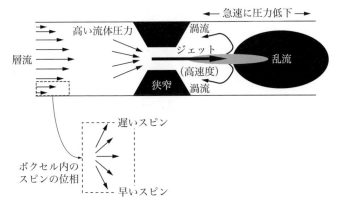

図 12・26 流体の位相分散による信号損失
狭窄部位において流体は加速されて，乱流が発生して信号低下を引き起こす．同時に，急激に流体に加わる圧力が低下するため，ジェットの周囲から管壁には渦流が生じて信号低下をきたす．また，層流においても速度ベクトルの違いが大きい管壁など（点線の領域）は，位相分散が生じる．

択パルスの励起順序を調整すれば，サチュレーションの効果はさらに増す．

ii) 位相分散による信号損失

流体における信号損失の原因の第一に，乱流，渦流，加速度流などによるボクセル内の**位相分散**（**intra-voxel phase dispersion** または **intra-voxel dephasing**）がある（図 12・26）．なかでも乱流は，狭窄部位などによって血液が加速されて**レイノルズ数**[*]が 2,300 から 2,500 を超えた場合に発生し，ボクセル内の位相がランダムになるために信号が消失する．

血管狭窄病変においては，狭窄部位通過後に渦流が発生して信号が低下するとともに，加速度以上の速度成分が影響する．また，通常の層流においても速度ベクトルの違いが大きい管壁は，位相分散によって信号が低下することもある（図 12・26 の点線内）．血管分岐部においても時として信号が低下するが，病変ではなく渦流による信号損失が原因の場合がある（**図 12・27**(a)）．

ボクセル内の位相分散を抑制する効果的な手段としては，ボクセルサイズの縮小（SNR の低下），TE およびデータサンプリング時間の短縮，リフェイズ用の傾斜磁場の使用がある．

iii) RF パルスの時間差による信号変化

もう一つの重要な信号損失の機序として，SE 法において選択的 RF パルスの時間差による流体の**信号損失**（**flow void, high velocity signal loss**）がある．図 12・28 に示すように，選択的励起 90°パルスを与えた断面内の流体は，180°パルスを与える時点においては位置がずれて，データ収集時に全信号を得ることができない（**図 12・29**）．

一方，FLAIR[*]では，流体の信号損失ではなく逆に信号が増強する．この機序は SE 法と同様，選択的 RF パルスの時間差が原因である．すなわち脳脊髄液が，最

解説
レイノルズ数：流体力学における無次元数で，流体の慣性力と粘性力の比を表す．式は Re = $\rho v D/\mu$ で，ここで ρ は流体の密度，v は流速，D は管径，μ は流体の粘性率である．Re が約 2,300 を超えると乱流が発生し，位相分散による信号損失が顕著になる．

解説
FLAIR：fluid attenuated inversion recovery の略．IR パルスを用いて脳脊髄液の信号を抑制する技法．

第12章 アーチファクト

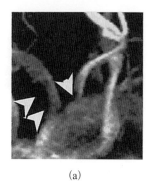
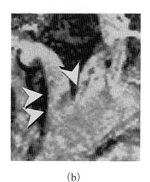

図12・27 造影前(a)と造影後(b)の大動脈弓部のMRアンギオグラフィー
(a) 血管分岐部に生じた渦流の位相分散による信号損失が認められる(矢尻).(b) 造影剤を急速注入して撮像すると,血管内全体の信号が上昇し,矢尻の部位が狭窄していないことが確認できる.

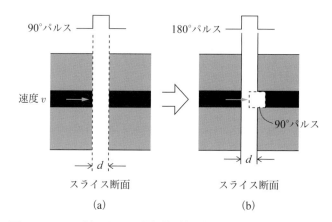

図12・28 SE法における選択的励起パルスの時間差による流体の信号損失
(a) 90°パルスを与えた断面内((a)の点線内)の流体は,(b) 180°パルスを与える時点においては移動して((b)の点線内)全信号を得ることができなくなる.

初に選択的インバージョンパルスを受けてから,次の選択的励起90°パルスを受けるまでに移動すると,FLAIRの目的とする脳脊髄液信号の抑制ができなくなる.インバージョンパルスを受けた後,脳脊髄液が移動した部分は,単にSE法T_2強調像となるため高信号になる(**図12・30**).

高速SE法T_2強調像における選択的RFパルスの時間差によるアーチファクトの抑制手段として,①リフォーカシングパルスの空間的な幅の拡大,②グラディエントエコーの使用,③三次元フーリエ変換法の使用,④心拍に同期させて脳脊髄液の流れの遅い時相でデータ収集などが考えられる.①はスライス間の干渉を避けるために撮像時間が延長,②はコントラストが変化,③は撮像時間の延長,④はスライス数の制約などの問題を生じる.FLAIRでは,インバージョンパルスの

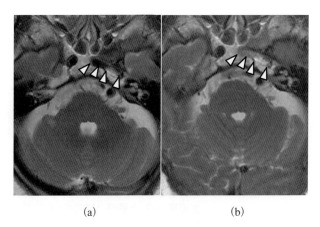

図12・29　高速SE法による頭部T$_2$強調横断像
(a) 左内頚動脈結紮術前，(b) 左内頚動脈結紮術後の横断像．術前では内頚動脈内に流れによる flow void を認めるが，術後では flow void が消失しており血流がないことがわかる．

空間的な幅を広げる手法が一般的であるが，スライス間の干渉を避けるために撮像時間が延長する．

12・3・3　ミスレジストレーションアーチファクト

i）ミスレジストレーションアーチファクトの発生機序と特徴

ミスレジストレーション（ミスプレースメント，ディスプレースメント）とは，位相エンコードと信号読み取りまでに時間的ずれによって，血液のように動いている物体が本来と異なった位置に描出されることをいう．血管の傾きが45°の場合に，最も離れた位置に描出される．

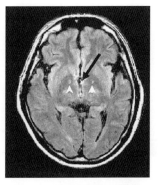

図12・30　頭部のFLAIR像
FLAIR像では大脳基底核部に高信号領域（矢尻）が異常所見のように見られるが，これは第三脳室における脳脊髄液の拍動（黒矢印）によって生じたゴーストである．

ii）ミスレジストレーションアーチファクトと抑制方法

ミスレジストレーションアーチファクトの例を図12・31(b)に示す．ここで，前述の関係を利用すれば，アーチファクトから逆に，流れの方向を知ることも可能である．ミスレジストレーションアーチファクトは，位相エンコードから信号読み取りまでの時間の短縮や位相エンコード方向にリフェイズ用傾斜磁場を加えることで，アーチファクトを抑制することができる．

12・3・4　パーシャルボリューム効果

i）パーシャルボリューム効果の発生機序と特徴

パーシャルボリューム効果は，ボクセル内（スライス内またはピクセル内）に

第12章 アーチファクト

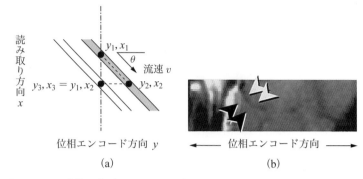

図12・31 血管を想定したミスレジストレーションアーチファクトの発生原理（a）と画像（頭部のSE法造影T_1強調横断像）（b）

(a) において，位相エンコードされた任意の位置を(y_1, x_1)とすると，速度vの流れによって信号の読み取りまでの間に(y_2, x_2)に移動する．しかし位相エンコードされたラインはy_1であるから，元の位相エンコードのラインy_1まで平行移動したところ$(y_3, x_3 = y_1, x_2)$に血管が描出される．これを連続して追っていくと，灰色の部分に描出されるべき血管が左下方にずれる．(b) において，本来の血管の位置（白の矢尻）が黒く抜けて，左下方にずれて血管が描出されている（黒の矢尻）．また血管のずれた方向から，血液が画像の左上方から右下方に向かって流れていることがわかる．

異なった組織が存在する場合に生じる．この効果により，ボクセル内で異なる構造物が平均化され，細かな病変などの構造物どうしの区別が困難になり，信号強度が表現できずにコントラストが低下することがある．例えば，スライス厚を厚くすると天井の高信号部分や脳表などの描出が変化する．

ii）パーシャルボリューム効果の抑制方法

パーシャルボリューム効果を抑制するためには，スライス厚やピクセルサイズを縮小する方法が考えられるが，これには限界がある．スライス厚を1/5にすると，MRIの画質を決定する主要な因子であるSNRも1/5に低下し，元の画像と同一のSNRを得るためには，25倍の撮像時間が必要になる．MRIのように本質的にSNRが低いモダリティにおいては，SNRを考慮しながら病変の検出に最低限必要なスライス厚，もしくはピクセルサイズを設定することが重要である．さらに，スライス厚を薄くすることやピクセルの大きさを小さくすることによりボクセルの大きさを小さくすることが有効である．ただし，その際はSNRの低下や，撮像領域を同一とした場合のスライス数の増加が必要となり，撮像時間の延長も考慮する必要がある．

12・3・5 マジックアングルアーチファクト

i）マジックアングルアーチファクトの発生機序と特徴

マジックアングルアーチファクトは，特定の角度で腱や靭帯などの線維束が静磁場に対して配置されることにより発生する．この角度は約55°であり，この条件下では，静磁場と原子核モーメント間の磁場成分（B_z）は0となる．式（12・11）では，$B_z = \mu_0 \mu \cdot (3\cos^2\theta - 1)/(4\pi r^3)$と表され，$\theta \fallingdotseq 54.74°$で$B_z$が0になる*．この状態を**マジックアングル**と呼ぶ．

解説

θは，腱や靭帯の線維と静磁場の方向との間の角度を表すものである．μ_0は，真空の透磁率と呼ばれる定数であり，磁場に対する物質の反応性を示す．また，μは磁場をつくり出す力の大きさ，すなわち磁気双極子モーメントの大きさを示すものである．さらに，rは，磁場をつくり出す磁気双極子からの距離を指し，この距離が磁場の強さに影響を与える．

12・4　RFパルスに起因するアーチファクト

$$1 - 3\cos^2\theta = 0, \ \cos^{-1}\left(\frac{1}{\sqrt{3}}\right) = 55° \tag{12・11}$$

このマジックアングルの影響により，膠原線維内のプロトンが影響を受けやすく，**双極子間相互作用***がなくなるため，T_2 が延長する．しかし，腱や靱帯の T_2 値は元々短いため，その延長はわずかであり，TE の短いシーケンス（プロトン密度画像，T_1 強調画像など）で信号増強が顕著になる．この現象により，本来信号が低いはずの部位が高信号として描出され，炎症や断裂と誤認されるリスクがある．

解説
双極子間相互作用：MRIにおいてプロトンどうしが互いに影響し合う磁気的な相互作用．

ii）マジックアングルアーチファクトの抑制方法

マジックアングルアーチファクトの抑制方法として，観察対象部位がマジックアングルにならないように体位を調整することが有効である．さらに，TE の長いシーケンスを用いることにより，T_2 の延長が目立たなくなる．具体的には，T_2 強調画像などの TE が長いシーケンスを追加することで，病変と誤認されるリスクを低減できる．

12・4　RFパルスに起因するアーチファクト

12・4・1　クロストークアーチファクト

i）クロストークアーチファクトの発生機序と特徴

クロストークアーチファクトは，1回の TR 内で複数スライスの励起を行うマルチスライス法において，スライス選択パルスが正確に矩形波になっていない場合に発生する．スライス間で干渉し，信号強度の低下や画像コントラストの変化が生じることが特徴である（**図12・32**）．

MRI装置ではスライス励起 RF パルスが sinc 波で与えられるため，印加時間の制約により完全な矩形波とならず，設定スライス外の核磁気モーメントにも影響を与える．これにより，巨視的縦緩和の回復が遅れることが原因である．特に IR 法のパルス系列は，スライス間の干渉の影響を受けやすい．また，マルチアングルで複数スライスが重なる場合，クロストークアーチファクトにより線状低信号帯が生じる（**図12・33**）．

ii）クロストークアーチファクトの抑制方法

クロストークアーチファクトを抑制する方法として以下がある．

a）スライス間隔*を広げる

スライス厚の 20% 程度のスライス間隔を空けることでクロストークの影響を低減する．しかし，スライス間隔を広げると小病変の描出能が低下する可能性がある．

b）インターリーブ法の使用

最初の TR で奇数スライスを，次の TR で偶数スライスを励起する方法．これにより，スライス間隔が 100% となりクロストークの影響を減少させるが，撮像時間が倍になる．

解説
スライス間隔：隣接するスライス間の距離．間隔を広げるとクロストークが軽減されるが，病変の描出に影響する．

第12章　アーチファクト

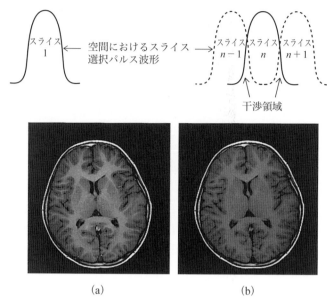

図12・32　スライス間の干渉の影響
(a) スライス数が1の場合と，(b) スライス間隔を0にして連続でスライス励起（…, $n-1$, n, $n+1$, …）した場合．スライス間の干渉によって，(b) の画像は (a) と比較して白質の信号雑音比が27%，白質と灰白質のコントラストが20%，コントラスト雑音比が40%低下していた．

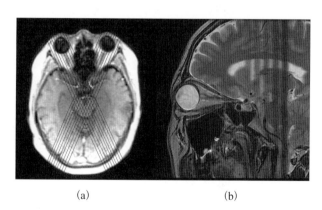

図12・33　他スライスの干渉によるクロストークアーチファクト
(a) 両側視神経の斜位矢状断のプランニング画面，(b) 視神経斜位矢状断像．左右のスライス面が干渉しているため，クロストークアーチファクトが出現している．

c) 多重オブリーク設定の回避

マルチアングルで撮像する場合，位置や角度を調整し，スライスが重ならないようにする．

12・4・2 RFの不均一性によるアーチファクト

ⅰ）RFの不均一性によるアーチファクトの発生機序と特徴

RFの不均一性によるアーチファクトは，主に B_1 磁場*の不均一やRFコイル感度の不均一に起因する．具体的には，B_1 磁場の不均一により，腹水*やのう胞など液体を多く含む被検者では，RF磁場の浸透性が低下し，内部に必要とされる出力のRFが届かず，画像が非常に不均一になることがある（図12・34）．RFの浸透度 δ は以下の式で表される．

$$\delta = \left(\frac{2\rho}{\mu\omega_0}\right)^{1/2} \quad (12・12)$$

ここで，ρ は抵抗，μ は透磁率，ω は周波数である．この式から，電気伝導性の高い腹水が多いと浸透度が低下することがわかる．また，磁場強度（共鳴周波数）が高いほど浸透度が低下する．特に，3T高磁場装置を用いた腹部の撮影で問題となる．

> **解説**
> B_1 **磁場**：RFパルスの磁場成分．

> **解説**
> **腹水**：腹部に溜まった液体．電気伝導性が高く，RF磁場の浸透性を低下させる要因となる．

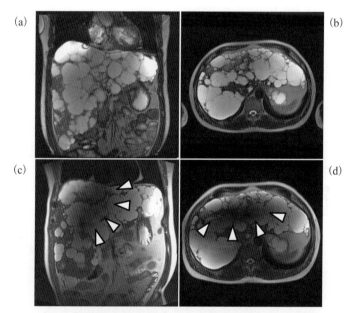

図12・34 RF浸透性の影響によるアーチファクト
(a) 1.5 T-MRIで撮像した T_2 強調冠状断像，(b) 1.5 T-MRIで撮像した T_2 強調横断像，(a) 3.0 T-MRIで撮像した T_2 強調冠状断像，(b) 3.0 T-MRIで撮像した T_2 強調横断像．3 T-MRIではRF浸透力の低下により信号低下が生じている（矢頭）．

> **解説**
> **RFクッション**：高誘電率と低導電率をもつ素材で，腹部MRI撮影時にRF定在波の位相を調整し，画像の均一性を改善するために使用される．

> **解説**
> **誘電体パッド**：誘電率の高い素材で作られ，B_1 磁場の均一性を改善するために使用される．

ⅱ）RFの不均一性によるアーチファクトの抑制方法

RFの不均一性によるアーチファクトの抑制法は，いくつかの方法がある．特殊なRFパルス設計や，マルチチャネルRF送信技術などのコイル設計がある．近年の高磁場MRI装置ではマルチチャンネルのRF送信技術は広く普及している．また，パッシブなカップリングコイルを用いて B_1 の均一性を改善する方法もある．これらの方法は技術的に高度であるが，RFクッション*や誘電体パッド*を使用す

第12章　アーチファクト

る方法は比較的簡単であり，3Tの腹部MR撮影におけるB_1磁場の均一性を改善する有効な手段である．

　RFクッションは非常に高い誘電率と低い導電率を持ち，腹部の撮影においてRF定在波の位相を変えることでアーチファクトを減少させることができる．このクッションは，ボディコイルや専用の受信専用トルソアレイコイルと併用されることが多い．RFクッションを用いることで，特に肥満患者においてRFクッションの効果が高く，画像の均一性が向上する．

12・4・3　RFジッパーアーチファクトおよびハードウェアに起因するアーチファクト

ⅰ）RFジッパーアーチファクトの発生機序と特徴

　RFジッパーアーチファクトは，画像上に水平または垂直方向に一直線の点状となって生じるアーチファクトである．このアーチファクトは，RFフィールドスルー，自由誘導減衰（FID）*，誘発エコーの三つの原因によって発生する．

a）RFフィールドスルー

　励起RFパルスが完全には消失せず，データ収集時に受信コイル内に侵入することで生じる．このアーチファクトは0周波数で位相エンコード方向に発生する．外部からのRF雑音（テレビ，ラジオ放送，蛍光灯など）もこの一因である．

b）自由誘導減衰（FID）

　FIDが完全に減衰する前に180°パルスのサイドローブと重なることが原因である．この場合，周波数エンコード方向にジッパー状のアーチファクトが発生する．

c）誘発エコー

　隣接するスライスのRFパルスや二重エコーパルスシーケンスにおけるパルスが不完全なために発生する．このアーチファクトも位相エンコード方向に線として現れる．

ⅱ）ハードウェアに起因するアーチファクトの発生機序と特徴

　以下のようなハードウェアの異常が原因となるアーチファクトも存在する．

a）データクリッピングアーチファクト

　受信機の動作不良やゲイン設定の不適正により，生データの高い信号が打ち切られることで発生する．これにより，画像上では直流成分に近い空間周波数の情報が失われる．

b）傾斜磁場の遮断によるアーチファクト

　撮像中に傾斜磁場が遮断された場合に発生する．

c）外部ノイズによるアーチファクト

　MRI検査室外からのノイズが混入することで発生する．

ⅲ）RFジッパーアーチファクトおよびハードウェアに起因するアーチファクトの抑制方法

a）RFジッパーアーチファクトの抑制法

　自由誘導減衰（FID）アーチファクトの抑制法としては，まずTEを延長するこ

解説

自由誘導減衰（FID）：RFパルス終了後にスピンが元の状態に戻る過程で発生する信号．これが減衰する前にエコーやノイズと重なるとアーチファクトが生じる．

とでFIDと180°RFパルスを離すことが挙げられる．また，スライスを厚くすることも有効である．これは広いRFバンド幅を選択することによって実現され，広いバンド幅は時間領域においてRFの持続時間を短縮するため，重なる可能性が低くなる．誘発エコーに関しては，その発生機序がFIDアーチファクトと同様であるため，対処法も同様に有効である．RFフィールドスルージッパーアーチファクトに対する対処法としては，180°位相の異なったRFパルスを信号収集ごとに交互に使うことが推奨される．これによりRFパルスの位相が平均化され，RFフィールドスルーが除去される．最後に，RF雑音に対しては，RF遮へいの改善，電波を発する電子機器の除去，そしてMRI室の戸を閉めることがアーチファクトの抑制法として有効である．

b）データクリッピングアーチファクトの抑制法

受信機の調整を行い，適正なレンジ内に信号が入るようにする．

c）傾斜磁場の遮断によるアーチファクトの抑制法

傾斜磁場の動作を確認し，問題があれば修理を依頼する．

d）外部ノイズによるアーチファクトの抑制法

ノイズ源を特定し，除去する．必要に応じてMRI検査室の遮へいを強化する．

12・4・4　アネファクトアーチファクト

ⅰ）アネファクトアーチファクトの発生機序と特徴

アネファクトアーチファクトは，撮像範囲外の情報がノイズとして撮像範囲内に入ってくるアーチファクトである．これは特にマルチチャンネルコイル使用時に発生しやすい．このアーチファクトは，撮像範囲外の組織からのRF励起と信号検出に起因し，グラジエントの非線形性やB_0の不均一性が影響している．これにより，撮像範囲外の組織が撮像範囲内と同じ磁場を経験し，信号が撮像範囲内にエイリアスされる．この現象は，特に高速スピンエコー画像で見られ，矢状断像や冠状断像での撮像時に顕著である．

ⅱ）アネファクトアーチファクトの抑制方法

アネファクトアーチファクトの抑制には，以下の方法が有効である．

a）コイルチャンネルの選択

使用するチャンネルを必要最小限度にし，撮像領域以外の範囲を広く含めないようにする．最近の装置では，自動的に最適なチャンネルを選択するシステムを搭載しているものもあり，これによりアーチファクトの発生を抑制できる．

b）撮像範囲の最適化

撮像範囲外の信号が影響しないように，受信コイルを撮像範囲に合わせて調整する．これにより，不要な信号がエイリアスされるのを防ぐことができる．

c）オーバーサンプリングの利用

外部の信号が撮像範囲内にエイリアスされるのを防ぐために，オーバーサンプリング技術を使用する．しかし，この方法は周辺信号アーチファクトを完全に排除することはできないため，他の対策と併用することが推奨される．

12・5 磁場に起因するアーチファクト

12・5・1 磁化率アーチファクトと金属アーチファクト

ⅰ）磁化率アーチファクトの発生機序および特徴

極端に磁化率の異なる部位の境界においては，局所的な磁場勾配が生じ，位相分散*のために信号が消失する．位相分散は，TEやボクセルサイズ，受信バンド幅，局所磁場勾配，静磁場強度に比例する．特に，頭蓋底や肺，腹部のように空気を含む部位で発生しやすい（図12・35）．磁化率は微小出血の検出に有益な情報となることもある．

ⅱ）金属アーチファクトの発生機序と特徴

金属アーチファクトは，強磁性体*金属と常磁性体*金属によるアーチファクトに大別される．強磁性体金属の場合，磁場空間が歪められ，歪んだ画像や異常信号が発生する．強磁性体金属の部分は無信号となるが，問題は磁場が大きく歪められることで，離れたスライスに信号を生じることである．一方，常磁性体金属においては，基本的に金属中に発生する渦電流によって金属周囲の信号消失しか起こらないが，RFパルスによる金属中の熱の影響には注意が必要である．

> **解説**
> **位相分散**：磁場の不均一性が原因で画像の位相が乱れる現象．この乱れは画質を低下させる．

> **解説**
> **強磁性体**：外部磁場がなくても自発的に磁化をもつ物質．鉄，コバルト，ニッケルなどが該当し，強い磁場を生成しやすい．

> **解説**
> **常磁性体**：外部磁場が加わると弱く磁化する物質．アルミニウム，酸素などが該当し，磁場がなくなると磁化は消失する．

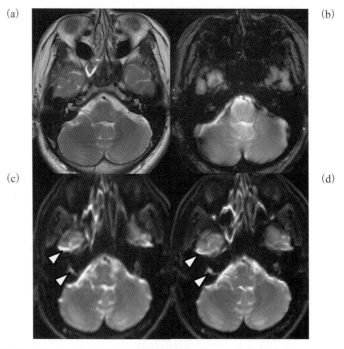

図12・35　シーケンスによる磁化率アーチファクトの違い
頭部T$_2$強調横断像．(a) 高速SE法，(b) GRE法，(c) EPI-SE法，(d) EPI-SE法（RESOLVE）．高速SE法＜GRE法＜EPI法の順に磁化率アーチファクトが顕著に現れている．RESOLVE法を用いることでEPI法であっても，磁化率による画像歪が低減している．

iii) 磁化率アーチファクトと金属アーチファクトの抑制方法

a) 金属の脱着

安全性の面から，検査前に体内外の金属の有無とその組成や形状を確認し，着脱可能なものはすべて取り除く．例えば，ハローベスト*のような固定具の電流ループによる信号欠損を避けるため，金属部分のコネクトを外す．

> **解説**
> **ハローベスト**：頭部や頸椎の骨折や損傷の治療に使用される装具．金属リング（ハロー）を頭蓋骨に固定し，ベストを装着して頭部と頸椎を安定化させる．

b) 撮像パラメータの調整

撮像パラメータを調整することでアーチファクトを軽減する．具体的には，以下の方法がある．

- シーケンスの選択：リフォーカスパルスの入ったシーケンス（SE法，高速SE法など）を使用し，TEを短くし，スライス厚やピクセルサイズを縮小する．EPI法は磁場不均一性に最も鋭敏であり，つづいてGRE法，SE法となり，高速SE法が最も影響を受けにくい（図12・36）．
- 位相エンコード方向の変更：位相エンコード方向や撮像断面を調整し，診断目的にアーチファクトが重ならないようにする．
- ボクセルサイズの縮小：ボクセルサイズを縮小し，TEを短縮することで信号消失の範囲を縮小する．
- 受信バンド幅の拡大：受信バンド幅を拡大することで，位相分散を抑制する．ただし，SN比への影響に注意が必要．
- EPI法の調整：EPI法では位相エンコードステップを減少させ，single-shotをmulti-shotに変更する．
- 専用シーケンスの使用：SEMAC（slice encoding for metal artifact correction）などの専用シーケンスを使用し，磁場勾配の影響を補正する．

c) 低い静磁場の使用

磁化率は静磁場強度に比例するため，低い磁場強度の装置を使用することで軽減できる．

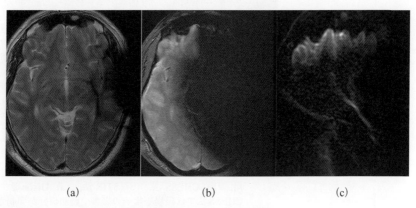

(a)　　　　　　　　　(b)　　　　　　　　　(c)

図12・36　シーケンスによる金属アーチファクトの違い
　　　ヘアピンによる金属アーチファクト．(a) 高速SE法，(b) GRE法，(c) EPI法．高速SE法 < GRE法 < EPI法の順に金属アーチファクトが顕著に現れている．

第12章 アーチファクト

12・5・2 局所磁場の不均一による組織信号抑制ムラ

ⅰ）組織信号抑制ムラの発生機序および特徴

高速SE法の普及により，T_2強調像では脂肪が高信号化するため，脂肪抑制法の併用が多用されている．脂肪抑制法としては，CHESS法*，STIR法*，二項励起パルス（binominal pulse）法*，Dixon法などがある．CHESS法は撮像時間の延長や信号低下が少なく非常に有効な脂肪抑制法であるが，空気や金属との境界部など磁場不均一性の影響に鋭敏である．したがって，CHESS法では，静磁場の均一性が低いと水と脂肪の共鳴周波数差3.5 ppmが区別できなくなり，脂肪抑制不良となる（図12・37）．静磁場の不均一は，装置の最大許容FOVで撮像したときの辺縁など，磁場中心から離れた静磁場の不均一によって脂肪抑制不良が発生し，不均一な画像が生成される．静磁場の均一性は1 ppm以下に均一化されているが，静磁場強度や装置の構造によって異なり，同一装置でも磁場中心から離れるほど均一性は低下する．局所磁場が不均一になると信号抑制不良となりやすい．またFLAIR法による水抑制では，TI設定が不適切であると水信号を適切に信号抑制できない（図12・38）．

ⅱ）組織信号抑制ムラの抑制方法

a）撮像対象を磁場中心に配置する

撮像対象を装置の磁場中心に配置することで，静磁場の均一性を保ち，アーチ

> **解説**
> **CHESS法**：脂肪信号を周波数選択的に抑制する技術．ケミカルシフト選択性励起（CHESS）を用いて，脂肪の共鳴周波数をターゲットにし，信号を抑制する．

> **解説**
> **STIR法**：短時間反転回復（STIR）シーケンス．脂肪信号を抑制するために，特定の反転時間（TI）を用いて脂肪の信号を無効化する．

> **解説**
> **二項励起パルス法**：特定の周波数成分を選択的に励起する技術．二項パルス列を使用して，特定のスピン系を選択的に制御する．

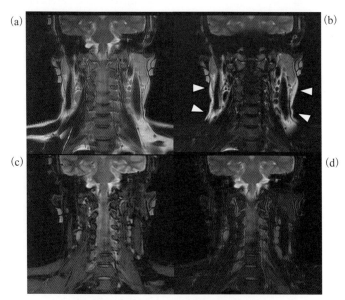

図12・37 脂肪抑制法の違いによる信号抑制効果
高速SE法で撮像した頸部T_2強調冠状断像．(a) 脂肪抑制不使用，(b) CHESS法，(c) STIR法，(d) Dixon法（水画像）．CHESS法では磁場不均一の影響で脂肪信号が抑制されていない（(b) 矢頭）．STIR法やDixon法では脂肪信号は抑制されているが，筋などコントラストがシーケンスによって異なることに注意する必要がある．

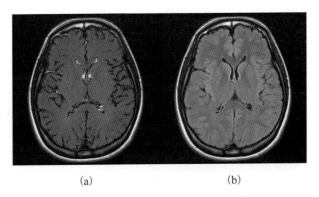

図12・38 TIの異なる条件で撮像したFLAIR像
(a) TI = 1,500 ms, (b) TI = 2,400 ms. TIが不適切な (a) では脳室および脳溝の脳脊髄液の信号が抑制されていない.

ファクトの発生を抑えることができる.

b) 領域に合わせてシミングを行う

撮像領域に合わせた適切なシミングを行うことで,静磁場の均一性を向上させる.

c) FOVを大きくしない

FOV (撮像視野) を必要以上に大きくしないことで,静磁場の不均一な部分での撮像を避けることができる.

d) 脂肪抑制においてはSTIR法やDixon法を用いる

CHESS法による脂肪抑制が不十分な場合,STIR法やDixon法などの別の信号抑制手法を用いることでアーチファクトを低減できる.

12・6　アーチファクトのまとめ

　MRI検査におけるアーチファクトの理解と対策は,診断の精度を高め,患者に最適な医療を提供するために不可欠である.本章では,アーチファクトの種類とその発生機序,さらにそれを抑制するための方法について解説した.アーチファクトは画像再構成,患者の動き,RFパルス,磁場の問題など多岐にわたり,それぞれに適切な対処法が求められる.

　アーチファクトの定義については,「things made by man (人間が作り出したもの)」という本来の意味に基づき,幅広い範囲で解説したが,ここで説明した以外にも多数のアーチファクトが存在する.また,新たな撮像法の開発に伴い,多くの新たなアーチファクトが出現している.しかし,本章で述べたアーチファクトは臨床の場において頻繁に遭遇するものであり,診断に大きな影響を与えるため,正確な識別と対策が必要である.

　さらに,アーチファクト抑制の代償として,撮像時間の延長やSNRの低下,被検者への負担増などの不利益も考慮する必要がある.装置に起因するアーチファクトに対しては,定期的に画質管理を行い,アーチファクトが出現した際には,直ちに装置内外の発生源をメーカとともに検証し対処することが求められる.

総じて，アーチファクトの正確な理解と対策を身につけることで，診断ミスを防ぎ，患者に最適な医療を提供することができる．

◎ 参考図書

荒木　力：MRI「再」入門臨床からみた基本原理，南江堂（1999）
Bernstein M. A., King, K. F., Zhou, X. J.: Handbook of MRI Pulse Sequences, AcademicPress (2004)

◎ 参考文献

1) Le Bihan D, Poupon C, Amadon A, Lethimonnier F. Artifacts and pitfalls in diffusion MRI. J Magn Reson Imaging. 2006 Sep;24(3):478-88
2) Franklin KM, Dale BM, Merkle EM. Improvement in B1-inhomogeneity artifacts in the abdomen at 3T MR imaging using a radiofrequency cushion. J Magn Reson Imaging. 2008 Jun;27(6):1443-7
3) 日本放射線技術学会：放射線医療技術学叢書（38）「アーチファクトアトラス（MRI・CT・SPECT・PET）」，日本放射線技術学会（2021）
4) 髙津安男，小野敦：MR画像検査学，メディカルビュー（2023）
5) 荒木　力：MRIの基本パワーテキスト第4版，メディカル・サイエンス・インターナショナル（2019）

◎ 演習問題

問題1　折り返しアーチファクトの発生原因として最も適切なものはどれか．
　　　1．高周波ノイズの影響により画像が歪むため．
　　　2．FOV外の信号が撮像領域内に重なるため．
　　　3．MRI装置の冷却システムの不具合による信号エラーのため．
　　　4．撮像中の患者の動きによるモーションアーチファクトが発生するため．
　　　5．コントラスト剤の不均一な分布による信号強度の変化のため．

問題2　MR像を示す．この画像のアーチファクトを低減させる方法として適切なのはどれか．
　　　1．FOVを縮める．
　　　2．呼吸同期を併用する．
　　　3．受信バンド幅を広げる．
　　　4．オーバーサンプリングを行う．
　　　5．ラジアルスキャンのシーケンスを利用する．

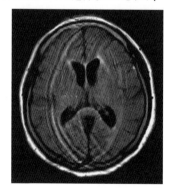

問題3　MR像を示す．この画像のアーチファクトの発生機序として正しい説明はどれか．

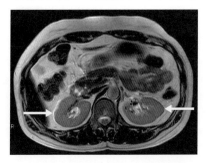

1. このアーチファクトは，患者の動きによって発生する．
2. このアーチファクトは，X線の散乱によって発生する．
3. このアーチファクトは，MRI装置の不具合によって発生する．
4. このアーチファクトは，水と脂肪の共鳴周波数の差により発生する．
5. このアーチファクトは，主に静磁場強度が低い場合に顕著に観察される．

問題4　腹部MR像を示す．矢印のアーチファクトは何か．

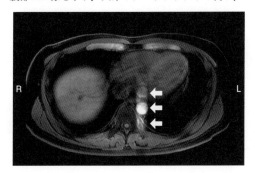

1. ブラーリング
2. ゴーストアーチファクト
3. 打ち切りアーチファクト
4. 折り返しアーチファクト
5. パラレルイメージングアーチファクト

問題5　打ち切りアーチファクトの説明として**誤っている**のはどれか．
1. 打ち切りアーチファクトは主に位相エンコード方向において問題となる．
2. データ収集をある範囲で打ち切ると，再構成画像に打ち切りアーチファクトが現れる．
3. 打ち切りアーチファクトは，主に撮像対象のエッジ近くで振動するような形で観察される．
4. マトリックス数を増加させることにより，アーチファクトの周期が短くなり，発生範囲が狭まるが，SNRは向上する．
5. 位相エンコード数を適切に選択することで，目的部位にアーチファクトが重ならないように調整することが可能である．

第12章 アーチファクト

問題6 ブラーリングの特徴として正しいのはどれか.
1. 位相エンコードデータをマルチエコー信号で補完することがないため，ブラーリングは発生しない.
2. 位相エンコード方向のみにブラーリングが生じ，位相エンコード方向に垂直な細長い組織では信号強度が増加する.
3. T_1 強調像やプロトン密度像を取得するために初期エコーを k 空間の中心に配置する centric order 使用時に特に顕著であり，T_2 が短い組織ではブラーリングが強く現れる.
4. ETLの増加はブラーリングを抑制する効果がある.
5. ピクセルサイズの拡大によりブラーリングの広がりは大きくなり，SNRの向上が期待できる.

問題7 マジックアングルアーチファクトが発生する主な原因として正しいのはどれか.
1. 線維束が静磁場に対して約55°の角度で配置されるため.
2. MRI装置の磁場が不均一であるため.
3. 検査対象者が動いてしまうため.
4. コイルの感度が不均等であるため.
5. 被検体の体温が高すぎるため.

問題8 MRI検査における金属アーチファクトの発生メカニズムに関する説明として最も適切なのはどれか.
1. 金属が含まれる領域は，周囲の磁場を均一にし，画像上で高信号を示すことが多い.
2. 常磁性体金属は，RFパルスの影響で渦電流が発生し，金属周囲の信号が消失するが，遠く離れた領域に影響を及ぼすことはない.
3. 強磁性体金属は，その磁場によって周囲の磁場が大きく歪められることで，金属の位置では無信号領域が生じ，遠く離れたスライスにも異常信号が発生する.
4. 金属アーチファクトは，磁化率の高い金属の周囲だけでなく，全体的にMRI画像の解像度を向上させる効果がある.
5. 金属アーチファクトは，撮像パラメータの調整によって完全に除去できる.

問題9 RFジッパーアーチファクトは，MRI画像上にどのような形で現れるか，正しい説明を選べ.
1. 画像全体に無秩序なノイズが現れる.
2. 水平または垂直方向に一直線の点状として現れる.
3. 画像の一部が明るくなる.
4. 被写体の動きにより生じるぼやけた画像が現れる.
5. 撮影フィールドの端にダークバンドが現れる.

問題10 MRIにおけるクロストークアーチファクトが発生する主な原因として正しいのはどれか.
1. 患者の体動による画像ブレ.
2. 磁場の均一性の欠如による.
3. RFコイルの感度が不均一であるため.
4. ガドリニウム造影剤の不均一な分布による.
5. スライス選択パルスが完全な矩形波になっていないため.

第13章 MRI検査における安全性

13・1 MR装置が人体に及ぼす作用
13・2 MR装置および医療用デバイスの安全性
13・3 MRI検査前にチェックすべき事項
13・4 まとめ

第13章
MRI検査における安全性

本章で何を学ぶか

MR装置には，その性能を発揮するために三つのコイルから構成される．装置の外側から静磁場コイル，傾斜磁場コイル，RF（radio frequency）コイルである．それぞれのコイルが静磁場，傾斜磁場，RF磁場という磁場を作り出し，人体に影響を与える．MRI検査を安全に行い，MR装置を適切に管理するためにMRIに関連する安全性を押さえておく必要がある．そのため，本章ではMR装置およびMRI検査で遭遇する医療用デバイスの安全性，またMRI検査前にチェックすべき事項についても触れる．

解説

物質の磁性的な性質は「強磁性体」「常磁性体」「反磁性体」に分けられる．

「強磁性体」とは，外部から磁界を加えると磁界と同じ方向の磁気を強く帯び，外部からの磁界を0にしても強い磁気が残る材料である．鉄（Fe），コバルト（Co），ニッケル（Ni）などである．

「常磁性体」とは，外部から磁界を加えると磁界と同じ方向の磁気を弱く帯び，外部からの磁界を0にすると磁気を帯びなくなる材料である．アルミニウム（Al），クロム（Cr），モリブデン（Mo），ナトリウム（Na），チタン（Ti），ジルコニウム（Zr）などである．

「反磁性体」とは，外部から

13・1　MR装置が人体に及ぼす作用

13・1・1　静磁場による力学的作用

静磁場コイルは強力な磁場空間を作り出し，吸引力とトルクという二つの力学的作用を生み出す．吸引力はMR装置が対象物を引きつける力であり，トルクはMR装置が対象物を回転させる力である．そのためMRI検査室内に強磁性体*を持ち込むと，静磁場の吸引力によりMR装置に向かって飛んでいく．これを**ミサイル効果**という．清掃用ポリッシャー・ベッド・点滴棒など，大型の強磁性体の持ち込み事故は後を絶たず，酸素ボンベ持ち込みによる死亡事故も起きている．一方で人体は弱い反磁性体のため，吸引力やトルクの力を受けないが，体内に磁性体がある場合にはこれらの力学的作用を受ける可能性がある．

吸引力の大きさは以下の式で示される．

$$F \propto V \cdot \chi \cdot B_0 \cdot B_z \tag{13・1}$$

（F：吸引力，V：磁性体の体積，χ：磁化率，B_0：静磁場強度，B_z：漏洩強度）

つまり**吸引力**は，磁性体の大きさや磁化のされやすさ，また静磁場強度に依存することがわかる．MR装置の吸引力の分布を**図13・1**に示す．吸引力は静磁場B_0と静磁場空間勾配∇B_0の積となり，MR装置の開口部付近で最大となっているのがわかる．またMR装置から1.2mくらいの位置から急激に吸引力が増加している．これはMR装置のアクティブシールドによるものである．**アクティブシールド**は静磁場が作り出す強力な磁界が外に漏洩しないように静磁場に併設されている機構（静磁場コイルの外側に同じ超電導のシールドコイルを設け，静磁場コイルが作る磁場と逆向きの磁場を発生させて漏洩磁場を打ち消す）である．このアクティブシールドのおかげで漏洩磁場の範囲を狭めることができるが，MR装置近傍まで磁性体の持ち込みに気づきにくいともいえる．つまり磁性体はMR装置の近傍で突然引き寄せられ，吸着するリスクがあるため，磁性体を持ち込まないように細心の注意が必要である．もし大型の強磁性体がMR装置に吸着した場合，それを取り除くために磁場を下げる（減磁），もしくは落とす（消磁）必要があ

強い磁界を加えると非常に弱い反対方向の磁気を帯び、外部からの磁界を0にすると磁気は0となる．水，金 (Au)，銀 (Ag)，銅 (Cu)，亜鉛 (Zn) などである．

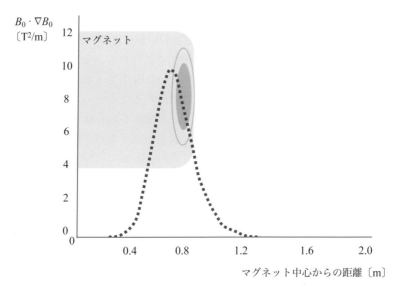

図 13・1　静磁場 B_0 と静磁場空間勾配（∇B_0）の積の分布

る．その際にはMR装置のサービスマンに来てもらう必要があり，多くの時間的・経済的損失を伴う．未然に事故を防止するために，MRIの安全標識や立入り制限区域（MR装置から 0.5 mT：5 ガウス以上の磁界がある範囲では時計，カード，電子機器などに影響を与える可能性があるため管理規制が必要）を明示し，使用中および磁場発生中の表示灯を設置する必要がある．またMRI検査にかかわるスタッフに向けた安全管理教育は特に重要で，静磁場の吸引力が電源のON/OFFにかかわらず24時間365日発生していることを理解させる必要がある．

一方，球形でない磁性体をMR装置内に入れると，磁性体の長軸が磁場方向にそろうよう**回転する力（トルク）**が発生する．トルクの大きさは以下の式で示される．

$$T \propto V \cdot \chi \cdot B_0^2 \cdot \sin\theta \tag{13・2}$$

（T：トルク，V：磁性体の体積，χ：磁化率，B_0：静磁場強度，$\sin\theta$：磁性体の長軸が磁力線とのなす角）

つまり，**トルク**は，吸引力と同様に磁性体の大きさや磁化のされやすさ，静磁場強度に依存し，また磁性体の向きにも影響されることがわかる．このトルクの力は，MR装置の**中央部（アイソセンター）**で最も強くなる．このように静磁場が作り出す力学的作用が二つあるが，それぞれの特徴と力の発生する場所の違いを理解しておくとよい．

なお，超高磁場のMRIでは，頭部を急激に動かしたときに，めまい，ふらつき，口内の金属味などの可能性がある[1]．

13・1・2　傾斜磁場（変動磁場）による神経刺激

傾斜磁場コイルは静磁場に直交する3軸（x, y, z）に配置され，撮像中に傾斜をつけた磁場を作ることでスライス内の位置情報を把握する．傾斜磁場が誘導する電場は 10 kHz 以下の低周波磁場変化であるため熱作用は問題とならないが，人体

第 13 章　MRI 検査における安全性

に与える影響として神経刺激をもたらす．主には皮膚に収縮が生じ，ピクつきを生じる末梢神経刺激（傾斜磁場の切替えにより神経系が活性化する感覚），また心臓への刺激（期外収縮や不整脈の誘発）もある．傾斜磁場は MR 装置の中心を 0 として外側に行くほど傾斜がついた磁場である．つまり MR 装置の中心よりも開口部付近で傾斜磁場の大きさは最大となるため，神経刺激が生じる可能性が高いのは MR 装置の中心ではなく，撮像中心から離れた傾斜磁場強度が最大の場所である．また傾斜磁場の性能は傾斜の強さを表す**最大傾斜磁場強度**〔mT/m〕や立上り特性を表す**スルーレート**〔mT/m/ms〕で表現されるが，この傾斜磁場の性能が高いほど神経刺激を生じる可能性も高まる．加えて，心筋や心外膜，脳など機能的影響を受けやすい部位にワイヤや電極が埋め込まれている場合は，危険度が増すとされている[2]．

　次に神経刺激が起きる仕組みについて説明する．傾斜磁場コイルに傾斜磁場を作るためのパルス状の電流を流すと，時間で変化する磁場（dB/dt）が生じる．この単位時間当たりに変動する磁場は傾斜磁場が最大の部位で電圧や電流を生じさせ（**ファラデーの電磁誘導の法則***），これが末梢神経や心臓への刺激を促す．末梢神経刺激を制限するために，末梢神経のしきい刺激レベルを推測する値として **PNS**（peripheral nerve stimulation）がある．PNS では個人差はあるが感覚を生じ始めるレベルのことで，そのしきいレベルを 100％ と定義する．撮像シーケンスごとに PNS の値は異なるが，MRI を撮像する技師はその値をコンソール画面で確認することができる．そのため撮像パラメータをコントロールすることで PNS の値を下げることも可能である．

13・1・3　傾斜磁場による騒音

　傾斜磁場コイルは前述したように，空間勾配を作るために傾斜磁場コイル内に膨大な電流を流し，急激に ON/OFF（スイッチング）を繰り返す．このように傾斜磁場コイルに膨大な電流を流すことで磁界が作られるが，**フレミングの左手の法則**により電流と磁場が存在すれば，それらに垂直な方向に力（ローレンツ力）が発生する．このローレンツ力が傾斜磁場コイルを変形・振動させるため騒音が発生する．このローレンツ力 F は電流値 I と磁場強度 B の積で表現されるため，理論的には静磁場強度が高いほど騒音が大きくなる．なお，x 軸および y 軸傾斜磁場コイル（静磁場方向に垂直）の騒音の大きさよりも，コイル間で騒音が相殺し合う z 軸傾斜磁場コイル（静磁場方向）のほうが小さくなり（特に中心付近），このことが騒音の撮像断面依存性に関与している．

　MRI の騒音を低減させるため，傾斜磁場コイルとフレームを固定する技術，傾斜磁場コイルを真空封入構造にする技術，騒音と逆相の音で相殺させる技術など，さまざまな手法が開発・実用化されている．しかし，画質向上のために高い傾斜磁場性能が必要とされてきており，依然として騒音の影響は無視できない．

　MRI 検査時の騒音は，患者を不快にしたり，操作者との対話を困難にするだけでなく，可逆性の聴力損失を来したり，さらには音に過敏な患者が永久的聴力損失を来す可能性もある．MRI 検査における等価騒音レベルは 99dB(A)* 未満に下げる必要があるが，仮に騒音が規制値内であったとしても，MRI 検査時には耳栓や

解説

ファラデーの電磁誘導の法則：誘導起電力の大きさはその回路を貫く磁界の変化の割合に比例する．傾斜磁場は単位時間当たりに変動する磁場であるため，磁界の変化を生み出し，誘導起電力（電圧や電流）を生じさせる．この傾斜磁場の勾配が大きいほど，磁束の変化量が増えるため，誘導起電力も増加する．

解説

dB(A)：騒音レベルの単位である dB に人間の可聴域や周波数の違いによる聞こえ方の違いを考慮して補正したもの．

310

ヘッドホンなど適切な減音法を使用して騒音を低減させなければならない．

13・1・4　RF磁場による発熱作用

RFコイルはRFによって高周波磁界を作り，人体のプロトンにエネルギーを与える．この高周波磁界が導電体である人体に照射されると皮膚表面において**渦電流**が発生する（電磁誘導作用により対象物の表面に磁束の通過と垂直方向の渦電流を生じる）．この渦電流はジュール熱という熱エネルギーに変換され，人体が吸収するので体温が上昇する（誘導加温）．このようにRFのような高周波エネルギーを人体に照射することで，特に皮膚表面で発熱するため，やけどのリスクとなる．有害事象の中で50％以上が発熱に関連するという調査結果があり，その中で発熱の主な原因は物体・皮膚どうし・ボアとの接触であった[3]．つまり肘などが皮膚をむき出しのままでボアに接触することや手，足，太ももどうしが接触してループを形成することもやけどのリスクとなる．このようなループ形成があるところにRFを照射するとループに電流が流れるため誘導加温（やけどのリスク）を生じさせる．そのため，ボアと皮膚，皮膚どうしの接触はなくす必要があり，間にタオル，スポンジなどを挟むことが有効

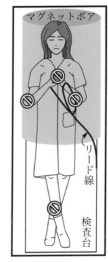

図13・2　手や足どうしの接触およびリード線によるループ形成．ボアと皮膚の接触．

である．また，受信コイルのケーブルやリード線などの導電性金属は，RFエネルギーを吸収してやけどをする場合があるので，医療機器に関してもループを作らないことを意識する必要がある（**図13・2**）．

RF磁場による発熱を管理するために規制値として**比吸収率**（specific absorption ratio：**SAR**）がある．つまりRFによる人体への過度の熱的ストレスを避け，身体の局所組織の損傷を防ぐために上限値を規定している．このSARは，RFにより人体に生じた渦電流のジュール熱が単位質量（1 kg）当たりに吸収するRFエネルギーで評価され，単位はW/kgである．SARの上限値は規定されているため，体重〔kg〕がわかればMR装置の出力できる電力〔W〕が決まる．そのためMRI検査前にはMRI装置に患者の体重を入力する必要がある．

SARの大きさは以下の式で示される．

$$\mathrm{SAR} \propto \sigma \cdot r^2 \cdot B_0^2 \cdot \alpha^2 \cdot D \tag{13・3}$$

（σ：電気伝導率，r：球体の半径，B_0：磁場強度，α：フリップ角，D：デューティーサイクル）

つまり組織の電気伝導率（脳脊髄液，胃・腸管，血液，眼は高い，脂肪，緻密骨は低い），患者の身体の大きさ，静磁場強度，フリップ角に比例する．また単位時間当たりのRFの照射数であるデューティーサイクルにも依存する．そのためデューティーサイクルはスライス数（単位時間当たりに励起するスライスの枚数）に比例し，TR（単位時間そのもの）には反比例する．

RFのエネルギーについて，SARを補足する指標として**B_{1+RMS}値**がある．RFによる回転磁界では，反時計回りの励起に寄与しない成分B_{1-}と励起に寄与する時計回りのB_{1+}に区別できる．JIS Z 4951:2017で規定されているB_{1+RMS}値は，パルスシーケンスにおける任意の10秒間平均の最大値であり，RF送信コイルの中央での励起に使われるエネルギーの予測値である．SARによる発熱の制限管理の問題点として，送電線や受信コイルによる電力損失や体表での電磁波の散乱を考慮していない．つまりSARは人体のRF吸収に強く依存するため，B_{1+RMS}値の方が発熱の管理がしやすい．特にB_{1+RMS}値は体内埋込み型デバイスを装着している患者へ許容されるRF出力の管理などに使用される．

13・2　MR装置および医療用デバイスの安全性

13・2・1　MR装置の安全性規格

診断用MRIについては日本工業規格であるJIS Z 4951:2017によりMR装置およびMRシステムの基礎安全および基本性能が規格されている．この規格では，MR装置について検査を受ける患者の安全と操作を行う医療従事者および製造や点検などを行うMR作業従事者の安全について技術的な側面から規定している．JIS Z 4951では，MR装置の操作モードを規定している．患者に生理学的ストレスを引き起こす可能性のある数値を一切出力しない**"通常操作モード"**，一つまたは複数の出力が患者に医療管理を必要とする生理学的ストレスを引き起こす可能性のある値に達する操作モードである**"第一次水準管理操作モード"**，一つまたは複数の出力が患者に容認できないリスクを与える可能性のある値に達し，明確な倫理的承認を必要とする操作モードである"第二次水準管理操作モード"の三つの操作モードがある．また各操作モードにおける静磁場強度についても規定している（**表13・1**）．つまり臨床のMRI検査で用いる操作モードとしては第一次水準管理操作モードが最大の出力レベルということになる．この操作モードでMRI検査を行う際には，末梢神経刺激や発熱など患者に生理学的ストレスを引き起こす可能性があるため，患者の観察や定期的な声がけが重要となる．

JIS Z 4951:2004では，通常操作モードにおける静磁場強度の上限を2T以下としていたが，JIS Z 4951:2012では3T以下となった．これによって普及されつつ

表13・1　各操作モードの区分と静磁場強度の規定

操作モード	区分	静磁場強度の規定
通常	患者に生理学的ストレスを引き起こす可能性のある数値を一切出力しない（診療に使用）	$B_0 \leqq 3\,\mathrm{T}$
第一次水準管理	一つまたは複数の出力が患者に医療管理を必要とする生理学的ストレスを引き起こす可能性のある値に達する（診療に使用）	$3\,\mathrm{T} < B_0 \leqq 8\,\mathrm{T}$
第二次水準管理	一つまたは複数の出力が患者に容認できないリスクを与える可能性のある値に達し，明確な倫理的承認を必要とする（研究に使用）	$B_0 > 8\,\mathrm{T}$

ある3T-MRIは，JIS Z 4951:2012では通常操作モードで使用することができる．またJIS Z 4951:2017より第一次水準管理操作モードおよび第二次水準管理操作モードにおける上限値4Tが8Tへと変更されている．

傾斜磁場（変動磁場）による神経刺激（13·1·2項）で述べた人体への影響については，すべての操作モードにおいて患者およびMR作業従事者の心臓への刺激を防止するための傾斜磁場は形を自動的に制御するよう設計しなければならないとJIS Z 4951で規定している．また末梢神経のしきい刺激レベルを推測する値であるPNS値についても以下のように作動するように規定している（PNSでは個人差はあるが感覚を生じ始めるレベルのことで，そのしきいレベルを100%と定義）．

・通常操作モード：平均PNSしきい値の80%を超えないレベル．
・第一次水準管理モード：平均PNSしきい値の100%を超えないレベル．

つまり第一次水準管理モードでは神経刺激を生じる可能性があり，拡散強調画像などの傾斜磁場変化の大きいシーケンスでは特に神経刺激発生の確率は上がる．そのため患者の観察が重要である．

またJIS Z 4951では，MR装置における騒音への対策も規定している．聴力低下に関する保護の規格は，騒音によって引き起こされる永久的な騒音性難聴のリスクに基づいている．広く受け入れられている限界値は，24時間当たり80 dB(A)である．MRI検査では，騒音にさらされる時間を1時間と仮定して上限値を14 dB増加させ，さらに患者は職業的に日常的に騒音にさらされるわけではないので，5 dBを追加している．したがって，80＋14＋5＝99 dB(A)を超える場合には，患者に聴力保護の措置を必要とすると規定している．多くのMR装置では，99 dB(A)を超えることが予想され，最高では115 dB(A)の騒音も報告されている[4]．そのため患者への聴力保護の措置が必要になる．正しく聴力保護具（耳栓など）を着用すると，通常，25〜30 dB(A)程度の減衰が可能である．また麻酔科の患者の場合は，患者本人による意思表示が難しいため特別な注意を払うことが望ましい．

RF磁場による発熱作用（13·1·4項）で述べたようにRFによる人体への作用として加温が問題になる．JIS Z 4951ではMRI検査中の温度上昇の限界について規定している（**表13·2**）．また人体への加温について，検査中に直接深部体温を測定することは困難であるため，人体単位質量当たりに吸収される電力であるSAR〔W/kg〕を用いて評価する．SARは全身SAR，身体部分SAR，頭部SAR，局所SARに分けて規定している．ここで全身SARとは，一定時間および患者の身体の全質量にわたって平均化したSARであり，身体部分SARとは，一定時間およびボリュームRF送信コイルにより照射を受ける患者の身体部分の質量にわたって平均

表13·2　RFによる温度の上限値

操作モード	体内深部温度上昇の上限値	体内深部温度の上限値	局所組織温度の上限値
通常	0.5℃	39℃	39℃
第一次水準管理	1℃	40℃	40℃
第二次水準管理	>1℃	>40℃	>40℃

第 13 章　MRI 検査における安全性

解説

ボリューム送信コイル：MRI 装置本体に内蔵される高周波送受信コイルのことを示す.

局所送信コイル：QD コイルのように頭部や膝関節に設置して、局所で RF を送受信する専用コイルを示す. 表 13·3 と表 13·4 から SAR の上限値は、局所送信コイルの方がボリューム送信コイルよりも数倍高い. これは局所送信コイルの方が撮像条件設定の柔軟性に優れることを意味する.

表 13・3　ボリューム送信コイル* における SAR 上限値

平均時間		6 min		
		全身 SAR	身体部分 SAR	頭部 SAR
身体領域		全身	照射を受ける身体部分	頭部
操作モード	通常	2	2 〜 10	3.2
	第一次水準管理	4	4 〜 10	3.2
	第二次水準管理	>4	>(4 〜 10)	>3.2
MRI 検査の比吸収エネルギー		最大エネルギー量はリスクマネジメントで制限しなければならない		
短期 SAR		任意の 10 秒間にわたる SAR 上限値が、規定値の 2 倍を超えてはならない		

表 13・4　局所送信コイル* における SAR 上限値

平均時間		6 min		
		局所 SAR		
身体領域		頭部	体幹部	四肢
操作モード	通常	10	10	20
	第一次水準管理	20	20	40
	第二次水準管理	>20	>20	>40

頭部における局所 SAR において、小さな局所 RF 送信コイルの領域内に眼窩を配置する場合は、温度上昇が常に 1℃ に制限されるように注意しなければならない

短期 SAR	任意の 10 秒間にわたる SAR 上限値が、規定値の 2 倍を超えてはならない

化した SAR, 頭部 SAR とは、一定時間および患者の頭部の質量にわたって平均化した SAR, 局所 SAR とは、一定時間および患者の任意の組織 10 g にわたって平均化した SAR である. 上記のそれぞれの SAR について、操作モード別に上限値が規定されている（**表 13·3, 表 13·4**）. また身体領域によらず短期 SAR という規定もあり、任意の 10 秒間にわたる SAR 上限値が、規定値の 2 倍を超えてはならないと定められている. なお、この SAR の上限値は環境温度 25℃ 以下であることを前提としている.

　上記以外にも JIS Z 4951 では、コイルケーブルのループに伴う RF によるやけどへの注意喚起や妊娠している患者および深部体温が上昇している患者の撮像について規定している. 妊娠している患者の撮像に関しては、全身用 RF コイルでは、SAR レベルの点から通常操作モードのみ許されている. また体内深部温度が上昇している患者の撮像では、患者に対して過度の熱ストレスを避けることおよび局所的な組織の損傷を避けるために体内深部温度ごとに規定がある. 具体的には体内深部温度が 39.5℃ を超えている患者は撮像を不可とし、体内深部温度が 39.0℃ を超えている患者は通常操作モードのみの撮像を許容する.

13·2·2　医療用デバイスの安全性規格

　強磁性体や金属を含む医療機器などの取り外しが可能なものは、MRI 検査前に

314

13・2　MR装置および医療用デバイスの安全性

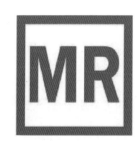 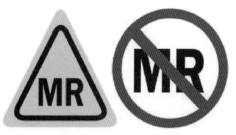

図13・3　ASTM F2503で定められたMR適合性の表示記号

すべて取り外すことが大原則である．しかし体内金属など取り外しができない植込み型医療機器がある患者も少なくない．例えば膝や股関節の人工関節，脊椎の固定用スクリュー，ステントグラフトに代表されるデバイスが電源をもたない受動型医療機器と，心臓ペースメーカー，人工内耳，脊髄刺激システムに代表されるデバイスが電源をもつ能動型医療機器である．これらの取り外しができない医療機器におけるMRIの安全性について，**ASTM**（American Society for Testing and Materials；**米国材料・試験協会**）の規格が広く用いられる．ASTM F2503では，デバイスのMR適合性の試験結果を三つに分類している（**図13・3**）．「**MR Safe**」は，いかなるMR環境においても既知の危険性をもたないものである．「**MR Conditional**」は，あらかじめ定められた使用条件を守る限りにおいて，特定のMR環境においては既知の危険性がないことを実証されているものである．「**MR Unsafe**」は，あらゆるMR環境で既知の危険性が発生することが判明しているものである．「MR Conditional」では，安全性について影響を与える要因をもれなく列挙して安全性が損なわれる条件を明記することが義務付けられている．現実的には植込み型医療機器の添付文書にMR適合性やMRI検査に対する安全性の記載がないものや情報が不十分のものが多い．そのため，それらを留置した患者のMRI検査の運用を混乱させている背景がある．2019年8月1日に厚生労働省より発出された「薬生機審発0801第1号植込み型医療機器等のMR安全性にかかる対応について」により，医療機器添付文書へのMR安全性情報の記載は進みつつある．内容としては金属が含まれる植込み型医療機器の製造販売業者はASTMまたはISO（International Organization for Standardization）に基づくMR検査の関する安全性評価を行うことが義務付けられている．また本通知発出日から3年を経過した日（2022年8月1日）以降に植込み型医療機器を新たに申請する際にはMR安全性評価の結果を添付することが定められている．なお，既承認品の取扱いとしては，クラスⅣおよびクラスⅢの高度管理医療機器は本通知発出日から3年以内（2022年8月1日まで）に，クラスⅡおよびクラスⅠの管理および一般医療機器については本通知発出日から5年以内（2024年8月1日まで）にMR安全性評価の対応をすることが義務付けられている*．これらの添付文書の確認は独立行政法人 医薬品医療機器総合機構（Pharmaceuticals and Medical Devices Agency：PMDA）のホームページ内の「添付文書等検索」のページから検索が可能である．また医療機器の添付文書におけるMR安全情報の記載の有無に関して

解説
医療機器クラス分類：一般医療機器（クラスⅠ）とは，不具合が生じた場合でも人体へのリスクが極めて低いと考えられるものである．PMDAへの届出を行うことで製造販売が可能である．管理医療機器（クラスⅡ）とは，不具合が生じた場合でも人体へのリスクが比較的低いと考えられるものである．製造販売にあたっては第三者認証機関による認証が必要である．高度管理医療機器（クラスⅢ）とは，不具合が生じた場合に人体へのリスクが比較的高いと考えられるものである．高度管理医療機器（クラスⅣ）とは，不具合が生じた場合に患者への侵襲性が高く，生命の危険に直結する恐れがあるものである．製造販売にあたっては，厚生労働大臣の承認が必要で，PMDAが審査を行う．

第13章　MRI検査における安全性

は，「医療機器のMR適合性検索システムNextant」を活用すると商品名，メーカー名，留置されている可能性がある部位などでの検索が可能なので便利である．

近年，前述の「MR Conditional」に含まれる条件付きMRI対応植込み型デバイスが普及している．例えば心臓ペースメーカー，除細動器，人工聴覚器，迷走神経刺激装置などである．これらのデバイスであればMRI検査が即座に可能になるわけでなく，検査を実施するためにはガイドラインで規定された施設基準を満たして，かつ実施条件を厳守することでMRI検査が可能になる．代表的なものとして心臓植込みデバイスについて紹介する．2012年8月に日本不整脈心電学会，日本医学放射線学会，日本磁気共鳴医学会の3学会共同で施設基準および実施基準が策定され，2024年1月12日付けで「心臓植込みデバイス患者のMRI検査に関する運用指針 3学会合同ステートメント改訂」「条件付きMRI対応心臓植込みデバイス患者（MRIカード保有者）におけるMRI検査の施設基準および実施条件の改訂」が発出された（これらはすべて日本磁気共鳴医学会のホームページ内の，安全性情報・ガイドライン等のページからダウンロードが可能）．これらの指針には，MRI検査の心臓植込みデバイス患者に及ぼす影響，MRI検査の実施条件や準備すべきもの，MRI検査を行う場合のフローチャートなどの詳細な記載がある．また心臓植込みデバイス患者のMRI検査の実施には，「不整脈デバイス患者のMRI検査情報サイト」において，放射線科医師とMRI検査を行う診療放射線技師，ならびに循環器科医師と臨床工学技士が所定の研修を修了し，施設認定の取得が必要となる．また，このサイトでは植込み型機器本体とリード線の組合せを入力することでMRI検査の実施条件（撮像条件やMRIのスペックなど）を検索可能である．検索結果からMRI装置仕様，最大空間勾配，最大勾配スルーレート，SAR，B_{1+RMS}などが表示されるため，自施設のMR装置のスペックをあらかじめ把握することが重要である．また表示されたSAR，B_{1+RMS}を超えないように撮像条件をコントロールする必要があるため，MRI操作者として日本磁気共鳴専門技術者（MRI専門技術者），あるいはそれに準ずる者が常時配備されていることが求められている．

13・2・3　MR装置の管理

医療機器を有効かつ安全に使用するためには医療機関における適切な保守点検と正しい使用が重要であり，医療法においては医療機関の管理者に対して医療機器に係る安全管理のための体制を確保することが求められている[5]．日本磁気共鳴医学会と日本医学放射線学会から発出された「臨床MRI安全運用のための指針」では，MR装置の品質管理のために，始業時・終業時点検並びに保守点検を適宜実施すること，始業時にはファントムなどの撮影を行い，画質の維持・向上に努めること，なお定期的（少なくとも6か月に1回）に保守点検が行われていることが望ましいとの記述がある．一方，厚生労働省医政局からも「医療機器に係る安全管理のための体制確保に係る運用上の留意点について」が発出されている．その中で，病院等の管理者は医療機器の適切な保守を含めた包括的な管理に係る実務を行う"医療機器安全管理責任者"の配置をすること，また保守点検計画を策定すべき医療機器としてMR装置が挙げられ，保守点検の記録や保守点検の実施状況

13・3　MRI検査前にチェックすべき事項

の評価を行うことも盛り込まれている．また別添2の「医療機関における放射線関連機器等の研修および保守点検の指針」には，「磁気共鳴画像診断装置の研修・保守点検の実施について」も詳細に記述されている．MRI装置の有効性・安全性・使用方法・保守点検・不具合等発生時の対応に関する研修に始まり，MR装置の保守点検として定期点検以外にも始業点検や終業点検項目について詳細に記載されている（**表13・5**）．

13・3　MRI検査前にチェックすべき事項

13・3・1　一般的な確認事項

MRI検査を行う前には必ず患者の状態を把握しておかなければならない．まず，患者間違い防止のため，患者本人に名乗ってもらい，氏名の確認を行う．患者に対して不十分な説明や確認をすると，トラブルの原因となりかねない．そのためMRI検査特有の長い検査時間であることの説明や閉所恐怖症*の有無の確認を行い，さまざまなトラブルを想定し，検査に対する同意書も前向きに検討するとよい（インフォームド・コンセント）．もし，問題がある場合は診療科と十分に相談して，検査の是非を決定する必要がある．

なお，以下に関してもMRI検査前にしっかりと確認すべき事項である．

i）感染症の有無

感染の種類や発熱の有無の確認を行う．感染症に応じて患者案内の動線やゾーニング，検査室内の換気，MR装置をビニールシーツで保護するなどの対策をする．また感染拡大の防止のため，検査を最後に回すなどの考慮も必要である．

ii）検査台周辺の安全確認

めまいやふらつきがある患者は多く，検査台への乗り降りは細心の注意を払う．特に降りるときに，転倒事故が起きやすい．また検査台に指，衣類，輸液チューブ，パルスオキシメータなどのケーブル類がはさまれないように注意する．輸液チューブやケーブル類の長さが十分かどうかも確認しなければならない．やけど防止のためポジショニング（皮膚どうしの接触，皮膚とガントリの接触，皮膚とケーブル類の接触などを防止するためタオルやスポンジを挟むこと）やリード線の配置にも気をつける．

iii）長時間の姿勢保持の可否

MRI検査は検査時間が長く，動きに弱い検査であるため，長時間の姿勢保持が可能かどうか確認する必要がある．特に小児，閉所恐怖症患者，患部の痛みが強い患者は，長時間の姿勢保持が難しい．閉所恐怖症患者にはヘッドファーストをフィートファーストへとガントリに入る向きの変更やボア径の大きいMR装置への移動を考慮する．また痛みが強い場合には，鎮痛薬の使用や負担の少ない体位を探ることも重要である．もし不随意な動きがあるなどで鎮静薬を使用する場合

解説

閉所恐怖症：狭い空間や密閉された場所に対して強い恐怖感を抱く不安障害の一種．エレベーターや地下室，トンネルなどの狭い場所で強い不安，動悸，呼吸困難，吐き気などの症状が現れ，社会生活に支障を来す場合もある．

第 13 章　MRI 検査における安全性

表13・5　始業点検・終業点検の例

【参考】

MRI 装置に係る保守点検チェックリスト　〈参考例〉

医療機器 安全管理責任者
検印

メーカ名：＿＿＿＿＿＿＿＿＿＿＿　　機 種 名：＿＿＿＿＿＿＿＿＿＿＿

管理番号：＿＿＿＿＿＿＿＿＿＿＿　　設置場所：＿＿＿＿＿＿＿＿＿＿＿

点検期間：　　　　年　　　　月

				日付	1	2	3	…	29	30	31
				曜日							
始業点検	検査室・設備他	1	温度・湿度がMR装置の使用条件を満たしていること								
		2	検査室内の酸素濃度が正常であること								
		3	各機器の配置が適切であり，動作範囲内に障害物がないこと								
		4	検査室内が清掃，整理・整頓され，不審物等がないこと								
		5	検査室内に磁性体がないこと								
		6	照明が点灯していること								
		7	検査室の使用中灯が点灯していること								
		8	患者用インターホンが正常に動作すること								
		9	患者監視用モニタやマイクシステムが正常に動作すること								
		10	緊急コールシステムが正常に動作すること								
		11	造影剤や診療材料などが補充されていること								
		12	患者急変時に対応するための準備が整っていること（救急カートや医薬品など）								
		13	シーツ，カバー，検査衣などが交換・補充がされていること								
		14	医療ガス設備（酸素や吸引など）が正常に機能すること								
	MR装置	15	システム電源ON後，コンソールが正常に動作すること								
		16	各種表示灯が正常に点灯し，警告やエラーメッセージが表示されていないこと								
		17	異常音や異臭がないこと								
		18	ハードディスクの残容量が充分であること								
		19	ガントリや寝台に破損や変形，汚れ，針などの異物や障害物がないこと								
		20	ガントリ内の照明や送風機が正常に動作すること								
		21	寝台の上下動・水平動が正常であること								
		22	ガントリや寝台のインターロックが正常に動作すること								
		23	ケーブル類に挟み込みや折れ，被覆破損がないこと								
		24	ポインタが点灯し，左右ずれがないこと								
		25	機械室の温度・湿度が装置の使用条件を満たしていること								
		26	ヘリウム残量が十分であり，急激な減少傾向がないこと								
		27	冷凍機，冷水機が正常に動作していること								
		28	各キャビネットの冷却ファンが正常に動作していること								
		29	ファントムをスキャンし，SN比が適正であること								
		30	ファントムをスキャンした画像にムラがないこと								
		31	ファントムをスキャンした画像にアーチファクトがないこと								
	関連装置	32	造影剤注入器が正常に動作すること								
		33	HIS・RISが正常に動作すること								
		34	イメージャや現像機が正常に動作すること								
		35	PACSおよびワークステーションなど，その他の関連装置が正常に動作すること								
		36	各撮影補助用具および各固定用補助具の定数が揃っており，破損や変形，汚れがないこと								
			点検実施者								
終業点検	MR装置	1	コンソールが正常に終了すること								
		2	撮影済みの画像に未転送や未処理がないこと								
		3	システムの時計の時刻に誤差がないこと								
		4	警告ラベルに汚損やはがれがないこと								
	関連装置	5	造影剤注入器が正常に終了すること								
		6	HIS・RISが正常に終了すること								
		7	イメージャや現像機が正常に終了すること								
		8	PACSおよびワークステーションなど，その他の関連装置が正常に終了すること								
			点検実施者								
その他	－	1	施設内の個別のスタッフ以外の人員等により実施される可能性のある保守点検内容を把握していること								
			点検実施者								

13・3　MRI検査前にチェックすべき事項

は，パルスオキシメータに加えて呼吸管理など全身状態を把握しながら，患者監視モニタと検査室窓の両方から患者の容態を監視し，急変時には直ちに救急処置ができるように準備しておく必要がある．

iv）造影検査を使用する場合の注意

　MRI用Gd造影剤のアレルギーの発生頻度は数％であり，重篤な副作用でも1％未満と低いが，じん麻疹，発疹，呼吸困難，嘔気，嘔吐などの症状を発生しうる．特に喘息，アレルギー歴，造影剤の副作用歴がある患者では副作用の発現率が2〜9倍に高まるとされている[6]．上記以外にも小児（生理機能が未熟で意思疎通が上手くできない可能性），高齢者（腎機能や循環動態などの生理機能が低下している可能性），妊娠中（安全性が確立されていない）や授乳中（造影剤の乳汁中への移行がある），腎障害（NSF*のリスクファクターであり，Gd造影剤の排泄が遅れる可能性），肝障害（肝機能に影響を及ぼすおそれ）のある患者では造影剤投与に注意を要する．また造影剤を用いることにより想定しうる事象（造影剤の血管外漏出やアナフィラキシーショックなど重篤な副作用）に対して，直ちに対応しなければならない．そのため施設ごとに他職種と連携した訓練を定期的に行うとよい．

v）体温調節機能の異常の有無

　診療用MR装置の規制値内でも，皮膚温が上昇した例が多数報告されているが，生体の放熱機能により体温調節可能な範囲にあり，人体に障害を及ぼす可能性は低い．しかし，小児，高齢者，妊婦など体温調節機能に異常がある場合はこの限りではなく，さまざまな要因が重なることでやけどは発生するため，患者を注意して観察しなければならない[1]．

vii）妊娠の可能性の確認

　MRI検査において胎児の安全性は確立されておらず，事前に妊娠しているか否かを必ず確認しておく必要がある．MRI検査によって得られる有益性が胎児に及ぼす危険性を上回ると客観的に判断され，この点のインフォームド・コンセントが患者から得られた場合に限って検査を行う．特に，第1三半期間（妊娠4〜12週までの器官形成期）における分裂中の細胞ほど，さまざまな物理作用を受けやすく，自然流産の比率が高いので，この時期におけるMRI検査は慎重でなければならない[7)-9)]．また妊娠20週以降にMRIや造影MRIを行い，その後の人体への安全性を評価した研究では，妊娠20週以降に行われたMRIや造影MRIと胎児に対する障害リスクの増加には関連がなかったとの報告もある[10]．

13・3・2　体内・体外金属の確認事項

　体内・体外装着品で金属を含むものは，基本的にすべて取り外すことが大原則である．その代表的なものは，日本画像医療システム工業会（JIRA：Japan Medical Imaging and Radiological Systems Industry Association）から公開されているMR室入室前のチェックリスト（**図13・4**，**図13・5**）にまとまっている．この

解説

NSF：重篤な腎障害のある患者へのGd造影剤使用に関連して，腎性全身性線維症（nephrogenic systemic fibrosis：NSF）の発症が報告されている．NSFはGd造影剤の投与数日から数か月後，時に数年後に皮膚の腫脹や硬化，疼痛などの症状を発症する疾患．進行すると四肢関節の拘縮を生じて活動は著しく制限される．現時点での確立された治療法はなく，死亡例も報告されている．

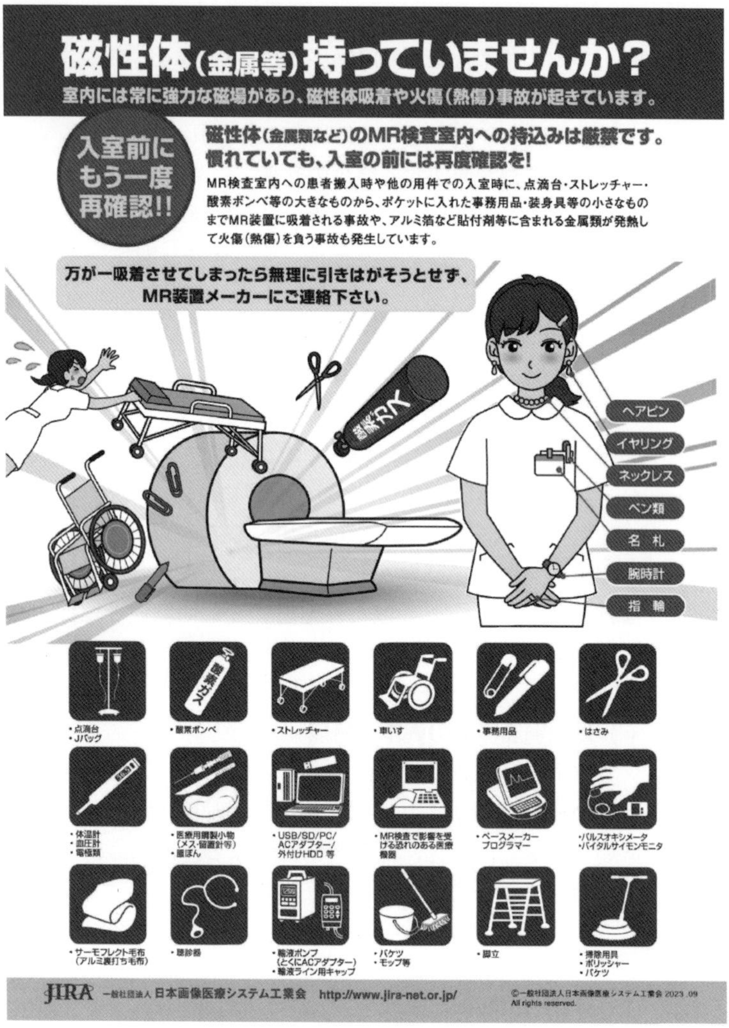

第 13 章　MRI 検査における安全性

図 13・4　MR 室入室前のチェックリスト（表面）
((一社) 日本画像医療システム工業会ホームページより転載)

　チェックリストはカラーのイラスト付きで患者にも視覚的に理解しやすいよう工夫されている．

　臨床現場では体内金属など取り外せない医療器具をつけたまま MRI 検査を行うこともありうる．その場合に想定されるリスクとしては，医療器具の吸引や故障，人体へのやけどや神経刺激を生じる可能性，またアーチファクトによる画質の低下がある．もし体内金属がある状態で MRI 検査を行う場合には，依頼医が MRI 検査のリスク／ベネフィットを評価すること，患者に対して MRI 検査から得る有益性と危険性についてのインフォームド・コンセントを得ること，MRI 操作者が医療器具の安全性について熟知しておくこと，これらがすべてそろっている必要がある．また，異常時にすぐに対処できるようにしておくことはいうまでもない．植込みまたは留置する医療機器は，新たな製品が年々発売され，MRI 安全性情報の更新も頻度が高い．そのため，常に最新の情報を入手するように努めることが

13・3　MRI検査前にチェックすべき事項

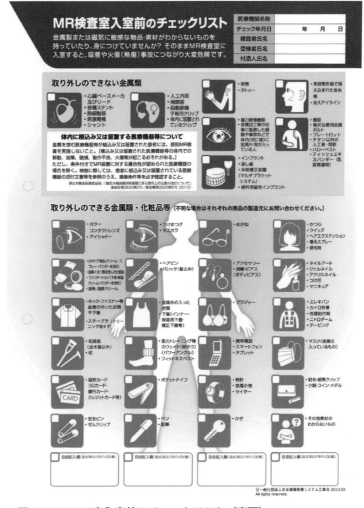

図13・5　MR室入室前のチェックリスト（裏面）
((一社) 日本画像医療システム工業会ホームページより転載)

重要である．

　体外装着品をMRI検査室内に持ち込むことでさまざまな事故が生じる．前述のチェックリストや金属探知機，磁性体検知器を使って体外装着品のMRI検査室への持ち込みを防止することが重要である．ヘアピンやポケット内の鍵やペン，パワーアンクルなど吸着事故を起こすものは直感的に危険性を感じる．一方でやけどや発熱に注意することも重要である．例えばカラーコンタクトレンズ，アイメイク，ネイル関係，刺青などは吸着こそしないが，着色に酸化鉄などの金属を含むため発熱の恐れがある．また保温下着は断熱効果が高く，熱が逃げないため，発汗により湿った衣類が誘導電流を生じさせ，発熱のリスクとなる．その他には，経皮吸収貼付剤にも注意が必要である．ニトロダームなど金属を含む経皮吸収貼付剤ではやけどのリスクがあり，またフェントステープなど体温上昇により薬の吸収が促進される貼付剤では過量投与になり，フェンタニルの血中濃度が上昇す

321

第 13 章　MRI 検査における安全性

るため，死に至る恐れがあると添付文書にも記載がある．

13·3·3　MR 装置の安全確認

　MRI 検査を始める前には表 13·5 で示した始業点検項目のように，MR 装置本体，検査台，照明，マイクなどが正常動作するかの確認を行う．また検査室および機械室の温度と湿度の確認も重要である．SAR（MRI 検査時の電磁波の影響で体温が上昇する現象のこと）を管理するための室内温度は 25℃ 以下と「磁気共鳴画像診断装置 − 基礎安全及び基本性能（JIS Z 4951:2017）」に規定されており，MRI 検査室内の空調設定温度はリスクを考慮し，年間を通し 22℃ 程度を維持する．夏期は暖かい外気が MRI 検査室に直接流入すると湿度が上昇し，空調口に水滴が付く結露現象が発生する．また冬期は乾燥した空気が流入するため，湿度が下がりすぎて静電気を発生し，MRI 検査に影響を与える可能性がある．そのため，除湿器の設置などを含めた細やかな温湿度管理が必要である．

　超電導 MR 装置では，超電導コイルの冷却用液体ヘリウムが突如気化し，ガス状になることがごくまれにある．これは何らかの原因で超電導状態が途切れた場合に，コイルに生じた電気抵抗による発熱が液体ヘリウムを蒸発させるためで，超電導状態から常電導状態になる現象をクエンチという．クエンチが起こると 1 L の液体ヘリウムは，約 810 L のヘリウムガスになる．ヘリウムは空気よりも軽く，毒性はなく，可燃性もないが，酸素と置換して窒息のリスクがある．周囲の空気中に抜けた低温のヘリウムは，濃縮によって白い雲となる．ヘリウムに置換した室内では，ヘリウム濃度にも依存するが数回の呼吸で十分に意識不明となる．またヘリウムガスは非常に低温であるため，低体温症や凍傷を引き起こす可能性がある．通常の MR 装置においては，酸欠または窒息の危険がないように酸素濃度計が設置され，酸素濃度が 18% 以下となった場合，第一種換気設備または第三種換気設備による空気交換を行える手段を講じている．しかしクエンチ時に，このシステムが動作しない場合など最悪の場合を想定して，速やかに被検者をマグネット内から検査室外へ連れ出さなければならない．緊急排気が不十分な場合には，MRI 検査室の内圧が上昇して扉が開かなくなる可能性があるため，MRI 室の扉の片方を外開きにすることで扉が開かなくなる問題を回避することができる．内開きの扉しかない施設では，窓ガラスを割らないと検査室に入れない事態を想定するなど，緊急事態の対処法をあらかじめ確立しておく必要がある．クエンチを防止するためには液体ヘリウムの減少率を定期的に確認しなければならない．また，MR 装置の更新などに伴い意図的にクエンチを起こす場合は，火災と間違われることからあらかじめ消防署に連絡する必要がある．MRI 室へ入室する前に必ず酸素濃度計を確認する習慣をつけることが重要である．

13·4　まとめ

　MRI 検査の安全性が確立されていない，また添付文書の MR 安全性評価が未記載など，依然として不確定要素が多い分野である．これらの新たな知見や MR 装置や医療用デバイスの安全基準は，絶えず更新される可能性があることを頭に入

れておかなければならない．そのため常に最新の情報を積極的に入手して，施設で共有・教育することが重要である．

◎ウェブサイト紹介

独立行政法人 医薬品医療機器総合機構 Pharmaceuticals and Medical Devices Agency（PMDA）
https://www.pmda.go.jp

医療機器のMR適合性検索システム Nextant
https://www.medie.jp/solutions/nextant

日本磁気共鳴医学会のホームページ（安全性情報・ガイドライン等のページ）
https://www.jsmrm.jp/modules/guideline/index.php

不整脈デバイス患者のMRI検査情報サイト
http://cieds-mri.com/jadia/public/top/index

◎参考図書

宮地利明 編：放射線技術学スキルUPシリーズ　標準MRIの評価と解析，オーム社（2012）

◎参考文献

1) 日本規格協会編：JISハンドブック39放射線（能）：Z-4951，日本規格協会，p. 2314-2374（2005）
2) 宮地利明：MRIの安全性，日本放射線技術学会雑誌，59，pp. 1508-1516（2003）
3) Delfino JG, et al. MRI-related FDA adverse event reports: A 10-yr review. Medical Physics. 2019 Dec;46(12):5562-5571
4) McJury M, et al. Auditory noise associated with MR procedures: a review. J Magn Reson Imaging. 2000 Jul;12(1):37-45
5) 医療法施行規則 第1条の11 第2項第3号ロ 医療機器の保守点検に関する計画の策定及び保守点検の適切な実施（従業者による当該保守点検の適切な実施の徹底のための措置を含む）
6) Nelson KL, et al. Clinical safety of gadopentetate dimeglumine. Radiology. 1995 Aug;196(2):439-43
7) 興梠征典：日本医事新報 4379：91(2008)
8) 小川理世ほか：画像診断 27(7)：811-822(2007)
9) 赤坂好宣ほか：画像診断 27(7)：833-840(2007)
10) Ray JG, et al. Association between MRI exposure during pregnancy and fetal and childhood outcomes. JAMA. 2016 Sep 6;316(9):952-61

第 13 章 MRI 検査における安全性

◎ 演習問題

問題1 下記の文章の中から正しいのはどれか. **2つ選べ**.
1. 末梢神経刺激の原因は, RF コイルである.
2. 騒音の原因は, 傾斜磁場コイルである.
3. 静磁場コイルが生じる吸引力は, アイソセンターが最大である.
4. 第二次水準管理操作モードを使用して人体を撮像できる.
5. MRI 検査時のループ形成は, やけどを助長する.

問題2 MRI の撮影中に検査室内に発生する規則的な音の原因で考えられるのはどれか.
1. 静磁場の回転
2. クエンチの発生
3. 傾斜磁場の印加
4. 電源装置の振動
5. RF パルスの印加

問題3 MRI の SAR で正しいのはどれか.
1. 被写体が大きいほど低下する.
2. フリップ角が小さい方が増加する.
3. 1.5 T よりも 3 T の MRI 装置の方が増加する.
4. 同じスライス枚数のとき, TR が短いほど低下する.
5. スピンエコー法よりも高速スピンエコー法の方が低下する.

問題4 MRI において SAR の増大に関係するのはどれか.
1. エコー時間
2. 視野サイズ
3. スライス数
4. スライス選択傾斜磁場
5. 位相エンコード傾斜磁場

問題5 MRI における安全性について正しいのはどれか.
1. 人体の発熱は主に傾斜磁場により生じる.
2. 脳動脈瘤のクリップは多くが磁性体である.
3. 胎児や乳児に対する安全性は確立されている.
4. 導電性ワイヤーを内在したカテーテルは, 発熱の原因となる.
5. 条件付き MRI 対応ペースメーカーは, 撮影条件を遵守すればすべての施設で検査が可能である.

問題6 膝の MRI 検査前の準備として適切なのはどれか.
1. 患者の両手は腹部で組んだ状態とする.
2. 膝用コイルのケーブルが長い場合はループ状に配置する.
3. 膝以外の場所に湿布薬を貼っている場合は剥がさずに検査する.
4. 両側の大腿が直接接触しそうな場合は間にクッションをはさむ.
5. 条件付き MRI 対応ペースメーカーを植え込んでいる場合は制限なく検査を行ってもよい.

演 習 問 題

問題7 頭部MRIを撮影するために患者を検査室に入室させ寝台に乗せたところで，患者が胸部にカイロを装着していることに気が付いた．診療放射線技師の対応として適切なのはどれか．
　1．体に付着しており移動する恐れがないと判断していつもどおりの撮影を行う．
　2．患者へは特に説明をせず検査を進める．
　3．MR検査室の撮影スタッフとの情報共有の必要はない．
　4．検査を依頼した医師に対して責任を追求する．
　5．インシデント報告を行う．

問題8 MRI検査室内に白い煙のようなものが認められた．発生原因として考えられるのはどれか．
　1．液体ヘリウムが気化した．
　2．装置の静磁場強度が上昇した．
　3．検査室内の酸素濃度が上昇した．
　4．床にこぼれた造影剤が気化した．
　5．検査台がRFパルスによって発熱した．

第13章◇MRI検査における安全性

Chapter 14

第14章

脳・頭頸部

14・1 脳
14・2 頭頸部

第14章
脳・頭頸部

本章で何を学ぶか

　本章では，脳および頭頸部領域のMRI撮影に関する基本的な知識と技術を学ぶ．この領域で必要とされる撮像技術，ポジショニング，各種撮像プロトコル，そして代表的な疾患の画像診断について解説する．この章を通して撮像技術を臨床の検査に活かすための知識を身につけていただきたい．

14・1　脳

14・1・1　目的

　脳神経領域はMRIが最も有用な領域の一つである．MRIがもつ高いコントラスト分解能，任意の撮像面が設定可能なこと，骨からのアーチファクトがないこともあいまって，CTでは描出困難な病変も評価可能である．脳神経領域のMRIは，腫瘍，変性疾患，脳血管障害（脳梗塞，脳動脈瘤，もやもや病など），てんかん，感染症など対象疾患は多岐にわたる．また，functional MRIや拡散テンソル画像（diffusion tensor image：DTI）を含めたMR画像は脳外科手術におけるナビゲーションにも利用される．

14・1・2　検査概要

　脳神経領域はMRI検査の中で最も施行頻度が高く，緊急依頼も多い部位である．また，呼吸や拍動などの生理的運動の影響が少なく，比較的長い撮像時間にもかかわらず，アーチファクトのないコントラストの良好な画像が得られやすい．しかしながら，急性虚血性脳卒中（acute ischemic stroke：AIS）で早急な診断と治療開始が望まれる症例，意識障害などで安静保持が困難な症例，鎮静下での小児の検査などでは臨機応変な対応が求められることも多い．近年の高速撮像技術の発展に伴い，検査時間の短縮が可能となり，AIS疑い症例の頭部検査の第1選択がMRI検査に移行しつつある．

14・1・3　基準線・撮影ポジショニング

ⅰ）撮像ポジショニング

　近年は頭部用もしくは頭頸部用の受信専用フェイズドアレイコイルが使用されることが多い．受信コイルの中心に頭部をポジショニングし，頭部を固定する．円背などで体位が安定しない場合には，膝枕や頭部の高さを下げるために腰の下にクッションを入れるなど，患者が楽に検査できるように工夫する．また，術後などで術部の痛みや吐気が強い場合には側臥位での検査も考慮に入れる．

ⅱ）基準線

　脳の基準線を**図14・1**に示す．脳全体を観察するための基本的な撮像断面は，正中矢状断面を基準とし，前交連（anterior commissure：AC）と後交連（posterior commissure：PC）を結ぶ線（AC–PCライン）に平行な横断像である（同図のa）．AC–PCラインはCTの基準線である眼窩耳孔線（OMライン）よりも約4°前方に傾斜する．ACとPCの距離が近いことからAC–PCラインにおける数度のずれは前頭部や後頭部ではかなり大きなずれにつながるため，経過観察では過去画像を参考に注意深く設定しなければいけない．鼻根部と橋延髄移行部を結ぶ線を基準にする場合もあり，同定が容易であり，OMラインに近い角度となる（同図のb）．斜台に平行な線は側頭葉に垂直となる角度であり，海馬の冠状断像の基準線として利用される（同図のc）．最近では，自動アライメントソフトウェアを導入しているベンダーもあり，同一患者のフォローアップ検査における再現性の向上が期待される．

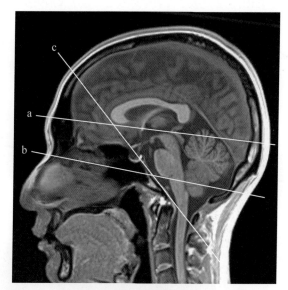

図14・1　脳MRIにおける基準線
　a：前交連–後交連（AC–PC）に平行な線．b：鼻根部–橋延髄移行部に平行な線．c：斜台に平行な線．

14・1・4　プロトコル

　頭部のルーチン検査では4〜5mmのスライス厚でT_1強調像，T_2強調像，FLAIRを撮像する．また，拡散強調画像は短時間で撮像でき，情報量も多いことからルーチン撮像に含めてもよい．脳血管障害が疑われる場合にはMRAを追加する．横断像の基準はAC–PCラインに平行な横断像とし，小脳から頭頂部までの範囲を含める．症例や検査目的によって必要なシーケンスや断面が異なるため，依頼医からの臨床情報をもとに最も的確な情報が得られるように撮像コントラストや撮像断面などを決定する．病変による血液脳関門（blood-brain barrier：BBB）の破綻があるかどうか，病変が充実成分を有するかどうかの判断には，造影剤投与による増強効果の評価が必要である．腫瘍や炎症を疑う場合は，存在診断や質

的診断を高めるために造影剤使用を考慮する．

ⅰ）T_1強調像

T_1値の違いを反映した画像であり，T_1値の短いものほど高信号となる．白質は灰白質に比べ高信号，T_1値の長い脳脊髄液は低信号となる．脂肪や高蛋白溶液，亜急性期の血腫は高信号となる．石灰化も表面効果によって高信号を示すことがある．また，ガドリニウム造影剤によって濃染した領域は高信号となる．撮像には2DのSE法が用いられることが多い．3Tでは組織のT_1値が延長し，コントラストが低下するため，T_1-FLAIR法やGRE法も利用される（**図14・2**）．近年では3D撮像も多用され，MPRAGE（magnetization prepared rapid gradient echo）法や高速GRE法，可変再収束フリップ角を用いた3D高速SE法などが利用される．可変再収束フリップ角を用いた3D高速SE法では血液がフローボイドとなり，信号抑制されるため，GRE法と比較して脳転移などの微小な造影病変の検出に優れる（**図14・3**）．

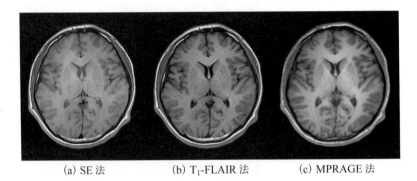

(a) SE法　　　　(b) T_1-FLAIR法　　　　(c) MPRAGE法

図14・2　撮像シーケンスによるT_1コントラストの違い（3T）

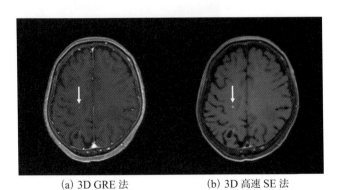

(a) 3D GRE法　　　　(b) 3D高速SE法

図14・3　GRE法と高速SE法による造影T_1強調像
3D高速SE法では血管信号が抑制されるため，微小転移巣の検出感度が高い（矢印）．

ⅱ）T_2強調像

T_2強調像の撮像には高速SE法が用いられ，脳脊髄液のようにT_2値の長い組織ほど高信号となる．T_2強調像では白質は灰白質と比べて低信号となる．T_2強調像は脳実質病変の検出，囊胞，壊死，出血などの病変性状，病変の進展範囲の評価

において欠かせない.

iii）FLAIR

FLAIR（fluid attenuated inversion recovery）は脳脊髄液の信号を抑制するために長いTIの反転回復法を用いたT_2強調像である．FLAIRは脳皮質，側脳質近傍の病巣の視認性に優れる．また，くも膜下出血や髄膜炎などにも有用である．FLAIRではIRパルスを受けていない脳脊髄液が，TI間にスライス内に流入すると脳槽や側脳質，第3脳質，第4脳質にくも膜下出血に類似した高信号のアーチファクトを引き起こす．そのため，IRパルスの印加幅をスライス厚よりも厚くするために，通常2〜3程度の分割数（concatenation, package）で撮像される．したがって，撮像時間短縮のために容易に分割数を下げることは避けるべきである．

iv）拡散強調画像（DWI）

拡散強調画像（diffusion weighted image：**DWI**）は脳梗塞の診断において必要不可欠なシーケンスであり，T_2強調像やFLAIRで信号変化を捉えることができない超急性期の病変も検出できる．また，拡散強調画像は類上皮腫，悪性リンパ腫，脳膿瘍の鑑別診断に有用である．拡散強調画像は通常EPI（echo planar imaging）法で撮像される．最近では高速SE系のシーケンスで拡散強調画像の撮像が可能となったが，低SNRおよび撮像時間が長いことが課題である．拡散強調画像は生体内水分子の拡散現象を画像コントラストに反映させて観察することができる技術である．拡散強調画像は拡散情報に加え，T_2強調のコントラストとなるため，T_2シャインスルー効果*を分離するためにADC（apparent diffusion coefficient）マップを作成する．

神経膠腫などの脳実質腫瘍では皮質だけでなく白質繊維への圧迫や浸潤が認められることがある．運動中枢や言語中枢など機能局在を有する領域の近傍の手術では白質繊維の障害を避けることが，脳機能の温存や機能的回復を図るうえで重要である．そのため，拡散テンソルトラクトグラフィ（diffusion tensor tractography：DTT）を用いて白質繊維を描出し，術前シミュレーションや術中ナビゲーションとして利用される．

v）MRA

脳神経領域では一般的に3D TOF（time-of-flight）法による非造影MRAが撮像される．静脈の信号抑制のために流出側（頭側）に飽和パルスを印加する．スピンの飽和による血液信号低下対策に，TONE（tilted optimized non saturated excitation）法*やMOTSA（multiple overlapping thin slab acquisition）法*を利用する．撮像範囲は椎骨動脈から前大脳動脈が含まれるようにWillis動脈輪部を中心に撮像する．また，脳実質と血管のコントラストを高めるためにMT（magnetization transfer）パルスが併用されることがある．

TOF法は頭蓋内ステントやコイルなどの近傍では磁化率アーチファクトのために描出不良となるが，UTE（ultrashort TE）とASL（arterial spin labeling）技術を用いたサイレントMRAの有用性が報告されている[1]．

解説

T_2 シャインスルー効果：T_2強調画像で高信号を呈する病変が，ADCが正常または高値であるにもかかわらず拡散強調画像で高信号を呈する現象．

解説

TONE（tilted optimized non saturated excitation）法：3D TOF MRAでは，血液がスラブに流入してから流出するまでに繰り返し励起されるため，血液の信号は流出側で低下する．TONE法は流入側のフリップ角を低く，流出側のフリップ角を高くすることで，この問題を解決する技術である．

解説

MOTSA（multiple overlapping thin slab acquisition）法：撮像範囲を複数の薄いスラブに分割して撮像し，それらをつなぎ合わせることで血液信号の低下を抑えつつ広範囲の撮像を可能にする手法．

第 14 章　脳・頭頸部

vi）T_2* 強調像，磁化率強調画像（SWI）

　GRE 法による T_2* 強調像は局所磁場の変動に鋭敏であるので，T_2 強調像で描出できない微小な出血性病変の検出に優れる．AIS プロトコルでは出血の除外，出血性梗塞の診断目的に追加する．**SWI**（susceptibility weighted image）は 3 軸の流速補正（flow compensation）を施した 3D GRE 法で撮像される．強度画像に位相画像の情報を加えることで，組織の磁化率の差を強調した技術である．T_2* 強調像よりも磁化率に鋭敏で高い空間分解能が得られ，頭部外傷における脳出血，脳挫傷や DAI（diffuse axonal injury）の診断においては，可能なら SWI を撮像することが推奨される．また，脳虚血超急性期において，T_2* 強調像や SWI では塞栓子や血栓が明瞭な低信号として描出される．さらに SWI では皮質枝閉塞急性期の灌流異常領域に一致して，灌流静脈である皮質静脈や髄質静脈の低信号が観察される．

vii）灌流画像（PWI）

　MRI を用いた**灌流画像**（perfusion weighted image：**PWI**）は，造影剤を用いた DSC（dynamic susceptibility contrast）法と血液を内因性トレーサとして使用する ASL（arterial spin labeling）法に大別される．DSC 法は造影検査となるため侵襲的であるが，ASL は非侵襲的であり繰り返し撮像することも可能であるが，原理的に SNR が低く，ラベルしてから撮像するまでの時間（post labeling delay：PLD）の影響を強く受ける．両者にはそれぞれ長所，短所があるため，原理や特性を理解して使い分ける必要がある．虚血性疾患では簡便で，経過観察にも向いている ASL 法が利用されることが多いが，体動がないことが前提である．また，血流遅延がある場合には血管内のラベリング血液が過灌流に見えることがあり，場合によっては PLD を変えた撮像を追加する必要がある．腫瘍性病変は造影検査が必要な場合が多く，この場合の DSC は侵襲性の増加にはそれほどつながらない．灌流画像は脳腫瘍の悪性度評価や腫瘍再発と放射線壊死の鑑別などで有用とされる．脳腫瘍における DSC 法と ASL 法で得られる血流情報の相関が高いと報告されている[2]が，ASL で得られる灌流情報は CBF（cerebral blood flow）のみであり，CBV（cerebral blood volume）や MTT（mean transit time）の情報を得るためには DSC 法を行う必要がある．

viii）血管壁イメージング（VWI）

　VWI（vessel wall imaging）は血液信号を低信号とし，血管壁を直接可視化することで血管撮影に補助的な情報をもたらす．VWI は虚血性脳卒中をはじめ，さまざまな血管性疾患でその有用性が報告されている．頸動脈などの頭蓋外 VWI ではプラーク評価のために DIR（double inversion recovery）法*を用いた 2D の撮像が行われてきた．しかしながら，頭蓋内 VWI ではスライス方向も含めた高分解能撮像が要求されることから，可変再収束フリップ角を用いた 3D 高速 SE 法が利用される．この手法では長いエコートレインと低い再収束パルスにより black blood 効果が得られる．動脈瘤内の再循環血流や低速血流，拡張した動脈内の低流速血流などは，不完全な血液信号抑制をもたらす可能性があり，MSDE（motion-sensitized driven equilibrium）法や DANTE（delay alternating with nutation for tailored excitation）パルスなどの black blood 効果を付加する技術が併用される場合がある．

解説

DIR（double inversion recovery）**法**：撮像範囲全体に非選択的 IR パルスを印加し，その直後に撮像スライス面にのみ選択的 IR パルスを印加する．最初の非選択的 IR パルスによる血液の null point で撮像することで black blood 効果を得る手法．

ix）MRS

MRS（MR spectroscopy）は脳腫瘍の鑑別，ミトコンドリア脳症などの代謝性疾患の診断，脳炎や脳症の診断に有用とされており，治療方針の決定に有益な情報が得られる．詳細は第10章を参照されたい．

x）定量的磁化率マッピング（QSM）

QSM（quantitative susceptibility mapping）はMRIの位相画像から局所の磁化率を推定する非侵襲的な手法である．QSMは一般的にmulti echoの3D GRE法で撮像され，①phase unwrapping，②background field removal，③dipole inversionの過程を経て再構成される（図14・4）．T_2^*強調像やSWIでは低信号として描出される石灰化と出血の区別が可能であり，多発性硬化症，パーキンソン病などにおける組織鉄の沈着の評価に利用される．

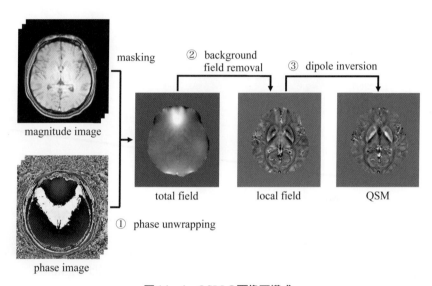

図14・4　QSMの画像再構成

14・1・5　正常解剖画像

脳の正中矢状断像，横断像，MRAのMIP像における正常解剖を図14・5，図14・6，図14・7に示す．大脳は大脳横裂によって小脳と分けられる．大脳半球は大脳縦裂により左右の半球に分けられ，それぞれの大脳半球皮質は中心溝，外側溝（シルビウス裂），頭頂後頭溝により前頭葉，頭頂葉，後頭葉，側頭葉に分けられる．脳幹は，中脳，橋，延髄からなり，上方では中脳が大脳に，下方では延髄が脊髄に移行する．脳実質を栄養する脳血管には左右の内頸動脈（ICA）と椎骨動脈（VA）があり，椎骨動脈は合流して脳底動脈（BA）となる．脳底動脈からは後大脳動脈（PCA）が分岐する．内頸動脈および主幹動脈は脳底部で両側前大脳動脈間の前交通動脈（Acom），内頸動脈末端部より分岐する後交通動脈（Pcom）によって吻合しておりWillis（ウィリス）動脈輪と呼ばれる．

第14章 脳・頭頸部

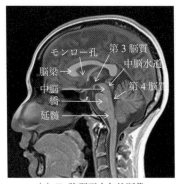
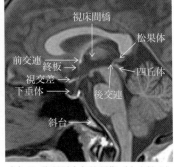

(a) T₁強調正中矢状断像　　(b) T₁強調正中矢状断像（中央拡大）

図14・5　T₁強調正中矢状断像における正常解剖

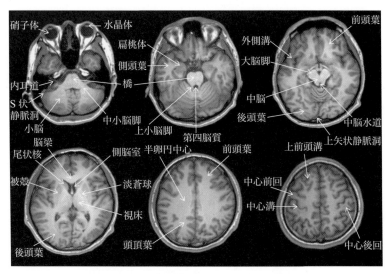

図14・6　T₁強調横断像における正常解剖

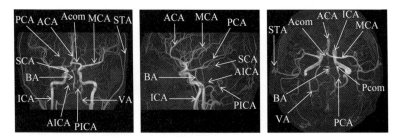

図14・7　脳MRAのMIP像における正常解剖
　　前大脳動脈（anterior cerebral artery：ACA），中大脳動脈（middle cerebral artery：MCA），後大脳動脈（posterior cerebral artery：PCA），前交通動脈（anterior communicating artery：Acom），後交通動脈（posterior communicating artery：Pcom），脳底動脈（basilar artery：BA），椎骨動脈（vertebral artery：VA），上小脳動脈（superior cerebellar artery：SCA），前下小脳動脈（anterior inferior cerebellar artery：AICA），後下小脳動脈（posterior inferior cerebellar artery：PICA），浅側頭動脈（superficial temporal artery：STA）

14・1・6 代表的な疾患画像

i）脳梗塞（図14・8）

　脳梗塞のMRI所見は経過，病期に従い経時的に変化する（**表14・1**）．超急性期には動脈の閉塞がMRAで評価できる．FLAIRでは遅延血流によって低信号の脳脊髄液中に閉塞抹消の血管が高信号に描出される（intraarterial signal）．また，T_2^*強調像では血管内の塞栓子が低信号で描出されることもある．発症数時間以降の急性期では血管性浮腫を反映してT_2強調像で病変の高信号域が明瞭化し，拡散強調画像で著明な高信号を示す．亜急性期には浮腫の消退とともに病変の不明瞭化が生じる．拡散強調画像の高信号域も2〜3週間ごろから等信号化し始め，その後低信号となる．完全に液化した脳梗塞は各種シーケンスで脳脊髄液と等信号を示す[3]．

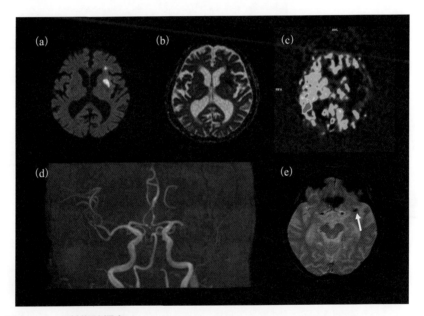

図14・8　急性期脳梗塞
　（a）拡散強調画像（DWI），（b）ADCマップ，（c）ASL（CBFマップ），（d）MRA，（e）T_2^*強調像．DWIにて左中大脳動脈領域に高信号を認め，ADC低値を示す．ASLにて左中大脳動脈領域に一致したCBFの低下を認める．MRAでは左中大脳動脈の描出が不良であり，同血管にT_2^*強調像低信号を認め塞栓子を疑う（矢印）．

表14・1　脳梗塞の経時変化

病期	MRI 拡散強調画像	MRI ADC	MRI T_2強調像	CT
発症直後（0〜1時間）	所見なし	変化なし	所見なし	所見なし
超急性期（1〜24時間）	高信号	低下	所見なし	early sign
急性期（1〜7日）	高信号	低下	高信号	低吸収
亜急性期（1〜3週）	高 → 低信号	低下 → 上昇	高信号	低吸収
慢性期（1か月〜）	低信号	上昇	高信号	髄液濃度

ii) 脳内出血（図14・9）

急性期脳内出血の検出能はCTとMRIでほぼ同等であり、MRIのみでも急性期血腫の診断が可能とされる。血腫のMRI所見は、血球ヘム鉄の酸化・還元状態と細胞内外の局在と分布の違いから経時的に変化する（**表14・2**）。

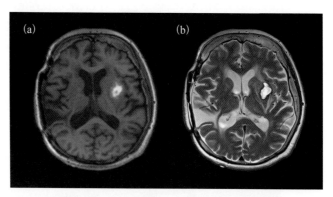

図14・9 脳内出血
(a) T_1強調像，(b) T_2強調像．左被殻に T_1強調像で高信号，T_2強調像で高信号の腫瘤を認める．T_2強調像では辺縁に低信号のrimを伴っている．亜急性期の血腫である．

表14・2 脳出血の経時変化

病期	ヘム鉄の変化	局在		MRI T_2^*強調像	MRI T_2強調像	MRI T_1強調像	CT
超急性期（〜1日）	オキシヘモグロビン	Fe^{2+}/反磁性	赤血球内	変化なし	軽度高信号	軽度低信号	高吸収
急性期（〜3日）	デオキシヘモグロビン	Fe^{2+}/常磁性	赤血球内	低信号	低信号	軽度低信号	高吸収
亜急性期（〜1か月）	メトヘモグロビン	Fe^{3+}/常磁性	赤血球内	低信号	低信号	高信号	高吸収
	メトヘモグロビン	Fe^{3+}/常磁性	赤血球外	低信号	高信号	高信号	辺縁から低下
慢性期（1か月〜）	ヘモジデリン	Fe^{3+}/常磁性	赤血球外	低信号	低信号	低信号	低吸収

iii) 神経膠腫（図14・10）

神経膠腫（glioma）は脳の膠細胞（グリア細胞）が腫瘍化したものであり、原発性脳腫瘍の中で最も頻度が高い腫瘍である．星細胞系腫瘍と乏突起細胞系腫瘍に大別され、さらに悪性度に従ってグレード1からグレード4に分類される．膠芽腫（glioblastoma）は星細胞系腫瘍の中で最も悪性度の高い腫瘍である．浸潤性が極めて強く、脳梁を介した対側への進展、あるいは大脳脚、脊髄神経路を介しての後頭蓋窩への進展も見られる．

iv) 悪性リンパ腫（図14・11）

腫瘍は T_1 強調画像で等〜低信号域、T_2 強調画像で軽度高信号域を示し、造影にて均一な強い増強効果を示し、拡散強調画像では高い細胞密度を反映し、高信号を

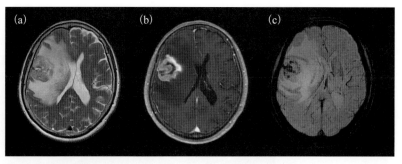

図 14・10　膠芽腫
(a) T$_2$ 強調像，(b) 造影 T$_1$ 強調像，(c) 磁化率強調画像（SWI）．右前頭葉に不整な造影腫瘤を認め，SWI 低信号となる出血を伴っている．周囲には広範な浮腫，正中偏位を伴う．

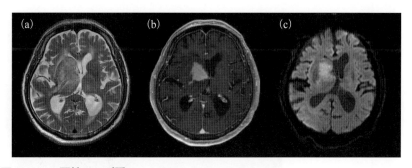

図 14・11　悪性リンパ腫
(a) T$_2$ 強調像，(b) 造影 T$_1$ 強調像，(c) 拡散強調画像（DWI）．右基底核に均一な造影効果を有する病変を認め，DWI で高信号を示す．

呈する．また，腫瘍周囲にも強い脳浮腫が認められる．膠芽腫や転移性脳腫瘍などの他の悪性脳腫瘍との鑑別が問題となることがある．

v）髄膜腫（図 14・12）

髄膜腫はくも膜の表層細胞から発生する脳実質外腫瘍であり，全頭蓋内腫瘍の 13～20%，原発性脳腫瘍の約 25% を占める．傍矢状部，円蓋部，蝶形骨部，大脳鎌，小脳テント，嗅窩，頭蓋底に好発する．腫瘍は強く造影され，腫瘍と接する肥厚した硬膜も強く造影される所見（dural tail sign）が特徴的である．

vi）下垂体腺腫（図 14・13）

下垂体前葉から発生する良性腫瘍で，頭蓋内腫瘍の約 10～15% を占め，トルコ鞍部腫瘍の中で最も頻度が高い．約 75% がホルモン産生腫瘍であり，産生ホルモンによって特異的な症状を示す．小さな microadenoma の検出にはダイナミック検査が有用とされ，正常下垂体は血流が非常に豊富で強く造影されるため，腫瘍は相対的に低信号となる．

第14章 脳・頭頸部

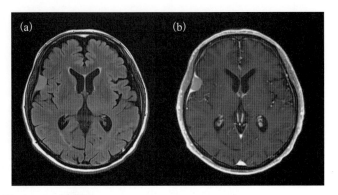

図14・12 髄膜腫
(a) FLAIR, (b) 造影T$_1$強調像. 右弁蓋部に造影効果を有する病変を認め, dural tail sign を伴う.

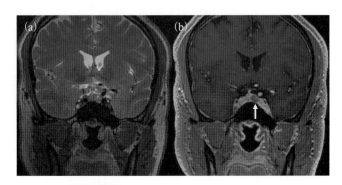

図14・13 下垂体腺腫
(a) T$_2$強調冠状断像, (b) 造影T$_1$強調冠状断像. 下垂体左側に一部小囊胞を伴い, 正常下垂体よりも造影不良な病変を認める.

vii) 多発性硬化症（図14・14）

多発性硬化症は脱髄疾患と呼ばれる自己免疫性神経疾患の一種である. 中枢神経内に多数の脱髄巣が散在し, 病変の分布（空間的多発性）だけでなく再発緩解

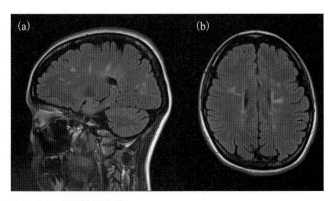

図14・14 多発性硬化症
(a) FLAIR 矢状断像, (b) FLAIR 横断像. 両側側脳室周囲の大脳白質に斑状〜楔状の多数の脱髄斑を認める.

といった時間的多発性もこの疾患の特徴である．側脳室壁と垂直方向に線状に伸びる病変が特徴的な所見であり，FLAIRの矢状断像が早期診断に有用である．また，新しい病変や増大傾向の活動性の高い病変は高率に造影される．

viii) 海馬硬化症（図14・15）

側頭葉てんかんの原因疾患として最多．海馬長軸に直行する（斜台に平行な）冠状断像が有用であり，海馬の萎縮とT_2強調像における高信号化を示す．

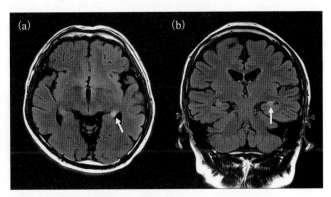

図14・15　海馬硬化症
(a) FLAIR横断像，(b) FLAIR冠状断像（斜台平行）．左海馬は層構造が不明瞭化し，FLAIRで高信号を認める．

ix) PRES（図14・16）

PRES（posterior reversible encephalopathy syndrome）は臨床的には痙攣，意識障害，視覚異常などを主症候とし，画像上，脳浮腫と考えられる変化が主に後部白質を中心に出現し，さらに臨床症候や画像所見が可逆性で，加療により消退する特徴をもった臨床的・神経放射線学的症候群である．急激な血圧上昇による血管透過性亢進や血管内皮細胞障害などによって，血管性浮腫から血管攣縮を生じるためとされている．典型的にはT_2強調像で後頭葉有意の皮質化白質や基底核を

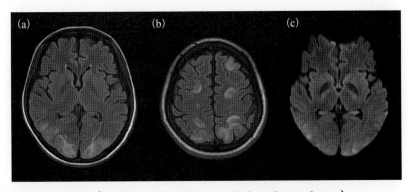

図14・16　PRES（posterior reversible encephalopathy syndrome）
(a) FLAIR横断像（基底核レベル），(b) FLAIR横断像（頭頂レベル），(c) 拡散強調画像（DWI）．両側頭頂後頭葉優位に皮質〜皮質下白質にFLAIR高信号が非対称に分布している．DWIにて皮質を中心に高信号を認める．

中心に高信号を認める．DWIは等〜高信号で，ADCは上昇することが多い．

x）一酸化炭素（CO）中毒（図14・17）

吸入された一酸化炭素は血液中のヘモグロビンと酸素の250倍の親和性で結合し一酸化炭素結合ヘモグロビン（CO-Hb）を形成する．CO-Hbの増加により相対的に酸素結合ヘモグロビンが減少し，血液中の酸素分圧の低下により低酸素性組織障害が引き起こされる．また，脳の脂質過酸化による遅発性脳障害を引き起こす．急性期には，両側淡蒼球の壊死を反映したT_1強調像で低信号，T_2強調像で高信号が特徴的とされる．細胞毒性浮腫を反映してDWIで高信号，ADC低値となる．遅発性神経障害では，大脳白質病変として脳室周囲白質や半卵円中心に対称性，あるいは非対称性にT_2強調像高信号として認められる．

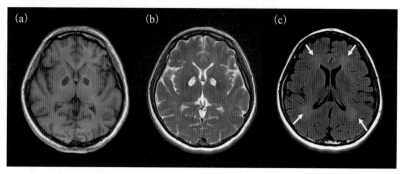

図14・17 一酸化炭素（CO）中毒
(a) T_1強調像，(b) T_2強調像，(c) FLAIR．両側淡蒼球にT_1強調像で低信号，T_2強調像で高信号を認める．両側側脳質周囲の大脳白質には左右対称性にFLAIRにて信号上昇を認める（矢印）．

14・2 頭頸部

14・2・1 目的

頭頸部領域は眼窩・視神経，鼻副鼻腔，口腔，内耳，唾液腺，咽頭，甲状腺，リンパ節病変など評価対象となる多数の組織が存在する．頭頸部領域における局所評価にはMRIが推奨されており，悪性腫瘍の局所評価を行う目的でMRI検査が施行される．また，口腔領域では歯科治療に伴う金属アーチファクトが診断の妨げとなることも多く，CTと比較してアーチファクトの少ないMRIは口腔領域における第1選択となる．

14・2・2 検査概要

頭頸部領域の画像診断は，解剖学的複雑さと任意の撮像断面が得られることなどからMRIによる診断が基本となる．MRIは，一般的にCTに比べて病変のコントラスト分解能に優れ，口腔領域や唾液腺腫瘍，および頭蓋底病変喉の診断では特に有用である．一方で，頭頸部領域はB_0不均一性の影響が大きく，呼吸や嚥下

14・2　頭頸部

によるモーションアーチファクトが強く現れる部位でもある．

14・2・3　基準線・撮影ポジショニング

　頭頸部専用フェイズドアレイコイルを用いる．モーションアーチファクトが発生しやすいため，高速撮像やラジアル収集などの体動抑制技術を用いてアーチファクトの少ない画像を取得する．また，検査前に呼吸を小さくする，舌を動かさない，嚥下をなるべく我慢してもらうなどの患者への説明を行い，患者の協力を得ることも重要である．

　撮像断面の基準は頸部，もしくは撮像組織に垂直，平行とし，左右をなるべく対照に描出できるようにする．T_2強調像，単純のT_1強調像（脂肪抑制なし），脂肪抑制T_2強調像，拡散強調画像，造影脂肪抑制T_1強調像の横断像が基本であるが，病変の頭尾方向への広がりの評価には冠状断像が有用であり，必要に応じて矢状断像も追加する．造影脂肪抑制T_1強調画像は3Dで撮像することにより病変分布の詳細な評価，神経周囲進展の診断に有用である[4]．

14・2・4　プロトコル

ⅰ）眼窩・視神経

　スライス厚は3mm以下，FOVは160〜180mmで，視神経に平行な横断像と冠状断像が基本．眼窩・海綿静脈洞を含む範囲を撮像する．視神経や視神経鞘に沿った病変の評価では斜矢状断像を追加する．炎症や腫瘍を疑う場合は造影検査の適応となる．視神経脊髄炎などの脱髄性疾患が疑われる場合には脳全体の撮像も行う．眼球運動によるアーチファクトを抑えるため，事前に患者への説明が必要であり，安静閉眼での撮影を基本とする．

ⅱ）側頭骨・内耳

　軟部組織の性状はCTで評価困難なことが多く，組織コントラストに優れたMRIが有用である．T_1強調像，T_2強調像，3D heavy T_2強調像（MR cisternography：MRC*）の横断像を基本とし，必要に応じて造影検査，拡散強調画像などを追加する．拡散強調画像は真珠腫の評価に有用である．

ⅲ）副鼻腔・口腔・咽頭・唾液腺

　スライス厚は3〜4mm，FOVは180〜200mmとし，病変部位を十分に含めた範囲を撮像する．解剖学的構造の把握にはT_1強調像，T_2強調像が基本となり，病変検出や炎症の進展範囲の評価には脂肪抑制T_2強調像や造影脂肪抑制T_1強調像が有用である．口腔内のインプラントや磁場不均一による脂肪抑制不良が予測される場合はSTIR法やDixon法*を考慮に入れる．拡散強調画像によるADC値，ダイナミック造影検査は耳下腺腫瘍における良悪性の鑑別の一助となりうる[4]．

14・2・5　正常解剖画像

　小脳橋角部の正常解剖を**図14・18**に示す．MRIでは内耳迷路，内耳道内および小脳橋角部の脳神経や血管が3D heavy T_2強調像によって明瞭に描出される．

解説

MRC（MR cisternography）：小脳橋角部・聴神経・内耳道などの微細な構造を高分解能に描出する水強調画像．撮像シーケンスとしてはCISS，balanced SSFP，3D高速スピンエコー法などが用いられる．

解説

Dixon法：ケミカルシフトによって生じる水と脂肪の位相差を利用した組織抑制法．詳しくは第6章を参照．

第14章◇脳・頭頸部

341

第14章 脳・頭頸部

副鼻腔〜咽頭の正常解剖を図14・19,図14・20に示す.上咽頭は上部呼吸器消化管の頂部に位置する立方状の腔で,前方に鼻腔が,上部に蝶形骨洞がある.中咽頭の上端は口蓋(軟口蓋下面,口蓋垂),下端は喉頭蓋谷である.下咽頭は咽頭腔のうち舌骨上縁の高さから輪状軟骨下縁までの範囲と定義される.下咽頭は輪状後部(咽頭食道接合部),梨状陥凹(梨状窩),下咽頭後壁の三つの亜部位に分けられる.唾液腺は大唾液腺(耳下腺,顎下腺,舌下腺)と小

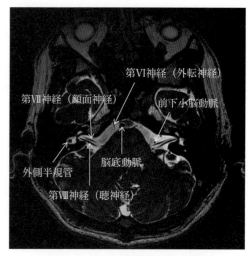

図14・18　小脳橋角部の正常解剖

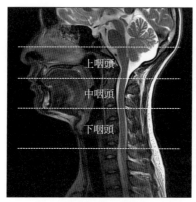
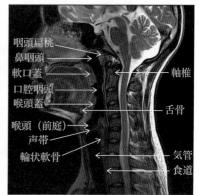

図14・19　副鼻腔〜咽頭の正常解剖（T_2強調矢状断像）

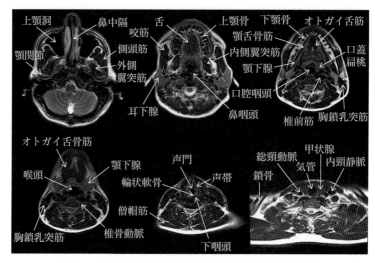

図14・20　副鼻腔〜咽頭の正常解剖（T_2強調横断像）

唾液腺から構成される．耳下腺は耳前から耳下部に存在し，咬筋の外側皮下を走行するステンセン管によって上顎第二大臼歯の狭粘膜に開口する．顎下腺は下顎下縁の内側面に存在し，ワルトン管を介し，口腔の舌下乳頭に開口している．舌下腺は口腔底上にあり舌下ヒダに多数の導管を有し，一部は顎下腺と共通管を成している．

14・2・6　代表的な疾患画像

ⅰ）視神経炎（図14・21）

球後視神経の診断にはSTIR法と造影T_1強調像の冠状断像が有用な撮像法である．正常な視神経は，直径3 mmの細い白色の輪状で描出され，造影効果はない．視神経炎ではその原因を問わず，視神経全体が高信号および造影T_1強調像で造影効果を示す．

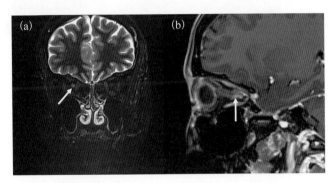

図14・21　視神経炎
(a) STIR冠状断像，(b) 脂肪抑制造影T_1強調矢状断像．右視神経の一部に腫脹とSTIR高信号，造影効果を認める（矢印）．

ⅱ）聴神経鞘腫（図14・22）

第Ⅷ脳神経より生じる良性の神経原性腫瘍で，脳腫瘍の7〜10％を占め，脳神経由来の神経原性腫瘍として最も多い．内耳道，小脳橋角部の腫瘍として認められる．腫瘍が小さいことも多く3Dの撮像が有用である．T_2強調像で低信号，造影T_1強調像では増強効果を示す．

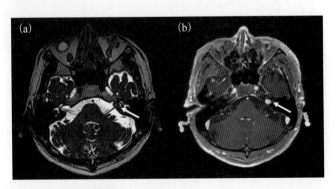

図14・22　聴神経鞘腫
(a) 3D heavy T_2強調像，(b) 造影T_1強調像．左内耳道に造影結節を認める（矢印）．

iii）上顎洞癌（図14・23）

　鼻副鼻腔悪性腫瘍の60％は上顎洞に発生する．画像検査の役割は良悪性の鑑別，腫瘍の進展範囲，生検指摘部位の決定である．腫瘍はT_2強調像で中等度信号を示し，造影にて増強効果が見られる．神経周囲進展では脂肪織信号の消失や脳神経に沿った増強効果を認め，脂肪抑制3D造影T_1強調像が有用である．

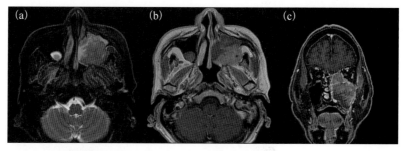

図14・23　上顎洞癌
(a) 脂肪抑制T_2強調像，(b) 造影T_1強調像，(c) 3D脂肪抑制造影T_1強調像（MPR冠状断像）．左上顎洞～篩骨洞，鼻腔にかけて液貯留を伴う境界明瞭な腫瘤を認める．内部には不均一な造影効果を認める．

iv）多形腺腫（図14・24）

　多形腺腫は最も多い唾液腺腫瘍であり，唾液腺腫瘍の60％を占める．大唾液腺では耳下腺に，小唾液腺では口蓋腺に多い．T_1強調像で低信号，T_2強調像では大部分は高信号であるが，さまざまな信号を示す．ADC値は高いことが多く，ダイナミックMRIでは漸増性の増強効果を示す．ワルチン腫瘍では早期濃染-洗い出しのパターンを示すことが多い．

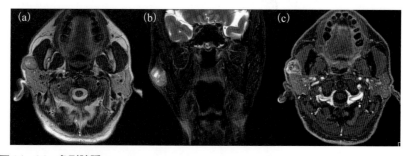

図14・24　多形腺腫
(a) T_2強調像，(b) 脂肪抑制T_2強調冠状断像，(c) 3D脂肪抑制造影T_1強調像（MPR横断像）．右耳下腺前方に腫瘤が認められる．内部はT_2強調像で高信号部分あり，被膜および内部には不均一な造影効果が認められる．

v）エナメル上皮腫（図14・25）

　エナメル上皮腫は歯原性腫瘍のうち最多の約30％を占める．嚢胞内容はT_1強調像で低信号，T_2強調像で高信号を示し，単房性の場合，造影MRIで嚢胞辺縁部が増強される．

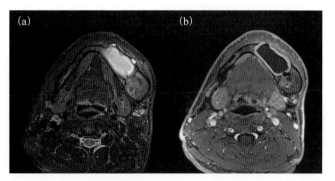

図 14・25　エナメル上皮腫
(a) STIR, (b) 3D脂肪抑制造影 T_1 強調像（MPR横断像）. 左下顎骨に囊胞性病変があり, 囊胞壁は造影効果を伴っている.

vi) 下咽頭癌（図 14・26）

下咽頭癌の95%は扁平上皮癌であり, 残りは小唾液腺由来の腺癌とされる. 梨状陥凹が最も多く, 輪状後部を原発とする下咽頭癌はまれである. 60%以上は局所進行癌であり, リンパ節転移を伴っていることが多い.

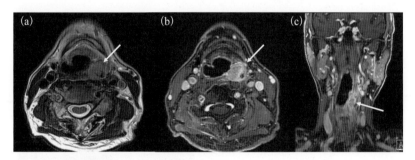

図 14・26　下咽頭癌
(a) T_2 強調像, (b) 3D脂肪抑制造影 T_1 強調像（MPR横断像）, (c) 3D脂肪抑制造影 T_1 強調像（MPR冠状断像）. 中咽頭側壁～後壁, 下咽頭梨状窩にかけて腫瘤を認める（矢印）.

◎参考文献

1) Takano N, Suzuki M, Irie R, et al. Usefulness of Non-Contrast-Enhanced MR Angiography Using a Silent Scan for Follow-Up after Y-Configuration Stent-Assisted Coil Embolization for Basilar Tip Aneurysms. AJNR Am J Neuroradiol. 2017 Mar;38(3):577-581. doi: 10.3174/ajnr.A5033.
2) Järnum H, Steffensen EG, Knutsson L, et al. Perfusion MRI of brain tumours: a comparative study of pseudo-continuous arterial spin labelling and dynamic susceptibility contrast imaging. Neuroradiology. 2010 Apr;52(4):307-17. doi: 10.1007/s00234-009-0616-6.
3) 高橋昭喜, 麦倉俊司, 加藤裕美子ら. 日本放射線技術学会雑誌 Vol. 71 No. 2, Feb 2015.
4) 画像診断ガイドライン2021年版（第3版）.

第14章 脳・頭頸部

◎ 演習問題

問題1　脳のMRIで灌流情報が得られるのはどれか．**2つ選べ**．
1. ASL（arterial spin labeling）
2. DSC（dynamic susceptibility contrast）
3. DTI（diffusion tensor imaging）
4. MRS（magnetic resonance spectroscopy）
5. VBM（voxel-based morphometry）

問題2　脳のTOF（time-of-flight）MRAで脳実質の信号を抑制するのに併用されるのはどれか．
1. IR（inversion recovery）パルス
2. DE（driven equilibrium）パルス
3. MT（magnetization transfer）パルス
4. MPG（motion probing gradient）パルス
5. CHESS（chemical shift selective）パルス

問題3　脳幹を構成するのはどれか．**2つ選べ**．
1. 橋
2. 小脳
3. 脊髄
4. 大脳
5. 中脳

問題4　脳のT₁強調像を下に示す．矢印で示すのはどれか．
1. 視床
2. 脳梁
3. 被殻
4. 淡蒼球
5. 尾状核

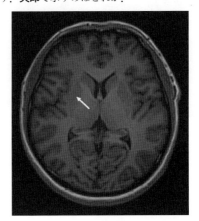

問題5　脳出血のMR像でT₁強調像とT₂強調像で高信号となるのはどれか．
1. ヘモジデリン
2. オキシヘモグロビン
3. デオキシヘモグロビン
4. 赤血球内メトヘモグロビン
5. 赤血球外メトヘモグロビン

演 習 問 題

問題6　最も頭側に位置するのはどれか．
　　　1．鼻腔
　　　2．篩骨洞
　　　3．上顎洞
　　　4．前頭洞
　　　5．蝶形骨洞

問題7　頸部にある筋肉はどれか．
　　　1．前鋸筋
　　　2．腓腹筋
　　　3．円回内筋
　　　4．外側広筋
　　　5．胸鎖乳突筋

問題8　内耳の観察に適切な撮像法はどれか．
　　　1．MR sialography
　　　2．MR elastography
　　　3．MR cisternography
　　　4．MR lymphangiography
　　　5．MR cholangiopancreatography

第14章◇脳・頭頸部

Chapter

第15章

脊椎・脊髄

15・1　目的

15・2　検査概要

15・3　基準線・撮影ポジショニング

15・4　プロトコル

15・5　正常解剖画像

15・6　代表的な疾患画像

第15章
脊椎・脊髄

本章で何を学ぶか

　　脊椎・脊髄のMRI検査について，初学者が施設で準備されているプロトコルを用いて行う際に必要な最低限の解剖学的知識と遭遇する頻度が高い疾患の撮像方法を中心に解説している．特に画像解剖については，MRIで指摘可能な軟部組織を中心に記載しているので，骨などの情報はほかの教科書を参照していただきたい．

15・1　目的

　　脊椎・脊髄のMRI検査の目的は，脊椎・脊髄および周辺組織の病変の検出および診断を行うことである．本検査は，疼痛や神経学的症状を主訴として依頼されることが多く，これらの症状のため長時間，体位を保持できず検査を途中で取りやめなければならないことや，仰臥位では耐えられず，側臥位などで検査を行わざるを得ないこともしばしば経験する．そのような状況で，いかに効率的に病変を検出し，確実な診断につなげるために，画像解剖や疾患の特徴，優先すべき撮像シーケンス，さらには検査時間を短縮せざるを得ない場合に必要な画質や空間分解能など，疾患および撮像技術，双方の知識が必要となる．本章では，ルーチン検査における断面設定や撮像範囲，撮像条件を設定する根拠をもとに，比較的遭遇することの多い疾患の画像を例に挙げ，診断に有用なMR画像を提供する知識を得ることを目的とする．

15・2　検査概要

　　脊椎・脊髄疾患の多くは，疼痛や麻痺を伴うことが多く，迅速かつ確実な検査が不可欠である．MRIを有するほとんどの施設で行われており，日常で遭遇することが多い変性疾患の場合，ルーチンの撮像法が決まっていることから，MRI検査の登竜門と位置付けている施設も少なくない．しかし，前述したように，被検者の状態によっては，体位や撮像時間の制限，さらには疾患の違いによる撮像シーケンスのバリエーション，さらに疼痛や麻痺の程度などから撮像順序や断面，空間分解能やコントラストなど考えるべきことは多い．側臥位で行わざるを得ないことを想定し，使用コイルや短時間プロトコルを準備しておくとよい．

15・3　基準線・撮影ポジショニング

　　脊椎・脊髄のMRI検査は，頸椎，胸椎，腰仙椎に一般的に分けられ，さらにこれらを複合的に行う場合も多く，基本的に仰臥位で専用コイルを使用して行われる．被検者にとってつらい体位を強いると検査中に動くことが多いため，可能な限り楽な状態で開始する．膝下にクッションなどを入れることで，腹部の緊張を和らげら

れることが多いので，軽度股関節および膝屈曲位で検査を開始する．この軽度膝屈曲位の目的を腰椎前弯を軽減するためと考えている検査者も多いが，ボア内に入る程度の膝屈曲位では，膝伸展位の仰臥位と比べて腰椎前弯角に変化がないことが明らかになっている[1]．本検査における基準線は，長軸方向では基本的に，脊柱管に沿った線であるが，生理的弯曲や側弯により，設定が難しいことも多々あり，その際には，3D撮像を用いてMPR（multi-planar reconstruction）で軸位断を作成することも有効である．短軸方向では，椎間板腔または椎体に平行，または脊柱管と垂直なスライスとするのが一般的であるが，疾患に合わせて対応する．

15・4 プロトコル

まずは，3方向の位置決め画像を撮像する．グラディエントエコー系のシーケンスが用いられることが多いが，骨病変や腫瘍性病変がある程度観察できるような条件が望ましい．さらに，広範囲に観察できるようなFOVを設定することで，目的部位周辺の病変の見逃しを避けることができる（**図15・1**）．また胸椎の検査の場合には，その高位を判別するために上位頸椎または仙椎が入った画像が必要となる．そのため，位置決め画像も重要なデータの一つであることを忘れてはならない．位置決め画像の次は，脊椎の概観やアライメント，周囲の病変を観察するために，冠状断像を撮像する．基本的な撮像条件は，T_1強調像，位置決め画像で骨病変などが疑われる場合には，STIR（short tau inversion recovery）とし，スライスギャップなどで撮像枚数を調整し，短時間で撮像する（**図15・2**）．次に，冠状断像に対し，脊柱管の走向に合わせた正中断面を中心スライスとし矢状断像を設定する．撮像範囲は，左右の椎間孔の外側縁を十分に含むようにすることで椎間孔病変の検出が可能となる．頸椎の場合は，椎間関節を含むように，腰椎の場合は，第5腰椎の横突起の下部突起部を含むように撮像することで椎間孔部が十分に含まれる（**図15・3**）．特に胸椎の場合には，椎体高位が判別できるようにすることは必須である．T_2およ

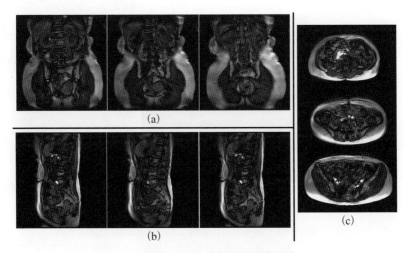

図15・1　腰椎MRIの位置決め画像の例
(a) 冠状断，(b) 矢状断，(c) 軸位断．

第15章 脊椎・脊髄

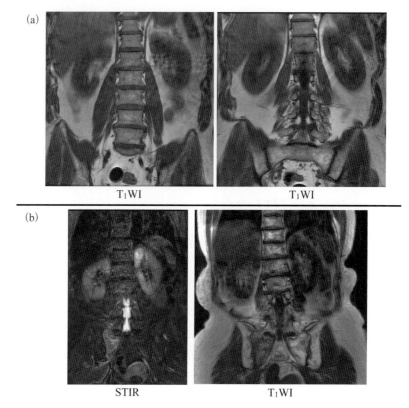

図15・2 脊椎概観やアライメント,周辺の病変を確認するための冠状断像
(a) T₁強調像,(b) 位置決め画像で認めた仙骨病変(図15・1)をもとに撮像したSTIRおよびT₁強調像.

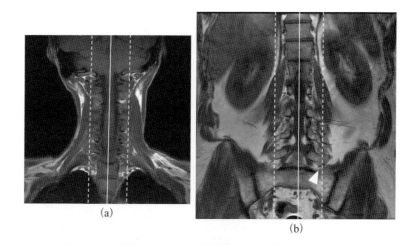

図15・3 頸椎および腰椎における矢状断設定の一例
(a) 頸椎:脊柱管に平行な正中断面が中心となり,椎間関節を含むように設定する.(b) 脊柱管に平行な正中断面が中心となり,第5腰椎の横突起の下部突起部(矢頭)までを含むように設定する.

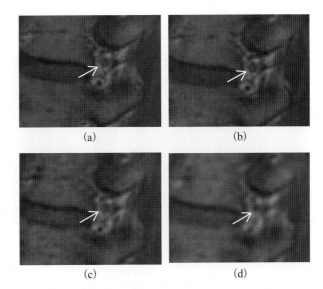

図 15・4　T_1 強調矢状断像におけるピクセルサイズの違いによる腰椎椎間孔部神経根の描出（スライス厚 4 mm）
(a) 0.78 × 0.94 mm，椎間孔部神経根が明瞭．
(b) 0.94 × 1.34 mm，椎間孔部神経根が明瞭．
(c) 1.17 × 1.56 mm，椎間孔部神経根がやや不明瞭．
(d) 1.56 × 1.56 mm，椎間孔部神経根が不明瞭．

び T_1 強調像を基本とし，骨病変や炎症所見を検出したい場合には，STIR 像または脂肪抑制併用 T_2 強調像を撮像する．腰椎の検査における長軸像は，腰髄髄節が存在する第 11 胸椎を含むような FOV（32 cm～）を設定したい．ただし，FOV が大きくなる分，空間分解能に注意が必要であり，硬膜外脂肪に囲まれた椎間孔部神経根を描出するためには，1 mm 前後のピクセルサイズが望ましい（**図 15・4**）．さらに，位相方向は，rectangular FOV などを設定するため，AP 方向に設定している施設も存在するかもしれないが，トランケーションアーチファクトや CSF の流れによるアーチファクトを軽減するために，FH 方向とし，適切な位置にサチュレーションパルスを設定することを推奨する（**図 15・5**）．軸位断像は，矢状断像で捉えた病変に合わせ，T_2 および T_1 強調像を撮像する．それぞれの疾患に合わせ，スライス設定方法を工夫する必要がある．

15・5　正常解剖画像

　脊椎は通常，7 個の椎骨からなる頸椎，12 個からなる胸椎，5 個からなる腰椎，5 個の椎骨が癒合して一体となった仙椎および尾椎から構成されるが，時に腰椎が 6 個などバリエーションがある．MRI は X 線関連のほかのモダリティに比べ，軟部組織の描出に優れていることから，本章では特に脊椎を構成する靭帯や周囲の筋に焦点を置きたい．
　脊髄は，延髄の尾側から始まり，第 1 腰椎または第 2 腰椎高位で脊髄円錐となる．分岐する神経根に対応する脊髄高位を髄節と呼び，頸髄が 8 髄節，胸髄が 12 髄節，

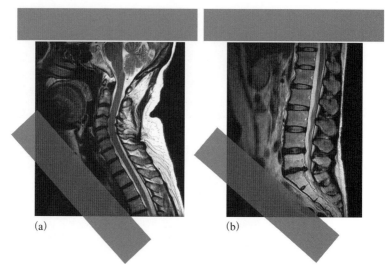

図15・5　頸椎・腰椎におけるモーションアーチファクト抑制のためのプレサチュレーションパルスの一例（位相方向：FH方向）
観察すべき部位にモーションアーチファクトが出現しないように，動くものがある箇所にプレサチュレーションパルスをかけるプレサチュレーションパルス．(a) 頸椎，(b) 腰椎．

腰髄が5髄節，仙髄が5髄節，尾髄が1髄節，合計31髄節からなる．成長に伴い，脊椎と脊髄の高位のずれが生じ，成人では頸椎と頸髄の位置関係が1.5椎ほどずれ，C3/4椎間板高位がC5髄節，C4/5がC6髄節，C5/6がC7髄節，C6/7がC8髄節となる（**図15・6**(a)）．胸椎と胸髄の位置関係も同様にずれが生じている．脊髄円錐の高位は，第11／12胸椎から第2／3腰椎までと若干の個人差があり，80％は第12胸椎／第1腰椎から第1／2腰椎までに存在する[2]（図15・6(b)）．この脊髄円錐から脊髄円錐上部にかけての狭い領域に，第4腰椎以下の腰仙髄が集中して存在する．

　脊椎を支持する靱帯組織として，椎体前面の頭蓋底から仙骨には前縦靱帯が，椎体後面の斜台から仙骨管内には後縦靱帯が連結しているが，健常人では通常のMRIで指摘するのが困難である．さらに脊柱管内椎弓後面には黄色靱帯が，脊柱後方には棘上靱帯と棘間靱帯が存在し，これら靱帯群は脊柱に支持性と可動性を与えている．

　傍脊柱筋群も脊柱の支持性と可動性に寄与しており，特に脊柱後方筋群の低下が脊柱の後弯変形と関連があることが明らかになっている[3]．脊柱後方筋群は最外層に僧帽筋，腰背筋がある．僧帽筋は，上肢肩甲支持筋の一つとして重要な役割を占め，頸椎椎弓形成術においてこの筋付着部の温存が軸性疼痛の発生を抑制するという報告があることから，頸椎後方手術では可能な限り温存する筋である[4]．C7の棘突起は長く，頸部後面で触れることができ，僧帽筋，頭板状筋，半棘筋，多裂筋などと多くの強力な筋が付着している（**図15・7**）．

　脊柱起立筋は，腸肋筋，最長筋，棘筋により構成される．腸肋筋は，腸骨稜および仙骨後面から上方に向かい，頸・胸・腰腸肋筋に分けられる．最長筋は，

15・5 正常解剖画像

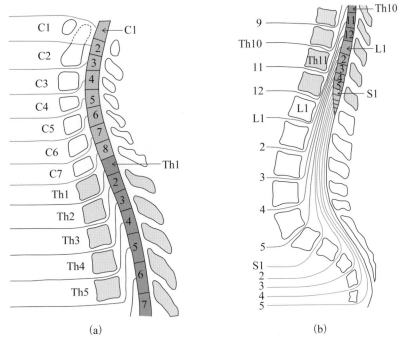

図15・6　髄節と椎体高位
(a) 頸椎・頸髄，(b) 脊髄円錐部．

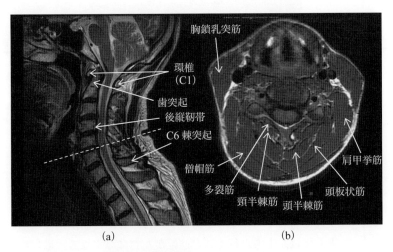

図15・7　頸椎部の画像解剖
(a) T_2強調矢状断像，(b) T_1強調軸位断像（C5/6）．

頭・頸・胸最長筋に分けられる．胸最長筋は腸肋筋の内側と深部にあってこれと癒着し，腸骨稜，仙椎および腰椎棘突起から起こり上行する．棘筋は，棘突起から起こり，棘突起に停止し，脊柱を背屈する（**図15・8**）．腰椎レベルの主要な三つの筋は，内側から多裂筋，最長筋，腸肋筋である．多裂筋は，最も内側に位置する筋群で，上方は棘突起と椎弓に付着し，下方は2レベル以上下部の椎体の上関節

第15章◇脊椎・脊髄

355

第 15 章　脊椎・脊髄

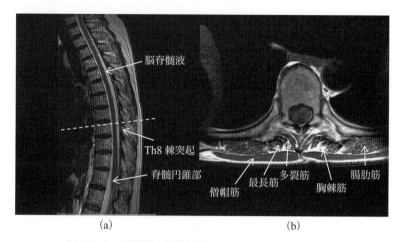

図 15・8　胸椎部の画像解剖
(a) T_2 強調矢状断，(b) T_1 強調軸位断 (Th8).

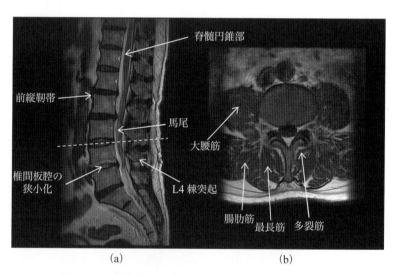

図 15・9　腰椎部の画像解剖
(a) T_2 強調矢状断，(b) T_1 強調軸位断 (L3/4).

突起に付着する．より下方のレベルから出た筋が内側に加わってくるため，全体としては，下方に行くほど筋幅が左右に厚くなる．最長筋は，上方で横突起の内側に付着し，下方では腸骨内側に付着する．外側の構成筋である腸肋筋は，腰椎横突起の先端に付着し，下方では腸骨稜内側に付着する (**図 15・9**).

15・6　代表的な疾患画像

15・6・1　椎間板ヘルニア (頸椎，腰椎)

　上肢の疼痛およびしびれを主訴として頸椎 MRI が施行された症例を示す (図

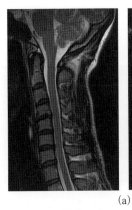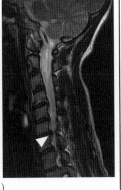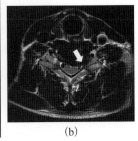

図 15・10　頸椎椎間板ヘルニア
(a) T_2 強調矢状断：正中断面では，明らかな狭窄部位は確認できないが，傍脊柱断面で狭窄部位が指摘可能（C6/7，矢頭）．(b) T_2 強調軸位断：左 C7 神経根部に椎間板ヘルニアを認める．

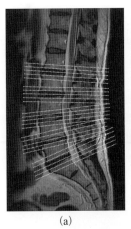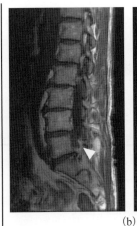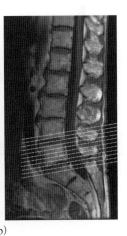

図 15・11　腰椎の軸位断の設定例
(a) 腰部脊柱管狭窄症疑いで MRI 施行，傍脊柱矢状断で明らかな狭窄病変を認めない場合．(b) 傍脊柱矢状断の L4/5 で脱出型のヘルニアを認めた場合．

15・10）．矢状面を観察する際には，正中断面のみならず，傍脊柱断面もしっかりと確認することが重要である．そしてこれらの情報をもとに軸位断像を設定することで神経根の描出不良部位が同定可能となり，左 C7 神経根症と診断された．

腰部脊柱管狭窄症および脱出型ヘルニアに対する軸位断像の設定例を示す（**図 15・11**）．前述した頸椎病変と同様，撮像した矢状断面は必ずすべてを観察することで，遊離したヘルニアを確実にとらえ，障害神経根およびその高位を明らかにすることが可能となる．さらに，変性側弯などがある場合は，冠状断像における椎間板腔に合わせた軸位断を設定することにより，左右の対称性が観察しやすくなり，**図 15・12** に示すような外側ヘルニアも診断しやすくなる．ただし，軸位断

第 15 章 脊椎・脊髄

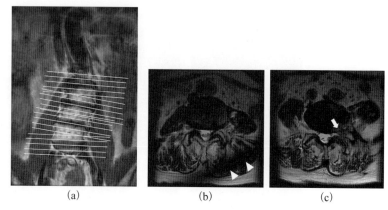

図 15・12 腰椎変性側弯における軸位断の設定例
(a) 冠状断で椎間板腔に平行になるようにスライスを設定. (b) スライスの重なりによってクロストークアーチファクトが発生している（矢頭）が，硬膜外脂肪が左右対称に描出されている (L3/4). (c) 左側の硬膜外脂肪の途絶を認め，骨棘による神経根の圧迫ありと診断された (L4/5).

の傾きが大きくなるとスライスの重なりによるクロストークアーチファクトが発生するため，インターリーブや 2 acquisition で撮像することを推奨する．

15・6・2 頸髄損傷

階段で転倒，転落し，頸髄損傷が疑われ，MRI 検査を施行した症例を**図 15・13** に示す．T_1，T_2 強調矢状断像で脊柱管の圧迫および髄内の高信号を認め，非骨傷性頸髄損傷の所見を認める．脊髄周囲の損傷状況を明らかにするため，STIR を追加したところ，棘突起周囲および後咽頭間隙の高信号を認め，受傷機転が過伸展であることが示唆された．

15・6・3 化膿性脊椎炎

腰痛および発熱，炎症所見などがある場合には，レッドフラッグに位置付けられている化膿性脊椎炎を疑い，迅速に検査および治療する必要がある．STIR や脂肪抑制併用 T_2 強調像を念頭に置き，撮像を開始する．炎症の範囲を把握することも重要であることから 3 方向の撮像が望ましい（**図 15・14**）．

15・6・4 硬膜外腫瘍，脊髄腫瘍（硬膜内髄外腫瘍，髄内腫瘍）

腫瘍性病変の場合は，それらを検出するだけではなく，局在を明らかにすることが質的診断の第一歩である．硬膜内か硬膜外かを判別するために，thin slice の 3D 撮像を追加する．頻度が高い腫瘍として，硬膜外であれば，神経鞘腫，硬膜内髄外腫瘍であれば，神経鞘腫または髄膜種，髄内腫瘍であれば，上衣腫の頻度が高い（**図 15・15**）．

15・6・5 多発性硬化症

多発性硬化症では，T_2 強調像における髄内の信号変化を検出することが重要で

15・6 代表的な疾患画像

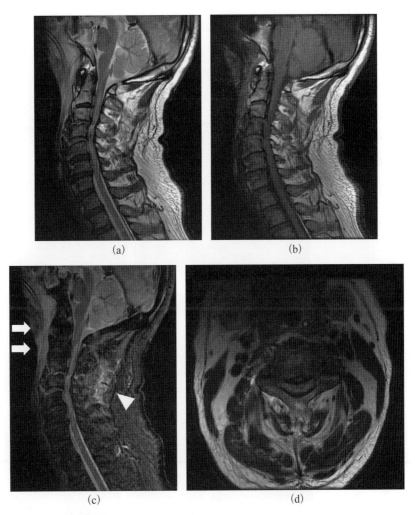

図 15・13 頸髄損傷
(a) T_2 強調矢状断：頸髄内に高信号を認め，頸髄損傷の所見として矛盾しない．
(b) T_1 強調矢状断：明らかな骨折を認めず，非骨傷性頸髄損傷が考えられる．
(c) STIR 矢状断：棘突起周囲（矢頭）および後咽頭間隙（矢印）の高信号を認め，受傷機転は過伸展であると考えられた．(d) T_2 強調軸位断（C4/5）：頸髄の扁平化と高信号を認める．

あることから，椎間板ヘルニアなどの変性疾患の撮像のときのスライス厚よりも薄く設定することが望ましい．また造影を行うことにより，多発性硬化症の活動性を評価することが可能である．必ずしも矢状断で信号変化が検出できるわけではないので，軸位断が重要となる．その際，体軸方向に広範囲かつ連続スライスで脊髄に垂直になるような軸位断を設定し，髄内の信号変化の有無を評価する．また，撮像中心から端になるほど磁場の不均一や傾斜磁場の非直線性による位相分散により T_2 減衰が発生し，画像にボケが生じることから，上位および下位の2回に分けて撮像することも考慮する（**図 15・16**）．

第15章 脊椎・脊髄

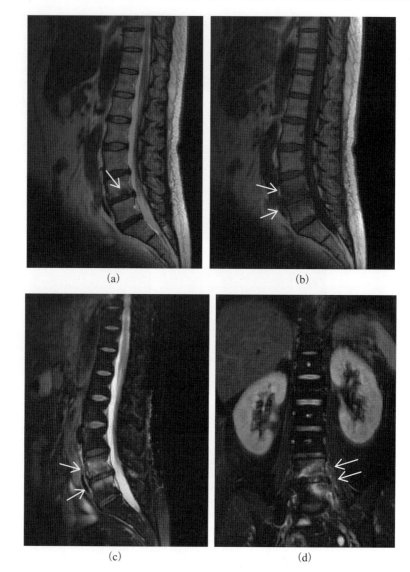

図15・14 化膿性脊椎炎・椎間板炎
(a) T_2強調矢状断：L4/5 にシュモール結節様の所見を認める．(b) T_1強調矢状断：L4/5 を中心に低信号を認めた．(c) 脂肪抑制T_2強調矢状断：炎症範囲が明瞭．(d) 冠状断も追加することで，大腰筋に炎症が波及していることが明らかになった．

15・6・6 血管性病変

脊柱管内の血管性病変として，動静脈瘻や動静脈奇形があり，脳脊髄液内のわずかな flow void を検出することが重要である．T_2強調矢状断で flow void と思われる低信号を見つけた場合には，T_2強調系の 3D シーケンス（balanced 系など）を thin slice で撮像し，flow void の高位や範囲を確認する必要がある（**図15・17**）．

360

15・6 代表的な疾患画像

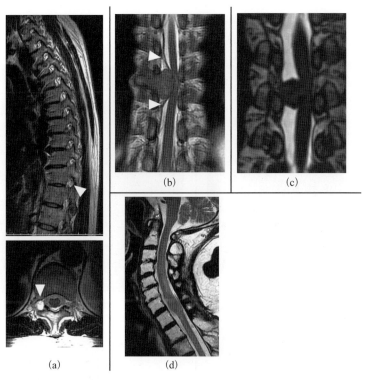

図15・15 神経および脊髄関連の腫瘍
(a) T_2強調矢状断および軸位断：右椎間孔部に腫瘍性病変を認める．日常から椎間孔部神経根を描出可能な撮像条件を設定しておくことが重要．(b) T_2強調冠状断：椎間孔部から発生したと思われる硬膜（矢頭）を圧迫する硬膜外腫瘍を認める．(c) 3D balancedシーケンス（冠状断MPR）：硬膜内髄外腫瘍を認める．(d) T_2強調矢状断：脊髄の腫脹を認め，髄内腫瘍が疑われる．

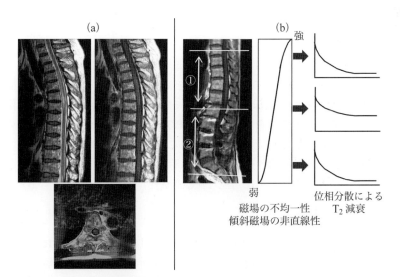

図15・16 多発性硬化症と広範囲軸位断撮像時の注意点
(a) T_2，造影後T_1強調矢状断および軸位断：T_2強調の高信号領域と同部位に造影効果を認め，活動性の高さがうかがえる．(b) 撮像中心（磁場中心）から離れた場所における画像のボケの原因：磁場の不均一や傾斜磁場の非直線性が原因で位相分散が加速し，T_2減衰が早まることによって発生．そのため，軸位断は①②というように分けて撮像することを推奨する．

第 15 章　脊椎・脊髄

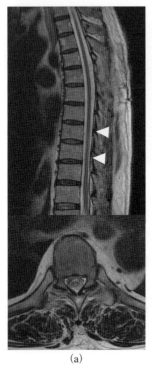
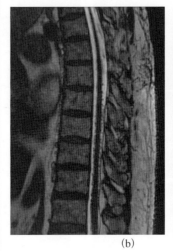
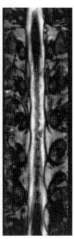

図 15・17　硬膜動静脈瘻
(a) T_2 強調矢状断および軸位断：脊髄後方の脳脊髄液内に flow void 様の低信号領域をわずかに認める（矢頭）．(b) 3D balanced シーケンス（矢状断および冠状断 MPR）：脊髄周囲の flow void が多数確認できる．

15・6・7　脊髄梗塞

　脊髄梗塞は，脳梗塞に比べまれな疾患であり，病態や予後については不明な部分も多い．脳梗塞と類似する MRI 所見を認めるという報告も多く，拡散強調画像および髄内の信号変化や flow void の消失を検出するために高分解能撮像が必要となる場合が多い．拡散強調画像では，MPG（motion probing gradient）の方向を脊髄の走向と同方向に設定した画像を得ることが最も有効であると筆者は考えている（**図 15・18**）．また時間経過にもよるが T_2 強調像で高信号を認めることもあり，髄内の信号変化を確実に検出可能な撮像条件を準備しておくことも重要である．

15・6・8　くも膜囊胞

　脊髄くも膜囊胞を疑われ，MRI 検査を依頼された症例を**図 15・19** に示す．T_2 強調矢状断で Th4 から Th8 のレベルの脊髄前面に脊柱管内の高信号領域が拡大しているように見える．その部分を詳細に観察するため，3D 撮像を行い，MPR を作成したところ，同部位で脳脊髄液との間に隔壁を有する高信号領域が描出された．PC 法（VENC 5 cm/s）で流れがあるか確認したところ，同部位に流れによる位相変化を認めず，脊髄くも膜囊胞と診断された．囊胞の中には，髄液と同一性状の

15・6 代表的な疾患画像

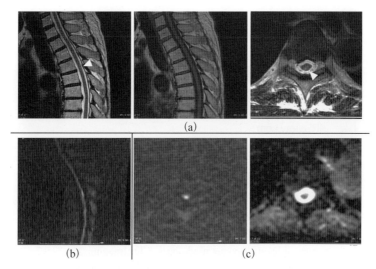

図 15・18　脊髄梗塞を疑われ精査（急性発症の対麻痺）
(a) T_2 強調像（矢状断, 軸位断）, T_1 強調矢状断：Th5/6 高位を中心とした脊髄に T_2 強調像で高信号を認める（矢頭）. (b) 拡散強調矢状断（$b = 800$, MPG direction : S-I）：T_2 強調像で高信号を認めた部位に拡散低下領域を認める. (c) 拡散強調軸位断, 同部位の ADC：拡散強調画像で高信号を認める部位は, ADC では低信号となっている.

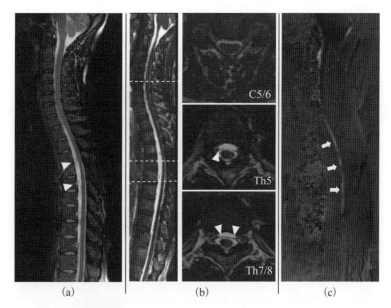

図 15・19　くも膜嚢胞
(a) T_2 強調矢状断：Th3 から Th9 にかけて脊髄前面に高信号領域（矢頭）があるが, 脳脊髄液との区別は困難である. (b) 3D balanced シーケンス（矢状断および軸位断 MPR）：胸髄レベルで隔壁を有し, 脳脊髄液とは異なる構造を認める（矢頭）. (c) phase contrast 法による位相画像（VENC 5 cm/s）：同部位で脳脊髄液より流れが乏しいことが明らかになった.

液体が入っていることを念頭に置き，隔壁の存在や流れを見ることで診断できることが多い．

◎ ウェブサイト紹介

日本磁気共鳴専門技術者認定機構認定試験過去問掲載サイト
　https://plaza.umin.ac.jp/~JMRTS/exam/exam4.html
MRSafety.com
　https://www.mrisafety.com/

◎ 参考文献

1) 大島雄一郎，吉本三徳，岩瀬岳人，ほか．Psoas-relaxed position は腰椎の前彎を減少させない．日本整形外科学会雑誌 84 巻 4 号，Page S438, 2010.
2) Demiryurek D, Aydingoz U, Aksit MD, et al. MR imaging determination of the normal level of conus medullaris. Clin Imaging 26: 375-7, 2002.
3) Mika A, Unnithan V, et al; Differences in thoracic kyphosis and in back muscle strength in women with bone loss due to osteoporosis. Spine 30: 241-246, 2005.
4) 山下敏彦編，カラーアトラス脊椎・脊髄外科，中外医学社，2012.

◎ 演習問題

問題1　脊柱を支持する靭帯組織**ではない**のはどれか．
　　1．前縦靭帯
　　2．後縦靭帯
　　3．黄色靭帯
　　4．棘間靭帯
　　5．円靭帯

問題2　腰椎のMRIを示す．**誤っている**のはどれか．**2つ選べ**．

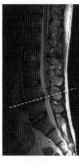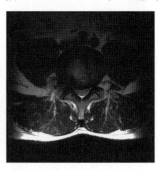

　　1．L4/5 椎間板の突出を認める．
　　2．軸位断像は T_2 強調像である．
　　3．右 L4/5 の外側部に脂肪信号の左右非対称性を認め，外側ヘルニアを疑う．
　　4．前立腺がんの転移を疑う所見を L2 椎体に認める．
　　5．大腰筋に明らかな萎縮を認める．

演 習 問 題

問題3　次の記述のうち，正しいのはどれか.
　　　1. 椎間板は変性が進行すると，水分を取り込むため，T₂強調像で高信号となる.
　　　2. 腰椎MRIは，専用コイルを用いて行われることから，仰臥位でしか検査を行うことができない.
　　　3. STIRと脂肪抑制T₂強調は，全く同じ画像が得られるため，使い分ける必要はない.
　　　4. 硬膜内髄外腫瘍では，神経鞘腫が最も多い.
　　　5. 椎弓根スクリューはすべてMRI禁忌である.

問題4　次の記述のうち，**誤っている**のはどれか. **2つ選べ**.
　　　1. 成人では，脊髄の髄節と椎体の位置関係はすべて同じ高さで一致している.
　　　2. 脊柱起立筋は，腸肋筋，最長筋，棘筋により構成される.
　　　3. 頸椎，胸椎，腰椎の生理的湾曲はそれぞれ前弯，後弯，前弯である.
　　　4. 頸椎の中でC7の棘突起が最も大きい.
　　　5. 脊髄円錐の高位はL5付近にある.

問題5　次の記述のうち，正しいのはどれか.
　　　1. 椎間板腔にあわせた軸位断像では，スライスの傾きや重なりによりジッパーアーチファクトが発生することがある.
　　　2. 脊椎の検査では，病変の多くが正中に発生するので，正中以外の撮像は必要ない.
　　　3. 脳脊髄液の流れは遅いため，軸位断像でflow voidが見られることはない.
　　　4. くも膜嚢胞の診断のために，phase contrast法を用いる場合もある.
　　　5. 骨病変を疑う場合には，T₂強調像のみで判断可能である.

第15章◇脊椎・脊髄

Chapter

第16章

胸部・心臓

16・1　目的

16・2　検査概要

16・3　基準線・撮影ポジショニング

16・4　プロトコル

16・5　正常解剖画像

16・6　代表的な疾患画像

第 16 章
胸部・心臓

本章で何を学ぶか

本章においては胸部・心臓領域の MRI 検査に関して概説する．胸部・心臓領域での MRI 検査の方法，目的などを中心に学んでいただきたい．特に心臓領域においては，さまざまな検査項目により，さまざまな情報を取得することが可能である．心臓領域における各検査項目における目的，得られる情報についても理解いただきたい．

16・1　目的

胸部・心臓領域の MRI 検査については，心臓を対象とした MRI 検査（以下心臓 MRI 検査），心臓以外の胸部領域の MRI 検査（以下胸部 MRI 検査）におおまかに分けることができる．

胸部 MRI 検査では肺（特に腫瘍），縦隔領域や胸部領域の血管などが対象となる（肺動脈・大動脈などの大血管については心臓 MRI 検査内に組み込まれることもある）．胸部 MRI 検査については同じ領域を対象とした検査ではまだまだ CT が第 1 選択となることが多い．CT 検査では評価が難しい，疾患の質的診断などで補助的に用いられることがある．肺野を対象とした MRI 検査は，肺野の信号強度が低く，コントラストが低下しやすく，また，石灰化病変を検出することが困難である．そのため，肺癌などの腫瘍の診断，病期鑑別といった特定の目的においては用いられることはあるが，肺野全体のスクリーニングとして用いることは難しい．縦隔を対象とした MRI 検査では胸郭や血管，気管などに浸潤がみられる腫瘍や，胸腺腫などの腫瘍の診断に用いられることがある．胸部血管については，MRI は造影剤なしで血管を描出可能なため，腎臓の機能が悪く造影剤が使用できない患者に対しても検査を行うことができる．しかし近年技術の進歩により，UTE (ultrashort echo time) MRI* といったシーケンスが開発されるなど，胸部への MRI 検査の適応領域が広がりを見せている[1]．今後さらなる発展が期待されている領域である．

心臓 MRI 検査では，心臓，また心臓周囲の血管系に関する形態的情報，機能・性状的情報の両方について，さまざまなシーケンス，検査方法によって得ることができる．対比となる検査方法として心臓 CT，心臓核医学，心臓超音波検査が挙げられる．これらの検査と比較したとき，MRI 検査では時間がかかる，検査中の騒音が大きい，磁場，高周波の影響による禁忌事項などの制約があるといったデメリットが考えられる．しかしながら，CT と比較して，形態的情報に加えてさまざまな機能・性状的情報を得ることができ，核医学検査に比べて，高分解能であり，形態的情報を得ることができるというメリットがある．またこれらの検査と比較して，被ばくを伴わずに検査できるということも大きなメリットとなる．さらに超音波検査と比べても，再現性よく心機能について評価ができるといったようなメリットがあり，心臓 MRI 検査は心臓における診断において大きな役割を

解説

UTE (ultrashort echo time) MRI：TE を極端に短縮させることで，従来の撮像法では描出されなかった組織を観察できる撮像法．短い T_2 値をもつ組織の画像化も可能とする．

16・3　基準線・撮影ポジショニング

もっている．また日本循環器学会のホームページに公開されている，ガイドラインシリーズにおいてもさまざまな疾患の診断に心臓MRIを推奨している（https://www.j-circ.or.jp/guideline/guideline-series/）．

　ここでは胸部・心臓とのタイトルになっているが，上記のような理由から，現在の臨床で確立された手法の多い心臓領域を中心に概説していく．

16・2　検査概要

16・2・1　胸部MRI

　胸部MRI検査における主な検査目的は前述したように，腫瘍の評価，または胸部血管の評価となる．腫瘍評価についてはT_1強調像，T_2強調像，拡散強調像などを撮像し，腫瘍の質的な診断を行う．また造影剤を用いた検査も行い，腫瘍の内部性状や構造などの評価を行うこともある．胸部血管の評価目的の検査としては，balanced SSFP法を用いた撮像により，血管の全体像を得たり，造影剤を使用した灌流イメージングなどを撮像する．

16・2・2　心臓MRI

　心臓MRI検査において，現在一般的に用いられている検査項目としては，シネMRI，black blood T_2強調画像，T_1，T_2 mappingといった緩和時間測定，心筋灌流MRI，遅延造影MRI，phase contrast法を用いた血流測定，冠動脈MRAがある．各検査項目の内容については後述する．造影剤を必ず必要とする検査項目は，心筋灌流MRI，遅延造影MRI，細胞外容積分画を計測するためのT_1 mappingとなる．心筋灌流MRIについてはあわせて薬剤による負荷も行う．また冠動脈MRAについては3T装置においては造影剤を使用した撮像が行われるとされている[2]．心臓MRI検査においてはこれらの検査項目をすべて行う必要はない．心筋灌流MRI，遅延造影MRI，細胞外容積分画は，主に心筋の血流，心筋の傷害の程度を評価する検査のため，被検者の疾患によっては，造影剤を使用する必要はなくなる．検査時間は非造影，造影により異なるが，おおよそ30〜60分程度であり，他の検査モダリティと比べ，検査時間が長いとされている．しかしながら，近年撮像の高速化の技術の発展により，検査時間の短縮が図られているところである．

16・3　基準線・撮影ポジショニング

16・3・1　入室時の注意点

　胸部・心臓MRI検査に限った話ではないが，MRI検査では磁場や高周波パルスによる制約があるため，被検者に十分な問診，金属のチェックなどを行う必要がある．また心疾患の患者においては，ペースメーカーやスワンガンツカテーテルなどを体内に挿入している場合も多い．原則これらの体内金属については，MRI

第 16 章　胸部・心臓

検査では禁忌となっている．しかしながら近年，ペースメーカーをはじめとして，植込み型除細動器（ICD）およびCRTといった心臓植え込み型デバイスについて，MRI対応型の機種が出現した[3]．ただし，MRI対応型のデバイスといえど，そのまま普通にMRI検査室に入室し，通常どおり検査を行えばいいというわけではない．まずMRI対応型デバイスの設定変更（MRIモードに設定）を行う必要がある．これには臨床工学技士や循環器内科医などの協力が必要不可欠となる．またMRI装置側としては，撮影を行う施設が認定基準*を満たしていること，デバイスの添付文書で規定された条件（磁場強度・撮像条件など）となるよう，MRI装置の調整を行うことが必要となる．さらに検査終了後には変更したデバイスの設定を元に戻す必要がある可能性がある．すべての心臓植込みデバイスがMRI対応型ではないので，入念な問診が重要となる．またMRI対応型のデバイスであったとしても，デバイスによる磁化率アーチファクトの影響を大きく受けるため，良好な画像を得ることができない可能性も考えられる．

> **解説**
> **施設が認定基準**：一般社団法人 日本不整脈心電学会「MRI検査/MRI対応植込み型デバイスに関する情報」（https://new.jhrs.or.jp/information-on-statements-standards-and-requirements/guideline/）に施設基準が記載されている．

16・3・2　被検者のポジショニング

胸部・心臓MRI検査においては，心拍動による動きと，呼吸による動きの両方の影響を受ける．そのため，これらの動きへの対策が必要となる．

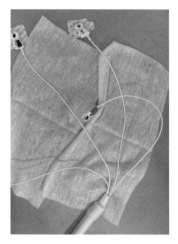

図16・1　心電図の電極の貼り方の例
心電図のコードが直接肌に触れないように，図においては，コードと肌の間にガーゼを挟んでいる．

まず心拍動に対しては心電図同期または指尖脈波同期を行う必要がある．心臓MRI検査においては心電図同期を行う．心電図の電極の貼る位置については，装置メーカーによって推奨の方法が若干異なるが，おおよそ心臓を囲むように貼るように推奨されている．心電図を被検者に装着する際，心電図のコードが被検者に直接触れないようにする必要がある（図16・1）．これはコードによる火傷を防ぐためである．また通常MRIのガントリ外で，心電図の電極を被検者に貼るが，ガントリ外では正常に得られていた心電図波形が，ガントリ内に被検者が入ることで，波形が乱れてR波を装置が感知できない現象が起きることがある．これは特に3TのMRI装置で生じやすい．対策としては，心電図の電極の貼る位置を変えてみる，心電図の誘導を変えてみるなどが考えられ，これらの方法によって改善が見られることもある．心電図の波形が改善しない場合，指尖脈波同期の検討を行うことも有用である．

次に呼吸による動きに対しては，息止め，または呼吸同期での撮像で対応する．呼吸同期には装置の呼吸モニタデバイス，またはナビゲータエコー法により行う．息止めについても，なるべく同じような呼吸状態で止めてもらうのが望ましいため，検査前に被検者にしっかり指導を行う必要がある．また呼吸同期についても，

一定の呼吸を続けてもらう（急に息を大きく吸ったり，吐いたりしない，寝ない）ことが望ましいため併せて指導を行う必要がある．呼吸同期については呼吸の変動の幅を抑えた方が良質な画像を得やすいため，腹部にバンドを巻き，ある程度呼吸の動きを抑制することが望ましい（図16・2）．

16・3・3 コイル

原則，表面コイルを複数組み合わせたphased array coilが望ましい．複数の表面コイルが組み合わされたphased array coilを用いることにより，高いSNR，高空間分解能の画像を得ることができる．加えて，パラレルイメージングにより撮像時間の短縮を達成することが可能となる．パラレルイメージングには，複数のコイルの感度差領域を利用し，実空間上で処理を行うSENSE法と，k空間上で処理を行うSMASH法に大別されるが，心臓領域においては主にSENSE法が用いられている．胸部・心臓領域においては前述したとおり，心拍動，呼吸による動きの影響を受け，さまざまな対策を行うとはいえ，その影響を完全になくすことはできない．撮像時間の短縮はこれらの動きによる影響をさらに軽減することが可能となる．さらに撮像時間，つまりデータの収集時間を短縮することは，心臓における1心拍当たりに取得できるデータの数が増えることにつながるので，高時間分解能化も可能となる．近年技術の発展により，コイルの多チャンネル化（組み合わせる表面コイルの増加）がどんどん進んでおり，心臓領域においては32chのコイルが導入されている．コイルの多チャンネル化により，表面コイルが多方向に多列化しているため，パラレルイメージングが適用される方向が従来のAP（前後）方向中心だけではなく，RL（左右）方向やFH（頭尾）方向にも使用可能となっている．以上のことにより，より高いSNR，高空間分解能の画像を短時間で得ることが可能となってきている．

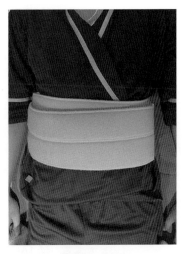

図16・2 腹部のバンド
呼吸による動きの幅を抑制するためにバンドを巻いて検査をすることが望ましい．ただし，バンドの巻き方が弱いと動きの幅を抑制しきれず，強すぎると被検者のストレスとなり，良質な画像を得ることが難しくなる．

16・3・4 撮像断面

胸部MRI検査については体軸に合わせた断面（通常のaxial, coronal, sagittal）で撮像を行い，評価を行う．

心臓MRI検査については，心臓が体軸とは異なる臓器の軸をもっており，また，心臓には四つの部屋（左右の心房，心室）とそこにつながる血管（上，下大静脈，肺動静脈，大動脈）があるため，心臓の軸に合わせた撮像断面の設定に加えて，それぞれの構造を描出するのに適した撮像断面の設定が必要となる．具体的に，よく診断に利用される断面には**短軸像（short axis），左室2腔長軸像（2-chamber** view),4腔長軸像(4-chamber view)である.また,肥大型心筋症など,**左室流出路**(left ventricular outflow tract:**LVOT**)を観察したい際は,**3腔長軸像**(**3-chamber view**)を撮像する.さらに2Dのphase contrast法を利用した血流解析については,目的とした血管に対して撮像断面を直行するように設定する必要がある.よって上行大動脈や,肺動脈といった血管に直行した断面で撮像を行う必要がある.

上記で挙げた心臓MRIでよく用いられる撮像断面について**図16・3**に示す.心臓MRI検査の撮像断面決定についてのおおまかな流れについて説明する.

まずsingle shot法などを用いた高速シーケンスにより体軸に対して断面設定した,横断像,冠状断,矢状断像を得る(図16・3a〜c).得られた体軸横断像から,体軸横断像の断面に直交し,心尖部と僧帽弁輪中心を結ぶ断面を撮像することで垂直長軸像を得る.この垂直長軸像は左室2腔長軸像として心臓を観察することもできる(図16・3d).垂直長軸像の断面に直交し,心尖部と僧帽弁輪中心を結ぶ断面を撮像することで水平長軸像を得る(図16・3e).得られた垂直長軸像と水平長

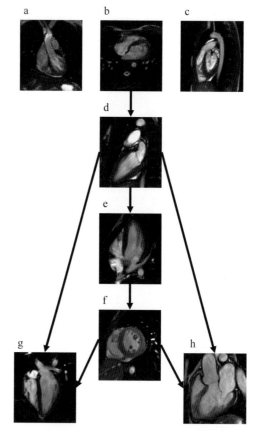

図16・3 心臓MRI検査における撮像断面決定の流れ
(a:体軸に対する冠状断像 b:体軸に対する横断面像 c:体軸に対する矢状断像 d:垂直長軸像 e:水平長軸像 f:左室短軸像 g:4腔長軸像 h:3腔長軸像)

16・4 プロトコル

軸像の断面に直交し，それぞれの心尖部と僧帽弁輪中心を結ぶ軸に対し直交する断面を設定することで，左室短軸像を得ることができる（図16・3f）．左室短軸像は概ね右室の短軸像としても可能なことが多いが，必要であれば右室の長軸に直交する断面である右室短軸像を別途撮影する．左室短軸像において心室中隔に直交し，左心室と右心室の中心を結び，かつ垂直長軸像において心尖部と僧帽弁輪中心を結ぶ断面を撮像することで，4腔長軸像を得ることができる（図16・3g）．また，左室短軸像において大動脈弁輪と僧帽弁の弁輪の中心を結び，かつ垂直長軸像において心尖部と僧帽弁輪中心を結ぶ断面を撮像することで，3腔長軸像を得ることができる（図16・3h）．垂直長軸像が左室2腔長軸像として観察するのには何かしらの理由で適しておらず，再度左室2腔長軸像を撮像する必要があれば，4腔長軸像に直交し，像棒弁輪中心と心尖部を結ぶ断面を設定することで左室2腔長軸像を得ることも可能である．

心臓MRI検査における断面設定で重要なことは，心血管系の解剖の理解と，断面設定を複数の断面を参照し行うことである．心臓は体軸から傾いた軸をもち，位置する臓器であり，その傾いた軸に対して断面を設定する必要がある．また撮像して得られた画像自体は二次元の情報であり，その情報から心臓の軸を含めた三次元的情報を推測し，断面設定ができなければならない．そのためには，各被検者における心臓の解剖をきちんと理解したうえで検査に臨む必要がある．被検者の中には一般的な心臓の解剖と異なる解剖を先天的にもっている人もいれば，手術により心臓の構造が一般的なものと異なっている人もいる．したがってCTなど事前に撮影された心臓の解剖に関する情報があれば，そちらを予習して検査に臨むのが望ましい．また二次元の情報をもつ画像から，三次元的位置情報を推測しなければならないため，複数の断面を参照し，慎重に断面を設定することが望ましい．前述のとおり，胸部・心臓の検査においては，呼吸の動きによる影響を受けるため，各画像での息止め，呼吸の状態が変わると，それに伴い，心臓の位置も動いてしまい，断面設定が困難になる．したがって，被検者の息止め，呼吸の状態は各撮影で同じようにしてもらうことが望ましい．

16・4　プロトコル

心臓MRI検査においては，近年の技術開発により，撮像の高速化が進み，検査に要する時間の短縮化が図られている．前述したパラレルイメージングによる撮像時間短縮に加え，近年**圧縮センシング（compressed sensing）**[*]によるデータ収集時間の短縮が，実臨床におけるMRIに応用されている[4]．MRIにおける圧縮センシングは簡潔に概要を述べると，ランダムな k 空間のアンダーサンプリング，スパース変換，ノイズ除去を繰り返し処理し，撮像時間の短縮を行う技術である．パラレルイメージングと圧縮センシング技術は異なる原理により撮像時間を短縮しているため，両者を組み合わせて，さらなる時間短縮を行うことが可能となっている．

米国心臓血管MR学会（Society Cardiovascular Magnetic Resonance：SCMR）において，心臓MRI検査の標準化プロトコルが発表されている[5]．またSCMRからはこのほかに撮像後の処理，解析に関する文書[6]や，先天性疾患に関する文書[7]

解説
圧縮センシング（compressed sensing）：第5章（p.117）参照のこと．

第 16 章　胸部・心臓

が発表されている．心臓MRI検査を行う多くの施設においてこのプロトコルを参考に検査が行われていると思われる．本節においてもこの標準化プロトコル，読影と後処理の標準化に関する文書を参考に各プロトコルの説明を行う．またこれらの文書についてはSCMR Japan Working Groupによって和訳されたものも発表されている．これから心臓MRI検査にかかわる，または学習中の方たちにはぜひご一読いただくことをすすめたい．

16・4・1　シネMRI

ⅰ）概要

1心拍を20〜40 phase程度に分割し，分割した各phaseにおける画像を動画のように表示し，心筋の動き（壁運動）や心機能解析を評価することを目的とした検査項目である．標準化プロトコルにおいてはシネMRIの時間分解能は45 ms以上とされている[5]．シネMRIにおいては心筋と血液のコントラストが高くなるbalanced steady-state free precession（balanced SSFP, b-SSFP）法*による撮像が主に行われている．一般的にはこのbalanced SSFP法は1.5 T装置では使用され，3 T装置においてはデメリットが生じるとされている．1.5 Tから3 Tと静磁場強度が上昇することで，SARの制約により，フリップ角やTRに制限が出るとされている．これにより血液と心筋のコントラストが1.5 Tよりも低下することが多い．また1.5 T装置に比べ，3 Tの装置においては，静磁場，RFパルスの不均一が大きくなり，このbalanced SSFP法のシーケンスが磁場の不均一性の影響を受けやすいため，バンディングアーチファクトなどのアーチファクトが出現しやすいとされている．これらの問題点はマルチトランスミットなどの近年の技術の発展やシミング技術によって改善はみられているが，回避ができないアーチファクトなど問題が発生した場合，GRE法による撮像も検討することが推奨される．

シネMRIは壁運動の評価に用いられるため，連続的に収集したデータを，同時収集した心電図により，分割した心時相ごとに振り分け，再構成を行うことで，1心拍における心臓の連続的な動きを再現したような画像を作成することができる．これを**レトロスペクティブゲーティング法**という（**図16・4**）．レトロスペクティブゲーティング法においては，k空間を分割し充填していく．そのため，分割したphaseにおけるすべての画像のMR信号を収集し終えるには複数心拍が必要となる．シネMRIでは左室短軸像，左室2腔長軸像，4腔長軸像などの断面で撮像を行い，評価を行う．左室短軸像においては心尖部から心基部にかけて，スライス厚6〜8 mm（gap 2〜4 mm）で撮像を行う必要がある．したがって通常，左室短軸像のシネMRIにおいては複数回の息止めによる撮像を行わなければならない．しかし近年，圧縮センシングとパラレルイメージングを組み合わせることにより，撮像時間の短縮が進み，一度の息止めで心臓全体のシネMRIを撮像し，また画像の評価などにおいても従来法と遜色ないとの報告もある[8]．このように撮像の高速化が進んできていることにより，図16・4に示すようなk空間を分割して充填していくのではなく，一度にすべてのk空間を埋めて撮像する（single shot）**リアルタイムシネMRI**と呼ばれる手法も導入されている．リアルタイムシネMRIについては撮像が高速であり，かつ心電図に合わせて再構成を行う必要がないため，息

解説

balanced steady-state free precession（balanced SSFP, b-SSFP）法：第 5 章（p.108）参照のこと．

16・4 プロトコル

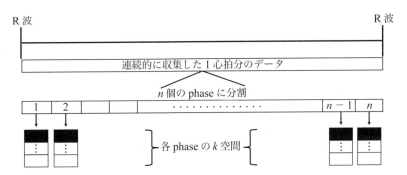

図16・4 レトロスペクティブゲーティング法の概略図
連続的に収集したMR信号を同時収集した心電図により，分割したphaseごとに振り分け，分割したk空間を充填していく．

止めなしかつ心電図非同期で撮像を行うことができる．よって息止め不良や，不整脈などで心電図同期が行いにくい被検者に対して適応が検討されている．

ii）解析

シネMRIでは拡張末期，収縮末期の時相での画像（**図16・5**）を利用し，心室の心内膜，心外膜に対し，コンツーリングを行うことによって，各画像における心内腔の面積を算出することができる．この面積をsimpson法により心尖部から心基部まで積算することによって，心室の**拡張末期容積**（end-diastolic volume：**EDV**）と**収縮末期容積**（end-systolic volume：**ESV**）を算出することが可能となる．EDVとESVの差により**1回拍出量**（stroke volume：**SV**）を算出することができ，EDVに対するSVの比を求めることで**駆出率**（ejection fraction：**EF**）を計測することが可

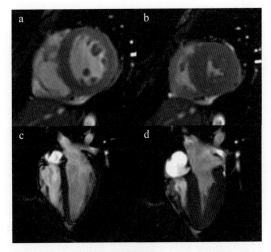

図16・5 シネMRIの画像例
（a，b：左室短軸像　c，d：4腔長軸像　a，c：拡張末期像　b，d：収縮末期像）

能となる．MRIによるこれらの計測は超音波検査に比べ，再現性がよいとされており[9]，また両心室において計測することが可能である．また近年シネMRI画像から，feature tracking法によるstrain解析を行うことが可能となってきている．

16・4・2 strain解析

ⅰ）strain解析とは

心筋strainとは心筋の変形の程度を表す指標のことである．拡張末期における心筋の長さを基準にどの程度変形があるかを表したものである．心筋strainは心筋の収縮方向によって，放射状方向の**RS**（radial strain），円周方向の**CS**（circumferential strain），長軸方向の**LS**（longitudinal strain）の3方向に分けて計測される（**図16・6**）．心筋全体のstrainを示す，global strainにより評価を行うことが多い．従来心筋strainは，超音波検査で用いられていた指標だが，MRI検査においても解析が可能となった．心筋strainはさまざまな心臓疾患との関連が報告されており，また従来の重要な指標である駆出率よりも早期に変化が生じる指標との報告もある[10]．

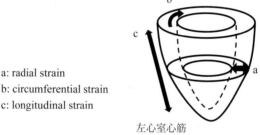

a: radial strain
b: circumferential strain
c: longitudinal strain

左心室心筋

図16・6 各方向のstrain

ⅱ）タギング法

心筋に対して，RFパルスを用いた格子または線状の位置づけパルスを印加する．心臓の動きに合わせて，印加した格子または線も変形するため，この変形の度合いを計測する（**図16・7**）．この計測によって，局所的な心筋のstrain値を求めることができる．印加した位置づけパルスはT_1緩和とともに減衰していくため，よりT_1が延長する3T装置の方がタギングMRIにおいては有利である．タギング法によるstrain解析は専用のワークステーションを必要とする．

ⅲ）feature tracking法

心臓エコー検査におけるstrain解析の手法であるspeckle tracking法をMRIに応用した手法であり，近年臨床への応用が急速に進んでいる．従来法であるタギング法などとの大きな違いは，strain解析を行うための追加撮像を必要とせず，シネMRIからstrain解析を行うことが可能である．そのため，検査時間を延長せずにstrain解析を行えるという利点がある．通常左室短軸像から左心室心筋のRS，CSを，左室2腔長軸像と4腔長軸像からLSを計測する．feature tracking法において

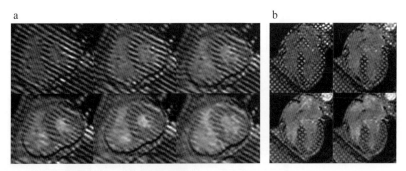

図 16・7 タギング法による strain 解析
a：線状の位置づけパルスによる左室短軸像におけるタギング MRI　b：格子状の位置づけパルスによる4腔長軸像におけるタギング MRI．どちらの図においても心筋の壁運動に伴い，位置づけパルスも変形していることがわかる．

は，心筋の解剖学的に特徴がある点を抽出し，その点が心筋の壁運動によって，経時的にどのように動くか追跡することで，strain の値を得る．feature tracking 法による strain の値は，シネ MRI の画像から解析を行うため，シネ MRI の時間分解能などの撮像条件の影響を受ける．また左心室心筋だけでなく，右心室や心房の心筋に対し，feature tracking 法による strain 解析（**図 16・8**）を行い，その有用性を報告しているものもある[11),12)]．

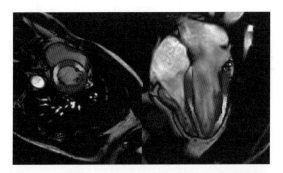

図 16・8　feature tracking 法による strain 解析の例
白黒表示のため大変わかりにくいが，シネ MRI の画像の心筋に重なるように，strain のカラーマップが表示される．左が左室短軸像から得られた左室の circumferential strain，右が4腔長軸像から得られた longitudinal strain となる．

16・4・3　black blood T_2 強調画像

心筋の炎症などによる浮腫や，心臓腫瘍を観察するために，T_2 強調画像を取得することがある．その際，心腔内の血液が高信号となり観察の邪魔となる．そのため血液と脂肪の信号を抑制した black blood T_2 強調画像を撮像する．まずスライス非選択的に反転パルスを全体に印加する．その後スライス選択的に反転パルスを印加することで，スライス断面のみを元に戻す．スライス外から反転パルスを

第 16 章　胸部・心臓

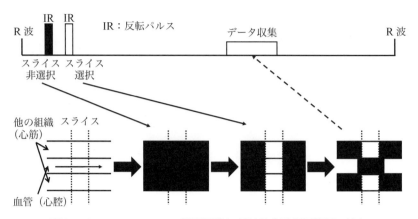

図 16・9　black blood T$_2$ 強調画像における血液信号抑制の流れ

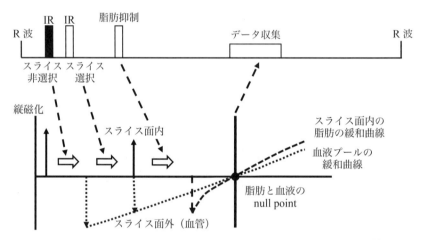

図 16・10　black blood T$_2$ 強調画像における血液, 脂肪信号の抑制

印加した血液がスライス断面に流入したタイミングで撮像を行うことにより, 血液の信号が抑制されたT$_2$強調画像を取得する（図 16・9）. また通常 black blood T$_2$強調画像においては脂肪抑制を行うので, 反転パルスを印加した血液の信号と脂肪の信号がnull pointとなるタイミングでデータ収集を行うことで, 脂肪, 血液ともに信号が抑制された画像を取得することが可能となる（図 16・10）. 実際に撮像された black blood T$_2$強調画像の例を図 16・11 に示す. 本方法においては, 反転パルスが印加された血液の流入が前提となって

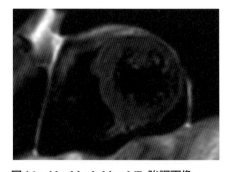

図 16・11　black blood T$_2$強調画像
心腔内の血液信号が抑制されたT$_2$強調画像となっている. 血液信号が抑制されることで, 心筋壁の観察が行いやすくなる.

いる．そのため，心機能が低下している被検者などにおいては，反転パルスが印加された血液がスライス面内に流入しきれず，血液信号が高信号となることがある[13]．

16・4・4　心筋灌流（perfusion）MRI

造影剤をボーラス注入し，左室心筋への造影剤の到達の様子を観察することで，心筋への血流の供給を評価する検査項目である（**図 16・12**）．よって心筋への造影剤のファストパスを捉える必要があるため，造影剤の投与前または少なくとも造影剤投与と同時に撮像をスタートし，左室短軸像において，1，2心拍ごとに少なくとも3スライスの画像を取得する必要性がある．そのため短時間の撮像を繰り返す必要があるため，saturation recovery 併用の GRE 法または balanced SSFP 法によるシーケンスといった時間分解能が高いシーケンスを用いて，各心拍での画像をシングルショットで撮像を行っていく必要性がある．saturation recovery を併用するのは T_1 コントラストをつけるためである．標準化プロトコルにおいては時間分解能を 100〜125 ms 以下にすることを推奨している[5]．また造影剤が心筋を通過するまで撮像を続ける必要があるため，おおよそ 50〜60 心拍程度撮像を続ける必要があり，長時間の検査となる．そのため息止めは可能な限りで行う．息止めなしで検査を行っている施設もある．

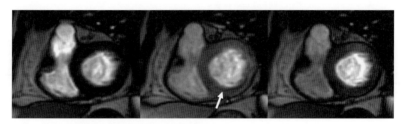

図 16・12　心筋灌流画像（安静時）の例
左室心筋下壁に心筋梗塞のある被検者で，矢印の示すとおり，左室心筋下壁において，灌流不良が観察できる．

心筋灌流の MRI は原則，薬剤による負荷 perfusion と，薬剤負荷の影響のない安静時 perfusion の2回撮像を行って検査をする．薬剤による負荷がかかった際，正常心筋では血液量が増加（造影剤の流入の増加）するが，虚血心筋では正常心筋に比べ少なくなる．この正常心筋と虚血心筋の差は安静時においては小さくなる．したがって負荷時に造影効果が低下し，安静時では元に戻るような箇所であれば虚血心筋，負荷時，安静時ともに造影効果が低下していれば梗塞心筋であることを疑うことが可能となる．負荷の薬剤としてはアデノシン，ATP などがある．これらの血管拡張薬はカフェインにより，その薬効を妨げる恐れがあるので，検査前にはカフェインを制限する必要がある．これらの負荷薬剤の投与ルートは造影剤投与ルートと別の腕に確保する必要がある．また負荷の確認方法としては心拍，血圧のモニタリング，また安静時に比べ，負荷時に脾臓の信号値が落ちる現象である splenic switch-off などがある．薬剤負荷の影響を除外して，安静時の

第16章 胸部・心臓

perfusionの検査を行う必要があるため，両者の検査の間は10分以上空けて行う．

16・4・5 遅延造影MRI

ⅰ）心筋の傷害

　心筋梗塞や心筋炎などで心筋が障害されると心筋細胞が脱落する．この心筋細胞の脱落を補うために線維芽細胞が活性化し，脱落箇所に線維化（瘢痕化）が生じてしまう．この心筋細胞の傷害によって，線維化が生じたり，細胞が死滅することによって，細胞間質の割合が大きくなる．また細胞の死滅により細胞膜が機能しなくなったり，毛細血管が減少する（図16・13）．このことにより，本来細胞に取り込まれない物質が細胞内に侵入したり，細胞間質から排泄されるべきものが排泄されにくくなる．

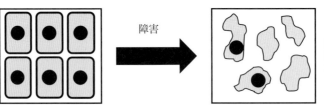

図16・13 心筋細胞の傷害の様子
　心筋細胞が障害され，線維化，細胞の死滅が生じると，細胞間質の増加，毛細血管の減少が生じる．

ⅱ）遅延造影

　MRI用の造影剤であるGd系造影剤（Gd-DTPA）は細胞外液に分布する．正常な心筋細胞であれば，細胞間質に分布後，wash outされる．しかしながら，障害され，線維化が生じた心筋細胞においては，前述したような理由から，造影剤が細胞内に取り込まれ，またなかなかwash outされない．したがって，造影剤投与から10～15分後に撮像を行うことで，障害心筋では正常心筋に比べて，T_1強調画像で高信号となる．このことを利用し，線維化領域を検出する検査項目となる．MRIは核医学などに比べ高分解能であるため，比較的に心内膜下の梗塞も検出することが可能である．疾患によって，遅延造影のパターンが異なることが報告されており[14]，疾患の鑑別に役立つことがある．また心筋梗塞においては，再灌流を行ったときにその効果があるのかないのかを判別するバイアビリティ評価についても，遅延造影MRIは用いられている[15]．

　遅延造影MRIでは正常心筋と障害心筋のコントラストをより大きくするために，IR法併用のGRE法や，balanced SSFP法により撮像を行う．正常心筋の縦磁化が0となるポイント（null point）にTI（inversion time）を合わせて撮像する．よってこの正常心筋のnull pointのタイミングを遅延造影撮像前に計測しておく必要性がある．null pointの計測法としてはLook-Locker法などがある．Look-Locker法は反転パルスを印加後，連続的に信号を取得し，null pointを決定する方法である．しかしながら，Look-Locker法による撮像を行い，null pointを判断してから遅延造影MRIを撮像するという時間のずれや，びまん性に心筋障害が生じている疾患であれ

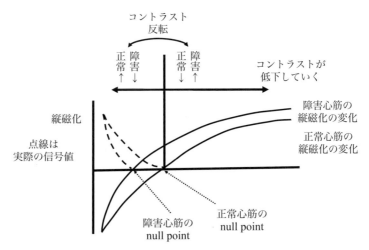

図16・14 正常心筋のnull pointからのずれによる，正常心筋と障害心筋のコントラストへの影響
縦磁化の極性が負であっても，画像化される際には絶対値化されるため，正常心筋のnull pointを境界にコントラストが入れ替わってしまう．

ば，正常心筋部位の決定が難しい場合などにより，測定したnull pointが外れたり，正確でないことがある．MRI画像では，通常縦磁化の極性は考慮されず，絶対値の強度で画像化が行われる．そのため，正常心筋のnull pointからずれたタイミングで撮像を行うと，正常心筋と障害心筋のコントラストが不良となる（図16・14）．

これらの問題を解決する手法として考案されたのが，PSIR（phase sensitive inversion recovery）法である[16]．PSIR法では，データ収集を2心拍ごとに行い，1心拍目にIRパルスと，通常のnull pointにTIを設定した撮像を，2心拍目にリファレンス画像の撮像を行う．このリファレンス画像は遅延造影画像データの縦磁化の極性や表面コイルの感度補正などに用いられる．よってこのPSIR法では，図16・14にあるような，縦磁化の極性が負であっても絶対値化されるという現象が生じなくなる．したがって極性を維持したまま，コントラスをつけて画像化できるため，PSIR法におけるTIの値は従来法に比べて，多少ずれても問題ない画像となる．

16・4・6 T_1 mapping

心筋における，非造影でのnative T_1値，また造影前後のT_1値とヘマトクリット値から細胞分画外容積（extra-cellular volume fraction：ECV）が臨床において使用されている．T_1値の測定にはSR（saturation recovery）法またはIR（inversion recovery）法によって計測される．IR法による測定において，代表的なものにMOLLI（modified look-locker inversion recovery imaging）法がある（図16・15）．反転パルス印加後，異なるTIのタイミングで，画像を複数取得することで，T_1緩和曲線を得ることができる．反転パルス印加のタイミングを変化させることで，すべての画像のTIを変化させることができる．MOLLI法にはスキームと呼ばれるものがあり，IRパルスごとに何回画像収集を行うか表したものである．

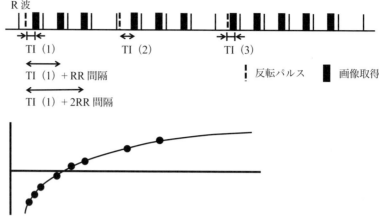

図16・15 MOLLI法の概略図
R波に対する信号取得のタイミングは同じであるので，すべて同じ心時相のタイミングで撮像できる設定となっている．それぞれのTIで取得した信号を並べ替えて，T_1緩和曲線をプロットする．この図におけるMOLLI法のスキームは3-3-5となる．

被検者の状態に合わせたスキームがあり，例えば頻脈の患者には頻脈用のスキームがあったりする．
　ECVは以下の式で求められる．

$$\text{ECV}〔\%〕= (1 - \text{Hct}) \times \frac{1/T_1(\text{myo post}) - 1/T_1(\text{myo pre})}{1/T_1(\text{blood post}) - 1/T_1(\text{blood pre})}$$

ここで，Hct：ヘマトクリット値（事前の血液検査から），T_1（myo post）：造影後の心筋のT_1値，T_1（myo pre）：造影前の心筋のT_1値，T_1（blood post）：造影後の血液プール（心腔内）のT_1値，T_1（blood pre）：造影前の血液プール（心腔内）のT_1値である．
　ECVは遅延造影よりも高い感度で心筋障害（線維化）を検出が可能とされている．また遅延造影で検査が難しい，正常心筋を同定しにくい，びまん性の心筋障害に対しても有用とされている．正常値はおおよそ30％以下とされている．
　T_1値は装置やシーケンスなどの影響を受け，それにより精度が変わってくる．したがって現在は自施設で健康人の撮影を行い，施設ごとに正常値を定める必要があるとされている[17]．このnative T_1とECVの値を組み合わせることで，さまざまな心疾患診断に寄与することができる．一般的に，T_1値の延長は心筋線維化や浮腫の状態を表し，T_1値の短縮は脂肪や鉄の沈着を示すと報告されている[18]．特に心アミロイドーシスについては，native T_1とECVが共に極端な異常高値を示すことが多く，T_1マッピングの有用性は極めて高い[19]．

16・4・7　T_2 mapping

心筋の浮腫などを評価するための検査項目である．視覚的に評価が難しい状況下でも，T_2値に基づき画像を作成するため，描出し，評価を行うことが可能となる．T_2値の測定は，TEを変化させて画像を取得することが必要である．具体的にT_2 mapの撮像方法としてはT_2 prepパルス法（**図16・16**），GraSE法（**図16・17**）

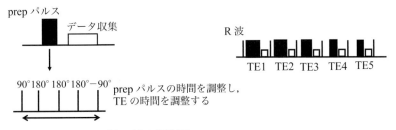

図 16・16　T_2 prep パルス法の概略図
prep パルスにおける 90° と 180° パルスを調整することで prep パルスの長さを変化させる．この変化させた時間によりデータ収集は異なる TE で行うことができる．

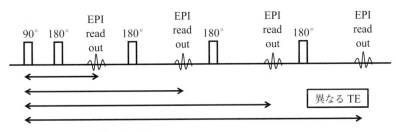

図 16・17　GraSE 法の概略図
FSE（fast spin echo）法と EPI 法を混ぜ合わせたような撮影法．90° パルス印加後，180° パルスを印加，信号収集を繰り返す 180° パルスの数 = TE の種類となる．

がある．

16・4・8　冠動脈 MRA

　近年 MRI 装置の開発の発展により，良好な画質の冠動脈の MRA の撮像が可能となってきた．まだまだ CT に比べ検査時間は長時間であり，空間分解能は劣っているが，冠動脈の石灰化の影響を受けない，被ばくがない，造影剤なしでも冠動脈が描出できるなど MRI で検査することにも大きなメリットがあり，臨床での応用が試みられている．冠動脈 MRA は主に 3D の balanced SSFP 法により撮像を行い，撮像範囲に心臓全体が含まれるようにする[20]．また冠動脈の T_2 コントラストを向上させるため，脂肪抑制や T_2 prep パルスが併用される．冠動脈 MRA において，冠動脈をきれいに描出するためには，呼吸の制御と撮像タイミング，撮像時間の短縮が重要となる．呼吸の制御については，冠動脈 MRA はナビゲータエコー法により呼吸同期を行う．16・3・2 項においても記載したが，その際は呼気状態で腹部にベルトを強めに巻き，呼吸の動きの変動幅を抑制することによって，画質の向上，信号収集効率の向上につながる．冠動脈が静止したタイミングで撮像を行えなければ，冠動脈の動きにより画質は低下し，診断に使用できない画像となってしまう．冠動脈 MRA を撮像する前に，高時間分解能のシネ MRI を撮像し，どの時相において冠動脈が静止しているのか検討を行う必要がある．さらに圧縮センシングやパラレルイメージングを併用することで撮像時間を短縮し，被検者の動きによる影響を軽減して，検査を行うことが望ましい．

16・4・9　血流測定

　phase contrast法を用いて血管内，または心腔内の流速の測定を行う．詳しい原理については第8章を参考にしてもらいたい．胸部・心臓領域においては胸部の大血管（大動脈，肺動静脈，上下の大静脈など）の流速を測定する．phase contrast法による流速測定において重要なことは**VENC**（velocity encoding）の設定である．phase contrast法においてはVENCを設定した範囲において流速を測定可能となる．胸部・心臓領域においては弁疾患などにより，血管の流速が通常より早くなっている場合があるため，事前に超音波検査などで流速を測定していれば，その値を参考にしてVENCを設定する必要性がある．phase contrast法による血流の測定には，2Dと4Dによる方法がある．2Dは従来から用いられている方法で，血管に対して直行する断面で1スライスの画像を取得し，対象の血管に関心領域を設置し，流速，流量を計測する方法である（図16・18）．

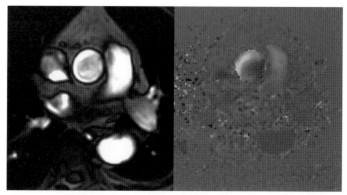

図16・18　上行大動脈における2D phase contrast法による血流測定
　左がマグニチュード画像，右が位相画像となる．位相画像から流速を計算する．
　一方，4Dの解析については近年発展してきている方式であり，3軸（頭尾，前後，左右方向）にphase contrast法による撮像を行い，三次元的な流速の情報を収集し，画像を再構成することで，立体的に流速，流量などの情報を画像化したものである．三次元の情報＋時間の情報ということで4D flow解析と呼ばれている．まだ臨床への導入はされていないが，研究が盛んに進められている[21),22)]．

16・5　正常解剖画像

　正常解剖を図16・19に示す．正常解剖の詳細に関しては紙面の都合上，他の教科書を参照していただきたい．また先天性心疾患の手術後など，被検者が健康でもここで示す解剖と異なる場合もありうる．

16・6　代表的な疾患画像

　ページの都合上，疾患の種類を多く掲載できないため，他の教科書も参照して

16・6 代表的な疾患画像

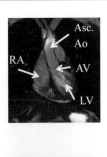
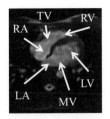
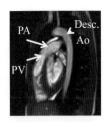
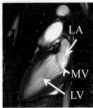
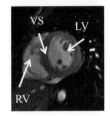
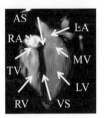
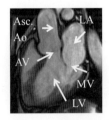

図 16・19　胸部・心臓領域の解剖図
LV：左心室（left ventricular），LA：左心房（left atrium），RV：右心室（right ventricular），RA：右心房（right atrium），Asc. Ao：上行大動脈（ascending aorta），Desc. Ao：下行大動脈（descending aorta），PA：肺動脈（pulmonary artery），AS：心房中隔（atrial septum），VS：心室中隔（ventricular septum），AV：大動脈弁（aortic valve），MV：僧帽弁（mitral valve），PV：肺動脈弁（pulmonary valve），TV：三尖弁（tricuspid valve）

いただきたい．

16・6・1　胸部 MRI 検査

図 16・20 に胸腺腫の MR 画像，図 16・21 に胸部血管の AVM の治療後の MR 画像

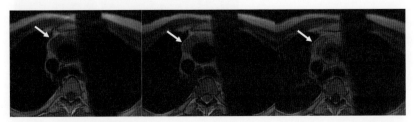

図 16・20　胸腺腫の MRI 画像
左が T_1 強調画像，中央が T_2 強調画像，右が造影後の T_1 強調画像となっている．矢印に示す箇所に胸腺腫があるが，不均一な造影効果が認められる．

385

を示す．

16・6・2 心臓

図 16・22 に拡張型心筋症のシネ MRI の画像を，図 16・23 に心筋梗塞の遅延造影画像を，図 16・24 に心サルコイドーシスの画像を示す．

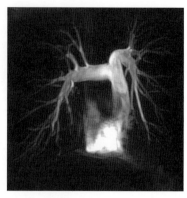

図 16・21 肺動脈の造影ダイナミック MRA
AVM の IVR 後に撮像された MRA 画像．ダイナミックで撮像を行うことで，血流の経時的な動きを補足し，治療効果の判定を行った．

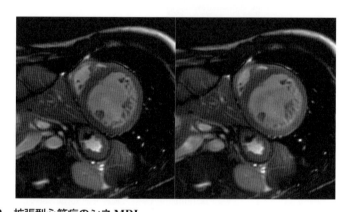

図 16・22 拡張型心筋症のシネ MRI
左が拡張末期，右が収縮末期のそれぞれの画像である．左室内腔の拡大が見られ，拡張末期，収縮末期の違いがあまり見られず，心筋の収縮能の著しい低下が見られる．

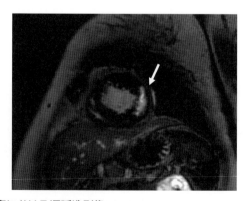

図 16・23 心筋梗塞における遅延造影像
矢印で示す箇所に遅延造影が見られる．心内膜から心外膜にかけて貫通性に線維化領域の広がりが観察できる．

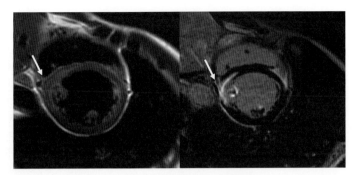

図16・24 心サルコイドーシスにおける MR 画像
左が black blood T_2 強調画像，右が遅延造影像である．矢印で示す箇所に T_2 強調像で高信号，遅延造影像において心外膜側優位に造影効果が見られる．心筋の浮腫，外膜側有意な遅延造影像は心サルコイドーシスにおける特徴となる．

◎ ウェブサイト紹介

SCMR Japan Working Group のホームページ
http://scmr.jp/scmrjc/
　　心臓 MRI 検査標準化プロトコルなどの和訳版などが掲載されている．また各プロトコルの画像についても，動画形式で画像例が掲載されている．

◎ 参考図書

横山健一　編：心臓・大血管　画像診断の勘ドコロ，メジカルビュー社（2021）

◎ 参考文献

1) Yoshiharu Ohno et al Pulmonary high-resolution ultrashort TE MR imaging: Comparison with thin-section standard- and low-dose computed tomography for the assessment of pulmonary parenchyma diseases J Magn Reson Imaging. 2016 Feb;43(2):512-32.
2) Liu X, Bi X, Huang J et al Contrast-enhanced whole-heart coronary magnetic resonance angiography at 3.0 T: com parison with steady-state free precession technique at 1.5 T. Invest Radiol, 2008, 43: 663–668.
3) 中井俊子, 渡辺一郎　MRI 対応デバイスの対応と注意点　心電図 36(2) 123-126, 2016.
4) Lustig M. et al Sparse MRI: The application of compressed sensing for rapid MR imaging Magn Reson Med. 2007 Dec;58(6):1182-95.
5) Kramer C. M. et al Standardized cardiovascular magnetic resonance imaging (CMR) protocols: 2020 update J Cardiovasc Magn Reson. 2020 Feb 24;22(1):17.
6) Schulz M. J. et al Standardized image interpretation and post-processing in cardiovascular magnetic resonance - 2020 update: Society for Cardiovascular Magnetic Resonance (SCMR): Board of Trustees Task Force on Standardized Post-Processing J Cardiovasc Magn Reson. 2020 Mar 12;22(1):19.
7) Fratz S. et al Guidelines and protocols for cardiovascular magnetic resonance in children and adults with congenital heart disease: SCMR expert consensus group on congenital heart disease. J Cardiovasc Magn Reson. 15: 51 (2013).
8) Kido, T. et al Compressed sensing real-time cine cardiovascular magnetic resonance;

第 16 章　胸部・心臓

Accurate assessment of left ventricular function in a single-breath-hold. J. Cardiovasc. Magn. Reson., 18, 50, 2016.

9) Grothues F. et al Comparison of interstudy reproducibility of cardiovascular magnetic resonance with two-dimensional echocardiography in normal subjects and in patients with heart failure or left ventricular hypertrophy. Am J Cardiol. 2002 Jul 1;90(1):29-34.

10) Heermann P. et al Biventricular myocardial strain analysis in patients with arrhythmogenic right ventricular cardiomyopathy (ARVC) using cardiovascular magnetic resonance feature tracking J Cardiovasc Magn Reson. 2014 Oct 7;16(1):75.

11) Xiaoling W. et al Assessing right ventricular peak strain in myocardial infarction patients with mitral regurgitation by cardiac magnetic resonance feature tracking Quant Imaging Med Surg. 2024 Apr 3;14(4):3018-3032.

12) Antonella M et al Left atrial strain in patients with β-thalassemia major: a cross-sectional CMR study Eur Radiol. 2024 Mar 13.

13) Simonetti O. P. et al "Black Blood" T_2-weighted inversion-recovery MR imaging of the heart Radiology. 1996 Apr;199(1):49-57.

14) Theodoros D. K. et al The role of cardiovascular magnetic resonance imaging in heart failure J Am Coll Cardiol. 2009 Oct 6;54(15):1407-24.

15) R J Kim et al The use of contrast-enhanced magnetic resonance imaging to identify reversible myocardial dysfunction N Engl J Med. 2000 Nov 16;343(20):1445-53.

16) Peter K. et al Phase-sensitive inversion recovery for detecting myocardial infarction using gadolinium-delayed hyperenhancement Magn Reson Med. 2002 Feb;47(2):372-83.

17) Daniel R. M. Clinical recommendations for cardiovascular magnetic resonance mapping of T_1, T_2, T_2^* and extracellular volume: A consensus statement by the Society for Cardiovascular Magnetic Resonance (SCMR) endorsed by the European Association for Cardiovascular Imaging (EACVI) J Cardiovasc Magn Reson. 2017 Oct 9;19(1):75.

18) Vanessa M. F. et al Non-contrast T_1-mapping detects acute myocardial edema with high diagnostic accuracy: a comparison to T_2-weighted cardiovascular magnetic resonance J Cardiovasc Magn Reson. 2012 Jun 21;14(1):42.

19) Marianna F et al Native T_1 mapping in transthyretin amyloidosis JACC Cardiovasc Imaging. 2014 Feb;7(2):157-65.

20) Oliver M. W. et al Whole-heart steady-state free precession coronary artery magnetic resonance angiography Magn Reson Med. 2003 Dec;50(6):1223-8.

21) Hirofumi K. et al Quantitative evaluation of pulmonary hypertension using 4D flow MRI: A retrospective study Heliyon. 2024 May 17;10(10): e31177.

22) Filip H. Wall Shear Stress Measured with 4D Flow CMR Correlates with Biomarkers of Inflammation and Collagen Synthesis in Mild-to-Moderate Ascending Aortic Dilation and Tricuspid Aortic Valves Eur Heart J Cardiovasc Imaging. 2024 May 15: jeae130.

◎ 演習問題

問題1　心臓MRI検査について一般的に正しいのはどれか.

　　　1. 核医学検査に比べ, 空間分解能が低い.

　　　2. 心臓MRI検査では心筋の質的情報は提供できない.

　　　3. 超音波検査に比べて, 心機能を再現性良く計測可能である.

　　　4. CT検査に比べて, 高空間分解能で冠動脈を描出可能である.

　　　5. 心臓MRI検査では他の検査モダリティに比べ, 短時間で検査可能である.

問題2 心臓MRI検査における次の組合せの中で正しいのはどれか．
1． 灌流（perfusion）撮像 ——— 心筋の浮腫
2． シネMRI ——— 造影剤
3． balanced SSFP法 ——— black blood imaging
4． 遅延造影撮像 ——— 心筋梗塞症例
5． T_2 mapping ——— 心機能評価

問題3 細胞分画外容積（extra-cellular volume fraction：ECV）の算出に必要なのはどれか．**2つ選べ**．
1． シネMRI
2． T_1 mapping
3． T_2 mapping
4． ヘマトクリット値
5． 遅延造影領域

問題4 次の図の矢印で示す箇所（心臓の部屋）と直接つながる血管は次のうち，どれか．
1． 大動脈
2． 肺動脈
3． 上大静脈
4． 下大静脈
5． 肺静脈

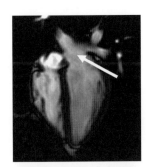

問題5 次の図の矢印で示す箇所の弁の名称は何か．
1． 大動脈弁
2． 肺動脈弁
3． 上大静脈弁
4． 三尖弁
5． 僧帽弁

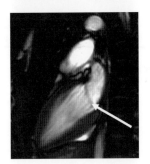

問題6 心臓MR検査について，正しいのはどれか．**2つ選べ**．
1． 心筋灌流MRIは造影剤が不要である．
2． 遅延造影は心筋のバイアビリティの評価ができる．
3． タギング撮像では一般的に心拍出量が評価できる．
4． シネ撮像にはSSFP法を用いると心機能の評価ができる．
5． Black Blood T_2法は心筋信号を無信号にして心筋の性状を評価する．

問題7 MRIにおける心臓ペースメーカーについて正しいのはどれか．**2つ選べ**．
1． 施設の認定が必要である．
2． MRI装置側で設定することはない．
3． 心臓ペースメーカーからアーチファクトは発生しない．
4． 臨床工学技士，循環器内科医の協力が必要である．
5． すべての心臓ペースメーカーにおいて，装置の調整などを行えば撮像可能である．

第 16 章 胸部・心臓

問題8　心筋灌流（perfusion）MRI について正しいのはどれか.

1.　運動負荷を行う.

2.　検査前に食事制限などはない.

3.　負荷時には脾臓の信号が低下する.

4.　安全な検査であり, 血圧などのモニタリングは不要である.

5.　負荷時に造影効果が低下し, 安静時では元に戻るような箇所は梗塞心筋と診断する.

Chapter

第17章

腹部・肝胆膵腎

17・1 目的
17・2 検査概要
17・3 基準線・撮影ポジショニング
17・4 プロトコル
17・5 正常解剖画像
17・6 代表的な疾患画像
17・7 その他

第17章
腹部・肝胆膵腎

本章で何を学ぶか

本章では，肝臓，胆嚢，膵臓，腎臓の一般的な MRI 撮像方法やその目的，解剖，代表的な疾患について学ぶ．また，各臓器の撮影プロトコルや造影剤の使用方法，脂肪の利用や対処方法なども詳細に解説する．これにより，腹部 MRI 検査の基礎から応用までの知識を体系的に習得することを目指す．

17・1　目的

上腹部は呼吸にする動きへの対処が必要な部位であり，自由呼吸，呼吸停止，あるいは同期撮像が混在する．本章では肝臓，胆嚢，膵臓，腎臓の一般的な撮像方法やその目的，解剖，代表的な疾患について概説する．

17・2　検査概要

肝臓ではエコーなどのスクリーニング後の精査のほかに肝細胞癌発生リスクの高い肝硬変患者の定期的な造影ダイナミック撮影も検討される．また，腎機能が低下し，造影 CT や造影 MRI が施行できない患者においては拡散強調画像を含めた非造影 MRI による肝細胞癌のスクリーニングが有用であることが報告されている．

胆嚢や膵臓では超音波や CT に比べて，MRCP を含む単純 MRI は総胆管結石など結石の描出や嚢胞性病変の描出に優れる．さらに，腫瘍が疑われる場合には造影検査が実施される場合がある．

また，腎臓では腫瘍性病変，尿路，腎移植前後の血流を含めた評価に用いられる．特に血流評価では，非造影の MRA によって腎動脈の評価を行うことが可能である．

17・3　基準線・撮影ポジショニング

仰臥位で両腕を降ろした状態で行う．両腕の挙上は，冠状断などを撮影する場合の折り返しアーチファクト防止の観点で有用ではあるが，長時間の保持は患者への負担が大きい．また膝下にクッションを入れることによって姿勢保持が楽になり，腹部に力を入れやすくなるため，呼吸停止の精度向上が期待できる．また，可能であれば腹部固定用ベルトで動きを抑制することも考慮する．呼吸同期用のベルトやセンサを腹部に装着する．最近の装置では赤外線カメラなどで呼吸状態をモニタリングすることで，ベルトやセンサを患者に装着することなく同期撮像が可能なものがある．剣状突起や腸骨稜などのメルクマークを参考に，目的臓器がコイルの感度範囲に収まるようにポジショニングを行う．

17・4 プロトコル

各臓器のMRIプロトコルの一例を示す．

17・4・1 肝臓

ⅰ）単純MRI

a）T_1強調画像

GRE法でDixon法*を利用し，呼吸停止下でin-phase画像とout-of-phase (opposed phase) 画像を得る．計算によって水画像と脂肪画像を得ることができるため，T_1強調画像としての評価に加えて脂肪成分の検出に利用できる（**図17・1**）．その詳細は17・7節に記す．脂肪肝の有無や肝結節内の脂肪含有を評価可能である．

> **解説**
> **Dixon法**：水と脂肪のケミカルシフトによる共鳴周波数の違いを利用して，水と脂肪を分離する方法．

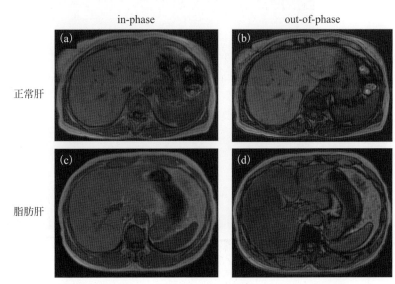

図17・1 正常肝と脂肪肝におけるin-phase画像とout-of-phase画像
正常肝ではin-phase (a) とout-of-phase (b) の信号強度差は小さいが，脂肪肝ではin-phase (c) に比べてout-of-phase (d) で信号強度が大きく低下している．

> **解説**
> **SSFSE**：1回の励起でk空間を充填し，短時間かつ動きに強い撮像である．一方で，ブラーリングによるボケやコントラスト低下が生じるため，パラレルイメージングのacceleration factorを大きくするなどの工夫が必要である．
> **HASTE**：SSFSEの一種であり，k空間の半分以上を取得し，残りをハーフフーリエで補完することで画像を再構成する．撮影時間をさらに短縮し，動きによるアーチファクトを低減する．

b）T_2強調画像

脂肪抑制FSE法による呼吸同期撮像を行う．肝細胞癌は軽度高信号を示す場合が多く（**図17・2**），囊胞や肝海綿状血管腫などの病変は高信号となる．脂肪抑制によってこれらの病変間のコントラストが向上する．

またSSFSE法によるハーフフーリエのFSE法（half-Fourier acquisition single-shot turbo spin echo：HASTE）*で呼吸停止下での撮像も有用である．血管腫と囊胞を鑑別する際には，通

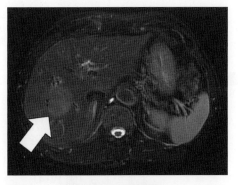

図17・2 脂肪抑制T_2強調画像
矢印で示す肝細胞癌が軽度高信号で描出されている．

常のTEに加えて，長いTE（150 ms程度）での撮像をすると血管腫の信号が低下するのに対し，T₂の長い囊胞は高信号を維持する．

c) steady-state coherent image

GRE法の中でもbalanced SSFP*と呼ばれるシーケンスで撮像を行う．このシーケンスではT₂/T₁コントラストを反映するためT₁と比べてT₂が大きい組織（血液や胆汁など）が特に高信号となる．また脂肪も高信号となるため，脂肪抑制の使用を考慮する．このシーケンスでは肝細胞癌の血管や胆管への浸潤を評価することができる（図17・3）．

> **解説**
> **balanced SSFP**：SSFP（steady-state free precession）は，短時間で高いコントラストと信号強度を得ることができる手法で，T₂/T₁コントラストを反映し，血管が高信号となる．

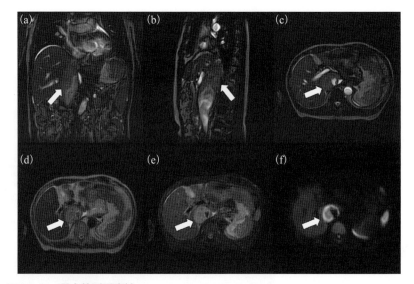

図17・3 下大静脈腫瘍栓
矢印は下大静脈に進展した腫瘍を示す．(a), (b), (c) はbalanced SSFPで得られた画像であり，血液が高信号となるため，多方向から観察することで，腫瘍と脈管の位置関係や浸潤の程度を把握しやすい．一方で，(d) T₂強調画像（SSFSE），(e) 脂肪抑制T₂強調画像（FSE）では脈管がフローボイドにより低信号となる．(f) 拡散強調画像では腫瘍栓が高信号となる．これらの画像を組み合わせて，腫瘍の進展範囲を把握することが可能となる．

d) 拡散強調画像

EPI法を利用し呼吸同期撮像または自由呼吸下での撮像を行う．肝癌など多くの癌では細胞が正常細胞よりも密度が高い場合が多く水分子の動きが制限され，高信号として描出されやすい．またADC map*も確認することで，拡散を定量的に評価することも可能である．b-valueの組合せは一般に0 s/mm² と800 s/mm²～1,000 s/mm² が使用される．拡散強調画像は，呼吸停止下での撮像も可能ではあるが，加算回数などを減らして撮像時間を短くするため，結果的に心拍動などの影響を受けやすい肝左葉（横隔膜直下）の描出が低下する場合があるので注意が必要である（図17・4）．

> **解説**
> **ADC map**：複数のb-valueによる拡散強調画像から算出されたmap．ピクセルごとに見かけの拡散係数（apparent diffusion coefficient：ADC）を示す．

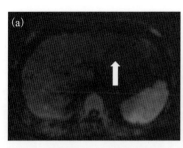 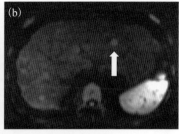

図17・4 呼吸停止と横隔膜同期による拡散強調画像
矢印は肝細胞癌を示す．(a) 呼吸停止下の拡散強調画像（b-value＝800 s/mm^2）では左葉の病変ははっきりしないが，(b) 横隔膜同期による拡散強調画像では高信号に描出されている．

ii）造影 MRI

　肝臓では細胞外液性 Gd 造影剤，肝特異性造影剤として Gd-EOB-DTPA と SPIO が利用される．Gd-EOB-DTPA は，血流情報に加え肝細胞への造影剤の取り込みを評価できる．特に小さな肝細胞癌（HCC）の診断において，従来の CT や他の MRI 造影剤と比較して，より高い感度と特異性をもつため使用頻度が高い．Gd 造影剤が禁忌の場合や腎機能が低下した患者では SPIO の使用が考慮される．

　Gd 系造影剤は主に T_1 短縮効果によって T_1 強調画像で集積部位が高信号になることを利用した陽性造影剤である．細胞外液性 Gd 造影剤と Gd-EOB-DTPA はダイナミック撮像によって血流情報を得ることができる．一方で，SPIO は主に T_2 （T_2^*）短縮効果を利用して，取り込まれた部位が T_2（T_2^*）強調画像で低信号となる陰性造影剤である．

　Gd-EOB-DTPA 投与によって肝臓病変の T_2 緩和時間や ADC 値は有意に変化しないことが報告されている[1]．したがって，ダイナミック撮像から肝細胞造影相までの時間を活用し T_2 強調画像や拡散強調画像を撮像することで，検査時間を有効に利用できる．

a）肝臓のダイナミック造影について

　肝臓は，動脈血と門脈血の 2 系統からなる複雑な血行動態を有する臓器である．正常肝実質においては，門脈血による血液供給が優位であるが，肝細胞癌の発育過程においては，動脈血の寄与が徐々に増加することが知られている．このような発育過程における血行動態の変遷は，細胞外液性 Gd 造影剤や Gd-EOB-DTPA を使用した際にダイナミック造影 MRI により鋭敏に捉えることができる．腫瘍の血行動態の評価に必要な時相としては動脈優位相，門脈相，および造影後 2～3 分後の遅延相である．動脈優位相は多時相で撮像することで，後述する早期動脈相と後期動脈相などが得られ，腫瘍の血行動態を正確に捉えるうえで有用である．多時相の撮像ができない場合は後期動脈相を優先する．遅延相は，細胞外液性 Gd 造影剤の場合は平衡相と呼ばれるが，Gd-EOB-DTPA では，造影後早期より肝細胞への造影剤取り込みが開始され，組織の造影剤濃度が平衡状態にはならないため，移行相などと呼ばれる（**図17・5**）．

早期動脈相：肝動脈とその分枝が十分に造影され，肝静脈や門脈がまだ造影され

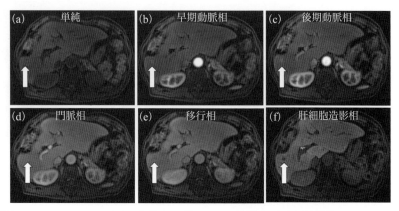

図 17・5　Gd-EOB-DTPA を用いたダイナミック撮像における画像
矢印は肝細胞癌を示す．(a) 単純でははっきりせず，(b) 早期動脈相で淡く増強され，(c) 後期動脈相で強い増強を示す．(d) 門脈相，(e) 移行相では正常肝の増強によってやや低信号に描出され，(f) 肝細胞造影相では低信号になる．

ていない状態．
後期動脈相：動脈に加え門脈も造影された状態．肝細胞癌の造影効果は早期動脈相よりも後期動脈相で通常高いことや，一部の肝細胞癌は，後期動脈相でのみ造影効果を示す場合がある．
門脈相：門脈が十分に造影され，肝静脈が造影されている状態．
平衡相あるいは移行相：造影剤注入から 2〜5 分後で，細胞外液性 Gd 造影剤の場合は平衡相と呼ばれる．
肝細胞造影相：一般に正常な肝細胞に Gd-EOB-DTPA が取り込まれた状態．Gd-EOB-DTPA 投与後 20 分程度で肝細胞造影相の撮像を行う．肝実質が肝血管よりも高信号となる．肝細胞癌の発育過程の中で，早期肝癌（高分化型肝細胞癌）は前述した動脈血の増加が起こる前の状態であり，ダイナミック造影では描出されない場合が多い，一方で肝細胞造影相においては正常な肝細胞が造影されるため，早期肝癌が低信号結節として描出される（**図 17・6**）．

b) Gd-EOB-DTPA

・T_1 強調画像

脂肪抑制 GRE 法を用いて呼吸停止下で画像を得る．

ダイナミック撮像（動脈相，門脈相，移行相）を行った後，造影剤投与 20 分以降に肝細胞造影相（冠状断や矢状断の撮像も追加推奨）の撮像を行う．造影剤注入に続いて生理食塩水による後押しを行うことでチューブや静脈に停滞する造影剤を心臓まで送る．Gd-EOB-DTPA の投与量は体重当たり 0.1 ml/kg であり，細胞外液性 Gd 造影剤に比べて少量であるが，単位当たりの T_1 緩和能が高い．よって特に動脈相では細胞外液性 Gd 造影剤に比べて信号変化がより急激になり，トランケーションアーチファクトが生じやすくなる（造影剤による急激な信号変化は，k 空間で高周波成分をもつため，アーチファクトが生じやすくなる）．造影剤量が少ないと，動脈内の濃度が急激に変化しやすく，アーチファクトの原因となる Gibbs

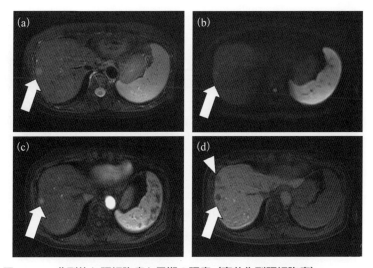

図 17・6 典型的な肝細胞癌と早期の肝癌（高分化型肝細胞癌）
矢印は典型的な肝細胞癌，矢頭は高分化型肝細胞癌を示す．典型的な肝細胞癌は (a) 脂肪抑制 T_2 強調画像，(b) 拡散強調画像 (b-value ＝ 1,000 s/mm^2)，(c) 動脈相で高信号で描出されており，(d) 肝細胞造影相では低信号になっている．一方で高分化型肝細胞癌は肝細胞造影相で低信号になっている以外に，他の画像での描出ははっきりしない．

現象が起きやすくなる．これを防ぐために 1 ml/s 程度の低速で注入が行われる．撮像タイミングを確実に捉えるためには bolus tracking 法の使用が望ましい．また Gd-EOB-DTPA では細胞外液性 Gd 造影剤に比べて患者の呼吸停止時間が短くなるという報告があり，動脈相での severe motion artifact の発生が報告されている．

　肝機能が正常な場合は投与後 15 分の画像でも肝臓に十分な Gd-EOB-DTPA の取り込みがあり肝細胞造影相で評価可能であるが，肝機能が低下している場合は投与後 20 分以上経過しても十分な肝実質の信号上昇が得られず，腫瘍の描出能が低下する[2]．Gd-EOB-DTPA の投与量の約 60% は尿中に排泄されるが，40% は胆汁中に排泄されるため，肝機能が十分である場合は肝細胞造影相で胆管が高信号に描出される．

c) 細胞外液性 Gd 造影剤
・T_1 強調画像
　Gd-EOB-MRI の場合と同様にダイナミック撮像を行う．注入速度は 3 ml/s 程度の高速で行い，造影剤注入に続いて生理食塩水による後押しを行う．細胞外液性 Gd 造影剤と Gd-EOB-DTPA はどちらの造影剤もダイナミック撮像による血行動態評価が可能であるが，Gd-EOB-DTPA は前述したように，造影剤投与後早期より肝細胞への造影剤取り込みが開始されるため，背景肝の信号が上昇することにより，肝血管腫などの疾患において特徴的とされる腫瘍の持続濃染などの所見が捉えにくくなる場合がある．特に肝機能が良い症例における肝海綿状血管腫の診断や，転移性肝腫瘍と肝海綿状血管腫の鑑別を目的とした場合は，あえて細胞外液性 Gd 造影剤を使用した検査を依頼されることがある（**図17・7**）．

第 17 章　腹部・肝胆膵腎

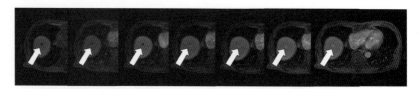

図 17・7　細胞外液性 Gd 造影剤を用いたダイナミック撮像
矢印は肝海綿状血管腫を示す．造影剤注入後から時間が経つにつれて辺縁から内部へかけての信号強度増強が起こっている (fill in pattern)．

d) SPIO
・T_2 (T_2^*) 強調画像

脂肪抑制 FSE を利用し呼吸同期撮像で脂肪抑制 T_2 強調画像と GRE 法による呼吸停止下で T_2^* 強調画像を得る．SPIO 投与前と投与後 10 分以降での撮像が必要である．主に SPIO は正常な肝臓のクッパー細胞で取り込まれる．T_2 (T_2^*) 短縮効果が起こることを利用し，取り込まれた部位を低信号で描出し，相対的に取り込みのない異常な部位を高信号で描出する．

iii) オプション
a) 脂肪定量

脂肪含有率を**プロトン密度脂肪分画**（proton density fat fraction：**PDFF**）として定量する手法である．ケミカルシフトを利用して水と脂肪を分離する手法である Dixon 法をベースとしたシーケンスが複数のベンダーで使用可能である（Siemens：q-Dixon，GE：IDEAL-IQ，Philips：mDixon Quant，Canon：FFQ）．これらのシーケンスは呼吸停止下で撮像可能であり，PDFF map が作成される．PDFF は肝臓における水と脂肪の信号強度をそれぞれ S_w と S_f とすると PDFF＝$100 \times S_f/(S_w + S_f)$ として表される．PDFF map 上に関心領域を置くことで PDFF が直接計測可能である（**図 17・8**）．

従来は 2 エコーからなるいわゆる 2-point Dixon 法による PDFF 算出が行われたが，脂肪によるケミカルシフトでの信号変化以外にも，TE 間のエコーの減衰（T_2^* 減衰）が PDFF に影響するという問題であった．これは特に鉄沈着で T_2^* が

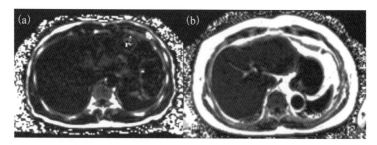

図 17・8　PDFF map
PDFF map に関心領域を置くことで，PDFF を計測できる．(a) 正常肝と (b) 脂肪肝（PDFF10％程度）．MRI による脂肪定量では，PDFF map を利用し，肝臓内の任意の箇所を後から測定できる点が長所である．

短縮した場合に顕著である．現在では6エコーを用いた手法がメインになっており，T_2^*の減衰補正やさまざまな脂肪の種類に対応したケミカルシフトの補正によってPDFFが算出されている．また，肝臓における水のT_1値（約1,000 ms）は脂肪のT_1値（約350 ms）に比べて大きいため，T_1強調で撮像を行うと脂肪の信号が相対的に大きくなり，PDFFが過大評価されてしまう．よって2D撮像では10°前後，3D撮像では3°前後の低いフリップ角を用いることによってT_1強調にならないようにする．

b）MRCP

呼吸停止下あるいは同期下で撮像を行う．呼吸のペースが不安定な場合は同期がうまくかからないため，不鮮明な画像になってしまうので注意が必要である．同期をメインとしている場合でも，呼吸停止下での撮像を追加しておくことが推奨される．また使用機種によっては呼吸停止下で高分解能の3D MRCPを撮像することも可能である（詳細は第10章の10·8節を参照）．MRCPは強いT_2強調画像によって肝内外の胆管を高信号で描出することが出来る．長いT_2値をもつ水成分以外の信号（結石も含む）は減衰し，胆汁や膵液で満たされた胆管系が高信号となる．腹水がある場合には高信号になるため，MIP作成時には処理が必要である．

Gd-EOB-DTPAは胆汁に排泄されるため，胆汁のT_2値が短縮し，胆管の信号が減少する[3]．したがって，Gd-EOB-DTPAによる造影を行う際にはMRCPを造影前に撮像することが必要である．

c）エラストグラフィー

肝の硬度を計測する手法である．患者はMRI装置内に横たわり，腹部に特殊なパッドから振動が送られる．この振動は肝臓の組織が硬いほど，より速く進行する（詳細は第11章の「MRエラストグラフィー」を参照）．この手法によって肝臓の硬さを数値で表すことができ，これにより肝線維症の程度を非侵襲的に評価することが可能になる．肝線維症の程度は，肝疾患の進行具合を示す重要な指標となり，治療の決定や病状のモニタリングに役立つ．

d）MRA MRVなど

肝切除術や肝移植前の肝内の血管評価や肝硬変での門脈圧亢進による血管の変形（側副血行路，静脈瘤など），腫瘍塞栓の評価に用いることができる（**図17·9**）．

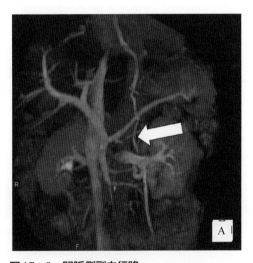

図17·9　門脈側副血行路
矢印は左腎静脈から上行する奇静脈系シャントを示す．肝硬変は肝細胞が線維化し，肝臓が固くなった状態である．これにより，門脈内の血流が阻害され，圧力が上昇する．この結果，側副血行路（血流を代替するために発達する新たな血管網）が発達する．冠状断で撮像することで，広範囲で分岐も多様な門脈側副血行路の全体像が観察可能である．

第17章　腹部・肝胆膵腎

17·4·2　胆囊

ⅰ）単純MRI

a）T₁強調画像

GRE法でDixon法を利用し，呼吸停止下で撮像する．Dixon法ではin-phase画像とout-of-phase画像から計算された水画像を脂肪抑制のT₁強調画像として使用できる．胆管結石の一部はT₁強調画像で高信号を示すことがあるため，脂肪抑制で確認しやすいことがある（17·6節の「胆囊結石」参照）．胆囊内の胆汁は低信号で描出されるが，胆汁が濃縮されている場合はT₁値が短縮し高信号となる場合がある．

b）T₂強調画像

脂肪抑制FSE法による呼吸同期撮像が行われる．結石が存在する場合には欠損像として描出される．胆囊内の胆汁は高信号で描出されるが，胆汁が濃縮されてT₂値の短縮が顕著な場合には低信号となる場合がある．

また短時間の呼吸停止下でHASTE法を複数断面取得することで，撮像対象の全体像の把握を行いやすい．また胆管結石や急性胆囊炎の検出にも有用である．

c）MRCP

「肝臓」の項のMRCP参照．

d）拡散強調画像

EPI法を利用し呼吸同期撮像または自由呼吸下での撮像を行う．悪性病変では，通常細胞密度が高く，水分子の拡散が制限されるため高信号（ADCは低）になる傾向がある．ただし正常な胆囊は肝臓や膵臓と比較すると高信号に描出される．胆囊の良性と悪性疾患を鑑別するうえでMRIプロトコルにDWIを含めることで診断精度が向上することが報告されている[4]．b-valueの組合せは一般に$0\,s/mm^2$と$800 \sim 1,000\,s/mm^2$が使用される．

ⅱ）造影MRI

胆囊・膵臓MRIの際に用いる造影剤には腫瘍性病変の血流評価に用いる細胞外液性Gd造影剤とMRCP撮像の際に胃や腸管の液体成分からの信号を抑制するために用いる経口造影剤の塩化マンガン四水和物がある（**図17·10**）．塩化マンガン四水和物は検査前に経口投与し，単純MRIで用いるプロトコルを実施する．ただし，乳頭切開術後などでオッディ括約筋の機能不全がある場合に造影剤が胆道へ逆流し同部の信号強度の解釈が困難になる可能性があるので注意が必要である．また細胞外液性Gd造影剤を使用する前に塩化マンガン四水和物を投与することは双方の造影剤にT₁短縮効果があるため，造影効果の判断が困難になる場合があるので注意が必要である．

a）細胞外液性Gd造影剤

・T₁強調画像

脂肪抑制GRE法を用いて呼吸停止下で画像を得る．造影剤注入に続いて生理食塩水による後押しを行い，ダイナミック撮影（動脈相，門脈相，平衡相）を行う．ダイナミックMRIは胆囊疾患の鑑別診断に有用である．急性胆囊炎では早期に胆

17・4 プロトコル

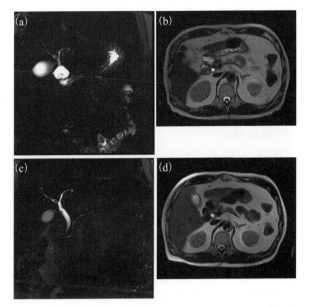

図17・10 塩化マンガン四水和物使用の有無による画像の違い
塩化マンガン四水和物を使用しなかった (a) MRCP MIP像と (b) T_2 強調画像，使用した (c) MRCP MIP像と (d) T_2 強調画像．使用しない場合では胃や腸管の水分が高信号になっている．

嚢壁が環状に均一に造影され，慢性胆嚢炎では遅れて同様の所見が見られる．一方，胆嚢癌では動脈相で不規則または局所的な胆嚢壁の造影が見られることがある．また，進行した胆嚢癌では動脈相で腫瘍の外側の境界線を評価し，浸潤の有無を判定する必要がある[5]．

17・4・3 膵臓

ⅰ）単純MRI

a) T_1 強調画像

GRE法でDixon法を利用し1回の呼吸停止下でin-phase画像とout-of-phase画像および水画像と脂肪画像を得ることができるため，T_1 強調画像としての評価と脂肪成分の検出に利用できる．Dixon法で得られる水画像（脂肪抑制 T_1 強調画像）では正常膵実質を高信号として描出し，腫瘍や炎症の有無を確認する．

b) T_2 強調画像

脂肪抑制FSEを利用し呼吸同期撮像を行う．正常な膵臓実質は，低～中等度の信号を示す．膵周囲の炎症や膵の嚢胞性病変は高信号で描出され，その評価にも有用である．

また短時間の呼吸停止下でHASTE法を冠状断，膵尾部に沿った斜冠状断，膵頭部に沿った斜冠状断を追加することで膵臓全体を把握しやすくなる．

c) MRCP

「肝臓」の項のMRCP参照．

d）拡散強調画像

EPI法を利用し呼吸同期撮像または自由呼吸下での撮像を行う．拡散強調画像を加えることで膵癌の診断における感度が上昇することが報告されている[6]．またADCの値も膵神経内分泌腫瘍や膵管内乳頭粘液性腫瘍（IPMN）の悪性度の診断の一助にもなりうる．b-valueは一般に$0\,s/mm^2$と$800 \sim 1,000\,s/mm^2$が使用される．

ⅱ）造影 MRI

膵臓MRIの際に用いる造影剤には細胞外液性Gd造影剤とMRCP撮像の際に胃や腸管の液体成分からの信号を抑制するために用いる経口造影剤である塩化マンガン四水和物がある．また膵癌があることがはっきりしている場合には，Gd-EOB-DTPAによって肝転移の評価を行うことがある．

また膵内の副脾と膵腫瘍の鑑別としてSPIOを使用する場合がある．副脾は脾臓と同じ組織をもつ構造物で，膵尾部付近に発生する場合がある．SPIOは肝臓ではクッパー細胞に取り込まれる．クッパー細胞は細網内皮系細胞であり，脾臓にも細網内皮系細胞が存在するため，脾臓や同じ組織である副脾にもSPIOが取り込まれる．

a）塩化マンガン四水和物

膵管に重なる胃や十二指腸内の水分による信号を抑制するために検査前に経口投与し，単純MRIを実施する．ただし，乳頭切開術後などでオッディ筋の機能不全がある場合に造影剤が胆道へ逆流し同部の評価ができなくなる場合もあるため注意が必要となる．

b）細胞外液性 Gd 造影剤

・T_1 強調画像

脂肪抑制GRE法を用いて呼吸停止下で，ダイナミック撮影を行う．動脈相，門脈相，平衡相での撮影を行う．後期動脈相（膵実質相）では膵実質の造影効果が最も高くなる．膵臓癌では，動脈相での造影効果が弱い傾向にあるが，膵内分泌腫瘍など他の腫瘍では増強を示しやすい．

c）SPIO

・T_2（$T_2{}^*$）強調画像

脂肪抑制FSEを利用し呼吸同期撮像で脂肪抑制T_2強調画像とGRE法による呼吸停止下で$T_2{}^*$強調画像を得る．SPIO投与前後での撮像によって造影剤の集積部位を評価できる．膵内副脾が存在する場合はSPIOの取り込みによって信号が低下する（**図17・11**）．

d）拡散強調画像

EPI法を利用し呼吸同期撮像または自由呼吸下での撮像を行う．b-valueは一般に$0\,s/mm^2$と$800 \sim 1,000\,s/mm^2$が使用される．SPIO造影前後での拡散強調画像はT_2（$T_2{}^*$）強調画像よりも膵内副脾の診断に優れているという報告もある[7]．拡散強調画像のベースはT_2強調画像のコントラストをもつため，T_2強調系の画像と同様に，取り込みがあった場合に信号が低下する．

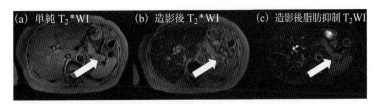

図 17・11 SPIO 造影における信号変化
矢印は膵内副脾を示す．(a) 単純 T_2^* 強調画像に比べ，(b) 造影後の T_2^* 強調画像では SPIO の取り込みによって肝臓，脾臓に加え膵内副脾の信号が低下している．(c) 造影後脂肪抑制 T_2 強調画像においても膵内副脾が低信号で描出されている．

17・4・4 腎臓

ⅰ）単純 MRI

a）T_2 強調画像

HASTE で呼吸停止下の撮像を行う．冠状断画像を得ることで詳細なロカライザーとしての役目も含めて形態の把握を行う．また FSE を利用し呼吸同期撮像を行う．嚢胞や実質内膿瘍の描出，および水腎症の評価に特に役立つ．

b）T_1 強調画像

GRE 法によって呼吸停止下の撮像を行う．多くの実質性腎病変は，T_1 強調画像で腎実質に比べ低信号を示すが，出血や脂肪を伴う病変は高信号を示す可能性がある．Dixon 法により in-phase 画像と out-of-phase 画像を利用することで脂肪の検出が可能である．

c）拡散強調画像

EPI 法を利用し呼吸同期撮像または自由呼吸下での撮像を行う．多くの腎細胞癌は，高い細胞密度をもつため水分子の動きが制限される．そのため DWI で高い信号強度を示し，低い ADC 値を示す傾向がある[8]．ただし，正常な腎臓は肝臓や膵臓と比較すると高信号に描出される．b-value は一般に $0\,\mathrm{s/mm^2}$ と $800\sim1,000\,\mathrm{s/mm^2}$ が使用される．

d）MR urography（MRU）

呼吸停止下あるいは同期下で撮像を行う．シーケンスは MRCP と同様である．強い T_2 強調画像によって液体が高信号になることを利用し，腎盂，尿管，膀胱までの尿を撮像する．腫瘍などによって尿路が閉塞した場合に拡張した腎盂や尿管を描出できる．正常な尿管は細いため描出できないことが多い．

ⅱ）造影 MRI

a）T_1WI

GRE 法を利用し脂肪抑制の T_1WI でダイナミック撮像を行う．腎臓におけるダイナミック撮像では以下の四つの相を得る．

動脈相：造影剤注入後約 20〜30 秒後．腎動脈は高信号となるが腎実質の造影効果は不十分である．

皮髄相：造影剤注入後約 30〜70 秒後．皮質が造影され，髄質の造影効果は乏

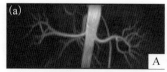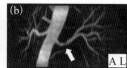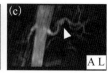

図 17・12　非造影腎 MRA の MIP 画像
(a) 正常な腎動脈．(b) 左の腎動脈（矢印）に狭窄が見られる．(c) 左の腎動脈に動脈瘤が見られる．

しい．
実質相：造影剤注入後約 80〜130 秒後．腎実質（皮質＋髄質）が均一な造影効果を示し，病変の視認性にすぐれる．
排泄相：造影剤注入後約 180 秒以降．腎臓からの造影剤の排泄と尿路系の評価．
動脈相では腎動脈の造影は見られるが，腫瘍の造影効果の評価にはタイミングが早すぎる．そのため皮髄相，実質相，排泄相（180秒前後）での撮影を行う．撮像タイミングを確実にするために bolus tracking 法で造影剤が腎動脈に到達するのを確認して撮像を行うことも考慮すべきである．

iii）オプション
a）MRA

空間選択的な IR パルスを利用することで非造影 MRA を撮像可能である．詳細は 17・7 節を参照されたい．MRA によって腎血管の狭窄や動脈瘤を描出可能である（**図 17・12**）．また腎移植のドナーやレシピエント，また腎移植後の血管評価にも利用できる．

17・5　正常解剖画像

クイノー分類では門脈と肝静脈の走行に基づき，肝臓は八つのセグメントに分けられ，肝臓を下から見たときに下大静脈と接した S1 を中心に反時計回りに螺旋状に上側へ S1〜S8 と番号がついている（**図 17・13**）．下大静脈と胆嚢窩を結ぶ線をカントリー線と呼び，この線上とほぼ一致して中肝静脈が走行している．このカントリー線を境に右葉と左葉になる．そして右葉は右肝静脈を挟んで前区域（尾側が S5 と頭側が S8）と後区域（尾側が S6 と頭側が S7）に分かれる．一方で左葉は左肝静脈を挟んで内側区域（S4）と外側区域（後ろが S2 と前が S3）に分かれる．正常な成人の胆嚢は長径 7〜10 cm，短径が 3〜4 cm であり，肝臓の下面に接している．

膵臓は，頭部，体部，尾部に分けられ，その尾部が腹膜内に位置することを除き，後腹膜の前腎周囲空間にある L1-L2 椎体レベルに位置している．また尾部は頭部よりも上部に位置している．正常な膵臓は，T_1 強調像では周囲の脂肪に比べると低信号を示し，脂肪抑制 T_1 強調画像では高信号として描出できる（**図 17・14**）．T_2 強調像ではやや低信号を示し，膵内の膵管を高信号で描出する．膵管は通常 MRCP によって明瞭に高信号で描出される．

17・5 正常解剖画像

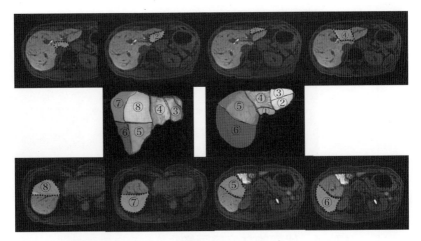

図17・13 肝臓の区域(クイノー分類)
中段は肝臓のボリュームレンダリング画像に区域ごとに分けた画像(左:右前から,右:下から)である.上段はS1からS4,下段はS5〜S8までの断面を示している.肝静脈や門脈の走行をもとに,区域を分けることができる.

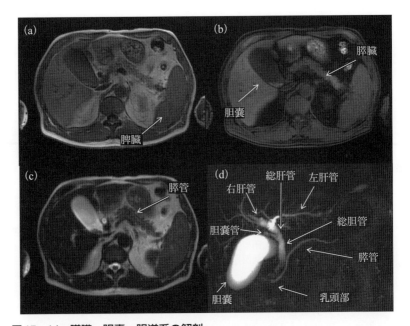

図17・14 膵臓・胆囊・胆道系の解剖
(a) T_1強調画像,(b) 脂肪抑制T_1強調画像,(c) T_2強調画像,(d) MRCP画像上に主な解剖を示す.

腎臓は後腹膜に位置する左右の対になった臓器である.右腎の上部は肝右葉があるため,左腎よりやや低い位置にある.腎実質は皮質と髄質から構成される.T_1強調画像では皮質は髄質よりも高信号となる(**図17・15**).

第 17 章　腹部・肝胆膵腎

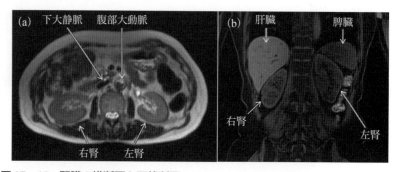

図 17・15　腎臓の横断面と冠状断面
(a) T_2 強調画像と (b) 脂肪抑制 T_1 強調画像上に主な解剖を示す．

17・6　代表的な疾患画像

17・6・1　肝臓

以下に代表的な症例を示す．

i) 肝細胞癌（HCC）

ダイナミック造影 MRI では早期動脈相での強い濃染と移行相でのウォッシュアウトが特徴的である．Gd-EOB-DTPA を用いた肝細胞造影相では正常肝細胞に比べ取り込みが少ないため相対的に低信号となる（**図 17・16**）．

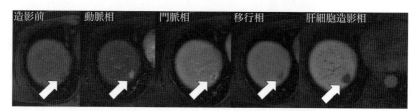

図 17・16　Gd-EOB-DTPA を用いたダイナミック撮像（肝細胞癌）
矢印で示す S7 に存在する肝細胞癌では動脈相で高信号となり，肝細胞造影相で低信号となる．

ii) 肝転移

典型的な転移性肝癌は肝動脈相にてリング状の高信号を示し，Gd-EOB-DTPA の肝細胞造影相では低信号を示す（**図 17・17**）．また肝海綿状血管腫も肝細胞造影相では低信号を示す場合があるので，鑑別に注意が必要である．

iii) 肝海綿状血管腫

T_2 強調画像で高信号を示し，細胞外液性 Gd 造影剤ではダイナミック検査では周辺部からの増強が認められ，中心部へ徐々に濃染が進む（fill in pattern，図 17・7 参照）．しかし Gd-EOB-DTPA ではそのような所見が確認できないこともある（**図 17・18**）．また，肝海綿状血管腫自体が持続の濃染をしていても，周囲の正常肝細

17·6 代表的な疾患画像

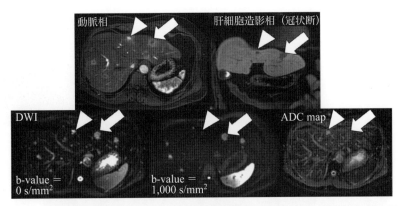

図17・17　Gd-EOB-DTPAおよび拡散強調画像とADC map（転移性肝癌と肝海綿状血管腫）
矢印は転移性肝癌，矢頭は肝海綿状血管腫を示す．肝細胞造影相では両方低信号となっている．拡散強調画像で高いb-valueを使用した場合には，血管腫が低信号となるのに対し，転移性肝癌は高信号を保っている．ADCは肝海綿状血管腫が転移性肝癌よりも大きな値を示す．

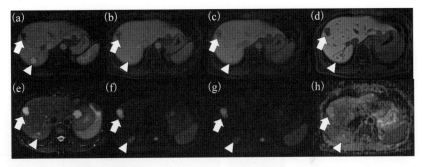

図17・18　肝海綿状血管腫
矢印と矢頭は両方肝血管腫を示すが，描出のされ方が異なっている．(a)〜(d) はGd-EOB-DTPAによるダイナミック撮像で得られた画像である．(a) 動脈相，(b) 門脈相，(c) 移行相で矢印の肝血管腫ではfill in patternを示すが，矢頭の血管腫では異なっている．(d) 肝細胞造影相では，矢印の肝血管腫はpseudo washout signを呈している．(e) 脂肪抑制T_2強調画像，(f) 拡散強調画像 (b-value = 300 s/mm^2)，(g) 拡散強調画像 (b-value = 1,000 s/mm^2) では両方高信号であり，(h) ADCは周囲より高い．

胞へのGd-EOB-DTPAの取り込みが強い場合は，移行相から肝細胞造影相にかけて腫瘍の信号強度が相対的に低下し，あたかもwash outしたかのように見えるpseudo washout signが見られる場合がある．

17·6·2　胆嚢

ⅰ）胆嚢癌

　胆嚢癌は胆道癌（胆管癌，胆嚢癌，十二指腸乳頭部癌）の中で最も一般的である．MRIでは腫瘍，胆嚢壁肥厚やポリープ上の病変として現れる．腫瘍は通常，周囲の肝臓に対してT_1では低〜等信号，T_2では等〜高信号を示す（**図17・19**）．また造影では不均一な信号増強を示す．

第 17 章　腹部・肝胆膵腎

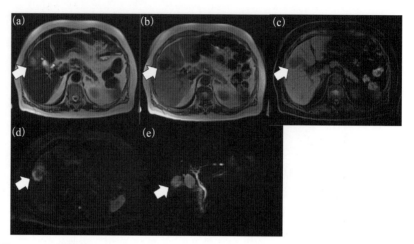

図17・19　胆嚢癌
矢印は胆嚢癌を示す．(a) T$_2$強調画像では高信号，(b) T$_1$強調画像と (c) 脂肪抑制T$_1$強調画像では低信号，(d) 拡散強調画像では高信号を示す．(e) MRCPはT$_2$コントラストのため高信号で描出されている．

ii) 胆嚢結石

胆石は通常，T$_1$WIで高信号，T$_2$WIで信号を示すことが多い（**図17・20**）．これは，胆石の成分（例えば，コレステロール石やビリルビン石）によって異なる．

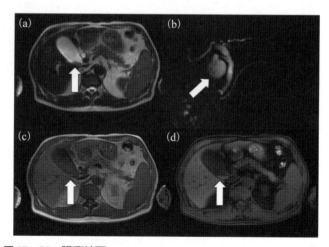

図17・20　胆嚢結石
矢印は胆嚢結石を示す．(a) 胆嚢内にT$_2$強調画像で低信号に描出されている．(b) MRCPでは胆嚢内に結石の低信号が見られる．(c) T$_1$強調画像と (d) 脂肪抑制T$_1$強調画像では高信号で描出されているが，脂肪抑制の方がより明瞭な高信号となっている．

17・6・3　膵臓

i) 膵癌

脂肪抑制T$_1$強調画像で正常な膵臓は高信号であるが，膵癌では低信号になる．

またT$_2$強調画像では等信号～高信号を示す．拡散強調画像では高信号，ADCは低値になる．MRCPでは，膵管の途切れや拡張が見られることがある（**図17・21**）．

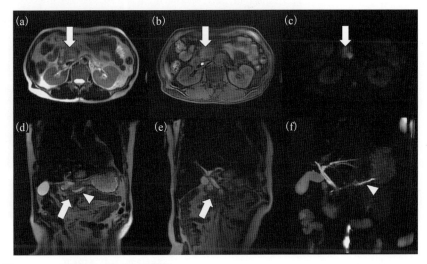

図17・21 膵頭部に位置する膵癌
矢印は膵癌，矢頭は拡張した膵管を示す．(a) T$_2$強調画像ではやや高信号，(b) 脂肪抑制T$_1$強調画像では低信号，(c) 拡散強調画像では高信号を示す．(d) 冠状断T$_2$強調画像，(e) 斜冠状断T$_2$強調画像で膵頭部の腫瘤が確認でき，(f) MRCPで拡張した膵管が描出されている．

ii）IPMN

IPMNは前癌性の腫瘍と見なされることが多く，その中には良性のものもあれば，時間の経過とともに癌へ進行する可能性があるものもある．小さな囊胞が群がるような外観（ブドウのような分葉状外観）または単一の囊胞として画像上に現れることが特徴である．T$_2$強調画像やMRCPでIPMNは高信号を示す（**図17・22**）．

17・6・4 腎臓

i）腎細胞癌

腎細胞癌の中で最も頻度の高いのは淡明細胞癌であり，65～80％を占める．T$_2$強調画像では高信号，T$_1$強調画像では腎実質と同等または低信号を示す．一方で，乳頭状腎細胞癌は10～15％を占め，T$_2$強調画像では低信号となる．これらは拡散強調画像で高信号，ADCは低い値を示すことが多い（**図17・23**）．

ii）腎血管筋脂肪腫

腎臓に発生する良性腫瘍で最も多く，名前のとおり血管，筋肉，脂肪を主として構成されている．Dixon法などによって脂肪含有を検出することが診断の手がかりとなる（**図17・24**）．

第 17 章　腹部・肝胆膵腎

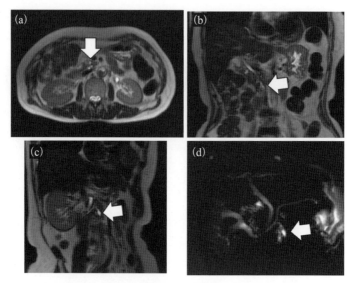

図17・22　膵管内乳頭粘液性腫瘍（IPMN）
矢印は膵頭部のIPMNを示す．(a) T_2 強調軸位，(b) T_2 強調冠状断，(c) T_2 強調斜冠状断，(d) MRCPで高信号の囊胞が描出されている．

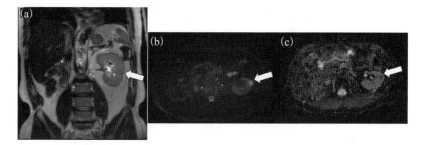

図17・23　腎細胞癌
矢印は腎細胞癌を示す．(a) 冠状断 T_2 強調画像では，病変は低信号〜高信号が混在している．(b) 拡散強調画像では高信号を示し，(c) ADCは低下している．

iii）多発性囊胞腎

　多発性囊胞腎は腎臓に多数の囊胞が形成される遺伝性の疾患であり，腎以外にも肝臓に囊胞が発生することも多い（**図17・25**）．一般的な囊胞では T_1 強調画像で低信号，T_2 強調画像で高信号，拡散強調画像で低信号になる．囊胞が感染を起こした場合には進行による敗血症のリスクがあるため，治療が必要となるが画像上で出血との鑑別が困難な場合がある．感染囊胞は拡散強調画像で高信号かつADCが低くなる傾向がある．一方で急性期出血も拡散強調画像で高信号になりやすいが，T_1 強調画像でも高信号になるため感染囊胞との鑑別に利用できる．

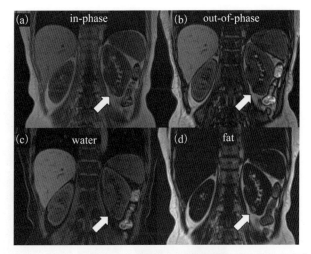

図17・24　Dixon法による左腎の腎血管筋脂肪腫の信号の変化
(a) in-phase画像で矢印に高信号の腫瘤が描出されているが，(b) out-of-phase画像で信号が低下しており脂肪を含有する所見を示している．また (c) water画像で低信号，(d) fat画像で高信号を示しており，やはり脂肪含有が疑われる．

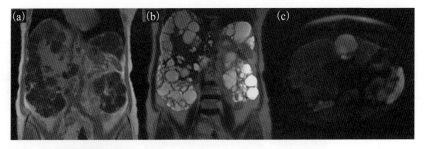

図17・25　多発性嚢胞腎
(a) 冠状断のT_1強調画像で低信号，(b) T_2強調画像で高信号となる嚢胞が両側の腎および肝臓に多発している．(c) 拡散強調画像で高信号となり，出血あるいは感染が疑われる嚢胞が存在する．

iv) 尿管癌

腫瘍の成長により尿管が狭窄し，尿の流れが妨げられることがある．これにより，尿管拡張や水腎症が生じることがある（**図17・26**）．MRUは拡張した尿路系の全体像の把握に優れる．

v) 移植腎

移植後の血流評価目的などによって撮像が行われる．移植腎は通常，受け取り側の骨盤内（腸骨窩，特に右側が一般的）に配置される（**図17・27**）．これは血管や膀胱へのアクセスが容易で，元の腎臓の位置よりも保護されやすい場所だからである．

第 17 章　腹部・肝胆膵腎

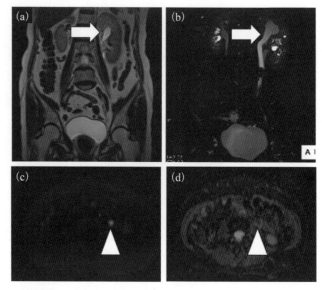

図 17・26　左尿管癌
　矢印が腎盂・尿管の拡張，矢頭が尿管癌を示す．(a) T_2 強調画像冠状断と (b) MRU で腎盂・尿管の拡張が確認できる．また MRU で左の拡張した尿管が途中で途絶している．(c) 拡散強調画像では MRU で尿管が途絶した位置に高信号の腫瘤があり，(d) ADC map で同部位の ADC が低下していることがわかる．

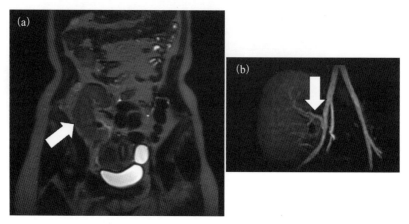

図 17・27　移植腎と腎血管の評価
　(a) 冠状断 T_2 強調画像で右の骨盤腔に移植腎が確認できる．(b) 非造影 MRA によって腸骨動脈から移植腎への血流が確認できる．

17・7　その他

17・7・1　腹部における脂肪抑制の意義

　腹部の造影前後の T_1 強調画像は脂肪抑制が使用される．これは MRI では画像上の濃淡が組織間の相対的な信号強度によって決定されるためである．脂肪は高信号となるため，これを抑制することで造影剤による信号増強が捉えやすくなる．

同様にT₂強調画像も脂肪抑制によって撮像することによって淡い高信号となる病変と正常組織とのコントラストが向上する．

17・7・2　Dixon法におけるout-of-phaseとin-phaseのTEの設定

　Dixon法は，水と主要な脂肪ピーク（CH₂）のケミカルシフトによる共鳴周波数の違いを利用して，特定のTEで水と脂肪の同位相（in-phase）または逆位相（out-of-phase, opposed phaseともいう）の画像を得る方法である．水と主要な脂肪は3.5 ppmずれており，水の方が高い共鳴周波数をもつ．共鳴周波数の差は3.5 ppm×水素原子核の磁気回転比〔MHz/T〕×静磁場強度〔T〕で計算することができる．水素原子核の磁気回転比を42.6 Mz/Tとすると，3Tの場合ではおよそ447 Hzの差が生じる．すなわちその周期は1/447≒2.2 msとなるため，その半分の1.1 msごとにin-phaseとout-of-phaseを繰り返す．水と脂肪が混在する場合にはこの周期で水と脂肪の信号が強めあったり，弱めあったりするために信号が大きく変化する．一方で脂肪のみが存在する皮下脂肪や脂肪が存在しない臓器では信号は大きく変化しないのが特徴である．out-of-phaseにおいて内臓脂肪と実質臓器の境界に低信号の縁取りが出現するのは，境界部分のボクセルに水と脂肪が混在するためであり，第2のケミカルシフトアーチファクトとも呼ばれる（図17・1）．

　正常肝，脂肪肝，鉄沈着におけるT₂*減衰を図に示す（**図17・28**）．脂肪検出に用いるout-of-phase画像のTEはin-phase画像のTEよりも短く設定が必要である．out-of-phaseとin-phaseの間にはT₂*の減衰が起こっている．鉄の沈着が起こるとT₂*が短縮されるために，減衰が大きく発生する．鉄沈着がある場合にin-phase，out-of-phaseの順に撮像すると，脂肪肝と同様に鉄沈着でも大きな信号の低下が観察されるため脂肪肝との区別が困難となる．

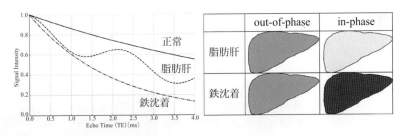

図17・28　TEと信号強度の関係
正常肝，脂肪肝，鉄沈着の信号減衰のシミュレーション．脂肪肝の場合はin-phaseとout-of-phaseを交互に繰り返す．鉄沈着がある場合は正常な肝臓に比べ信号の減衰が大きく起こる．

17・7・3　フローアーチファクト

　GRE法では血管が高信号になるため，大血管では拍動によってモーションアーチファクト（ゴーストアーチファクト）が発生しやすい．そのため腹部でアキシャルの撮像を行う際には撮像範囲の頭側と尾側に飽和パルス（プレサチュレーションパルス）を設定し，アーチファクトの原因となる血管の信号を抑制する（**図17・29**）．

第17章　腹部・肝胆膵腎

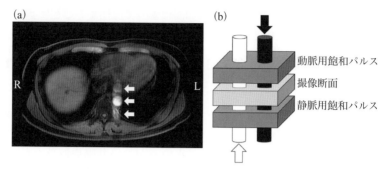

図17・29　大動脈からのアーチファクトと血管信号抑制のための飽和パルスの設定
(a) 大動脈からのゴーストアーチファクト．(b) 大動脈と大静脈の血管信号抑制のための飽和パルスの設定．

17・7・4　呼吸同期・横隔膜同期

呼吸同期では腹部にベローズを巻き付けたり，空気の入ったボール型のセンサを置いたりして呼吸による腹部の動きをモニタリングし，同じ呼吸のタイミングごとに信号を収集する方法である．一方で呼吸同期では呼吸には関係のない腹部の動きによって意図しないタイミングでデータが収集されることがあり，画質の低下につながる．

横隔膜同期では，小さなフリップ角（磁化飽和を防ぐため）で横隔膜の動きを直接モニタする（**図17・30**）．最初の呼吸周期で横隔膜の運動の範囲が決定され，次の呼吸周期から横隔膜が静止しているタイミングにデータが取得される．

これらの同期は主にFSEのT_2強調画像で用いられ，一般にT_1強調画像ではこれらの同期は行わないことが多い．これは，T_1強調画像では短いTRが必要であるが，呼吸同期の場合はTRが呼吸間隔に依存するためTRを十分に短くすることが困難だからである．

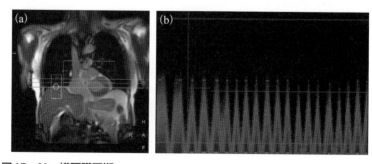

図17・30　横隔膜同期
(a) 肝臓の頂点に監視位置を設定．(b) 白い波が横隔膜の動きを表している．横隔膜が上がったタイミング（呼気時）にデータが収集される．

17・7・5　自由呼吸下での腹部拡散強調画像

EPIによる拡散強調画像では他のシーケンスに比べてモーションの影響が小さい

ため，自由呼吸下で加算回数を増やして撮像という選択肢もある．この場合は同期に比べて撮像時間を短縮できるというメリットがある．また呼吸（横隔膜）同期時に患者が頻繁に眠り落ちてしまい，肝臓の動きが低下し同期がかからないということに遭遇することがしばしば起こるが，この場合に自由呼吸下での撮像は有用である．一方で，呼吸による肝臓の移動が非常に大きい場合の画質低下や各々のb-valueでの撮像で肝臓の位置が異なる事でADC mapの再現性が低下するなどのデメリットも生じるためそれぞれの特徴を把握したうえでの運用が必要である（図17・31）．

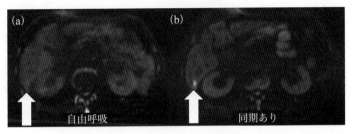

図17・31 呼吸移動が大きい直腸癌肝転移患者の自由呼吸と呼吸（横隔膜）同期による拡散強調画像の違い
(a) 自由呼吸下拡散強調画像では矢印で示す部位の肝転移がはっきりしないが，(b) 呼吸（横隔膜）同期拡散強調画像では高信号で描出されている．

17・7・6　腹部非造影 MRA

非造影 MRA の手法は複数あるが，SSFP を使用した方法は Time-SLIP (Canon)，Native TrueFISP (Siemens)，Inhance IR (GE)，b-TRANCE (Philips) と名称がつけられており，flow-in (move-in) やflow-out (move-out) といった方法が存在し，撮像対象によって使い分ける（図17・32）．flow-in 法では，空間選択 IR パルスによって印加部位の背景と血流信号を抑制したのち，IR パルス外から流入してきた血流信号を高信号で描出する．一方の flow-out 法では，まず非選択的 IR パルスを全体に印加する．その後で目的とする血管の上流に選択的 IR パルスを印加し，その領域から流れ出す血流信号を高信号で描出する．IR パルスから撮像までの時間は BBTI (black blood time interval) などと呼ばれ，この時間を長く設定するほど IR 外から血流が流れ込んでくるのを待つことになる．一方で，背景信号の回復も起こるため，血管と背景信号のコントラスを考慮し設定が必要である．

17・7・7　ボーラストラッキング法

造影剤注入から目的血管への到達までのおよその時間は予想できるが，被験者ごとの心機能などに左右される．例えば肝臓において多血性肝細胞癌が増強されるピークは，造影剤が大動脈に到達してから約14秒後に発生することが示されており，このピーク時にk空間の中心部のデータを収集することで，病変が良好に描出できる[2]．よって最適な撮像時間で撮像を行うためにはボーラストラッキング法の使用が望ましい（図17・33）．この手法では高速GRE法で撮像を短時間で繰り返

第17章　腹部・肝胆膵腎

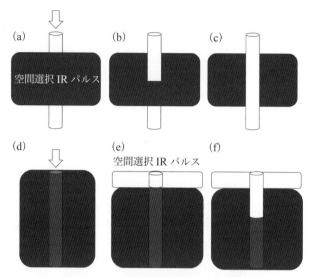

図17・32　flow-in法とflow-out法による非造影MRA
(a)〜(c) は flow-in 法, (d)〜(f) は flow-out 法を示す. BBTI の設定を大きくするほど血流が流れ込んでくる時間を待つ. (b) よりも (c), (e) よりも (f) で BBTI が大きくなっている.

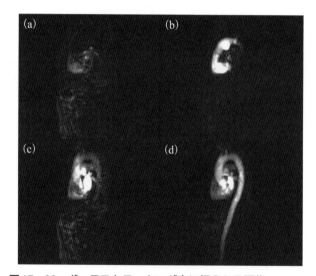

図17・33　ボーラストラッキング中に得られる画像
(a), (b), (c), (d) の順に時系列が並んでいる. ここでは上行大動脈と下行大動脈を結ぶオブリーク断面をモニタリングしている. 右心系から肺動脈, 肺静脈から左心系, 上行大動脈から下行大動脈に流れる造影剤が高信号で描出されている.

し造影剤の動きをモニタリングできる. 上行大動脈と下行大動脈を含めるオブリーク断面で撮像することによって造影剤の流れを追いやすくなる.

演 習 問 題

◎ウェブサイト紹介

Bayer in Radiology

https://radiology.bayer.jp/

　　バイエル薬品の医療情報提供サイト．MRIを含むさまざまなコンテンツがある．

◎参考図書

日本医学放射線学会：画像診断ガイドライン2021年版，金原出版（2021）

◎参考文献

1) Cieszanowski A, et al. Gd-EOB-DTPA-Enhanced MR Imaging of the Liver: The Effect on T_2 Relaxation Times and Apparent Diffusion Coefficient (ADC). Pol J Radiol. 2016 Mar 12;81:103-9.

2) Murakami T, et al. Diagnosis of Hepatocellular Carcinoma Using Gd-EOB-DTPA MR Imaging. Magn Reson Med Sci. 2022 Mar 1;21(1):168-181.

3) Nakamura Y, et al. Effects of gadolinium-ethoxybenzyl-diethylenetriamine pentaacetic acid on T_2-weighted MRCP. Magn Reson Med Sci. 2009;8(4):143-8.

4) Kuipers H, et al. Clinical value of diffusion-weighted MRI for differentiation between benign and malignant gallbladder disease: a systematic review and meta-analysis. Acta Radiol. 2021 Aug;62(8):987-996.

5) Lopes Vendrami C, et al. Gallbladder Carcinoma and Its Differential Diagnosis at MRI: What Radiologists Should Know. Radiographics. 2021 Jan-Feb;41(1):78-95.

6) Park MJ, et al. Preoperative detection of small pancreatic carcinoma: value of adding diffusion-weighted imaging to conventional MR imaging for improving confidence level. Radiology. 2014 Nov;273(2):433-43.

7) Kakihara D, et al. Superparamagnetic iron-oxide-enhanced diffusion-weighted magnetic resonance imaging for the diagnosis of intrapancreatic accessory spleen. Abdom Radiol (NY). 2019 Oct;44(10):3325-3335.

8) Lopes Vendrami C, Parada Villavicencio C, DeJulio TJ, Chatterjee A, Casalino DD, Horowitz JM, Oberlin DT, Yang GY, Nikolaidis P, Miller FH. Differentiation of Solid Renal Tumors with Multiparametric MR Imaging. Radiographics. 2017 Nov-Dec;37(7): 2026-2042.

◎演習問題

問題1　MRI造影剤のなかで肝特異性造影剤はどれか．**2つ選べ**．

　　1．細胞外液性Gd造影剤

　　2．Gd-EOB-DTPA

　　3．塩化マンガン四水和物

　　4．クエン酸鉄アンモニウム

　　5．超常磁性体酸化鉄コロイド（SPIO）

第17章◇腹部・肝胆膵腎

第 17 章　腹部・肝胆膵腎

問題 2　腹部 MRI を GRE で撮像を行ったところ大動脈や大静脈が高信号となり，ゴーストアーチファクトが発生した．このアーチファクトを軽減するのはどれか．
1. TE の延長
2. Dixon 法の使用
3. 呼吸同期法の併用
4. CHESS パルスの付加
5. スライス頭尾側への空間飽和パルスの付加

問題 3　Gd-EOB-DTPA 投与 20 分後の腹部 MRI の脂肪抑制 T_1 強調画像を示す．矢印で示す構造はどれか．
1. 胆管
2. 膵管
3. 門脈
4. 肝動脈
5. 肝静脈

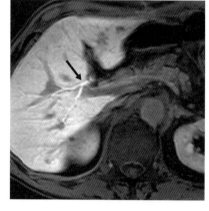

問題 4　肝臓の MR 像を下に示す．左葉に見られるのはどれか．

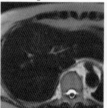
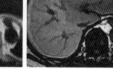

1. 浮腫
2. 壊死
3. 鉄沈着
4. 脂肪沈着
5. ヨウ素沈着

問題 5　腹部における拡散強調画像について正しいのはどれか．
1. 悪性病変では正常組織に比べて高信号になりやすい．
2. 悪性病変では正常組織に比べて ADC が大きくなりやすい．
3. 自由呼吸下での撮像は行わない．
4. Gd-EOB-DTPA 造影後に撮像すると ADC が大きく変化する．
5. b-value は一般に 2,000 s/mm^2 以上の設定を行う．

問題6　Gd-EOB-DTPA造影前後の脂肪抑制T_1強調画像を示す．動脈相はどれか．

1. ア
2. イ
3. ウ
4. エ
5. 該当なし

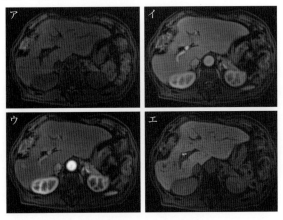

問題7　肝臓のMRエラストグラフィーの目的はどれか．

1. 血流状態の評価
2. 硬度の評価
3. 脂肪含有量の評価
4. 肝腫瘍の鑑別
5. 拡散係数の評価

問題8　脂肪定量に用いられる方法はどれか．

1. EPI法
2. CHESS法
3. HASTE法
4. SSFP法
5. Dixon法

Chapter

第18章

骨盤・乳房

18・1 骨盤部 MRI 検査概要

18・2 骨盤部 MRI 基準線／撮像ポジショニング

18・3 骨盤 MRI 各論

18・4 骨盤領域のアーチファクトとその軽減方法

18・5 乳房 MRI

第18章
骨盤・乳房

本章で何を学ぶか

　近年，MRIの高画質化が進んだことにより，骨盤領域や乳房領域の各診療ガイドラインにてMRIの施行が推奨されつつある．また，乳房や前立腺をはじめ多くの領域で読影の標準化を提唱するレポート・データシステム（reporting and data system：RADS）の普及が拡がっていることからも，高精細MRIが重要視されていることがわかる．本章では，画像診断や手術支援における骨盤部MRI・乳房MRIの重要性をしっかりと把握し，有益な画像情報を得ることを目的として，正常解剖から代表的な疾患画像までについて記載した．

18・1　骨盤部MRI 検査概要

　MRIはCTと比較して軟部組織のコントラスト分解能が良好なため，骨盤内に病変が疑われる場合の術前精査や経過観察を目的として骨盤MRIを行うことが多い．高空間分解能画像を取得することで臓器外浸潤を検出することも可能である．骨盤内臓器は性別によって共通する臓器と異なる臓器により構成されるため，共通する臓器・男性骨盤特有の臓器・女性骨盤特有の臓器に分けて，それぞれについての正常解剖および疾患を把握する必要があるのが特徴である．男女共通の臓器では直腸や膀胱の精査を目的とし，男性特有の骨盤内臓器としては前立腺を目的としてMRIを行うことが多い．女性特有の骨盤内臓器は子宮・卵巣で子宮頸癌・子宮体癌（内膜癌）・子宮筋腫・卵巣腫瘍の精査を行うことが目的となる．また，MRIでは放射線被ばくがないため，胎児の検査を行うこともあり，胎児の頭蓋内病変・キアリ奇形・髄膜瘤・横隔膜ヘルニアなどの出生前診断が目的とされる．

18・2　骨盤部MRI 基準線／撮像ポジショニング

　患者体位は仰臥位とし，恥骨結合や腸骨陵を基準として骨盤を背面コイルと前面コイルの表面コイルで挟むようにポジショニングする．近年は背面コイルが寝台に埋め込まれている装置も多く，患者が臥位となる際にはその範囲内に誘導し，骨盤上に前面コイルを設置する．骨盤部MR検査では時間をかけたシーケンスを用いることが多いため腹帯で呼吸性体動を抑制し，脚周りにもスポンジなどを設置し脚の動きを抑えるとモーションアーチファクト軽減に有効である．

18・3　骨盤MRI各論

　男女共通臓器として直腸・膀胱について，男性特有臓器として前立腺について，女性特有臓器として子宮・卵巣について順に記す．

18・3　骨盤MRI各論

18・3・1　直腸

　直腸癌診断においてMRIは，壁深達度やリンパ節転移診断に加え，局所再発や予後不良因子として重要である手術時の切除範囲決定や，肛門機能温存術の適応について有用である．

ⅰ）プロトコル

　表18・1に直腸プロトコルの例を示す．

解説

T_2強調像では，矢状断像より病変部位の直腸長軸となる斜冠状断像と，短軸となる斜横断像を設定する．施設によってはthin sliceの冠状断像を仙骨から恥骨結合を含む範囲で撮像し，後から任意断面を再構成し代用する場合もある．

表18・1　直腸プロトコル

直腸	コントラスト	断面	スライス厚〔mm〕	面内分解能〔mm〕
造影前	T_2強調像	横断像	5.0	0.6 ～ 0.8
		矢状断像	3.0	0.6
		斜冠状断像*	3.0	0.5
		斜横断像*	3.0	0.5
	脂肪抑制T_1強調像	横断像	2.0 ～ 4.0	0.6
	拡散強調像	横断像	5.0	1.3
		（斜横断像）	4.0 ～ 5.0	1.3
造影後	脂肪抑制T_1強調像	横断像	2.0 ～ 4.0	0.6
		矢状断像	2.0 ～ 4.0	0.6
		冠状断像	2.0 ～ 4.0	0.6

ⅱ）直腸 正常解剖

　直腸は，肛門の直前にある器官で，長さは約15 ～ 20 cmほどである．図18・1に正常解剖図を示す．

ⅲ）直腸 疾患画像

　直腸短軸像にて壁深達度および壁外浸潤（T分類）を評価し手術時の切除範囲決定を，直腸長軸像にて周囲の肛門挙筋や肛門括約筋への浸潤を評価し肛門機能温存術の適応決定を行う．腸管壁深達度の判別にはT_2強調像が有用である．腫瘍は粘膜下層より低信号に，固有筋層より高信号に描出され，腫瘍の最深部分，各層の連続性の有無などから評価する．また，リンパ節転移（N分類）診断には拡散強調像（DWI）や造影剤投与後の脂肪抑制T_1強調像が有用である．図18・2および図18・3に直腸癌の症例画像を示す．

18・3・2　膀胱

　膀胱癌診断においてMRIは，腫瘍の深達度診断を目的とするところが大きく，筋層浸潤の有無によって治療方針が左右されるため非常に大きな役割を果たす検査となっている．

第18章◇骨盤・乳房

第18章 骨盤・乳房

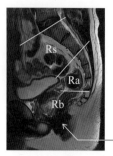

Rs（直腸S状部）：岬角の高さから第2仙椎下縁の高さ

Ra（上部直腸）：第2仙椎下縁の高さから腹膜反転部

Rb（下部直腸）：腹膜反転部から恥骨直腸筋付着部上縁

肛門

矢状断像

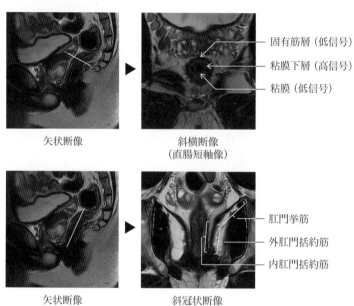

固有筋層（低信号）
粘膜下層（高信号）
粘膜（低信号）

矢状断像　　斜横断像
　　　　　（直腸短軸像）

肛門挙筋
外肛門括約筋
内肛門括約筋

矢状断像　　斜冠状断像
　　　　　（直腸長軸像）

図18・1　直腸　正常解剖
　直腸S状部（Rs），上部直腸（Ra），下部直腸（Rb）に分類される．直腸の短軸T₂強調像では，内側より低信号の粘膜，高信号の粘膜下層，低信号の固有筋層となり，病変の壁深達度が観察できる．直腸長軸の斜冠状断像では，直腸周囲の肛門挙筋や内・外肛門括約筋が観察しやすい断面となる．どちらの断面も術式決定において有用な断面となる．

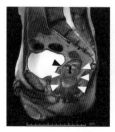
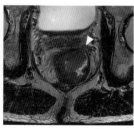
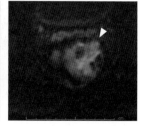

T₂強調矢状断像　　T₂強調斜横断像　　拡散強調斜横断像

図18・2　Rb直腸癌
　55歳男性．直腸Rbに長径5cm程度の不整壁肥厚あり（T₂強調矢状断像　矢頭）．1時方向では固有筋層を越えた壁外浸潤が疑われ，直腸間膜と接している（T₂強調斜横断像，拡散強調斜横断像　矢頭）．直腸癌T3疑い．

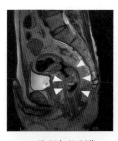
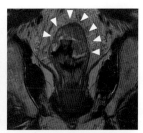
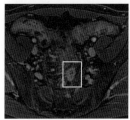
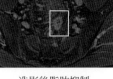
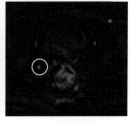

T₂強調矢状断像　　T₂強調斜横断像　　T₂強調斜冠状断像

造影後脂肪抑制　　　造影後脂肪抑制　　　拡散強調横断像
T₁強調横断像　　　　T₁強調横断像

図18・3　Ra–Rb 直腸癌
61歳男性．直腸 Ra–Rb にかけて約7cm にわたってほぼ全周性の壁肥厚を認める（T₂強調像 矢頭）．また，腫瘍より脈管に沿って連続する構造を認め，壁外静脈浸潤を疑う（造影後脂肪抑制 T₁強調横断像 白四角）．直腸周囲には造影後脂肪抑制 T₁強調像にて造影され，拡散強調像にて拡散制限を認める結節が散見され，リンパ節転移と思われる（造影後脂肪抑制 T₁強調横断像，拡散強調横断像 白丸）．

ⅰ）プロトコル

　膀胱 MRI では，マルチパラメトリック MRI（mp-MRI）と呼ばれるプロトコルが推奨される．マルチパラメトリック MRI とは，T₂強調像にダイナミック造影や拡散強調像などの機能画像を2種類以上組み合わせる手法である．筋層を観察しやすくするために，蓄尿させることで膀胱が拡張した状態で検査を行う．また，鎮痙剤を投与することで蠕動運動を抑制することが望ましい．**表18・2**に膀胱プロトコルの例を示す．

ⅱ）膀胱 正常解剖

　膀胱壁は3層からなる厚い平滑筋層と，粘膜下層および粘膜で構成される．尿管から連続した移行上皮がその内壁を覆っている．壁の厚さ（粘膜～筋層）は，尿が充満しているときで2～5mm，尿がないときで8～15mmである．粘膜は T₂強調像で高信号，筋層は低信号を呈する．**図18・4**に正常例の T₂強調像を示す．

ⅲ）膀胱 疾患画像

　膀胱癌の筋層浸潤有無評価の標準化を提唱する VI-RADS* において，膀胱 MRI では，まず T₂強調像にて膀胱と病変の全体像を把握し，T₂強調像での解剖学的情報に基づき，筋層浸潤しているかどうかを拡散強調像により診断するとされる．拡散強調像は有茎性の判断に優れ，病変の表層のみが高信号を呈し，茎部が低信

解説

VI-RADS：vesical imaging-reporting and data system の略．欧州や北南米，日本の放射線科医や泌尿器科医，病理医のエキスパートオピニオンに基づき2018年に提唱された．膀胱癌における筋層浸潤の可能性評価の標準化を目的とする．

第18章 骨盤・乳房

表18・2 膀胱プロトコル

膀胱	コントラスト	断面	スライス厚〔mm〕	面内分解能〔mm〕
造影前	T_2強調像	横断像	3.0～4.0	0.5～0.8
		斜冠状断像 or 斜矢状断像*	3.0～4.0	0.5～0.8
	脂肪抑制T_1強調像	横断像	1.0～2.0	1
	拡散強調像	横断像	3.0～4.0	1.5～2.3
		斜冠状断像 or 斜矢状断*	3.0～4.0	1.0～1.5
造影ダイナミック	脂肪抑制T_1強調像	斜冠状断像 or 斜矢状断*	1.0～2.0	0.95
造影後	脂肪抑制T_1強調像	横断像	1.0～2.0	1
		矢状断像	1.0～2.0	1
		冠状断像	1.0～2.0	1

解説
筋層への深達度診断を正確に行うため，病変部分の膀胱壁に対して垂直となる斜冠状断像もしくは斜矢状断像を撮像する．

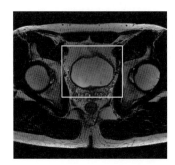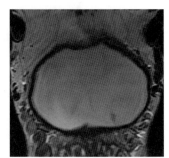

図18・4 膀胱T_2強調像

号であれば有茎性病変である確信度が高まる．また，造影ダイナミックMRIでは，早期相において腫瘍と筋層よりも粘膜および粘膜下層が濃染される（submucosal linear enhancement：SLE, inner linear enhancement：ILE）ので，これが認められると筋層浸潤なしと診断される．筋層浸潤なしと診断された場合，経尿道的膀胱腫瘍切除術（transurethral resection of bladder tumor：TURBT）による根治が期待できるが，筋層に浸潤している場合は化学療法および膀胱全摘術の適応となり，筋層浸潤の有無の判断は治療方針にかかわり，非常に重要である．図18・5に有茎性膀胱癌，図18・6に無茎性膀胱癌の症例画像を示す．

18・3・3 前立腺（男性骨盤）

前立腺癌の罹患率は近年急速に上昇しており，現在，男性の癌罹患率では1位となっている．前立腺癌を検出するためにまず行われる検査は血液検査で得られる前立腺特異抗原（prostate specific antigen：PSA）検査であり，PSAが4 ng/mLを超える場合に前立腺癌を疑うこととなる．これまではその後に行う前立腺生検の前検査としてMRIは推奨されていなかったが，前立腺癌診療ガイドライン2023においては，MRIが弱くではあるが推奨されることとなった．しかし，ガイドラ

18・3 骨盤MRI各論

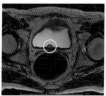 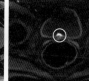 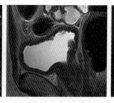 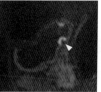

T₂強調横断像　　　拡散強調横断像　　　T₂強調矢状断像　　　拡散強調矢状断像
　　　　　　　　　　　　　　　　　　　（病変膀胱壁垂直像）　（病変膀胱壁垂直像）

図18・5　有茎性膀胱癌
84歳男性．膀胱後壁に膀胱癌を疑う結節を認める（白丸）．拡散強調矢状断像において腫瘤は著明な高信号を示し，膀胱壁側に低信号の腫瘍茎（矢頭）を認める．

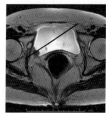 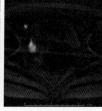 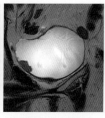 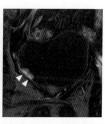

T₂強調横断像　　　拡散強調横断像　　T₂強調斜冠状断像　　造影ダイナミック斜冠状断像
　　　　　　　　　　　　　　　　　（病変膀胱壁垂直像）　　（病変膀胱壁垂直像）

図18・6　無茎性膀胱癌
83歳女性．膀胱右壁に長径22 mm程度の隆起性病変あり．腫瘍の形態は広基性であるが，造影にて粘膜下層の造影効果は保たれており（造影ダイナミック像 矢頭），積極的に筋層浸潤を示唆する所見は認めない．

解説

PI-RADS：prostate imaging-reporting and data system の略．2012年にESUR（European Society of Uroradiology）がPI-RADS version1 を発表し，その後改訂を行い，現在は2019年のversion2.1が最新版となっている．臨床的有意癌の存在をスコア付けすることを目的として定められており，泌尿器科領域の画像診断においてVI-RADSと共に認知度が高く，広く普及している．

インではMRIの撮像条件および読影能の差異を問題点としている．それに対し，前立腺MRIの検査自体および読影の標準化を目指すPI-RADS*が定められ普及している．生検前MRIにおいてPI-RADSに則ってスコア付けをし，スコアが4以上の病変ありの場合には生検を行う．生検を行う際にも従来の系統的生検（定められた位置の組織を採取する生検）に加え，MRIをナビゲーション画像として用いるMRI標的生検についてガイドラインに明記された．生検前MRIを行うことによって不必要な生検が回避され，MRI標的生検によって臨床的に意義のある癌の検出が増加，臨床的に意義のない癌の検出が減少されることが報告されている．以上に記すように，近年の前立腺癌診断においてMRIの役割は大きくなっているといえる．

i）プロトコル

PI-RADSにおいて推奨されるMR装置は3Tあるいは16チャンネル以上の表面受信コイルを用いた1.5 T MR装置とされている．これは厳しい撮像条件に耐えうる画質を得るためである．前立腺MRIにおいては，臨床的意義のある癌の評価をT₂強調像・拡散強調像（DWI）およびADC map・ダイナミック造影像を組み合わせたマルチパラメトリックMRI（mp-MRI）を行う．PI-RADSにおいて，辺縁域においてはDWIが，移行域ではT₂強調像が評価の中心とされており，ダイナ

第18章 骨盤・乳房

ミック造影像は，T_2 強調像・DWI があればそれほど診断能向上には寄与せず，あくまで補助的であるとされている．DWI から得られる定量値である ADC 値は，前立腺生検にて得られるグリソンスコア* と逆相関の関係にあり，病変の悪性度診断にも寄与する．表18・3 に PI-RADS の推奨条件の前立腺プロトコルを示す．

解説

グリソンスコア：Gleason score. 前立腺針生検から得られる，癌の悪性度を評価する指標．優勢病変（最も多い病変）と随伴病変（2番目に多い病変）を1から5で判定し，その数値の合計で表される．例えば優勢病変がグレード3，随伴病変がグレード4の場合，グリソンスコアは $3+4=7$ となる．癌の悪性度が高いほどグリソンスコアは高くなる．

表18・3 前立腺プロトコル

前立腺	コントラスト	断面	スライス厚〔mm〕	面内分解能〔mm〕
造影前	T_2 強調像	横断像	3.0	0.4×0.7
		矢状断像	4.0	$0.5 \sim 0.8$
		冠状断	4.0	0.4×0.7
	脂肪抑制 T_1 強調像	横断像	4.0	0.6
	拡散強調像	横断像	4.0	2.3
造影ダイナミック	脂肪抑制 T_1 強調像	横断像	3.0	$0.5 \sim 1.0$

ii）前立腺 正常解剖

前立腺のサイズは個人差が大きいが，通常は 3 cm × 3 cm ほどで，体積にして約 20～30 mL 以下が正常サイズ，それ以上は肥大とされる．位置は恥骨結合レベルで膀胱の背側下，横断像において体の中心に位置する（図18・7）．辺縁域（peripheral zone：PZ），移行域（transition zone：TZ），中心域（central zone：CZ）の三つの領域に分けられ，T_2 強調像において辺縁域は高信号，移行域と中心域は低信号で描出される．移行域，中心域は区別できないことが多く，あわせて内腺域（inner gland）と呼ぶこともある．頭尾方向には，頭側から底部（base），中部（midgland），尖部（apex）と呼ばれる（図18・8）．精嚢は前立腺の背側上に左右にハの字に広がって位置し，T_2 強調像においてやや高信号に描出される．

iii）前立腺 疾患画像

前立腺肥大の診断を目的として MRI が行われることはないが，PSA が高値の際に前立腺癌との鑑別に MRI が施行されることがある．前立腺肥大には腺組織優位型と間質組織優位型の2タイプがあり，前者では移行域に境界明瞭な被膜構造で覆われた過形成結節を認め，後者では T_2 強調像にて比較的均一な低信号として描出

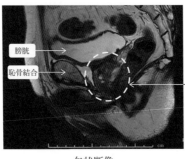
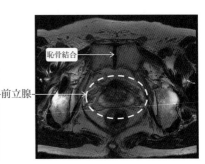

矢状断像　　　　　　　　　横断像

図18・7　男性骨盤 T_2 強調像（矢状断像・横断像）

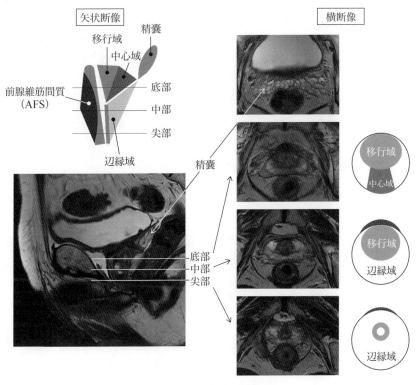

図18・8 前立腺区域分け

される．実際にはこれらが混在することが多い．図18・9に前立腺肥大の症例画像を示す．

前立腺癌は約75%が辺縁域から発生し，MRIにおいてT$_2$強調像は低信号，拡散強調像は高信号（ADC mapにて信号低下），造影ダイナミック像では早期濃染ののちwash outされる信号強度を呈する．図18・10，図18・11に前立腺癌症例画像を示す．

18・3・4 子宮・卵巣（女性骨盤）

産婦人科領域での第1選択の画像診断は超音波検査である．MRIはスクリーニング目的ではなく，超音波検査にて病変が疑われた場合の精査目的で施行されることが多い．コントラスト分解能の高いMRIは，疾患の確認だけでなく性状評価にも重要な役割を担っており，画像診断ガイドラインにおいても，ほとんどの女性骨盤内病変の診断にはMRI検査が推奨されている．

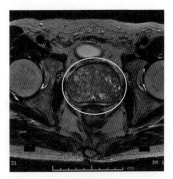

T$_2$強調横断像

図18・9 前立腺肥大
80歳男性．移行域に多数の境界明瞭な過形成結節が認められる（白丸）．辺縁域は菲薄化している．

ⅰ）プロトコル

子宮病変を目的とする場合と卵巣病変を目的とする場合で使用されるプロトコ

第 18 章 骨盤・乳房

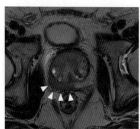
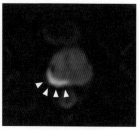
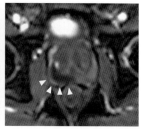

T₂強調横断像 拡散強調横断像 ADC map

図 18・10　右葉辺縁域前立腺癌
78歳男性．前立腺内腺の腫大あり．右葉辺縁域にT₂強調像にて低信号，拡散強調像にて高信号，ADC mapにて拡散制限を認め，前立腺癌を疑う（矢頭）．

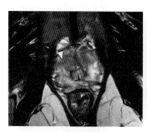
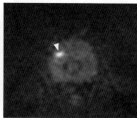
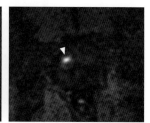

T₂強調横断像　　拡散強調横断像　　　　拡散強調横断像
　　　　　　　　（b-value = 1,000）　　（computed DWI：
　　　　　　　　　　　　　　　　　　　b-value = 2,000）

図 18・11　右葉移行域前立腺癌
59歳男性．前立腺移行域，中部と尖部の間の高さ，10時方向に拡散強調像にて高信号，T₂強調像にて一部被膜の不明瞭な低信号を呈する（矢頭）．拡散強調像はb-value = 0，1,000にて撮像を行い，computed DWI*にて作成したb-value = 2,000の画像では，高信号部位と周囲とのコントラストが明瞭となっている（右図）．MRI後にMRI標的前立腺生検を施行し，グリソンスコア：4 + 3 = 7．

解説
computed DWI：拡散強調像（diffusion weighted image：DWI）において，拡散を捉えるためのMPGパルスの強度を表すb-valueは，高いほどより良好な病変コントラストを得ることができる．しかし，b-valueを高くするにつれて画像のSN比は低下し，診断に耐えうる画質が得られなくなっていく．computed DWIは，通常使用されるb-valueにて得られたDWIから後計算にてより高いb-valueのDWIを再構成する技術で，SN比を低下させることなくより高いb-valueの拡散強調像を得ることが可能である．

解説
*T₂強調横断像は骨盤内を広く観察すること，子宮の軸の向きを確認することを目的とするため，多い撮像枚数でも短時間で撮像可能なシングルショットT₂強調シーケンスを用いることもある．

ルは異なる．**表 18・4** に子宮プロトコル，**表 18・5** に卵巣プロトコルの例を示す．

表 18・4　子宮プロトコル

子宮	コントラスト	断面	スライス厚〔mm〕	面内分解能〔mm〕
造影前	T₂強調像	横断像*	5.0	0.8〜1.3
		子宮長軸像**	4.0	0.6〜0.8
		子宮短軸像**	4.0	0.6〜0.8
	T₁強調像	横断像	4.0	0.5〜1.2
	脂肪抑制T₁強調像	横断像	4.0	0.5〜1.2
	拡散強調像	横断像	5.0	1.5 × 1.15
		子宮長軸像	5.0	1.5 × 1.15
造影ダイナミック	脂肪抑制T₁強調像	子宮長軸像	3.0	0.5〜1.2
造影後	脂肪抑制T₁強調像	横断像	1.0〜2.0	0.5〜1.2
		子宮短軸像	1.0〜2.0	0.5〜1.2

表18・5　卵巣プロトコル

卵巣	コントラスト	断面	スライス厚〔mm〕	面内分解能〔mm〕
造影前	T_2強調像	横断像	5.0	0.5〜0.8
		矢状断像	5.0	0.5〜0.8
		冠状断	5.0	0.5〜0.8
	T_1強調像	横断像	4.0	0.5〜1.2
	脂肪抑制T_1強調像*	横断像	4.0	0.5〜1.2
	拡散強調像	横断像	5.0	1.5×1.07
造影後	脂肪抑制T_1強調像	横断像	4.0	0.5〜1.2
		矢状断像	4.0	0.5〜1.2
		冠状断像	4.0	0.5〜1.2

解説
**T_2強調横断像にて子宮の向きを観察し，子宮の長軸断面を設定する．その後，得られた長軸断面像にて子宮短軸断面を設定する．短軸像は，子宮頸癌を目的とする場合には頸部に，子宮体癌（内膜癌）を目的とする場合には体部に対する短軸を設定する．

解説
卵巣MRIにおいては，脂肪抑制なしとあり両方のT_1強調像を撮像する必要があるため，両方が一度に撮像可能なDixon法が有用である．GRE法のDixon法を用いると呼吸停止下での撮像も可能であり，呼吸性体動や腸管の蠕動運動の影響を軽減することができる．

ⅱ）子宮・卵巣 正常解剖

　子宮は，小骨盤腔のほぼ中央，膀胱と直腸の間に位置し，内腔の長さが7〜8 cmの筋性器官である．体部と頸部に分かれ，子宮体部はT_2強調像において内側から高信号を呈する内膜，低信号の **junctional zone（接合層）**，やや高信号な筋層の3層構造となっている．**図18・12**に正常子宮の画像を示す．子宮頸部は靱帯に支持されているが，体部は靱帯に接合していないため自由度が高く，症例や検査タイミングによって位置が異なるため信号強度をもとに観察する．**図18・13**に前屈子宮と後屈子宮の画像を示す．子宮の向きは異なっているが，どちらも正常な子宮である．

　卵巣は，T_2強調像で高信号を呈する多数の卵胞がやや低信号の間質中に見られ，T_1強調像では低信号を呈する（**図18・14**）．

ⅲ）子宮・卵巣 疾患画像

　子宮頸癌・体癌は内膜診などによって診断が確定していることが多いため，MRIでは腫瘍の浸潤評価，特に筋層浸潤の有無や深達度の描出を求められる．筋層浸潤の深さは予後に関係する重要な要素であり，術前に必要な情報である．T_2強調像において低信号を呈するjunctional zoneの断裂の有無から評価する．**図18・15**に子宮頸癌，**図18・16**に子宮体癌の症例画像を示す．また，**図18・17**には子

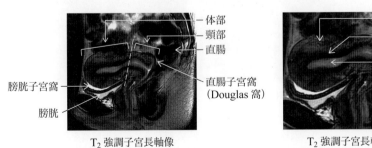

図18・12　正常子宮長軸像

第 18 章　骨盤・乳房

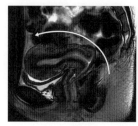 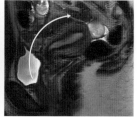

前屈子宮　　　　　　後屈子宮

図 18・13　前屈・後屈子宮

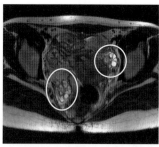 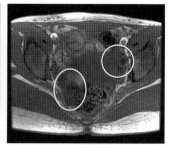

T$_2$ 強調横断像　　　　　　T$_1$ 強調横断像

図 18・14　正常卵巣

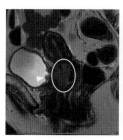 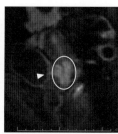 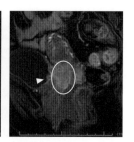

T$_2$ 強調子宮長軸像　　拡散強調子宮長軸像　　脂肪抑制 T$_1$ 強調子宮長軸像
　　　　　　　　　　　　　　　　　　　　　　（造影ダイナミック早期相）

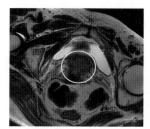 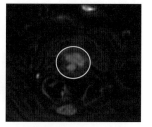

T$_2$ 強調子宮短軸像　　　　拡散強調子宮短軸像

図 18・15　子宮頸癌
69歳女性．子宮頸部の腹側・左側有意に不整形腫瘤を認める（白丸）．T$_2$ 強調像では筋よりやや高信号を呈している．拡散強調像にて拡散制限を認め，造影ダイナミック画像にて早期から造影されている．病変は子宮外に大きく進展し，膀胱筋層に浸潤を認める（矢頭）．

18・3 骨盤MRI各論

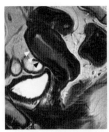 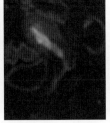 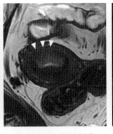 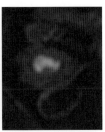

T₂強調子宮長軸像　　拡散強調子宮長軸像　　T₂強調子宮短軸像　　拡散強調子宮短軸像

図18・16　子宮体癌（内膜癌）
53歳女性．子宮体部にT₂強調像にて軽度高信号，拡散強調像にて拡散制限を伴う腫瘤を認める．junctional zoneの連続性が途絶えており，筋層への浸潤を認める（矢頭）．

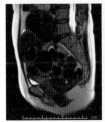 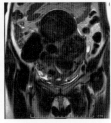 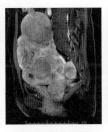 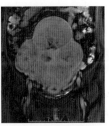

T₂強調矢状断像　　T₂強調冠状断像　　造影後脂肪抑制　　造影後脂肪抑制
　　　　　　　　　　　　　　　　　T₁強調矢状断像　　T₁強調冠状断像

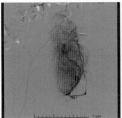 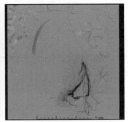

左子宮動脈 DSA　　　　左子宮動脈 DSA
（塞栓前）　　　　　　（塞栓後）

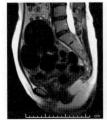 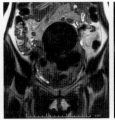 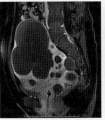 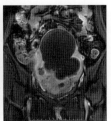

T₂強調矢状断像　　T₂強調冠状断像　　造影後脂肪抑制　　造影後脂肪抑制
　　　　　　　　　　　　　　　　　T₁強調矢状断像　　T₁強調冠状断像

図18・17　子宮筋腫（子宮動脈塞栓術（UAE）前後）
48歳女性．上段：UAE前MRI．T₂強調像において子宮筋層に境界明瞭な低信号を認める．造影後脂肪抑制T₁強調像では全体が高信号に造影効果を認める．中段：UAE術中DSA（前後方向に撮影）．塞栓前DSAでは筋腫に豊富な血流が認められるが，塞栓後DSAでは筋腫への血流が塞栓物質により遮断されている．下段：UAE後MRI．造影後脂肪抑制T₁強調像にて腫瘍の造影効果が認められず，UAE前と比較すると筋腫の縮小が認められる．

第18章 骨盤・乳房

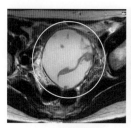
T₂強調横断像

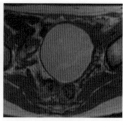
Dixon法 T₁強調横断像
(in-phase)

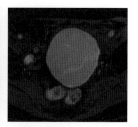
Dixon法 T₁強調横断像
(water)

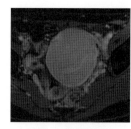
造影 T₁強調横断像
(water)

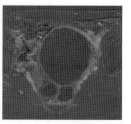
T₁強調横断像
(造影前後差分画像)

図18・18 内膜症性嚢胞（チョコレート嚢胞）
44歳女性．T₂強調像にて骨盤内，左卵巣に嚢胞性病変を認める（白丸）．Dixon法のT₁強調in-phase画像にて高信号，脂肪抑制画像にあたるT₁強調water画像でも高信号を呈することから，出血性の内膜症性嚢胞と鑑別できる．造影前よりT₁強調像にて高信号を呈するため，造影後のT₁強調像との差分画像を作成することで造影領域の識別が容易となる．本症例においては造影される充実部分を認めない．

解説
子宮動脈塞栓術（uterine artery embolization：UAE）：子宮筋腫の栄養血管である子宮動脈を塞栓物質によって塞栓し，筋腫への血流を遮断することにより，子宮筋腫を壊死させて縮小を図る治療法．

解説
SSFP：完全な定常状態（steady state）にて信号収集する方法．FID信号，Hahn echo，stimulated echo，3種の信号すべてを信号として使用するため，高速でもSN比の高い画像を取得することが可能な撮像法であり，心臓シネ撮像にも使用される．コントラストはTR・TEに依存せず，組織のT₂値/T₁値に依存する．

宮筋腫の症例画像を示す．本症例は治療法として子宮動脈塞栓術（uterine artery embolization：UAE）*が選択された症例である．

卵巣病変ではT₁強調像が診断において重要である．正常卵巣はT₁強調像において低信号であるが，高信号を呈した場合に出血性であるか脂肪性であるかを鑑別する必要がある．そのために脂肪抑制T₁強調像を撮像し，信号が抑制されなければ出血性の内膜症性嚢胞（チョコレート嚢胞）（**図18・18**），信号が抑制されれば脂肪成分を含む成熟嚢胞性奇形腫（dermoid cyst）（**図18・19**）と鑑別する．また，卵巣MRIにおいても膀胱MRIにおけるVI-RADSや前立腺MRIにおけるPI-RADS同様，O-RADS（ovarian-adnexal reporting and data system）が提唱されており，病変の有無や良悪性のスコアリングの標準化が図られている．

18・3・5 胎児MRI

超音波検査にて胎児に異常や先天性奇形などが認められた際，MRIを用いて精査を行うことがある．検査中にも胎児が動くので，胎児の動きを追いながら高速撮像法を用いて撮像を行う．シングルショット高速スピンエコー法やbalanced SSFP（steady state free procession）法*が使用される．**図18・20**に胎児MRIの症例画像を示す．

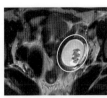 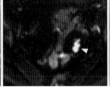 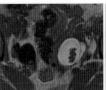 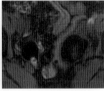

| T$_2$強調横断像 | 拡散強調横断像 | Dixon法 T$_1$強調横断像
(in-phase) | Dixon法 T$_1$強調横断像
(water) |

図 18・19　成熟嚢胞性奇形腫
48歳女性．T$_2$強調像にて骨盤内，左卵巣に嚢胞性病変を認める（白丸）．Dixon法のT$_1$強調in-phase画像において高信号，T$_1$強調water画像において低信号を呈することから，脂肪成分を含む成熟嚢胞性奇形腫と鑑別できる．T$_2$強調像にてケミカルシフトアーチファクト，拡散強調像において高信号を認めることから，ケラチン成分*を含む構造が疑われる．

解説
ケラチン成分：髪の毛，爪や皮膚の角質層を形成する成分で多種類のアミノ酸が結合してできたタンパク質の総称．成熟嚢胞性奇形腫内に認められることが多い．

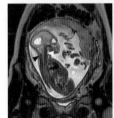 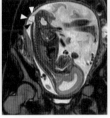 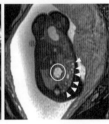 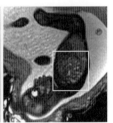

| Single-shot T$_2$強調
胎児矢状断像 | Single-shot T$_2$強調
胎児矢状断像 | balanced SSFP
胎児冠状断像 | balanced SSFP
胎児矢状断像 |

図 18・20　胎児 MRI
左：小脳下垂が認められ（矢頭），キアリ奇形が疑われる．左から2枚目：矢頭部に髄膜瘤が認められる．右側2枚：左横隔膜ヘルニアを認め，胃（白丸）と小腸（矢頭・白四角）が左肺に脱出している．

18・4　骨盤領域のアーチファクトとその軽減方法

18・4・1　動きに伴うアーチファクト（モーションアーチファクト）

　骨盤領域のMRI撮像時には，コントラストの良好なT$_2$強調像は時間をかけて高空間分解能画像を取得することが求められる．以前に比べ短時間で撮像可能になったとはいえ，患者の体動がなかったとしても撮像時間が長いことにより生理的な動きの影響からくるモーションアーチファクトが発生してしまう．その一つが呼吸の動きに伴うアーチファクトである．このアーチファクトの影響を軽減させるには，①アーチファクトの原因となる部分，②アーチファクトの目立つ方向，③検査目的となる観察部分，これらの位置関係を考慮する必要がある．骨盤領域においては①は体表部の腹壁の動きである．横隔膜直下ほどの大きな動きはないものの，自由呼吸をした場合には腹壁が動き，高信号である皮下脂肪があるためアーチファクトが目立つ．②のアーチファクトの目立つ方向は，位相エンコード方向に目立つため，横断像を撮像する場合，位相エンコードを患者の前後方向に設定すると，③の検査目的となる骨盤内臓器に重なってしまう．そこで位相エン

第18章 骨盤・乳房

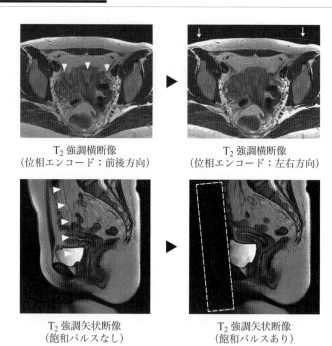

T₂強調横断像
(位相エンコード:前後方向)

T₂強調横断像
(位相エンコード:左右方向)

T₂強調矢状断像
(飽和パルスなし)

T₂強調矢状断像
(飽和パルスあり)

図18・21 呼吸性体動によるモーションアーチファクト軽減技術
上段:横断像撮像時,位相エンコードを前後方向にすると腹壁の動きによるアーチファクト(矢頭)が観察部位である骨盤内臓器に重なっているが,左右方向にすることでアーチファクトが骨盤内に重ならず,左右に逃がすことができる(矢印).下段:矢状断像撮像時,腹壁に位置選択的飽和パルス(破線長方形)を設定し脂肪の高信号を抑制することで,骨盤内に表れる腹壁の動きによるアーチファクト(矢頭)を軽減させることが可能である.

コードを左右方向に変更することでモーションアーチファクトを骨盤内臓器に重ならないようにすることが可能である(図18・21上段).しかしこの場合,同じく位相エンコード方向に発生する折り返しアーチファクトが発生するため,オーバーサンプリングを行う必要がある.矢状断像を撮像する際には,腹壁に合わせて位置選択的飽和パルスを置くことにより,動く部位の信号を低下させる方法が有効である(図18・21下段).生理的なもう一つの動きとして,腸管の蠕動運動もモーションアーチファクトの原因となる.これは呼吸性運動とは異なり発生部位を予測することはできないので,位相エンコード方向を変更することで対策をすることは難しく,鎮痙剤を投与することで蠕動運動を抑制することが有効な対策手段となる.

18・4・2 拡散強調画像における歪み

近年,体幹部においても拡散強調画像(diffusion weighted image:DWI)の有用性が報告されており,骨盤部においてもルーチン検査に含まれる.しかし,DWIは画像が歪みやすく,特に磁化率の異なる部分においてはそれが顕著になる.骨盤においては腸管内のガスが磁化率を変化させる原因となり,腸管の近傍は画

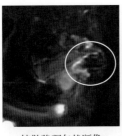 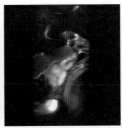 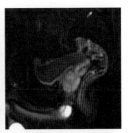
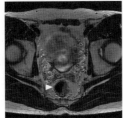 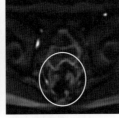 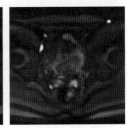

拡散強調矢状断像　　　拡散強調矢状断像　　　拡散強調矢状断像
（シングルショットEPI）　　（選択励起）　　　（マルチショットEPI）

T₂強調横断像　　　　拡散強調横断像　　　拡散強調横断像
　　　　　　　　　　（補正なし）　　　　　（補正あり）

図18・22　拡散強調画像における歪み軽減法

上段：左図内，腸管のガスにより画像が歪み，精嚢の観察が困難となっている（白丸）が，中央の選択励起法および右のマルチショットEPI法を用いた画像では歪みが軽減している．下段：T₂強調像で認められる腸管のガス（矢頭）により，中央の画像では膀胱壁まで歪んでいる（白丸）が，位相の極性を反転させた画像を取得し補正した右図では歪みが軽減している．

像が歪んでしまい観察が困難な画像となることが多い．また，撮像方向を子宮の長軸や膀胱腫瘍に対して斜めに設定することでも歪みが大きく出る．DWIの歪みを軽減させる方法には何種類かあるが，本章では①位相方向の励起範囲を選択的にする方法，②シングルショットEPI DWIをマルチショットEPI DWIにする方法，③位相エンコードを行う際の傾斜磁場の傾き（極性）を反転させることで歪む方向の異なる画像を取得し，歪み補正を行う方法について，その実例を示す（図18・22）．詳細な原理については第5章の「EPI」の項を参照いただきたい．

18・5　乳房MRI

18・5・1　検査概要

　乳癌の患者数は増加傾向にあり，2019年には日本人女性の罹患する癌の第1位となっている．まず，超音波検査やマンモグラフィにて乳癌が認められ，その後に乳房MRIが施行される．乳房MRI検査の目的は，①乳癌の広がり診断（病変全体の範囲や多発病変を検出し，温存手術の範囲決定や乳房切除術への変更の決定），②病変の良悪性判断およびカテゴリー分類，③術前化学療法（neo adjuvant chemotherapy：NAC）の治療効果判定，④対側病変の検出，⑤乳癌ハイリスク症

第18章 骨盤・乳房

例のスクリーニング，⑥乳房インプラント破損の評価などである．また，他の画像検査では検出できずMRIのみ検出可能な病変を対象として生検を行う際には，MRIガイド下乳房生検が行われる．

18・5・2 撮像ポジショニング

使用するMR装置は1.5T以上が推奨されている．検査の際には穴の開いた構造の乳房専用受信コイル（**図18・23**）を用いて，腹臥位にて乳房を図の破線枠内に左右対称に自然に下垂させて検査を行う．これは，重力や圧迫による乳房の変形や乳腺の重なりを防ぐためである．ポジショニングする際のポイントは，①乳房MRIでは脂肪抑制法を多用するので，そのムラを極力軽減させるために乳房と受信コイルの接触部位における皮膚の引っ張りや皺のないようにすること，②両側乳房を同時撮像するため，頭尾方向において両側の乳頭の高さが揃うようにすることである．

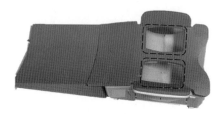

図18・23 乳房専用受信コイル

18・5・3 プロトコル

乳房MRIでは造影剤を用いたダイナミック撮像が最も重要とされる．これは，他のシーケンスでは検出困難な病変があること，造影パターンから良悪性の判断を行うことが理由である．撮像タイミングは造影剤投与から90秒後を早期相，5〜7分後を後期相とし，造影前画像と合わせて時間信号曲線を作成する（**図18・24**）．ダイナミック撮像を1 mm iso voxelにて撮像可能な装置の場合はダイナミック画像を用いて，そうでない性能の装置の場合には早期相と後期相の間に高精細画像を撮像し，病変の形態評価およびMPR・MIP画像*を作成する．近年，撮像時間短縮技術が進歩したことにより，1相5秒程度の高速撮像で早期相までを撮像するultra-fast DCEが有用であるとの報告もある．撮像断面は両側乳房を同時に観察することが可能な横断像を基本とする場合が多い．脂肪抑制T_2強調像は囊胞性病変・粘液癌・浮腫による皮膚肥厚・リンパ節の評価に，T_1強調像は解剖学的情報に富み，皮膚浸潤や筋層浸潤の評価に有用である．拡散強調像は，病変検出やADC値の計測による悪性の鑑別に有用とされるが，撮像条件によって値が変動することに留意する．病変内部にはさまざまな形態・造影動体を示すものが混在するため，高空間分解能画像が必要であるのも乳房MRIの特徴である．また，乳房MRIでは検査を行うタイミングが重要であり，正常乳腺が造影されることによる**背景乳腺の造影効果**（background parenchymal enhancement：**BPE**）（**図18・25**）が造影病変の同定や乳癌広がり診断に影響を及ぼすため，その影響の少な

解説

MPR・MIP画像：多断面での観察を行う際には，高精細の造影画像から乳房の向きに合わせた斜矢状断像や斜冠状断像のMPR画像を作成する．また，MIP画像を作成することで乳房内での病変の位置情報が把握しやすくなり，術前計画において非常に有用である．

18・5 乳房MRI

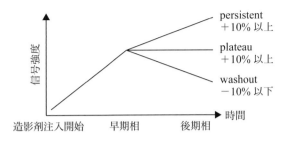

図18・24　乳房MRIにおける時間信号曲線
造影画像にて造影される部位に感心領域を設定し，造影前・早期相・後期相の信号強度を測定し，時間信号曲線を作成する．後期相にてwashoutされる部位は細胞密度が高いことを示しており，悪性の可能性が示唆される．persistent：早期に濃染後，増強効果がさらに増加．良性に多い．plateau：早期に濃染後，増強効果が横ばい．乳癌でも良性でもあり．washout：早期に濃染後，増強効果が減少．乳癌に多い．

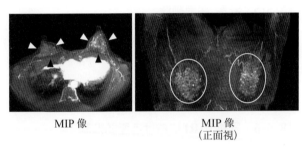

MIP像　　　　　　MIP像
　　　　　　　　（正面視）

図18・25　背景乳腺の造影効果（BPE）
比較的左右対称に造影される．

いとされる月経開始7〜14日目に検査を行うのが望ましい．**表18・6**に乳房プロトコルの例を示す．

表18・6　乳房プロトコル

乳房	コントラスト	断面	スライス厚〔mm〕	面内分解能〔mm〕
造影前	脂肪抑制T$_2$強調像	横断像	3.5	0.5〜1.2
	T$_1$強調像	横断像	3.5	0.63
	拡散強調像	横断像	4.0	1.2〜1.6
	脂肪抑制T$_1$強調像	横断像	1.0	0.6〜1.0
造影ダイナミック	脂肪抑制T$_1$強調像	横断像	1.0	0.6〜1.0

18・5・4　乳房 正常解剖

図18・26に乳房の正常模式図と区域分けを示す．

第 18 章　骨盤・乳房

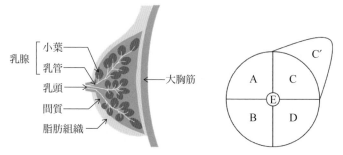

図 18・26　正常乳房図と区域分け
左図（側面視）：乳房は乳腺と脂肪，それらを支える結合組織から成っている．乳腺はさらに母乳を作る小葉と，母乳を乳頭に運ぶ乳管に分けられる．右図（正面視）：正面から見て内側上段を A，内側下段を B，外側上段を C，C より腋下側を C′，外側下段を D，乳頭を E と区域分けする．C 領域において最も癌が発生しやすい．

18・5・5　乳房 疾患画像

乳癌は，乳腺の上皮細胞から発生し，約 9 割が乳管から，残りの約 1 割が小葉から発生する．乳癌は大きく浸潤癌と非浸潤癌に分けられる．非浸潤癌は乳管内や小葉内に留まっている早期なもので，浸潤癌は乳管・小葉の外にまで広がっているものを指し，転移や再発のリスクが高まる．図 18・27 に左乳癌の症例画像を示す．

18・5・6　乳房 MRI における脂肪抑制

乳房 MRI では脂肪抑制法が多用される．乳腺が脂肪に囲まれているため，脂肪の信号を抑制することで乳腺や病変を観察しやすくするためである．しかし，乳房は空気を多く含む肺と近接しているうえに，乳房自体を空中に下垂させて検査を行うため，周囲が空気で囲まれており非常に磁場が乱れやすい．磁場の変動に強い STIR や Dixon 法が使用されることもあるが，STIR は SN 比が低下する特徴があるため，高空間分解能撮像を求められる乳房 MRI においては不向きである．また，高速スピンエコー法ベースの Dixon 法は動きのアーチファクトが目立つ傾向にあるため，T_2 強調像を撮像する際には心拍動や呼吸によるアーチファクトが乳腺に重なる場合がある．これらの理由から CHESS 法が選択されることが多く，磁場変動の大きい乳房領域でも均一に脂肪抑制を行えるように，MRI ベンダー各社よりそれぞれ乳房 MRI 専用のシミング法が開発されている．例えば，撮像領域に合わせたシミングを行う volume shim を左右の乳房に合わせて二つの領域を独立してシミング設定を行う方法や，位置決め用画像を thin slice で乳房全体を撮像することで患者ごとの乳房の形態を捉え，それに合わせてシミングを行う方法などが実用されている．

18・5・7　BI-RADS

乳房領域の RADS である **BI-RADS**（breast imaging reporting and data system）

18・5 乳房MRI

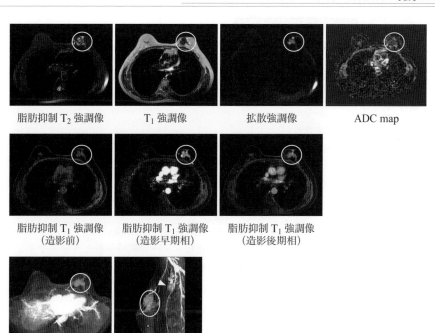

脂肪抑制T₂強調像　　T₁強調像　　拡散強調像　　ADC map

脂肪抑制T₁強調像　脂肪抑制T₁強調像　脂肪抑制T₁強調像
（造影前）　　　（造影早期相）　　（造影後期相）

MIP像　　MIP像
（左乳房側面視）

図18・27　左乳癌
51歳女性．左乳房に径2.5 cmの腫瘤を認める（白丸）．T₂強調像にて著明な高信号，拡散強調像にて高信号，ADC低値を示し，造影ダイナミックではfast-washoutの増強パターンを示す．皮膚に接し軽度の肥厚と陥没を伴っており，浸潤の疑いあり．また，左腋窩にリンパ節転移を疑う（矢頭）．乳腺針生検にて粘液癌の成分が混在する浸潤性乳管癌と診断された．

は，RADSの中で最も歴史が深く，1993年に米国放射線学会（American College of Radiology：ACR）より第1版が発表された．RADSの目的は医療の標準化であり，読影レポートを統一された適切な用語を用いて記述することで客観的な診断につながると考えられている．BI-RADSには乳房病変のカテゴリー分類および悪性の可能性，推奨マネジメントについて記載されており，それらを**表18・7**に示す．

表18・7　ACR BI-RADSのカテゴリー分類

カテゴリー	悪性の可能性	マネジメント
0：評価未了，要追加画像評価	—	—
1：陰性	0%	生涯がんリスクが20%以上ならば乳房MRI
2：良性	0%	生涯がんリスクが20%以上ならば乳房MRI
3：おそらく良性	2%以下	半年後の経過観察
4：おそらく悪性	2〜95%	生検
5：悪性が強く示唆される	95%以上	生検
6：診断済みの悪性腫瘍	—	—

第 18 章　骨盤・乳房

◎ ウェブサイト紹介

画像診断まとめ

https://遠隔画像診断.jp

　　　各部位ごとの画像診断に関する記事が掲載されている．また，正常解剖図を閲覧することも可能．

がんを生きる

https://www.msdoncology.jp

　　　さまざまな部位の癌についての概要・検査と診断・治療法・QOL などについて掲載されている．

NCCN ガイドライン日本語版

https://www2.tri-kobe.org/nccn/guideline/index.html

　　　全米で代表的な 31 の癌センターで結成されたガイドライン策定組織（National Comprehensive Cancer Network：NCCN）が作成したガイドラインの日本語版．

◎ 参考図書

玉田　勉：画像診断の治療への貢献–CT/MRI を中心に–（8）前立腺癌におけるマルチパラメトリック MRI，日獨医報　第 60 巻第 1 号（2015）

津田　恭：Dynamic（ダイナミック）MRI による膀胱腫瘍の病期診断，泌尿紀要　第 46 巻（2000）

久保田一徳：特集 やさしく RADS を学ぶ–RADS を理解し，診療に生かす–，臨床画像　第 38 巻第 1 号，メジカルビュー社（2022）

五味直哉：乳房 MRI アトラス　第 1 版，メジカルビュー社（2024）

◎ 演習問題

問題1　MRI 検査における骨盤内臓器の特徴について正しいのはどれか．

　　　1．骨盤内臓器はすべて男女共通である．
　　　2．前立腺は女性特有の臓器である．
　　　3．MRI では胎児の検査を行うことはできない．
　　　4．骨盤内臓器には男女共通の臓器と性別特有の臓器がある．
　　　5．MRI は CT と比較して軟部組織のコントラスト分解能が劣る．

問題2　膀胱 MRI について正しいのはどれか．

　　　1．筋層を観察しやすくするために，検査前に排尿することが望ましい．
　　　2．筋層は T_2 強調像にて高信号に描出される．
　　　3．拡散強調像にて腫瘍の有茎性の判断が可能である．
　　　4．造影ダイナミック MRI では筋層浸潤の有無を判断することはできない．
　　　5．鎮痙剤を投与することはない．

問題3　前立腺 MRI について正しいのはどれか．

　　　1．MRI 標的生検は，従来の系統的生検と比較して成績は変わらない．
　　　2．MRI では前立腺の区域分けを判別することはできない．
　　　3．前立腺癌の多くは中心域から発生する．
　　　4．前立腺癌の領域では拡散は制限される．
　　　5．前立腺 MRI において，造影検査は必須である．

演 習 問 題

問題4　下の骨盤MRIで**疑われる**病名はどれか．
　　1．膀胱癌
　　2．前立腺癌
　　3．子宮頸癌
　　4．子宮体癌
　　5．直腸癌

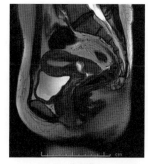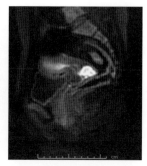

T₂強調像　　　　　　　拡散強調像

問題5　下の骨盤MRIにおいて，正しい組合せはどれか．**2つ選べ**．
　　1．ア　－　膀胱
　　2．イ　－　直腸
　　3．ウ　－　恥骨
　　4．エ　－　卵巣
　　5．オ　－　前立腺

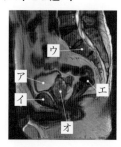

問題6　女性骨盤MRIについて正しいのはどれか．**2つ選べ**．

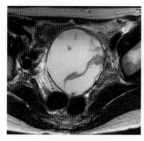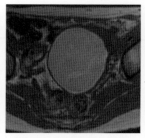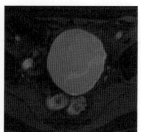

T₂強調横断像　　　Dixon法T₁強調横断像　　　Dixon法T₁強調横断像
　　　　　　　　　　　　（in-phase）　　　　　　　　　（water）

　　1．婦人科領域におけるスクリーニング検査の第1選択はMRIである．
　　2．子宮体部は内側から内膜，junctional zone，筋層の順となっている．
　　3．上のT₂強調横断像において腫大した卵巣が認められる．
　　4．正常卵巣はT₁強調像にて高信号を呈する．
　　5．上のDixon法T₁強調像からは，出血成分は疑われない．

問題7　骨盤MRIにおいてアーチファクト軽減法として**誤っている**のはどれか．
　　1．T₂強調横断像（高速SE法）において位相エンコード方向を前後に設定する．
　　2．T₂強調矢状断像（高速SE法）において腹壁に飽和パルスを設定する．
　　3．腹帯を巻く．
　　4．拡散強調像において位相方向の励起範囲を選択的にする．
　　5．拡散強調像においてシングルショットEPIからマルチショットEPIに変更する．

第18章 骨盤・乳房

問題8　乳腺MRIについて正しいのはどれか．
1．乳癌の診断では単純MRIが推奨されている．
2．ポジショニングは乳房を自然下垂させ，圧迫することで診断能を向上できる．
3．造影剤を用いたダイナミックMRIにより，腫瘍の良悪性の可能性を診断することができる．
4．左右の乳房を広範囲に撮影するため，ボクセルサイズは大きくするのが好ましい．
5．乳癌検診で腫瘤が疑われた場合，まずMRI検査を行う．

Chapter

第19章

骨軟部・関節

19・1　目的
19・2　検査概要
19・3　基準線・撮影ポジショニング
19・4　プロトコル
19・5　正常解剖画像
19・6　代表的な疾患画像

第19章
骨軟部・関節

本章で何を学ぶか

　骨軟部・関節の領域は広い．そのうち，四肢の主な関節を取り上げ，これらの MRI 検査を行う際に必要な解剖学的知識と代表的な疾患の撮像法について解説する．画像解剖については，軟部組織を中心に記載しているので，骨などの情報は他の教科書を参照していただければ幸いである．

19・1　目的

　筋骨格系の画像診断は，MRI の登場により大きな変革をもたらした．関節疾患に対する関節造影（arthrography）などの侵襲的検査は今ではほとんど行われなくなり，早期診断も可能になってきている．関節領域を含む筋骨格系の MRI は，撮像領域が全身であり，筋疾患や腫瘍などの病変の範囲にもバリエーションがあること，基本的に動く部位であることなどから，撮像範囲や受信コイルの選択，体動抑制，ポジショニングなど，他の部位に比べ，撮像前に考えるべきことが多い．特に関節は，変形や体位およびポジショニングによる回転やねじれにより，診断に支障をきたす場合もあり，注意が必要である．本章では，検査の頻度が比較的高い関節を中心に述べる．

19・2　検査概要

　筋骨格系の MRI では，冠状断，矢状断，軸位断の3軸方向の断面が必要なことが多いが，限られた検査時間の中で，効率的かつ確実な診断につながる画像を取得することが重要である．骨病変や炎症病変には，STIR を含めた脂肪抑制が必須であること，さらに各関節には，基準断面やルーチン撮像法が存在する．しかし，ポジショニングや関節の変形，病変の範囲などによって，断面の工夫などが必要になる場合があり，臨機応変に対応できる知識・能力が求められる．また骨幹部付近の腫瘍性病変に対しては，メルクマールとなる関節を含めることで全体的な位置関係を把握できるようにすることも必要である．さらに靱帯や骨などの周囲組織との関係や浸潤の程度を明らかにするために3方向の撮像が基本となる．

19・2・1　肩関節

　肩関節は，一般的に肩甲上腕関節のことを指し，上腕骨，肩甲骨，鎖骨から構成されている．周囲には肩甲骨と鎖骨で構成される肩鎖関節，胸骨と鎖骨で構成される胸鎖関節がある．肩関節は他の関節と比べて可動域が大きいうえ，接触面が狭く浅いことから，周辺の多くの靱帯や筋によって支えられている．関節包は，薄い線維状の靱帯の集まりで関節全体を覆っており，上腕骨を関節窩に保持し，安定させる役割がある．関節上腕靱帯は，関節と上腕骨をつなぐ三つの靱帯

(anterior inferior glenohumeral ligament：AIGHL, middle glenohumeral ligament：MGHL, posterior inferior glenohumeral ligament：PIGHL）であり，関節包を補強している．肩関節周囲を構成する筋には，僧帽筋，三角筋，広背筋，菱形筋，棘上筋，棘下筋，小円筋，大円筋，前鋸筋，肩甲下筋があり，このうち腱板筋と呼ばれるのは，棘上筋，棘下筋，小円筋，肩甲下筋である（**図 19·1**）．肩関節のMRIでこれらの病変を検出するためには，片側を高分解能で撮像する必要があり，専用コイルやサーフェイスコイルを用い，可能な限り検側が磁場中心に近づくようにポジショニングする．

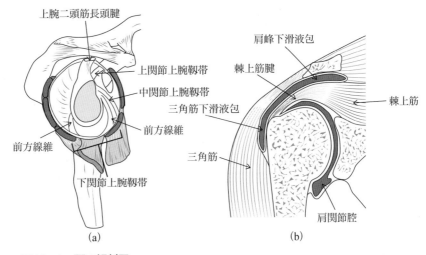

図 19·1　肩の解剖図
　　　　(a) 肩甲上腕関節窩の関節唇，関節包，靭帯の構造．(b) 冠状断の断面図．

19·2·2　肘関節

　肘関節には，腕尺関節，腕橈関節，近位橈尺関節の三つが含まれ，腕尺関節の骨性支持により前方，後方の安定性を保持している[1]．靭帯では内側側副靭帯と外側側副靭帯，外側尺側側副靭帯，尺骨と橈骨を連結する輪状靭帯がある（**図 19·2**）．肘関節の運動にかかわる主な筋は，上腕筋，上腕二頭筋，腕橈骨筋，上腕三頭筋である．肘関節の前面には正中神経と上腕動脈，内側には尺骨神経，外側には橈骨神経が比較的表層を走行しているため，造影剤などの投与を行うための静脈路の確保の際には注意を要する．肘関節周辺のMRI検査は，高分解能で行う必要があることから検側のみの検査となる．受信コイルは施設によってさまざまなものが使用されているが，高分解能で撮像できるコイルを選択し，可能な限り，検側を磁場中心にポジショニングする必要がある．体幹（腹部）に接した状態での検査になることが多く，呼吸による体幹の動きや折り返しアーチファクトなどに注意が必要である．

19·2·3　手関節

　手関節は，橈骨手根関節，手根間関節，豆状三角骨関節の3関節からなる．尺骨

第 19 章 骨軟部・関節

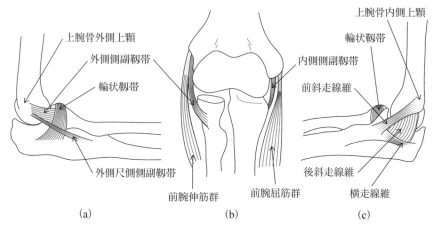

図 19・2　肘関節の靱帯
(a) 外側側副靱帯：右肘，(b) 内外側側副靱帯，(c) 内側側副靱帯：右肘．

と手根間関節には，**三角線維軟骨複合体**（triangular fibrocartilage complex：**TFCC**）が介在する．TFCC とともに，近位手根列靱帯である舟状月状骨靱帯および月状三角骨靱帯は，手関節の回内外運動に重要な役割を果たす[1]．TFCC の構成要素は主に三角線維軟骨と関節円板と呼ばれる円板状構造を中心に，掌側・背側の橈尺靱帯，メニスカス類似体，尺側側副靱帯，尺骨月状骨・尺骨三角靱帯などに細分化されている（**図 19・3**(a)）．さらに，手関節部で手根骨と横手根靱帯で形成される内部には，正中神経と浅指屈筋腱 4 本，深指屈筋腱 4 本，長母指屈筋腱の合計 9 本が走行し，手根管と呼ばれている．一方，横手根靱帯と豆状骨，掌側手根靱帯で形成される三角形の内部には，尺骨動・静脈および尺骨神経が走行し，Guyon 管と呼ばれる（図 19・3(b)）．手関節 MRI も基本的には検側のみの検査となり，専用コイルや小径コイルが用いられる．特に TFCC の診断には，小径コイルによる高分解能 3D T_2^* 強調像が推奨されている．

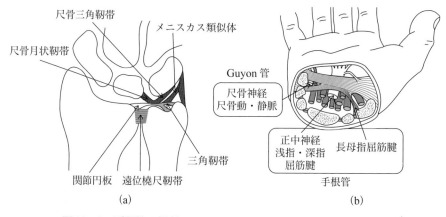

図 19・3　手関節の解剖
(a) 三角線維軟骨複合体（TFCC），(b) Guyon 管と手根管．

19・2・4　股関節

股関節を構成する骨は，寛骨と大腿骨である．骨盤側の関節部分は，臼状の寛骨臼，大腿骨側は球状の大腿骨頭であり，寛骨は腸骨および恥骨と坐骨で構成される．大腿骨の近位は，大腿骨頭，大腿骨頸部，大転子，小転子で構成されている（図19・4(a)）．大腿骨頸部軸と大腿骨の長軸のなす角は頸体角（図19・4(b)），膝関節の両顆部の軸と頸部軸のなす角は前捻角（図19・4(c)）と呼ばれている．中殿筋，小殿筋，大腿筋膜張筋は，体重のかかる骨盤を水平に支えており，大腿直筋と大腿二頭筋・半腱様筋・半膜様筋（ハムストリングス）は，股関節だけでなく，膝関節の運動にも関与する二関節筋となっている[1]．MRI検査は，両側股関節を含めた広い範囲で観察する場合と関節唇や関節軟骨などの詳細な評価を行う場合があり，後者では検側にフォーカスした撮像を行う．

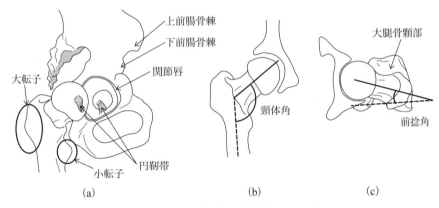

図19・4　股関節の解剖と主な計測角度
(a) 関節周囲の解剖，(b) 頸体角，(c) 前捻角．

19・2・5　膝関節

膝関節は，大腿骨と脛骨の間の大腿脛骨関節および膝蓋骨と大腿骨との間の膝蓋大腿関節で構成される．半月板は，内側および外側の脛骨関節面の辺縁部を覆う線維軟骨で荷重を分散・吸収する機能をもち，伸展時には脛骨関節面上を前方へ，屈曲時には後方へ移動する[1]．半月板の辺縁3分の1は血行支配を受けているが，その他の部位には血管がなく関節液から栄養を得ている．主な靭帯として，**内側側副靭帯**（medial collateral ligament：**MCL**）が膝関節内側に位置する幅広い靭帯である．外側には，外側関節包性靭帯，**外側側副靭帯**（lateral collateral ligament：**LCL**），弓状靭帯があり，関節包内には，**前十字靭帯**（anterior cruciate ligament：**ACL**）と**後十字靭帯**（posterior cruciate ligament：**PCL**）がある．ACLは大腿骨外側顆の顆間窩後方部に起始部があり，脛骨顆間隆起の前面に付着する．PCLは大腿骨内側顆の顆間窩隆起前方に起始し，脛骨後縁中央部に付着する（図19・5）．ACLは，前外方にある**ALB**（anterolateral bundle）と後内方にある**PMB**（posteromedial bundle）の二つの線維束に分かれているとされているが，三つの線

第 19 章　骨軟部・関節

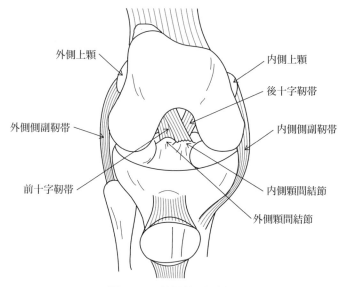

図 19・5　膝関節の解剖図

維束で構成されているという報告もある[2]．

大腿前面には，大腿四頭筋があり，膝蓋骨を介して膝蓋腱となり，脛骨粗面に付着する．大腿四頭筋腱は，大腿直筋，内・外側広筋および中間広筋の四つの筋肉が腱となり，膝蓋骨に付着する．また腓腹筋はヒラメ筋とあわせて下腿三頭筋と称し，遠位はアキレス腱となり，踵骨に停止する．これらの組織を観察するために，膝専用コイル，もしくはサーフェイスコイルを用いて検査を行う．

19・2・6　足関節

脛骨と腓骨は近位および遠位脛腓関節でつながり，遠位では距骨との間で足関節を形成している．内側には**三角靭帯**があり，外側には**前距腓靭帯**（anterior talofibular ligament：**ATFL**），**踵腓靭帯**（calcaneofibular ligament：**CFL**），**後距腓靭帯**（posterior talofibular ligament：**ATFL**）があり，足関節の安定性に寄与している（**図 19・6**）．足関節の機能軸より前方を通過するのは背屈筋，後方を通過す

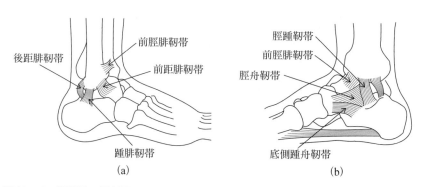

図 19・6　足関節の解剖図
　　(a) 外側部の靭帯：右足関節を外側から見る．(b) 内側部の靭帯：右足関節を内側から見る．

るのを底屈筋，距踵関節の機能軸の内側を通過するのは内がえし筋，外側を通過するのは外がえし筋という．主な背屈筋は前脛骨筋，底屈筋はアキレス腱を有する下腿三頭筋，内がえし筋は，後脛骨筋，外がえし筋は長・短腓骨筋腱である[3]．MRI検査は，ポジショニングのバリエーションがあること，専用コイルが少ないこと，検査頻度が低いことなどから，初学者は苦手意識をもちやすい領域であるが，基本的なポジショニングとともに損傷しやすい外側靱帯の構造だけでもおさえておきたい．

19・3　基準線・撮影ポジショニング

19・3・1　肩関節

　仰臥位にて上腕および前腕を体幹の脇に配置し，肘関節の手掌側を天井に向けた状態で，かつ可能な限り磁場中心に配置する．上腕部は，地面や体軸と平行にすることで，肩峰と上腕骨の長軸が一致する斜冠状断を得ることができる（図19・7(a)）．さらに，非検査側の肌が直接ボア内に密着するのを防ぐため，タオルやクッションを挟めるようにする．また最も頻度が高い腱板断裂の検査では，棘上筋の走行に沿った斜冠状断，斜冠状断に垂直な斜矢状断，関節窩に合わせた軸位断が選択される（図19・7(b)）．しかし，疼痛などにより，上腕部を内旋，内転位でポジ

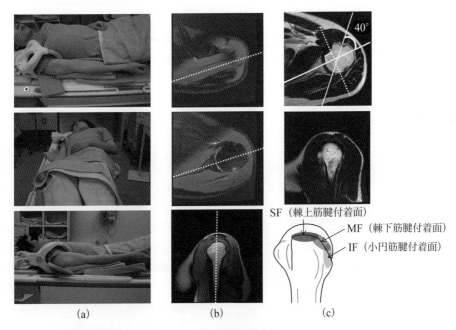

図19・7　肩関節撮像のポジショニングと断面設定例
　　(a) ポジショニングの例．(b) 冠状断の設定例：棘上筋に平行（ポジショニングが適切にできれば，関節窩に垂直な線と棘上筋に平行は線はほぼ一致する）（点線）．(c) SF（superior facet），MF（middle facet）および IF（inferior facet）を描出するための矢状断の断面設定例：結節間溝と上腕骨中心を結んだ線に対し，40°となる線に垂直な断面を設定（点線）．

ショニングした場合には，腱板断裂の範囲を判断するために必要なsuperior，middleおよびinferior facetを描出するための工夫が必要である（図19·7(c)）[4]．

19·3·2　肘関節

仰臥位にて前腕を体幹の脇に配置し，手掌を天井に向けた状態で，かつ過伸展とならないよう，磁場中心に配置する（図19·8(a)，(b)）．ただし，肩関節と同様，非検査側の肌が直接ボア内に密着するのを防ぐため，タオルやクッションを挟めるようにする．冠状断は，上腕骨遠位の軸位断像から内・外側上顆を結んだ線に平行となるよう設定する（図19·8(c)）．これにより，上腕骨と近位橈尺関節，側副靱帯，屈筋および伸筋腱の評価がしやすくなる．

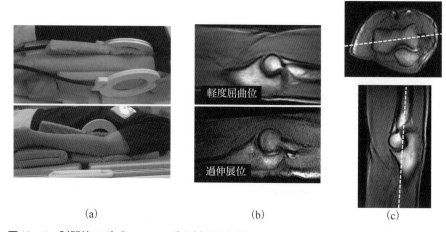

図19·8　肘関節のポジショニングと断面設定例
(a) ポジショニング例．(b) 軽度屈曲位と過伸展位の矢状断像の違い．(c) 冠状断の設定例（点線）．

19·3·3　手関節

仰臥位にて前腕を体幹の脇に配置し，解剖学的中間位となるよう手掌を大腿付近に密着させるように配置する（図19·9(a)）．また腹臥位で上肢を挙上し手掌側を下にして撮像を行う場合もある．いずれにしても，極度の回内，回外となるようなポジショニングは，橈尺骨の描出に影響することから避ける必要がある（図19·9(b)，(c)，(d)）．また前腕と手の直線性については，手掌側よりも手背側を意識してポジショニングすることで，橈尺骨と手根骨，手根中手関節を同一断面で評価しやすくなる．冠状断は，橈骨に平行となるような冠状断とし，TFCCを評価する場合には冠状断の3Dシーケンス，関節疾患では3軸方向の撮像が基本である．

19·3·4　股関節

股関節のMRIは，両側または片側の検査を行うことがあるが，いずれも仰臥位で腹部用の多チャンネルコイルを用いることが多い．股関節周囲を評価するために，両大腿骨頭を結んだ線に平行な冠状断像を両側を含むように撮像する．大腿

19・3 基準線・撮影ポジショニング

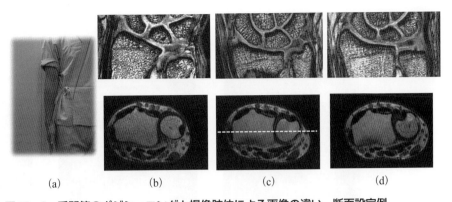

図19・9 手関節のポジショニングと撮像肢位による画像の違い，断面設定例
(a) ポジショニング例．(b) 回内位：尺骨頭および尺側手根伸筋腱が回旋し，TFCCの連続性が乏しい．(c) 中間位：最も安定した肢位であり，TFCCからfoveaまで連続的に観察可能．冠状断像の設定断面例（点線）．(d) 回外位：尺骨頭および尺側手根伸筋腱が回旋し，TFCCの連続性が乏しい．

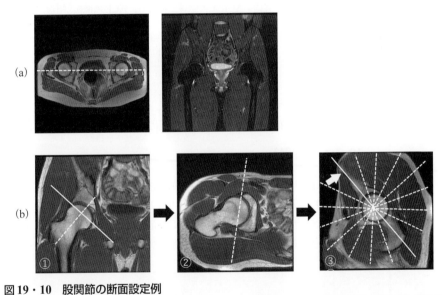

図19・10 股関節の断面設定例
(a) 冠状断の設定例（点線）と得られた冠状断．(b) 放射線状断の設定例．①寛骨臼蓋縁を結んだ線に垂直な断面を得る（点線）．②①で得られた断面に対し，寛骨臼蓋縁を結んだ線に平行な断面を得る（点線）．③②で得られた断面に対し，上前腸骨棘を通る断面を基準（矢印）として放射状断面を設定（点線）．

骨頭壊死などのように両側股関節を検査する場合には，冠状断および横断像ともに，左右対称になるように撮像する．また関節唇損傷を疑う場合には，検側の寛骨臼に対して，放射状断面を設定する（**図19・10**）．

19・3・5 膝関節

前十字靱帯の描出を明瞭にするために，完全伸展位よりも軽度屈曲位のポジショニングを推奨する（**図19・11**(a)，(b)）．膝関節に対する冠状断は，大腿骨の

第 19 章 骨軟部・関節

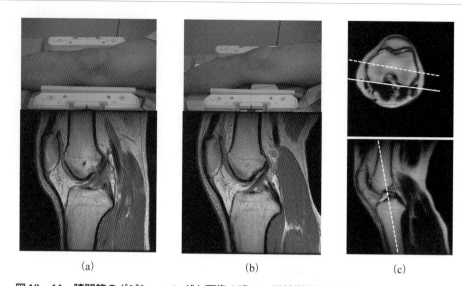

図 19・11 膝関節のポジショニングと画像の違い，冠状断面の設定例
(a) 伸展位：ACL と大腿骨が接触し，ACL の描出が不明瞭．(b) 軽度屈曲位：大腿骨と ACL が離れ，ACL が明瞭に描出される．(c) 冠状断面の設定例：大腿骨内顆・外顆を結んだ線，かつ脛骨軸に平行（点線）（大腿骨内顆・外顆の指摘が困難な場合は，大腿骨後縁を結んだ線に平行，実線）．

内顆と外顆を結んだ線に平行な断面とし，基本的に矢状断は冠状断に垂直，軸位断は，膝蓋関節などの目的部位に垂直になるように設定する（図 19・11(c)）．

19・3・6 足関節

可能な限り，底背屈角度が脛骨軸に対し 90°となるようにポジショニングすると解剖学的構造を認識しやすい（**図 19・12**(a)）．足関節の冠状断は，内顆と外顆を結んだ線に平行かつ脛距関節に垂直な断面とし（図 19・12(b)），基本的に矢状面は冠状断と距腿関節関節に垂直，軸位断は，脛腓関節や損傷靭帯の部位により断面を設定する．

19・4 プロトコル

19・4・1 肩関節

肩関節の MRI 検査で比較的多く遭遇する疾患は，腱板断裂であり，腱板は，棘上筋腱，棘下筋腱，小円筋腱，肩甲下筋腱で構成されている．撮像シーケンスは，冠状断および矢状断は，T_2 強調像，プロトン密度強調像または T_1 強調像，軸位断は，脂肪抑制 T_2 強調像または T_2^* 強調像が基本となる．

19・4・2 肘関節

肘関節の MRI 検査では，その目的が多岐にわたり，（脂肪抑制）T_2 強調像，もしくは STIR や T_1 強調像，プロトン密度強調像，3D 撮像が必要となる場合が多い．

19・4　プロトコル

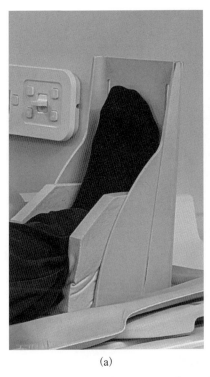
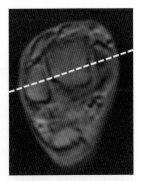
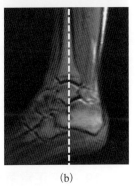

(a)　　　　　　　　　　　　　(b)

図 19・12　足関節のポジショニングおよび冠状断面の設定例
(a) 補助具などを用いて，過度の底屈位にならないように注意．
(b) 冠状断面の設定例：内顆・外顆を結んだ線，かつ脛骨軸に平行な面（点線）．

ポジショニング的にも磁場の不均一の影響を受けやすい部位であるので，周波数選択的脂肪抑制法を用いる際には注意が必要である．

19・4・3　手関節

手関節の MRI 検査では，ほかの関節と同様，脂肪抑制 T_2 強調像，もしくは STIR や T_1 強調像の 3 方向や 3D 撮像が必要となる場合が多い．骨病変やリウマチなどの場合は，T_1 強調と脂肪抑制 T_2 強調像，TFCC を描出するためには，3D 撮像が必須となる．

19・4・4　股関節

非特異的な股関節痛など，さまざまな画像所見を検出するために，関節唇損傷などの片側の検査であっても，スクリーニングの目的で骨盤や軟部組織が入るように大きめの FOV で STIR や T_1 強調像の冠状断を撮像する．病変を検出した際には，その部位・範囲に応じて軸位断を撮像，周囲組織との位置関係を把握するために矢状断の追加も検討する．病変が広範囲となることが多い骨転移，脆弱性骨折や関節リウマチ，さらに細かい解剖構造の描出が必要でない疾患や左右の比較が必要な疾患では広範囲の冠状断および軸位断が有用である．一方，関節唇損傷など，細かな解剖構造を評価する場合には，検側の股関節に絞った小さな FOV，

第 19 章 骨軟部・関節

薄いスライス厚での撮像が必要である．

19・4・5 膝関節

プロトン密度強調像は，半月板，関節軟骨，靱帯，腱の評価に有用であり，中心的シーケンスとなる．T_2^*強調像も半月板や関節軟骨の評価に有用だが，双方のシーケンスともにTEが短いのでmagic angle effectに注意を要する．T_2強調像は靱帯，腱の評価に適しているが，関節軟骨と軟骨下骨のコントラストに乏しく，関節軟骨の評価にやや不向きである[3]．STIRや脂肪抑制T_2強調像は骨髄および軟部組織病変の描出に優れる．

19・4・6 足関節

足部の構造を把握するために，3方向の撮像が基本となる場合が多い．足関節検査で最も頻度が高い靱帯損傷が疑われる場合には，T_2強調像で3断面を撮像し，骨・軟骨病変の除外のために，脂肪抑制T_2強調像やプロトン密度強調像を追加する．最近では，3D高速スピンエコー法による撮像を行い，靱帯に沿ったMPRで損傷の評価を行う施設も増えている．

19・5 正常解剖画像

19・5・1 肩関節

・腱板筋を構成する筋・腱（図19・13）．

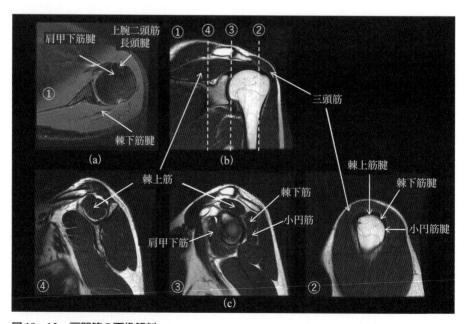

図 19・13 肩関節の画像解剖
(a) 脂肪抑制T_2強調軸位断像，(b) T_2強調斜冠状断像（①），(c) T_2強調斜矢状断像（②③④）．

19・5 正常解剖画像

19・5・2 肘関節

・肘関節周囲の筋, 靱帯 (**図19・14**).

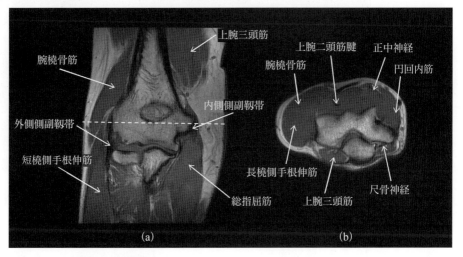

図19・14 肘関節の画像解剖
(a) プロトン密度強調冠状断像, (b) T_1強調軸位断像 (冠状断における点線断面).

19・5・3 手関節

・TFCC および手根管, Guyon 管 (**図19・15**).

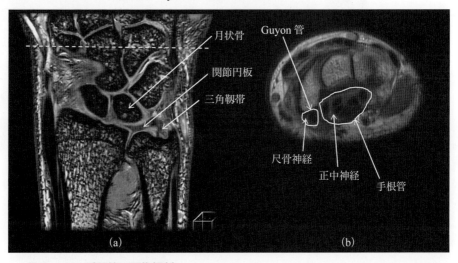

図19・15 手関節の画像解剖
(a) 3D T_2^* 強調冠状断像, (b) T_1 強調軸位断像 ((a) における点線断面).

19・5・4 股関節

・股関節周囲の筋 (**図19・16**).

第19章 骨軟部・関節

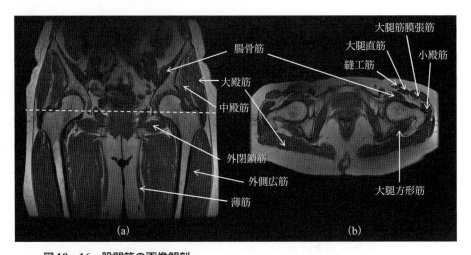

図19・16 股関節の画像解剖
(a) T_1 強調冠状断像, (b) T_1 強調軸位断像 ((a) における点線断面).

19・5・5 膝関節

・膝関節の靱帯および腱(**図19・17**).

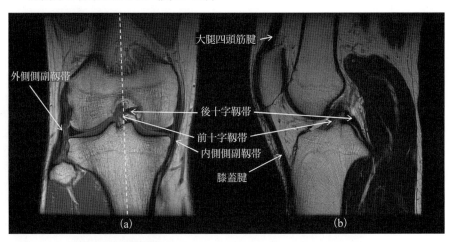

図19・17 膝関節の画像解剖
(a) プロトン密度強調冠状断像, (b) T_2 強調矢状断像 ((a) における点線断面).

19・5・6 足関節

・足関節周囲の腱・靱帯(**図19・18**).

19・6 代表的な疾患画像

筋骨格系でT_2強調像に脂肪抑制を併用する場合, TEが100 ms前後だと, 軟部組織の信号低下によって観察しづらいこともあるため, 60 ms程度に設定すること

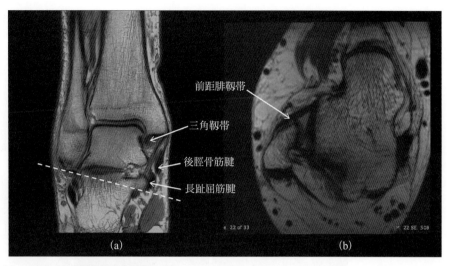

図 19・18　足関節の画像解剖
(a) プロトン密度強調冠状断像，(b) 3D T_2 強調軸位断像（MPR）：ATFL に平行な断面を再構成（(a) における点線断面）．

を推奨する．

19・6・1　肩関節

・腱板断裂および肩関節不安定症（**図 19・19**）

矢状断像では，superior, middle, inferior facet を描出することで断裂範囲の確実な評価につながるため重要である．肩関節不安定症では，Bankart および Hill-Sachs lesion を検出することが重要である．

19・6・2　肘関節

・上腕骨外側上顆炎（**図 19・20**）

脂肪抑制にて上腕骨外側上顆の高信号を捉えることが重要である．

19・6・3　手関節

・TFCC 損傷およびキーンベック病（**図 19・21**）

TFCC 損傷を疑う場合には，高分解能 3D T_2^* 強調で関節円板や靱帯の連続性を評価する．STIR または脂肪抑制 T_2 強調では，骨の信号変化や炎症，液貯留を捉える．

19・6・4　股関節

・股関節唇損傷（**図 19・22**）

臼蓋縁を捉える画像を取得後，放射状断面を設定するが，各施設で基準とする断面を設定する必要がある（例：上前腸骨棘を通る断面を基準とするなど）．

第 19 章 骨軟部・関節

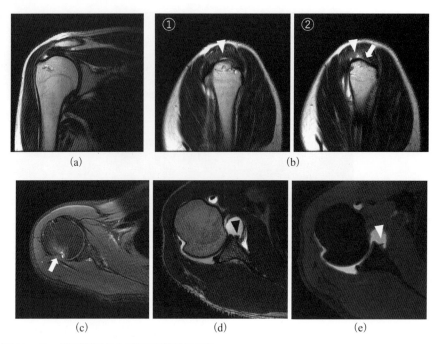

図 19・19　腱板断裂および肩関節不安定症
(a) T$_2$ 強調斜冠状断：棘上筋腱付着部に高信号領域を認める．(b) T$_2$ 強調斜矢状断：①superior facet の領域に高信号を認める（矢頭），②superior facet から middle facet にかけて一部高信号を認め（矢印），棘上筋腱および棘下筋腱の不全断裂と診断．(c) 脂肪抑制 T$_2$ 強調軸位断（TE ＝ 60 ms）：上腕骨に Hill-Sachs lesion を認める（矢印）．(d) 3D T$_2$ 強調軸位断 MR arthrography：遊離した前方関節唇（矢頭）を認め，Bankart lesion である．(e) 3D T$_1$ 強調軸位断 MR arthrography：(c) と同様，遊離した前方関節唇（矢頭）を認める．

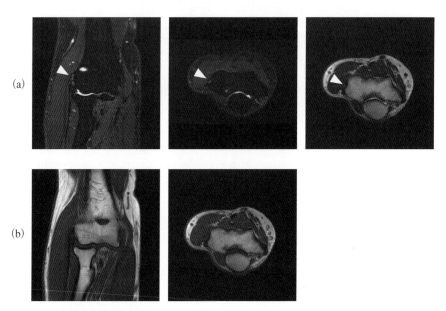

図 19・20　上腕骨外側上顆炎（テニス肘）
(a) 脂肪抑制 T$_2$ 強調冠状断，軸位断（TE ＝ 60 ms），T$_2$ 強調軸位断：上腕骨外側上顆に高信号を認める（矢頭）．(b) T$_1$ 強調冠状断，軸位断：病変は指摘できない．

19・6　代表的な疾患画像

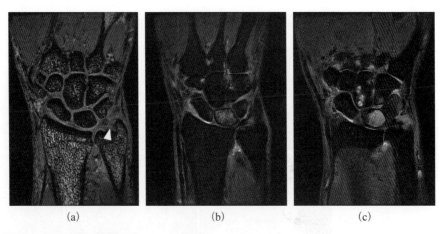

図19・21　TFCC損傷，キーンベック病
(a) 3D T_2^* 強調冠状断：三角靱帯が不明瞭となっている（矢頭）．(b), (c) STIR 冠状断：月状骨が高信号，三角靱帯付近が高信号となり，液貯留も認める．

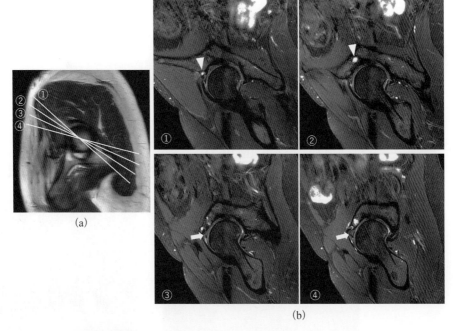

図19・22　股関節唇損傷
(a) 寛骨臼蓋縁の T_1 強調像と放射状断面．(b) 脂肪抑制 T_2 強調放射状断（TE = 60 ms）：上前腸骨棘を通る断面①で関節唇近傍に（矢頭），②で骨内に cystic lesion を認める（矢頭），③④では関節唇内に高信号を認め，関節唇損傷と診断．

19・6・5　膝関節

・骨挫傷（**図19・23**）

　T_2 または T_1 強調像で骨髄内の信号変化を認めた場合には，脂肪抑制 T_2 強調像を追加することで病変の範囲を明らかにすることができる．

第 19 章　骨軟部・関節

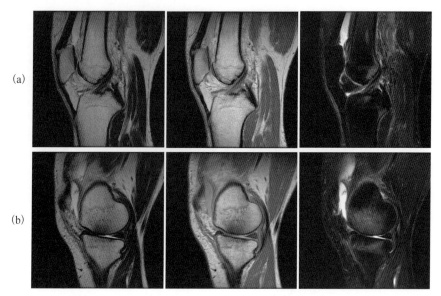

図 19・23　骨挫傷
(a) T_2 およびプロトン密度，脂肪抑制 T_2 強調（TE ＝ 60 ms）正中矢状断：大腿骨後顆部に脂肪抑制 T_2 強調像で高信号を認める．(b) T_2 およびプロトン密度，脂肪抑制 T_2 強調（TE ＝ 60 ms）傍正中矢状断：T_2 およびプロトン密度強調では骨髄の低信号，脂肪抑制 T_2 強調像では，同部位が高信号である．

19・6・6　足関節

・前距腓靱帯損傷（図 19・24）

足関節外側靱帯の中でも特に損傷頻度が高い ATFL および CFL が重要である．

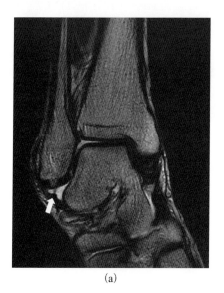
(a)

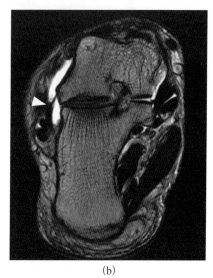
(b)

図 19・24　前距腓靱帯（ATFL）損傷
(a) T_2 強調冠状断：外側靱帯周辺領域に高信号を認め，液貯留を認める（矢印）．
(b) T_2 強調矢状断：連続的に ATFL を指摘できず，ATFL 損傷と矛盾しない．

19・6・7 その他

・腫瘍性病変（図19・25）

骨病変（腫瘍を含む）の造影検査におけるT_1強調像は，単純では脂肪抑制を行わず，造影後に併用することが多い．しかし，病変と周囲の信号の分布によっては，造影効果の評価が困難となる場合がある．特に単純で脂肪の次に高い信号強度を示す病変には注意が必要である．

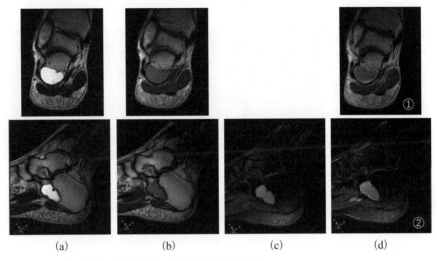

(a)   (b)   (c)   (d)

図19・25　造影前後の脂肪抑制に注意が必要な症例
(a) T_2強調冠状断・矢状断：踵骨前面に高信号域を認める．(b) T_1強調冠状断・矢状断：同部位は脂肪より低信号，筋より高信号となっている．(c) 脂肪抑制T_1強調矢状断：同部位が高信号となっている．(d) 造影T_1強調冠状断①，脂肪抑制T_1強調矢状断②：① (b) と比較することで，腫瘍辺縁の造影効果が指摘可能．② (c) と比較することで，腫瘍辺縁の造影効果が指摘可能．(b) と (d) ②のみの撮像では，造影効果を評価することは困難である．

・健常者と筋炎のSTIR（図19・26）

筋骨格系におけるSTIRは，病変部と周辺部のコントラストおよび解剖構造を把握できるようなTEの設定を考慮する必要がある．

第 19 章　骨軟部・関節

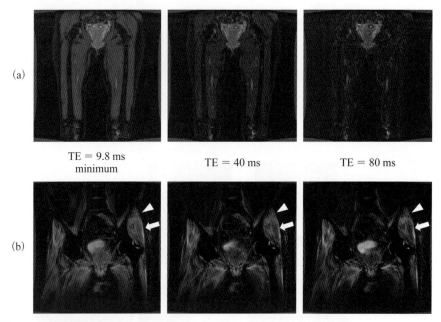

図 19・26　STIR における TE の違い
　　(a) 健常者における STIR：TE が最短の場合，筋が中等度信号となり，TE の延長に伴い，軟部組織全体の信号が低下している．(b) 筋炎の STIR：TE が最短の場合，筋炎（矢頭）と周囲筋（矢印）のコントラストが低下する傾向にある．軟部組織の信号を保ちつつ，筋炎の領域を評価するために適切な TE の設定が重要である．

◎ 参考文献

1) 中村利孝・松尾丈夫　監修：標準整形外科（第 13 版），医学書院（2016）
2) Otsubo, H., Akatsuka, Y., Takashima, H., et al. MRI depiction and 3D visualization of three anterior cruciate ligament bundles. Clinical Anatomy: 30(2), p276-283, 2017.
3) 野崎太希ほか：特集　関節の解剖を再考する―正常＆疾患 Case Review―，画像診断（Vol. 41, No.1）（2021）
4) 皆川洋至ほか：肩 MRI における至適斜位矢状断像の検討．肩関節．23：273-276（1999）

◎ 演習問題

問題 1　肩に関する記述のうち，正しいのはどれか．
1. 腱板は，棘上筋腱，棘下筋腱，肩甲下筋腱，小円筋腱で構成される．
2. 関節窩付着部の剥離・断裂，関節唇損傷，関節窩の骨性欠損などを総称して Hill-Sachs lesion と呼ぶ．
3. 棘上筋腱は主に inferior facet に付着する．
4. 上腕骨の結節間溝には，上腕三頭筋長頭腱が通る．
5. 肩関節は，人体で最大の可動域をもつ関節であることから，どんな体位で検査しても問題ない．

演習問題

問題2 手関節に関する記述のうち，**誤っている**のはどれか．**2つ選べ**．
　　1．手根管には正中神経が通る．
　　2．Guyon管には尺骨神経が通る．
　　3．TFCCを評価するために，脂肪抑制T_1強調像を撮像する．
　　4．キーンベック病は，月状骨軟化症ともいい，月状骨に無腐性の壊死を来す疾患である．
　　5．手関節のMRI検査を行う際，最大回外位で行うべきである．

問題3 股関節に関する記述のうち，正しいのはどれか．
　　1．大腿骨頸部軸と大腿骨の長軸のなす角は前捻角と呼ばれる．
　　2．膝関節の両顆部の軸と頸部軸のなす角は頸体角と呼ばれる．
　　3．股関節唇を評価する際には，片側放射状撮像が有用である．
　　4．大腿骨頭壊死は，$T_2{}^*$強調像のみで十分に診断可能である．
　　5．大腿骨頸部骨折は，X線画像で診断可能なので，MRIを依頼されることはない．

問題4 膝関節に関する記述のうち，正しいのはどれか．
　　1．半月板は豊富な血流支配がある．
　　2．大腿三頭筋は膝蓋骨を介して膝蓋腱となる．
　　3．膝関節のMRI検査では，膝関節を完全伸展することでACLの描出が良好になる．
　　4．magic angle effectが生じることはない．
　　5．大腿四頭筋は，大腿直筋，内・外側広筋および中間広筋で構成される．

問題5 足関節の靱帯で**はない**のはどれか．
　　1．前距腓靱帯
　　2．後距腓靱帯
　　3．踵腓靱帯
　　4．三角靱帯
　　5．橈尺靱帯

第19章◇骨軟部・関節

Chapter

第20章
精度管理・性能評価試験

20・1 均一ファントムによるSNR測定
20・2 画像均一性測定
20・3 スライス厚測定
20・4 緩和時間（T_1値，T_2値）測定
20・5 精度管理と標準化への取り組み

第 20 章
精度管理・性能評価試験

本書で何を学ぶか

　　MR の撮像法は多様であり，撮像技術の開発は日進月歩で進んでいる．本書でもさまざまな撮像シーケンスが登場しているが，その撮像原理の質を支えているのは静磁場コイル・傾斜磁場コイル・送信コイルをはじめとしたハードウェアであるため，ハードウェアの諸特性を評価することは重要である．性能評価は主に，MR 装置の性能や経時的変化などを評価する品質保証（quality assurance：QA）や品質管理（quality control：QC），または撮像シーケンスやパラメータ，新たに提供されたコイルの評価を目的として実施される．測定結果を比較するためには評価方法の再現性が重要であるため，AAPM（American Association of Physics Medicine）[1]，NEMA（National Electrical Manufactures Association）[2]-[6]，JIS（Japanese Industrial Standards）[7]，IEC（International Electrotechnical Commission）[8] など，多数の機関で規格化されている．どの方法を使用する場合でも測定原理と適用範囲や誤差の原因を理解しておく必要がある．

　　本章では，代表的な性能評価項目（信号雑音比（SNR），画像均一性，スライス厚測定，緩和時間測定）の測定方法について，NEMA の測定方法を中心に述べるとともに，精度管理と定量値の標準化への動きについても紹介する．

20・1　均一ファントムによる SNR 測定[2]

　　SNR は①MR 装置のキャリブレーション（共鳴周波数，フリップ角など），②送受信器のゲイン，③コイル調整やコイル負荷，④RF シールド，⑤画像処理法，⑥撮像パラメータなどの影響を受けるため，コンディションチェックや撮像パラメータや臨床画像の評価として最も頻繁に行われている評価方法である．

　　SNR は画像の雑音特性を評価している．MR 画像の信号は，ダイナミックレンジの範囲内にスケーリングしているため，基準となる指標が存在しない．そのため，信号強度は相対値であり，信号値と雑音値を単独で測定することができない．ただし，信号値と雑音値の比率は保たれる．SNR の測定では，信号値は測定する関心領域の平均信号値とするが，雑音値を測定する方法はさまざまであるため，目的に合わせた測定方法を選択しなければならない．

20・1・1　ファントム

　　均一な信号を発生する物質（アクリルなど）で作られ，円柱もしくは球とする．
　　a）頭部：直径 10 cm 以上または規格容積の 85% 以上のうち，大きい方を満たす
　　b）腹部：直径 20 cm 以上または規格容積の 85% 以上のうち，大きい方を満たす
　　スライス方向には，撮像対象（全スライス厚）の倍の長さが必要である．コイル

を無負荷にすることで装置固有のノイズが評価されるため，溶液は非導電性の物質（硫酸銅（CuSO₄）溶液なら $0.3 \sim 0.8\,\mathrm{g/dm^3}$，塩化マンガン（MnCl₂）溶液なら $0.016 \sim 0.032\,\mathrm{g/dm^3}$）を充填する．人体は非導電性でないため，人体と等価とするためには，装置付属のコイル負荷をつけて撮像する．または $1.25\,\mathrm{g/L}$ のCuSO₄ 溶液または $1.955\,\mathrm{g/L}$ の硫酸銅（Ⅱ）5水和物（CuSO₄·5H₂O）水溶液に $3.6\,\mathrm{g}$ の塩化ナトリウム（NaCl）などの電解質を加えて人体等価ファントムとする．NEMAの測定方法では，ファントムの緩和時間は T_1 値 $< 1,200\,\mathrm{ms}$，T_2 値 $> 50\,\mathrm{ms}$ と規定されている．

なお，性能評価試験では測定の再現性を担保するために，ファントムの形状，内容物，T_1 値，T_2 値を明らかにする必要がある．

20·1·2 撮像条件

撮像シーケンスはSE（spin echo）が望ましいが，この限りではない．TRはファントムの T_1 値の3倍以上で，TEは一般的に臨床に使用される範囲であればよい．シングルスライスで横断面を撮像し，スライス厚は $10\,\mathrm{mm}$ 以下である．FOVは面内においてRFコイルの最大径の110%を超えないこと．コイルは均一ボリュームコイルが望ましく，表面コイルおよびアレイコイルについては後述する*．可能な限りフィルタを使用しない．パラレルイメージングの使用についてはNEMAやIECにおいて規定されていない．

ファントムはアイソセンターに置かれたRF受信コイルの中心に配置する．ファントム内用液のゆらぎがなくなるように安定化を図る必要がある．ファントムの温度は $22 \pm 4\,°\mathrm{C}$ が理想的で，室内に24時間以上ファントムを置いて，ファントム内部の温度が室温とほぼ同じになるようにする．

解説
選択するコイルによってノイズの確率分布が変化するため補正係数が異なる．

20·1·3 測定方法

ⅰ）1回撮像法[9]

図20·1に示すように，ファントムを1回撮像して得られた画像にROIを設定して，ファントム内の平均信号強度（signal intensity：SI_{ROI}）と雑音とみなすバックグラウンドの標準偏差（SD_{BG}）もしくは平均信号値（SI_{BG}）を使用してSNRを求める．バックグラウンド信号は信号ムラやトランケーションアーチファクトの影響を受けないため，安定して雑音を測定できる．

1) 平均信号強度のROIはファントム面積の75%程度の大きさで中心に配置し，平均信号強度を測定する．
2) 雑音のROIはバックグラウンドに配置する．

SNR測定は，ノイズがガウス分布していると仮定しているため，ノイズの確率分布の変

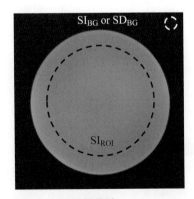

図20·1 1回撮像法
信号強度はファントム内から，雑音は空気中の信号強度，もしくは標準偏差から求める．扱う値によって係数が異なることに注意！

第 20 章　精度管理・性能評価試験

化を補正する必要がある．強度画像のバックグラウンドの平均値は 0 であるが，MRI の信号値は絶対値演算しているために本来は負の値も含まれているものが，正の値に折り返る．これにより雑音の信号分布が正規分布ではなくレイリー分布となる[10]．均一ボリュームコイルの場合，補正係数は以下のとおりである．

$$\text{image noise} = \frac{\text{SD}_\text{BG}}{\sqrt{\dfrac{4-\pi}{2}}} \fallingdotseq \frac{\text{SD}_\text{BG}}{0.655} \tag{20・1}$$

また，レイリー分布の標準偏差と平均値には一定の関係があるため，バックグラウンドの平均信号値からでも求めることができる．

$$\text{image noise} = \frac{\text{SI}_\text{BG}}{\sqrt{\dfrac{\pi}{2}}} \fallingdotseq \frac{\text{SI}_\text{BG}}{1.253} \tag{20・2}$$

3) ファントム内の平均信号強度とバックグラウンドの雑音から以下の式を用いて SNR を算出する．

$$\text{SNR}\ (1) = \frac{\text{SI}_\text{ROI}}{\text{image noise}} \fallingdotseq 0.655 \cdot \frac{\text{SI}_\text{ROI}}{\text{SD}_\text{BG}} \tag{20・3}$$

もしくは

$$\text{SNR}\ (1) = \frac{\text{SI}_\text{ROI}}{\text{image noise}} \fallingdotseq 1.253 \cdot \frac{\text{SI}_\text{ROI}}{\text{SI}_\text{BG}} \tag{20・4}$$

ii）差分画像法[2]

　同一条件による 2 回撮像の差分値（subtraction）画像から雑音を求める．この方法では，有限サンプリングにより発生するリンギングや傾斜磁場・RF 不均一による信号ムラの影響を排除できるため，ファントムによる評価としては最も一般的な方法である[*]．

> **解説**
> NEMA における測定方法でも本法が採用されている．

　1 回目の撮像（画像①）と 2 回目の撮像（画像②）は同一の撮像パラメータとし，両者の撮像間で装置のゲイン調整やキャリブレーションを行わないこと．時間的な安定性を担保するために 1 回目の撮像終了後から 5 分以内に 2 回目の撮像を開始する．

1) **図 20·2** に示すように，平均信号強度の ROI は一回撮像法に準拠して配置し，画像①の平均信号強度（SI①）を測定する．

2) 図 20·2 の一番右の画像に示すように，雑音の ROI は連続して撮像した 2 枚の画像を差分して得られた画像に配置（信号強度を測定した ROI と大きさも位置も変更しない）し，標準偏差（SD_sub）を求めてから $\sqrt{2}$ で除する[*]．

3) 以下の式を用いて SNR を算出する

$$\text{SNR}\ (2) = \frac{\text{SI}①}{\text{SD}_\text{sub}/\sqrt{2}} = \sqrt{2} \cdot \frac{\text{SI}①}{\text{SD}_\text{sub}} \tag{20・5}$$

> **解説**
> 差分画像の分散は二つの画像それぞれの確率変数の和と考えることができ，分散が 2 倍（標準偏差では $\sqrt{2}$ 倍）となるため．

　注意点として，装置によっては差分処理による負の値を 0 とするような閾値設定をしている場合があるため，ROI 内の最小値が負の値をもっていることを確認する必要がある．

20・1 均一ファントムによるSNR測定

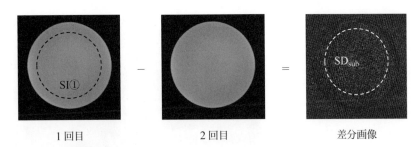

1回目　　　　　　　　2回目　　　　　　　差分画像

図20・2　差分画像法
信号強度は1回目もしくは2回目のファントム内から，雑音は差分画像の同位置ROI内の標準偏差から求める．差分画像内に負の値が含まれていることを確認すること．

iii）同一関心領域法

完全な均一ファントムを撮像した場合，各ピクセルの信号値は同一であるため，その標準偏差を雑音として定義することができる．図20・3に示すようにファントム内に配置した一つのROIから信号・雑音ともに測定する．しかしながら，均一ファントムを均一ボリュームコイルで撮像したとしても信号ムラは存在するため，雑音は過大評価となる．

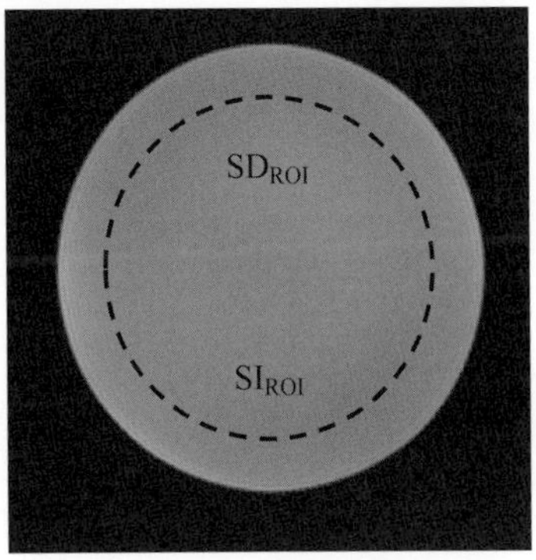

iv）連続撮影法[11),12)]

ファントムを同一条件で繰り返し撮像したとき，あるピクセル内の信号値は雑音の影響で撮像した画像ごとにわずかに変化する．回数が増えるにつれてピクセル内の信号分布は正規分布に近づくため，繰り返し撮像によってピクセルごとの平均値，標準偏差を算出することができる*（図20・4）．ピクセルごとの結果を表示可能なため，雑音値マップやSNRマップを作成することが可能であり，詳細な空間分布を評価することができる．

図20・3　同一関心領域法
信号強度・雑音ともにファントム内から求める．

解説
ピクセルごとの統計学的なゆらぎを検出しているため，SNRの算出時に係数を用いる必要がなく，SNR＝平均信号値／信号値の標準偏差で求めることができる．

20・1・4　表面コイル使用時のSNR測定[5)]

四肢など特定の組織を囲むように使用するループコイルやフレックスコイルなどの表面コイルでは，コイル近傍の信号強度が向上する反面，感度の分布は不均一である．表面コイルを使用する際は，一般的には感度の不均一を補正するフィルタを用いるため，SNR測定では注意が必要となる．感度補正フィルタを用いると信号が均一になるが雑音は不均一となる．つまり，感度補正フィルタの有無によって信号と雑音のいずれかが不均一であり，ROIの大きさと位置によって大きく変動するため，表面コイルの性能評価試験では感度補正フィルタの有無それぞれについてSNRと均一性を同時に行うことが推奨されている．さらに，ROIの大きさは7×7程度に設定し，信号値が雑音レベルの5倍以上のピクセル位置に配置することが規定されている．SNR測定は ii）差分画像法で行い，式（20・5）を用

第 20 章 精度管理・性能評価試験

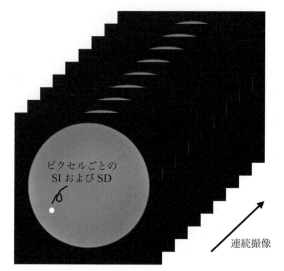

図 20・4　連続撮像法
連続で撮像した一連の画像から同一ピクセルにおける信号強度と標準偏差を求める．統計学的なゆらぎを検出しているため，SNR 算出時に係数は不必要．ピクセルごとの結果を表現できるため，SNR マップや雑音マップを作成可能．

いて SNR を求める．

20・1・5　アレイコイル使用時の SNR 測定[6]

アレイコイルは小型で高 SNR な表面コイルを組み合わせており，それぞれのコイルで取得した画像を合成している．コイルの組み合わせ方によってボリュームタイプと表面コイルタイプに分けられ，性能評価もそれぞれの単チャンネルコイルの測定法に準じる．

ⅰ）1 回撮像法の場合

コイルのチャンネル数によってノイズの分布量が変化することに注意が必要である[13]．表 20・1 は，NEMA（MS9）に記載されているコイルのチャンネル数に応じて適用される補正係数を抜粋したものである．SNR は式（20・3）および式（20・4）に準じて求めるが，補正係数は表 20・1 内の数字を使用する．なお，バッググラウンドの信号強度と標準偏差の割合が表中の一番右側と大きく外れる場合はレイリー分布でない可能性が高いため適用してはならない．SNR の結果は，勾配歪み／ワープ補正および RF 均一性補正（これらの補正をオフにすることが可能な場合）の有無についても報告されなければならない．

ⅱ）差分画像法の場合

規格容積にわたって均一な信号応答を生成するサブコイルで構成されているアレイコイルの場合は 20・1・3 項の内容が適用される．表面コイルを組み合わせた場合では，感度補正フィルタを使用すると，中心部の信号が持ち上げられる，すな

20・2　画像均一性測定

表20・1　1回撮像法におけるコイルのチャンネル数に応じた補正係数（抜粋）[6]

チャンネル数	SI_{BG} を用いる場合	SD_{BG} を用いる場合	SI_{BG}/SD_{BG}
1	1.25	0.66	1.91
4	2.74	0.70	3.94
8	3.94	0.70	5.61
16	5.61	0.70	7.97
32	7.97	0.71	11.29

わち，雑音も増加するため，中心及び周辺にROIを配置してそれぞれの位置で SNRを測定する．SNRは式（20・5）を用いて求める．

20・1・6　パラレルイメージング画像のSNR測定

　パラレルイメージングを使用した画像はNEMAでは測定対象外であるが，臨床で一般的に使用されていることもあり，そのSNR測定については多数の報告がある[11),12),14),15]．アレイコイルを使用するパラレルイメージングでは，前述の信号不均一の影響に加えて展開時の計算精度（geometry factor：g-factor）も影響する．何倍速で撮像するかを示すreduction factor（R）とともに大きいほどSNRを低下させる．

$$SNR_{PI} = \frac{SNR}{g\sqrt{R}} \tag{20・6}$$

　パラレルイメージングを使用した場合，geometry factorの影響でSNRの分布には位置依存性がある．ROIの大きさや設定が問題となるが，差分画像法を発展させた差分マップ法が有効である[12]．差分マップ法は各ピクセルでピクセル近傍の7×7の ROI内の信号値と差分画像の同領域の標準偏差から計算される．20・1・3項 iv）連続撮像法と同様，SNRマップを作成することができる．

20・2　画像均一性測定[3]

　画像均一性とは，撮像対象が均質である場合に，MRIシステムが撮像された容積全体にわたって同一の信号応答を生成する能力を指す．均一な被検体の二次元 MR画像における画像強度の不均一性は，RFコイルの形状やペネトレーション，送信RF磁場の不均一性（B_1 不均一性*），静磁場の不均一性（B_0 不均一性），勾配パルス較正や渦電流補正の不備，ファントムの空間的位置決めなど，多くの要因によって引き起こされる可能性がある．

20・2・1　ファントム

　SNR測定時のファントムに準じる．

20・2・2　撮像条件

　SNR測定時の撮像条件に準じるが，異なる項目は，スライス方向は3断面で撮像

【解説】
90°パルスを照射したときに90°として応答してくれる精度のこと．

第20章◇精度管理・性能評価試験

第 20 章　精度管理・性能評価試験

すること，TR はファントムの T_1 値の 5 倍以上，マトリックスサイズは 128×128 以上，画像フィルタはできる限り外すこと，である．SNR $\geqq$ 80 であれば，均一性の評価に影響を及ぼさないとされており[16]，SNR が低い場合には，加算回数を増加もしくはマトリックスサイズを減少させる．

20·2·3　測定方法

i）ピーク偏差の不均一測定

ROI はファントム面積の 75% 程度の大きさで中心に配置し，最大信号値（S_{max}）と最小信号値（S_{min}）からスパン（Δ），信号平均値（S_{ave}），不均一度（N），均一度（U）を以下の式で求める．なお，NEMA の測定方法では不均一度を算出すると規定されている．

$$\Delta = \frac{S_{max} - S_{min}}{2} \tag{20·7}$$

$$S_{ave} = \frac{S_{max} + S_{min}}{2} \tag{20·8}$$

これらの式より，不均一度は

$$N = 100 \times \frac{\Delta}{S_{ave}} = \frac{S_{max} - S_{min}}{S_{max} + S_{min}} \tag{20·9}$$

均一度は

$$U = 100 - N \tag{20·10}$$

したがって，完全に均一な場合には $N = 0\%$ となる．AAPM では，FOV $\leqq$ 20 cm に対しては，均一度 U は 80% 以上でなければならないとされている[1),16)]が，NEMA では判定基準は言及されていない[3)]．

ii）均一性マップ

均一度と不均一度の算出に加えて，信号値のグレースケールマップを作成すると視覚的に画像均一性を確認できる．作成手順は

1) 画像中心に 400 ピクセル程度の ROI を配置し，平均値を測定する
2) 全ピクセルについて平均値との信号差を求め，5 段階のグレースケールに割り振る

　①-20% 以下，②-20% ～ -10%，③-10% ～ +10%，④+10% ～ +20%，⑤+20% 以上

画像中の不均一性の位置は不均一性の原因と相関しているため，コード化された画像はシステム調整のための性能診断ツールとなる．NEMA の測定方法では，コード化された画像を添付すること，と規定されている．

iii）ACR-MRAP

ACR-MRAP（ACR MR accreditation program）法は，信号の平均化により，ⅰ）「ピーク偏差の不均一測定」のノイズ感度を低減する．この方法では，ディスプレイ上に表示された画像に対して，ウィンドウ幅を狭めた状態でウィンドウレベルを変更していき最大信号レベルを示す"領域"を探す（ピクセルではない）．ここに 100 ピ

クセル程度のROIを設定して平均値$S_{\max}$を算出する．同様に最小信号レベルを示す領域から$S_{\min}$を算出し，**PIU**（peak deviation non-uniformity）を算出する．

$$\mathrm{PIU} = 100 \times \left(1 - \frac{S_{\max} - S_{\min}}{S_{\max} + S_{\min}}\right) \tag{20・11}$$

この手法はホットスポットといった極端な画像の不均一の影響を受けやすい．

iv）標準平均絶対偏差（NAAD）

AAD法はROI内の各ピクセルの平均値から平均絶対偏差を算出することで，i）「ピーク偏差の不均一測定」のノイズ感度を低減する．すべてのピクセルが不均一性の測定に等しく寄与することからホットスポットなどの影響を受けない．AADを標準化するために測定ROI内の平均値で除した**NAAD**（normalized absolute average deviation）で均一性を評価する．

$$\mathrm{NAAD} = 100 \times \left[1 - \frac{1}{N\bar{Y}} \sum_{i=1}^{N}(|Y_i - \bar{Y}|)\right] \tag{20・12}$$

ここで，Y_iは測定ROI内の各ピクセルの信号値，$\bar{Y}$は測定ROIの平均値，$|Y_i - \bar{Y}|$はピクセルiの絶対偏差，Nは測定ROI内のピクセル数である．

また，低SNR画像（SNR $\leqq$ 50）を使用する場合，バックグラウンド領域を使用した以下の式で補正する．

$$\mathrm{NAAD_c} = 100 \times \left[1 - \frac{1}{N\bar{Y}} \sum_{i=1}^{N}(|Y_i - \bar{Y}|)\right] + \frac{1}{n\bar{Y}} \sum_{j=1}^{n}(|Y_{bj} - \bar{Y}_b|) \tag{20・13}$$

ここで，添え字の"b"は測定がアーチファクトや信号のない"n"ピクセルのバックグラウンド領域で行われたことを示す．

v）区分測定法

局所不均一性を評価する場合，NEMAの測定方法では ii）「均一性マップ」を提唱しているが，専門プログラムを必要とする．ここでは小倉らによる区分法（$\mathrm{U}\Sigma_{\mathrm{seg}}$）[17]を解説する．

図**20・5**にROIの配置を示す．この方法は，ファントム画像内の大きなROIの平均信号強度（$\mathrm{SI_{wide}}$）と，その中に五つの小さなROIの平均信号強度（$S_{\mathrm{C,R,L,U,D}}$）を測定し，両者の差から五つの区分の不均一度を数値として表現したものであり，簡便に局所均一度を評価できる．

20・3　スライス厚測定[4]

スライス厚の測定は，二次元化されたMR画像にどの程度の厚さ情報が含まれているのかを知るために必要である．スライス厚は高周波（RF）パルスの形状とシーケンス，送信ゲイン，RF磁場の均一性，選択勾配，その他のパラメータに依存するため，スライス厚はMRI装置の適切な調整とその画質の重要な指標である．

MRIのスライスは，理論的にはRFのスペクトル幅と傾斜磁場の傾きによって決

第 20 章 精度管理・性能評価試験

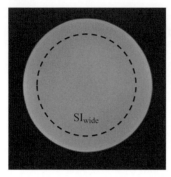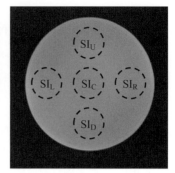

図 20・5 区分法による均一性試験

$U\Sigma_{seg} = [SI_{(C)} - SI_{(wide)}]/SI_{(wide)}$
$U\Sigma_{seg} = [SI_{(R)} - SI_{(wide)}]/SI_{(wide)}$
$U\Sigma_{seg} = [SI_{(L)} - SI_{(wide)}]/SI_{(wide)}$
$U\Sigma_{seg} = [SI_{(U)} - SI_{(wide)}]/SI_{(wide)}$
$U\Sigma_{seg} = [SI_{(D)} - SI_{(wide)}]/SI_{(wide)}$

$U\Sigma_{seg}$ はその区分での均一度を表す．$SI_{(wide)}$ は，上段図の ROI 内の平均信号強度．$SI_{(C,R,L,U,D)}$ は，下段図の ROI 内の平均信号強度．

定されるが，その感度形状は矩形波ではなく，裾野が広がった形状をしている．したがって，スライス厚はスライスプロファイルの最高値の 1/2 を結んだ距離（**半値幅**，full width at half maximum：**FWHM**）として規定されている（後出の図 20・7(c)）．**端部応答関数 ERF**（edge response function）として，くさびの傾斜部分に設定したスライスから得られる x 軸方向の信号強度プロファイルが定義されている（図 20・7(b)）．得られた ERF を微分（差分）することでスライスプロファイルを求める．

20・3・1 ファントム

スライス厚測定は，使用するファントムによってウェッジ法とスラブ法に分けられる．**図 20・6** にスライス厚測定用のファントムを示す．両者ともくさび部分は無信号の物質であり，高信号を発生する液体に浸されている．また，どちらもくさびが対となるように配置されており，ファントムを配置するときの傾きの誤差（図 20・6 の y 軸回りの回転）を補正するためである．両くさびの傾斜面はスライス面に対して $\alpha°$ 傾斜している．

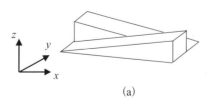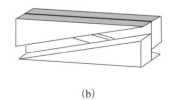

(a)   (b)

図 20・6 スライス厚測定用ファントムの種類
(a) ウェッジ型ファントム．(b) スラブ型ファントム．くさび部分は無信号の物質で，$\alpha°$ のくさびが対向するように並んでいる．

スラブ法では傾斜面の間隔が固定されており，測定可能なスライス厚が制限されること，および現在入手できるスライス厚測定ファントムはウェッジ法がほとんどであるため，本章ではウェッジ法の測定手順を示す．

20・3・2　撮像条件

撮像シーケンスは SE（spin echo）法を用いる．TR はファントムの信号を発生する物質において T_1 値の 3 倍以上で，TE は一般的に臨床に使用される範囲であればよい．少なくとも 3 スライス以上のマルチスライスで横断面を撮像し，スライス間距離は予想される半値幅の 2 倍以上であること．FWHM 内に少なくとも 5 ピクセルを含むように FOV，マトリックスサイズ，スライス厚を調整する．

$$d \leq \frac{\text{FWHM}}{5 \times \tan \alpha} \quad (20 \cdot 14)$$

ここで，d はピクセルサイズ，FWHM はスライス厚，α は傾斜角である．例えば，$\alpha = 15°$，5 mm 厚のスライスを撮像する場合は，ピクセルサイズは 3.73 mm 以下であればよい．

スライスプロファイルの SNR* は 10 より大きくないと信頼できる結果を得ることができず，加算回数 1 回では SNR は低すぎる．加算回数を増加させるか，複数のプロファイルを足し合わせて SNR を担保する必要がある．

> **解説**
> スライス最大値における信号強度/標準偏差と定義される．

20・3・3　測定方法

1) くさびの傾斜面と平行な方向を y 軸とし，撮像面内で y 軸と直行する方向を x 軸とする．測定は中心のスライスで行う（**図 20・7**(a)）．

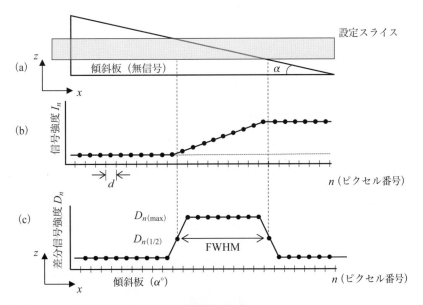

図 20・7　くさび法によるスライス厚測定の原理
(a) くさび板の傾斜部分にスライスを設定する．(b) くさびファントムを撮像した際の x 軸方向の信号強度．(c) 差分信号強度を求めてスライスプロファイルを表示する．スライスプロファイルの FWHM からスライス厚を求める．

2) ERFは，xの関数としてピクセルの信号強度をプロットする（図20·7(b)）.
3) スライスプロファイルを求めるために，ERFをxに関して微分する（図20·7(c)）.

$$D(X_i) = \frac{\text{SI}(X_i) - \text{SI}(X_{i-1})}{(X_i) - (X_{i-1})} \quad (20 \cdot 15)$$

4) 上記の結果は引き延ばされたスライスプロファイルであり，必要に応じて補間を行い最大値と最小値の1/2となる点の幅（ω）を求める.
5) スライス厚は，スライスプロファイルから得られたωに$\tan\alpha$を乗じた値である.

20·3·4 回転補正

スライス厚の決定に誤差をもたらす可能性のある回転誤差は，各座標軸でそれぞれ一つずつ発生する.

z軸もしくはx軸に対して回転した場合は，傾斜面が斜めに描出されるため，SNRを向上させるために一つのスライスから複数のERFを平均化した場合では，個々のERFは同じ位置にないためスライス厚は過大評価される.y軸に対して回転した場合は，ウェッジ角αを直接変化させるため，より大きな誤差が生じる*.スライス厚測定のファントムが二つのウェッジを反対向きに対向して並べているのは，y軸に対する回転を補正するためである.

図20·8に回転補正の模式図を示す.回転補正をするために，対向するウェッジそれぞれのωを求めて比較する.短い方をω_1，長い方をω_2とすると

$$\text{Slice thickness } (\omega_1) = \omega_1 \times \tan(\alpha + \theta) \quad (20 \cdot 16)$$
$$\text{Slice thickness } (\omega_2) = \omega_2 \times \tan(\alpha - \theta) \quad (20 \cdot 17)$$

これらより回転角θを求める.

$$\frac{\omega_1 - \omega_2}{\omega_1 + \omega_2} = \frac{\tan(\alpha+\theta) - \tan(\alpha-\theta)}{\tan(\alpha+\theta) + \tan(\alpha-\theta)} = \frac{\sin[(\alpha+\theta)-(\alpha-\theta)]}{\sin[(\alpha+\theta)+(\alpha-\theta)]} = \frac{\sin(2\alpha)}{\sin(2\theta)}$$

$$(20 \cdot 18)$$

よって

$$\theta = \frac{\sin^{-1}\left[\dfrac{(\omega_1 - \omega_2)\sin(2\alpha)}{\omega_1 + \omega_2}\right]}{2} \quad (20 \cdot 19)$$

求めたθを式（20·16）に代入して，補正したスライス厚を算出する*.

> **解説**
> 例えば，傾斜角11.3°のウェッジをもつファントムでは，y軸周りに1°の回転誤差が生じると約10%の誤差が生じる.

> **解説**
> なお，補正後はSlice thickness (ω_1) = Slice thickness (ω_2) となる.

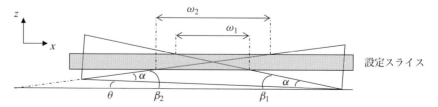

図20·8 スライス厚測定における回転補正
傾斜角α°のくさびがθ傾斜している場合，設定スライスとの角度はβ_1とβ_2であり，それぞれ$\alpha+\theta$，$\alpha-\theta$に相当する.

20・4　緩和時間（T_1値，T_2値）測定

MRの信号強度は，緩和時間，拡散，灌流流体に起因する変数，プロトンの濃度や温度などの積によって決定される．その中で，MR画像のコントラストに大きく寄与し，実験系・臨床のどちらにおいても最も定量的に評価できるのが，組織の緩和時間，すなわちT_1値とT_2値である．どのような実験においても測定対象の緩和時間を調べることはほぼ必須といえる．ここでは，緩和時間測定の基本を解説するとともに，T_1値，T_2値同時測定（マルチパラメトリックMRI）も紹介する．

20・4・1　T_1値の測定

T_1緩和は磁化移動や灌流などの影響を受けなければBlochの方程式から下式のように表される．

$$\frac{dM_z(t)}{dt} = \frac{M_0 - M_z(t)}{T_1} \tag{20・20}$$

T_1緩和時間の測定方法として，式（20・20）の微分方程式を解いて導く，飽和回復（saturation recovery：SR）法，反転回復（inversion recovery）法をはじめ，MOLLI（modified Look-Locker inversion recovery）法[18]や可変フリップ角法[19]などさまざまな測定法が報告されている．

ⅰ）IR法

IR法は，180°パルスによって縦磁化を反転させた後，τ時間（inversion time：TI）経過してから90°パルスを照射して得られたFID信号をフーリエ変換することで，TIにおける縦磁化の大きさを測定することができる．TIを変更しながら測定をしていくことで，緩和の過程を追うことができる．

ここで，TI $= 0$のとき，$M_z = -M_0$であるとして積分をすると

$$M_z(\tau) = M_0 \left\{ 1 - 2\exp\left(\frac{-\tau}{T_1}\right) \right\} \tag{20・21}$$

縦磁化は指数関数に従って回復し，信号強度が0になる点（τ_{null}）は

$$M_z(\tau_{\text{null}}) = M_0 \left\{ 1 - 2\exp\left(\frac{-\tau_{\text{null}}}{T_1}\right) \right\} = 0 \tag{20・22}$$

この式を解くと

$$M_0 = 2M_0 \cdot \exp\left(\frac{-\tau_{\text{null}}}{T_1}\right)$$

$$\ln M_0 = \ln\left[2M_0 \cdot \exp\left(\frac{-\tau_{\text{null}}}{T_1}\right)\right] = \ln(2M_0) + \ln\left(\exp\left(\frac{-\tau_{\text{null}}}{T_1}\right)\right)$$

$$= \ln 2 + \ln M_0 + \left(\frac{-\tau_{\text{null}}}{T_1}\right)$$

$$\ln 2 = \frac{\tau_{\text{null}}}{T_1}$$

$$\therefore\ T_1 = \frac{\tau_{\text{null}}}{\ln 2} \tag{20・23}$$

第20章 精度管理・性能評価試験

表20・2 inversion recovery法

TI〔ms〕	M_z	$M_0 - M_z$	$\log(M_0 - M_z)$
50	−735.7	2,792.7	3.446
100	−147.7	2,204.7	3.343
150	385.2	1,671.8	3.223
200	791.6	1,265.4	3.102
300	1,332.8	724.2	2.860
400	1,601.5	455.5	2.658
500	1,819.7	237.3	2.375
600	1,889.0	168.0	2.225
800	1,997.4	59.6	1.775
1,000	2,035.1	21.9	1.340
1,200	2,045.8	11.2	1.049
1,500	2,052.5	4.5	0.653
2,000	2,054.4	2.6	0.415
2,500	2,055.1	1.9	0.279
3,000	2,057.0	0	

　例えば，**表20・2**に示すガドリニウム希釈溶液をIR法で測定した信号強度からグラフを作成すると**図20・9**のようになる．この図から τ = null を通過するTIを130 ms と読み取る．これを式（20・23）に代入すると，T_1値 = 188 ms を導くことができる．

$$T_1 = \frac{\tau_\text{null}}{\ln 2} = \frac{130}{0.693} = 187.59 \text{ ms}$$

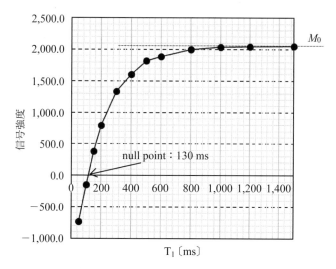

図20・9　IR法における信号強度緩和曲線
　　　信号強度が0であるTI値（null point）からT_1値を求められるが，null point付近の計測点が少ないと精度が悪くなる．

20・4 緩和時間（T₁値，T₂値）測定

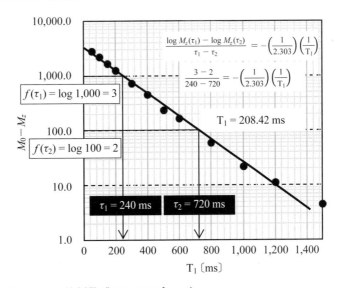

図20・10 片対数グラフでのプロット
2点のTIのときの傾きを求める．縦軸を基準に読む方が計算がしやすく，精度も高い．

　この方法では，信号強度が0となる付近の測定回数を増やさないと精度が悪くなる．

　一方，片対数グラフを利用する場合，**図20・10**に示すように，直線の傾きを求めればよい．表20・2において TI = 3,000 ms を十分に緩和が進んだものと仮定してその信号強度を M_0 とみなすと，式（20・21）は以下のように変換できる．

$$M_z(\tau) - M_0 = -2M_0 \exp\left(\frac{-\tau}{T_1}\right) \tag{20・24}$$

これを対数変換すると

$$\ln(M_z(\tau) - M_0) = -\left\{\ln(2M_0) - \left(\frac{-\tau}{T_1}\right)\right\} \tag{20・25}$$

τ_1 と τ_2 の2点間について勾配を求めると，次のようになる．

$$\frac{f(\tau_1) - f(\tau_2)}{\tau_1 - \tau_2} = \frac{-\left\{\ln(2M_0) - \left(\frac{-\tau_1}{T_1}\right)\right\} + \left\{\ln(2M_0) - \left(\frac{-\tau_2}{T_1}\right)\right\}}{\tau_1 - \tau_2}$$

$$= \frac{\left(\frac{-\tau_1}{T_1}\right) - \left(\frac{-\tau_2}{T_1}\right)}{\tau_1 - \tau_2}$$

$$= \frac{-\left(\frac{1}{T_1}\right)(\tau_1 - \tau_2)}{\tau_1 - \tau_2} = -\frac{1}{T_1} \tag{20・26}$$

　ただし，TI ≦ null point の場合，本来の信号値は負の値として扱う必要がある．信号強度の表示形式を負の値も表示するように変更するか，null point を求めてそれより短い TI のプロット値は M_0 に加算するとよい．

第 20 章　精度管理・性能評価試験

また，片対数グラフの縦軸は常用対数（$\log_{10}$）であるため，自然対数に変換する必要がある．ここで，$\log e = 0.4343 = 1/2.303$ のため，式（20·26）に乗じて T_1 値を求める．

$$\frac{\log_{10} M_z(\tau_1) - \log_{10} M_z(\tau_2)}{\tau_1 - \tau_2} = -\log_{10} e \cdot \left(\frac{1}{T_1}\right)$$

$$= -\left(\frac{1}{2.303}\right)\left(\frac{1}{T_1}\right) \tag{20·27}$$

測定上の注意点としては，十分に緩和が進んだ以降の値を含まない，TR は予想されるファントムの T_1 値の 5 倍以上に設定する，ファントムの安定化を図ってから測定をする，測定間のゲインは固定する，などがあげられる．

ii）MOLLI 法

Look-Locker 法は Look，Locker 氏が開発した磁化反転後にデータを連続して取得し，T_1 緩和時間を測定する手法である．データ収集に SSFP をはじめとする高速撮像法を用いており，心筋が対象でも心電図同期を行うことで測定が可能である．理論上は IR 法と同じであるが，信号収集の周期が早いため，十分に T_1 値が回復せず，過小評価される．この見かけの T_1 回復のことを $T_1{}^*$ という．

$$S(t) = A - B \exp\left(\frac{-t}{T_1{}^*}\right) \tag{20·28}$$

MOLLI 法は，Look-Locker 法を改良した方法で，測定値を 3 パラメータモデルにあてはめて A，B，および $T_1{}^*$ を推定して近似している[20]．

$$T_1 \approx T_1 \times \left(\frac{B}{A} - 1\right) \tag{20·29}$$

iii）可変フリップ角法

可変フリップ角法は，グラディエントエコー（gradient echo：GRE）法を用いる．GRE 法の信号強度はフリップ角に依存することを利用して，二つの異なるフリップ角で撮像した画像の信号強度の比から T_1 値を求める．横磁化の残存がない場合，GRE 法の信号強度は次式で表される．

$$I = I_0 \frac{\left[1 - \exp\left(-\dfrac{TR}{T_1}\right)\right]}{1 - \cos\alpha \cdot \exp\left(-\dfrac{TR}{T_1}\right)} \sin\alpha \cdot \exp\left(-\left(\frac{TE}{T_2{}^*}\right)\right) \tag{20·30}$$

TR，TE を一定とし，フリップ角を α と β に設定したときの信号強度はそれぞれ

$$I_\alpha = I_0 \frac{\left[1 - \exp\left(-\dfrac{TR}{T_1}\right)\right]}{1 - \cos\alpha \cdot \exp\left(-\dfrac{TR}{T_1}\right)} \sin\alpha \cdot \exp\left(-\left(\frac{TE}{T_2{}^*}\right)\right) \tag{20·31}$$

$$I_\beta = I_0 \frac{\left[1 - \exp\left(-\dfrac{TR}{T_1}\right)\right]}{1 - \cos\beta \cdot \exp\left(-\dfrac{TR}{T_1}\right)} \sin\beta \cdot \exp\left(-\left(\frac{TE}{T_2{}^*}\right)\right) \tag{20·32}$$

となり，信号強度の比をとると，SI_0 と T_2^* の影響を除去できる．

$$\frac{I_\alpha}{I_\beta} = \frac{\sin\alpha}{1 - \cos\alpha \cdot \exp\left(-\dfrac{TR}{T_1}\right)} \cdot \frac{1 - \cos\beta \cdot \exp\left(-\dfrac{TR}{T_1}\right)}{\sin\beta} \tag{20・33}$$

以上より，T_1 について整理すると

$$T_1 = -\frac{TR}{\ln\left(\dfrac{I_\alpha \cdot \sin\beta - I_\beta \cdot \sin\alpha}{I_\alpha \cdot \sin\beta \cdot \cos\alpha - I_\beta \cdot \sin\alpha \cdot \cos\beta}\right)} \tag{20・34}$$

このように信号強度の比が測定精度に直結しているため，フリップ角はエルンスト角を挟んだ2点を選択するとよい[21]．また，マルチスライス使用時に生じるクロストークの影響を受けやすいため注意が必要である．

20・4・2 T_2 値の測定

T_2 緩和は Bloch の方程式によって下式のように表される．

$$\frac{dM_x(t)}{dt} = -\frac{M_x(t)}{T_2} \tag{20・35}$$

T_2 緩和では，静磁場の不均一や周囲の磁化率の影響により位相分散が促進される．これを T_2^* 緩和という．したがって T_2 緩和時間の測定をする際はこれらの影響をなくすために SE 法を用いる．TE を変化させて複数点のエコー信号を収集することで，信号強度が指数関数的に減衰していく過程を追うことができる．

ここで，$TE = 0$ のとき，$M_x = M_0$ であるとして積分をすると

$$M_x(\tau) = -\exp\left(\frac{-\tau}{T_2}\right) \tag{20・36}$$

これを対数変換すると

$$\ln(M_x(\tau)) = -\left(\frac{\tau}{T_2}\right) \tag{20・37}$$

図 20・11 に示すように，片対数グラフを利用する場合，プロットした値は常用対数なので，傾きを求めた後に補正する．

$$\frac{\log M_x(\tau_1) - \log M_x(\tau_2)}{\tau_1 - \tau_2} = -\log e \cdot \frac{1}{T_2} \tag{20・38}$$

グラフの読み取り値から式（20・38）に代入して T_2 値を求める．

20・4・3 マルチパラメトリック MRI

緩和時間測定は，精度の担保を目的として測定点ごとに計測を行うため長時間になりやすい．一方，マルチパラメトリック MRI は，1回の撮像で T_1 値，T_2 値を求め，それをもとにさまざまな MRI のコントラストを合成することができる．ここでは，代表的な技術として synthetic MRI[22] と MR fingerprinting[23] について述べる．

第20章　精度管理・性能評価試験

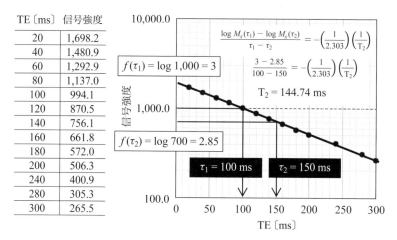

図20・11　T₂値の求め方
計測した信号強度を片対数グラフにプロットし，2点のTEのときの傾きを求める．その後，自然対数に変換する係数をかけてT₂値を求める．

ⅰ）synthetic MRI

synthetic MRI は，複数のTIとTEで得られたMR信号から緩和時間を実測し，指数関数にフィッテングすることでT_1値とT_2値およびプロトン密度を算出する．従来のT_1測定，T_2測定に比べ，印可するTIとTEが極端に少ない（測定点が極端に少ない）が，正確性・再現性ともに良好だったと報告されている[24),25)]．仮想上のTR，TE，TIを設定すると，定量データから所望のコントラストを合成することができる．従来のT_1強調像，T_2強調像だけでなく，T_1 map，T_2 mapも表示可能であり，定量評価に基づいた診断が期待されている．頭部領域では白質，灰白質，CSF，その他の組織にセグメンテーションが可能で，ミエリン量の推定も行われている[26)]．

ⅱ）MR fingerprinting

MR fingerprinting は，最適化されたシーケンスにより得られた信号パターンからT_1やT_2を含む複数のパラメータを同時に取得することができる．MR fingerprintingでは，緩和曲線を推定せずに，想定しうるすべてのパラメータの組合せをシミュレーションした結果が辞書として用意されており，撮像で得られた信号変化のパターンと辞書を照合してパラメータを推定する．この一連の動作から"fingerprinting"と呼ばれている*．

最適化されたシーケンスはTRとフリップ角を疑似的ランダムに印可しており，TRごとに得られるデータから画像を作成している．数百回TRを繰り返してSNRの良い画像を作成するのではなく，TRごとの信号変動の軌跡を追っているため，撮像の途中でモーションなどのアーチファクトがあったとしても，影響が少ないという特徴がある．また，同一ベンダー内において，非常に高い再現性が得られると報告されている[27)]．

解説
指紋認証（fingerprinting）は，端点と分岐点のパターンが大量に登録されており，照会した指紋が登録されているパターンと一致しているかどうかを識別する．

20・5　精度管理と標準化への取り組み

　MR画像では，コントラストや信号強度だけでなく，さまざまな定量値でも診断・評価が行われている．例えば，ADC（apparent diffusion coefficient）は癌の診断において重要な指標ではあるが，温度をはじめとしたさまざまな要因の影響を受ける．ISMRM（International Society for Magnetic Resonance in Medicine）とNIST（National Institute of Standard and Technology）の2団体は，ADCの標準ファントムを共同制作し，商品化している．ファントム内にはADC＝0.2～1.1×10⁻³ mm²/sの範囲をカバーする基準物質が内蔵されており，ADCの基準値として利用できる．

　そのほかにも，MR装置の性能，安定性，相互比較性，マルチパラメトリックMRIで測定される緩和時間の精度を評価するための標準MRIシステムファントムも商品化している．マルチパラメトリックMRIの定量値の再現性，装置のアップグレード評価，多施設でのT_1値の変動の評価などに用いられている．測定できる項目は，幾何学的歪み，解像度，スライス厚，プロトン密度，SNRなど多岐に渡っている．ISMRM/NISTが制作したファントムは，高い精度，長期安定性を備えており，標準および高精度な定量を検証できるファントムとして期待されている．

　また，異なる撮像機種，施設，時期に撮像された画像からでも比較が可能な定量的指標を再現性および客観性をもって取得可能とする指針を作成することを目指して，J-QIBA（Japan Quantitative Imaging Biomarker Alliance）が設立されており，さまざまなモダリティの定量値について標準化が行われている．MRIでは，fMRI，MR elastography，拡散テンソル，パーフュージョン，緩和時間測定などが対象である．QIBAは，定量値が安定するように撮像から解析までの詳細を"profile"という指針として作成しており，このprofileどおりに撮像および解析を行うことで精度（＝claim）が担保される．profileの設定手順は画像から得られる各種定量的指標に対して，これまでの知見の積み重ねからパブリックコメントを出し，メンバーが修正を繰り返して，最終的に臨床で使用可能なバイオマーカーとして確立される[30]．

　性能評価試験（SNR，均一性試験，スライス厚測定，歪み測定など）は，規格に適合したファントムを用いて評価することが望ましい．また，QIBAで提言されているように，定量値の評価や標準化を行ううえでも対応するファントムの使用は必須である．**表20・3**にMRIで用いられる代表的なファントムの一覧を示す．さらに，MR装置の性能評価試験に関しては自動計測をしてくれるソフトウェアも販

表20・3　代表的なMRIファントム

ファントム名	測定項目
性能評価	SNR，均一性，スライス厚，解像度，歪みなど
ISMRM/NISTシステム	SNR，均一性，スライス厚，解像度，歪み，緩和時間，プロトン密度
QIBA diffusion	ADC
Essentialブレスト	T_1値，拡散係数，歪み，分解能
脂肪・鉄沈着定量	T_1値，R_2^*，PDFF（proton density fat fraction）

売されているため，精度管理の手間を大幅に減らすことができる．

◎ ウェブサイト紹介

ISMRM/NIST ファントム

https://www.nist.gov/programs-projects/nistnibib-medical-imaging-phantom-lending-library

定量値の精度評価を行うためのさまざまなファントムが紹介されており，貸出も行っている．ここで紹介されているファントムのほとんどは下記のアクロバイオ社が委託販売を行っている．

J-QIBA

https://www.radiology.jp/j-qiba/index.html

定量値の標準化を進めている組織．さまざまなモダリティの定量値について標準化が行われており，MRI では，fMRI，MR elastography，拡散テンソル，パーフュージョン，緩和時間測定などが対象である．

MRI ファントム

https://www.acrobio.co.jp/ および https://mri-phantom.jp/

性能評価試験や QIBA で用いられるファントムのサイト．各種ファントムの問合せ・購入が可能である．

性能評価自動計測ソフトウェア

https://www.acrobio.co.jp/products/radiodiagnosisphantom/pro_control.html

MR 装置の性能評価試験を自動で計測してくれるソフトウェアを紹介している．

◎ 参考図書

日本放射線技術学会監修：放射線技術学スキル UP シリーズ　標準　MRI の評価と解析，オーム社（2012）

寺田康彦："特集 MRI 最前線 MR fingerprinting (MRF)." 臨床画像 33.6 (2017): 640-651

藤田翔平："特集 MRI による中枢神経画像診断の進歩 マルチパラメトリック MRI によるデータ駆動型の画像診断補助-MR fingerprinting と synthetic MRI." 臨床放射線 67.3 (2022): 267-279

◎ 参考文献

1) American Association of Physicists in Medicine: Acceptance Testing and Quality Assurance Procedures for Magnetic Resonance Imaging Facilities, 2010

2) National Electric Manufacturers Association: Determination of Signal-to-Noise Ratio (SNR) in Diagnostic Magnetic Resonance Imaging. NEMA Standards Publication MS 1-2008 (R2014, R2020)

3) National Electric Manufacturers Association: Determination of Image Uniformity in Diagnostic Magnetic Resonance Images. NEMA Standards Publication MS 3-2008 (R2014, R2020)

4) National Electric Manufacturers Association: Determination of Slice Thickness in Diagnostic Magnetic Resonance Imaging. NEMA Standards Publication MS 5-2018

5) National Electric Manufacturers Association: Determination of Signal-to-Noise Ratio and Image Uniformity for Single-Channel, Non-Volume Coils in Diagnostic Magnetic

Resonance Imaging. NEMA Standards Publication MS 6-2008 (R2014, R2020)

6) National Electric Manufacturers Association: Characterization of Phased Array Coils or Diagnostic Magnetic Resonance Images. NEMA Standards Publication MS 9-2008 (R2014, R2020)

7) JIS Z 4924 診断用磁気共鳴装置用ファントム. 1995

8) IEC 62464−1, Magnetic resonance equipment for medical imaging-Part 1: Determination of essential image quality parameters. 2007

9) Kaufman L., et al.: Measuring signal-to-noise ratio in MR imaging, Radiology, 173, pp. 825-832 (1993)

10) Henkelman, R. M.: Measurement of signal intensities in the presence of noise in MR images, Medical Physics, 12, pp. 232-233 (1985)

11) Miyati T., et al.: Novel SNR determination method in parallel MRI, Proceedings of SPIE, 6142, pp. 1244-1250 (2005)

12) 今井広, 他：差分マップ法および連続撮像法による parallel MRI 画像の SNR 測定. 日放技雑誌, 64 (8), pp. 930-93 (2008)

13) Constantinides CD., et al: Signal to noise measurement in magnitude images from NMR phased arrays. Magn Reson Med, 38, pp. 852-857 (1997)

14) 宮地利明, 他：Parallel MRI における画像 SNR 評価法の問題点. 日放技雑誌, 62 (1), pp. 145-148 (2006)

15) Olaf D., et al: Measurement of signal-to-noise ratios in MR images: Influence of multichannel coils, parallel imaging, and reconstruction filters. J Magn Reason Imaging, 26(2), pp. 375-85 (2007)

16) 宮地利明, 他：日本放射線技術学会 MRI 装置の性能評価法の検討班：MRI 装置の性能評価法の検討. 日放技学誌, 55 (12), pp. 1167-1179 (1999)

17) 小倉明夫, 他：診断用 MRI 装置における新しい画像均一性評価法の構築. 日放技学誌, 53 (12), pp. 1789-1794 (1997)

18) Messroghli, Daniel R., et al.: Modified Look-Locker inversion recovery (MOLLI) for high-resolution T_1 mapping of the heart. Magn Reson Med. 52(1), pp. 141-146 (2004)

19) Wang HZ, Riederer SJ, Lee JN: Optimizing the precision in T_1 relaxation estimation using limited flip angles. Magn Reson Med: 5, pp. 399-416 (1987)

20) Xue, Hui, et al.: Phase-sensitive inversion recovery for myocardial T_1 mapping with motion correction and parametric fitting. Magn Reson Med. 69(5), pp. 1408-1420 (2013)

21) Wang, Henry Z., et al: Optimizing the precision in T_1 relaxation estimation using limited flip angles. Magn Reson Med. 5(5), pp. 399-416 (1987)

22) Warntjes JB et al: Rapid magnetic resonance quantification on the brain: optimization for clinical usage. Magn Reson Med 60: 320−329 (2008)

23) Ma D et al: Magnetic resonance fingerprinting. Nature 495: 187−192 (2013)

24) Krauss, W., et al: Accuracy and reproducibility of a quantitative magnetic resonance imaging method for concurrent measurements of tissue relaxation times and proton density. Magn Reason Imaging 33: 584 〜 591 (2015)

25) Hagiwara A et al: Linearity, bias, intrascanner repeatability, and interscanner reproducibility of quantitative multidynamic multiecho sequence for rapid simultaneous relaxometry at 3 T: a validation study with a standardized phantom and healthy controls. Invest Radiol 54: 39−47 (2019)

26) Warntjes, M., et al.: Modeling the Presence of Myelin and Edema in the Brain Based on Multi-Parametric Quantitative MRI. Front. Neurol 7: 16 (2016)

27) Buonincontri G et al: Multi—site repeatability and reproducibility of MR fingerprint-

第 20 章　精度管理・性能評価試験

ing of the healthy brain at 1.5 and 3.0 T. Neuroimage 195: 362–372 (2019)

28）藤田翔平, et al. "医用画像の定量化と標準化：QIBA/J-QIBA の概説と組織緩和時間定量化の動向." 日本磁気共鳴医学会雑誌 40.4 (2020): 143-148

◎ 演習問題

問題 1　SNR 測定について正しいのはどれか.

1. パラレルイメージングは使用してよい.
2. 1 回撮像法において, バックグランドの標準偏差はガウス分布である.
3. 差分画像法において, 2 回の撮像間にゲイン調整を行う.
4. 同一関心法では, SNR＝0.655×信号強度/標準偏差である.
5. アレイコイルを使用して 1 回撮像法で測定した場合, チャンネル数に応じて使用する係数が異なる.

問題 2　SNR 測定の撮像条件について正しいのはどれか.

1. スライス厚は 10 mm 以上である.
2. マルチスライスで撮像すること.
3. $TR \geqq 3 \times$ ファントムの T_1 値.
4. 室温は $24 \pm 4℃$.
5. ファントムは設置後すぐに撮像してよい.

問題 3　均一性試験について正しいのはどれか.

1. NEMA の測定方法では均一度 U を求める.
2. $SNR > 80$ であれば, 評価に影響を及ぼさない.
3. ACR-MRAP 法は極端な画像不均一の影響を受けない.
4. 区分測定法は, 各区分で均一度 U を求めて評価する.
5. どの断面でも結果は変わらない.

問題 4　均一性試験の撮像条件について正しいのはどれか.

1. $TR \geqq 3 \times$ ファントムの T_1 値.
2. 撮像断面は横断像のみでよい.
3. スライス厚は 10 mm 以上である.
4. 画像フィルタはできる限り外すこと.
5. SNR は示す必要がない.

問題 5　スライス厚測定について正しいのはどれか.

1. スライスは矩形波として観測される.
2. くさびには水が充填されている.
3. くさびを対向させているのは回転補正を行うためである.
4. 二つのくさびから得られた FWHM の平均値を求める.
5. くさびの傾斜が α の場合, スライス厚＝$FWHM \times \sin \alpha$ である.

問題 6　スライス厚測定の条件として正しいのはどれか.

1. シングルスライスで撮像する.
2. ピクセルサイズに制限はない.
3. 加算回数は 1 回で十分である.
4. スライス厚はウェッジの高さより低く設定する.
5. 複数のプロファイルを加算してはならない.

問題7　T_1値を測定する法として**誤っている**のはどれか．
1．IR法
2．SR法
3．MOLLI法
4．可変フリップ角法
5．NAAD法

問題8　T_1測定（IR法）において右図の結果が得られた．正しいのはどれか．
1．雑音を信号として測定している部分がある．
2．TR≧3×ファントムのT_1値を満たしていない．
3．直線とみなせる部分の傾きを求める．
4．すべての測定点に対する近似直線を求める．
5．近似直線の傾きの逆数がT_1値である．

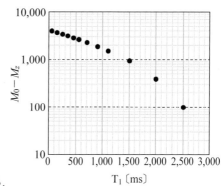

問題9　MR装置の精度管理について**誤っている**のはどれか．
1．MR画像の信号強度を管理すればよい．
2．装置を更新する際は性能評価試験を行う．
3．性能評価試験は規格に適合したファントムを用いることが望ましい．
4．性能評価ファントムには長期安定性が求められる．
5．性能評価試験の自動計測ソフトウェアを使用することで精度管理の手間を大幅に削減できる．

問題10　定量値の標準化について**誤っている**のはどれか．
1．定量値は基準物質の値と比較して検証するとよい．
2．QIBAが対象とするモダリティはMRのみである．
3．QIBAは撮像法から解析までの詳細な指針を作成している．
4．ISMRM/NISTシステムファントムはプロトン密度を測定できる．
5．ISMRM/NISTシステムファントムは性能評価試験に使用できる．

MEMO

演習問題解答

第1章　磁気共鳴と緩和

問題1

[答]　　4

[解説]　・TとGは磁束密度の単位

・ガウス（Gauss）とはCGS電磁単位系，ガウス単位系における磁束密度の単位である．

・単位記号はGで，1ガウスは$1\,cm^2$当たりに1マクスウェル（Mx）の磁束密度の大きさと定義されている．

[参照]　1·2節参照．

問題2

[答]　　2, 3

[解説]　Cr（クロム）は反強磁性．Fe，Co，Niは強磁性．

[参照]　1·4節参照．

問題3

[答]　　1, 5

[解説]　1. ×：ガドリニウム金属は強磁性体である．ガドリニウムイオン（Gd^{3+}）は常磁性を示す．

2.〜4. ○

5. ×：反磁性体は磁場にさらされたときに磁場と反対方向に弱く磁化される．

[参照]　1·4節参照．

問題4

[答]　　1, 3

[解説]　^4He（ヘリウム）は陽子2個と中性子2個からなり安定同位体である，超電導磁石の冷却に用いられる．^{13}C と ^{19}F が核磁気共鳴現象の対象．^{16}O は安定同位体．^{31}P は同位体存在比が100％かつ磁気回転比は$1\,T$で108.3 MHz．

[参照]　1·6節参照．

問題5

[答]　　3

[解説]　ラーモアの公式より$64\,MHz \div 1.5 = 42.66\cdots$．$1\,T$が約42.6 MHzであり，$3\,T$は約128 MHzである．

[参照]　1·7節参照．

問題6

[答]　　1

[解説]　1. ×：静磁場強度によって変化しない．

2. ○：B_0は磁束密度を表し，単位はWb/m^2．

3. ○

4. ○：ω_0は角振動数を表し，単位は$1/s$，rad/s．

5. ○

[参照]　1·7節参照．

演習問題解答

問題7

 [答] 2

 [解説] 1．×：反比例する．

    2．○

    3．×：偏極率は静磁場強度に比例する．

    4．×：偏極率は大きいほどMRIでの観測に適している．

    5．×：$1.5\,T$で0.5×10^{-5}である．

 [参照] 1·8節参照．

問題8

 [答] 1

 [解説] 1．○：T_1緩和はスピン-格子緩和．

    2．×：T_2緩和はスピン-スピン緩和．

    3．×：T_1緩和はスピン-格子緩和・縦磁化が初期磁化の63.2%．

    4．×：T_2緩和はスピン-スピン緩和・横磁化が初期磁化の36.8%．

    5．×：縦緩和時間 $\geqq$ 横緩和時間．

 [参照] 1·11，1·12，1·13節参照．

問題9

 [答] 3

 [解説] T_1緩和時間 $\geqq T_2$緩和時間 $> T_2{}^*$緩和時間で$T_2{}^*$が最も短い．

 [参照] 1·9，1·13節参照．

問題10

 [答] 4

 [解説] T_1強調画像（TR 500 ms，TE 10 ms）において脂肪は高信号を示す．

 [参照] 1·13節参照．

第2章　機器・装置構成

問題1

 [答] 4

 [解説] 静磁場強度をB_0〔T〕としたとき，$SAR \propto B_0{}^2$，$SNR \propto B_0$，T_1値 $\propto B_0{}^{1/3}$，磁化率効果 $\propto B_0$，ケミカルシフト〔Hz〕$\propto B_0$である．

 [参照] 2·7節参照．

問題2

 [答] 2

 [解説] 永久磁石MRIの磁場強度は$0.5\,T$未満，超電導磁石方式MRIの静磁場強度は$0.5\,T$以上であり，永久磁石の方が磁場強度は低い．クエンチはコイルの超電導状態が崩れて液体ヘリウムが気化する現象であるが，永久磁石には超電導コイルや液体ヘリウムが使用されていないためクエンチが発生しない．超電導コイルには安定した永久電流が流れるため磁場の時間変動が極めて小さい（$0.01\,ppm/h$以下）．一方，永久磁石は温度によって変動し（約$0.1\%/℃$），恒温対

演習問題解答

策がなされてはいるが超電導磁石よりは安定性が低い．永久磁石と超電導磁石どちらでも，RFパルスなどのRF帯域の電磁波を使用するため，電波シールドは必要である．また，静磁場磁石の違いによらず傾斜磁場コイルは必要である．

［参照］　2·3節参照．

問題3

［答］　5

［解説］　QD（quadrature detection）コイルはRFコイルの一つである．

［参照］　2·5·1項参照．

問題4

［答］　5

［解説］　傾斜磁場の強さ（磁場傾斜，磁場勾配，グラディエント）は単位長さ当たりの磁場変化であり，単位はT/mである．最大傾斜磁場も同じく単位はT/mである．スルーレートは単位時間当たりに出力できる最大の磁場勾配であり，単位はT/m/sである．

傾斜磁場コイルは静磁場方向（Z方向）の磁場強度をある方向で線形に変化させるためのものであり，一方RFコイルはZ方向と直交する向きに磁場を発生させるものである．また，RFコイルは高周波回路と組み合わせてはじめて信号の送受信ができるが，傾斜磁場コイルにはそのような高周波回路をもたない．したがって，傾斜磁場コイルはRFコイルと兼用することはできない．

静磁場磁石が最も外側に配置され，それより内側にシムコイル，傾斜磁場コイル，そして被検体に最も近くにRFコイルが配置されている．

［参照］　2·4·1項，2·5·1項，2·2節参照．

問題5

［答］　2，5

［解説］　フェーズドアレイコイルは受信専用コイルである．複数の表面コイルで構成される．表面コイルはコイルから離れた部位のSN比が低く，フェーズドアレイコイルでも同じである．一つの表面コイルではコイル径より広いFOVの撮像はできないが，平面上に表面コイルを配置したフェーズドアレイコイルではFOVを広くできる．パラレルイメージングではフェーズドアレイコイルの各表面コイルの感度分布の情報を使って高速撮像を行う．フェーズドアレイコイル以外のコイルではパラレルイメージングを適用できない．

［参照］　2·6·4項参照．

問題6

［答］　5

［解説］　超電導コイルは液体ヘリウムで冷却され，それらはクライオスタットという真空槽の中にある．シムコイル，高周波送信器，傾斜磁場コイル，冷凍機用圧縮機はすべてクライオスタットの外にある．よって，超電導コイルの最も近くに存在するのは，選択肢の中ではクライオスタットである．

［参照］　2·3·2項参照．

493

演習問題解答

第3章　傾斜磁場・k 空間・画像再構成

問題1

　　［答］　　3

　　［解説］　周波数エンコードは，受信信号のサンプリング時に行われる．傾斜磁場を使用して特定の方向
　　　　　　に磁場を変化させることで，その方向に沿ったプロトンの共鳴周波数が変化し，位置情報が得
　　　　　　られる．

　　［参照］　3・2節参照．

問題2

　　［答］　　2

　　［解説］　位相エンコードは，励起後，読み出しの前に実施される．位相エンコード傾斜磁場を短時間か
　　　　　　けて磁場を変化させ，各ボクセルの位相をシフトさせることで，位置情報を符号化する．

　　［参照］　3・3節参照．

問題3

　　［答］　　1

　　［解説］　位相エンコードのステップ数を増やすことで，k 空間のサンプリング密度が高くなり，最終的
　　　　　　に再構成される画像の空間分解能が向上する．しかし，同時に画像の取得時間も長くなる．

　　［参照］　3・3節，3・4節参照．

問題4

　　［答］　　2

　　［解説］　傾斜磁場は，空間位置に応じて磁場の強度を変えることで，画像の各ピクセルの位置情報を決
　　　　　　定する．これにより，体内の異なる部位からの信号を区別し，それぞれの位置情報を取得する．

　　［参照］　3・1・1項参照．

問題5

　　［答］　　2

　　［解説］　傾斜磁場の制御には，高速スイッチングとタイミング精度が重要である．これは，空間的に局
　　　　　　在化された信号を収集するために，傾斜磁場の立上りと立下りを非常に短い時間で行う必要が
　　　　　　あるためである．

　　［参照］　3・1・3項参照．

問題6

　　［答］　　3

　　［解説］　近年，傾斜磁場技術は著しく進歩しており，特に高速スイッチング能力と強度を向上させるた
　　　　　　めに，新しい材料とコイル設計が開発されている．これにより，高速で高解像度の画像取得が
　　　　　　可能となっている．

　　［参照］　3・1・4項参照．

問題7

　　［答］　　1

　　［解説］　傾斜磁場の時間的な変化パターンは，スライス選択，周波数エンコード，位相エンコードな
　　　　　　ど，さまざまな撮像手法を実現するために重要であり，パルスシーケンスの設計において細心

演習問題解答

の注意が払われる.

[参照] 3·1·3項参照.

問題8

[答] 3

[解説] 周波数エンコードでは，傾斜磁場を適用することで，空間の異なる位置にあるプロトンの共鳴周波数を変化させ，これにより位置情報を符号化する.

[参照] 3·2節参照.

第4章 パルスシーケンス・撮影パラメータ・画像コントラスト

問題1

[答] 2

[解説] スピンの位相はパルスシーケンスダイアグラムから直接読み取ることはできない．スピンの位相を記載した位相ダイアグラムというチャート図が存在する.

[参照] 4·1節参照.

問題2

[答] 2

[解説] 必ずx軸の傾斜磁場が周波数エンコードの機能をもつというわけではない．y軸であったり，x, y軸の双方が兼ねることもある.

[参照] 4·1節参照.

問題3

[答] 2

[解説] 図中緑線の傾斜磁場が周波数エンコード，赤線が位相エンコードを示している．k空間の中心（G_x:0, G_y:0）から充填は開始される．まずスピンワープとして，最初の磁場（緑(−2), 赤(−2)）によりk空間の左下（G_x:−2, G_y:−2）へ移動する．次の磁場（緑(+4), 赤(+3)）により右上端から一つ下のマス（G_x:+2, G_y:+1）へ直線で移動する．これを繰り返していくと星型軌道となる.

[参照] 4·1節参照.

問題4

[答] 2, 4

[解説] 二つのRFから生まれるものをスピンエコーと呼ぶ．90°–90°系列はエイトボールエコー，ハーンエコーなどと呼ばれることもある．一般的に90°–180°系列のものをスピンエコーと呼ぶが，広義には二つのRFによる信号をすべてスピンエコーと呼ぶ.

[参照] 4·2節参照.

問題5

[答] 3

[解説] グラディエントエコーは局所磁場の影響を受けやすい．このために5．として用いられる．また微小出血による局所磁場の変化を調べる検査などにも利用されている.

[参照] 4·2節参照.

495

演習問題解答

問題6
　　［答］　　4
　　［解説］　8個のMRI信号が発生する．詳細は下記の図に記す．

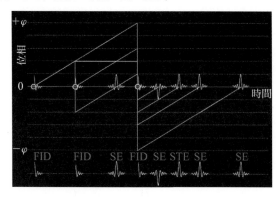

　　［参照］　4・2節参照．

問題7
　　［答］　　2
　　［解説］　TRも画像コントラストに影響を与える．特にT_1強調に影響を与える．
　　［参照］　4・3節参照．

問題8
　　［答］　　2
　　［解説］　位相エンコード数はSNRに影響を与える．多いほどSNRが高くなる．
　　［参照］　4・3節参照．

問題9
　　［答］　　2
　　［解説］　広い帯域幅は信号ノイズが増加し，SNRが低下する．帯域幅が広くなると，サンプリングタイムが短くなり，信号読み取りが不正確になることに起因している．
　　［参照］　4・3節参照．

問題10
　　［答］　　5
　　［解説］　プロトン密度は生体内組織の情報であるため，内因的要素になる．
　　［参照］　4・4・2項参照．

問題11
　　［答］　　2，5
　　［解説］　縦緩和時間は延長する．また，プロトンの歳差運動周波数は高くなる（速く回転する）．
　　［参照］　4・4・2項参照．

問題12
　　［答］　　1

演習問題解答

[解説] 横緩和が影響を受ける．不均一性による影響を受けた緩和は，T_2^*（実効T_2緩和時間）として表される．

[参照] 4·4·4項参照．

問題13

[答] 3

[解説] T_2強調画像は，長いTR，長いTEの組合せでコントラストが得られる．

[参照] 4·4·5項参照．

第5章　高速イメージング

問題1

[答] 5

[解説] TSEの式を参照すると撮像時間にはTEは撮像時間に影響しない．撮像時間が短縮するのは撮像時間の式の分母にあたるエコートレイン数である．

[参照] 5·1·4項参照．

問題2

[答] 2

[参照] 5·2·2項参照．

問題3

[答] 4

[解説] 再収束パルスの数はエコートレイン数と同じ意味である．視野サイズは撮像時間に関係ない．

[参照] 5·1·4項参照．

問題4

[答] 3

[解説] 一般的に収集するエコーを減らす高速撮像はSN比の低下をもたらす．逆に加算回数を増やすことは収集エコーを増やしているので，この問いに解答できる．

[参照] 5·1節参照．

問題5

[答] 3

[解説] エコートレイン数と再収束パルスの数は同数である．一つの再収束パルスに対して一つのスピンエコーが発生する．また繰り返し照射される再収束パルスによってMT効果が生じコントラストに変化を及ぼす．またブラーリングによりボケを誘発する．

[参照] 5·1·4項参照．

問題6

[答] 2

[解説] 位相エンコード数を減らす操作を選択すれば，正解にたどり着けるはずである．この解説では周波数エンコードに関して言及する．周波数エンコード数は読み取り時間に影響を与える．周波数エンコードを減らすことで読み取り時間を減らすことは可能であり，設定できる最短TRを短くすることで撮像時間を短くすることはできる．しかし，もともと読み取り時間は短いも

演習問題解答

のであり，この操作では撮像を数倍速にできるものではない．

[参照]　5·1·4項参照．

問題7

[答]　2，5

[解説]　フェーズドアレイコイルは複数のコイルを並べることで感度を拡張し，広いFOVを撮像するのに適した受信専用のコイルである．撮像の際にはコイルごとに受信したエコーのデータをもっており，それらを感度分布の差を利用してパラレルイメージングに応用している．

[参照]　5·2·2項参照．

問題8

[答]　4

[解説]　EPIではケミカルシフトアーチファクトやN/2アーチファクトが位相エンコード方向に現れる．また磁化率に鋭敏でfMRIで脳の賦活部位の特定や造影剤を用いたダイナミック撮像（DSC-PWI）にて，腫瘍の灌流情報を得ることができる．

[参照]　5·1·4項参照．

問題9

[答]　1，3

[解説]　SMASHはk空間上での欠損データの算出であり，折り返し画像の展開作業はしていない．reduction factorが大きいほど高速化ができ，geometry factorが大きいほどノイズが発生する．

[参照]　5·2節参照．

問題10

[答]　1，4

[解説]　FSEは高速撮像であるだけでなく，再収束パルスによって磁場の不均一に強く，他のシーケンスよりも磁化率アーチファクトもいくぶんかは抑えられる傾向にある．しかし，k空間にはさまざまなTEが含まれていることでコントラストの解釈は難しくなる．k空間中心に埋めるエコーのTEを実効TEと呼び，コントラストに大きく寄与している．またETLが多すぎるとブラーリングでボケるだけでなく，長いTEのエコーが充填されるためT_2減衰の遅いT_2の長い組織が強調されることになる．また，MT効果（Jカップリング）による影響のため，コンベンショナルなスピンエコーに比べ，脂肪信号が上昇する．

[参照]　5·1·4項参照．

第6章　脂肪抑制法・自由水抑制法

問題1

[答]　4

[解説]　1．誤り．水と脂肪の共鳴周波数の差を利用した脂肪抑制法である．
　　　　2．誤り．共鳴周波数差の小さい低磁場装置では水抑制が発生する．
　　　　3．誤り．プレサチュレーションパルスを必要とする．
　　　　4．正解．
　　　　5．誤り．静磁場強度に比例して共鳴周波数が高くなる．

［参照］　6·2，6·3節参照.

問題2

　　［答］　　1

　　［解説］　1．正解.

　　　　　　2．誤り．180°の周波数選択的IRパルスを使用する.

　　　　　　3．誤り．断熱通過反転パルスを使用しているため最短TRは延長する.

　　　　　　4．誤り．脂肪との鑑別が行えるので造影剤投与後でも使用可能.

　　　　　　5．誤り．3-point Dixon法と比較して静磁場不均一の影響を受けやすい.

　　［参照］　6·3，6·4，6·5参照.

問題3

　　［答］　　5

　　［解説］　1．誤り．脂肪組織のT_1値を対象とした非周波数選択的脂肪抑制方法である.

　　　　　　2．誤り．水の縦磁化が小さくなるのでSNRは低下する.

　　　　　　3．誤り．二項励起パルスの特徴である.

　　　　　　4．誤り．SSGRの特徴である.

　　　　　　5．正解.

　　［参照］　6·3 ～ 6·6節参照.

問題4

　　［答］　　1, 4

　　［解説］　1．正解.

　　　　　　2．誤り．受信バンド幅を狭くするとケミカルシフト量は大きくなる.

　　　　　　3．誤り．高磁場装置と比較して低磁場装置でケミカルシフト量は小さくなる.

　　　　　　4．正解.

　　　　　　5．誤り．GRE系のopposed phaseでは位相方向，周波数方向にアーチファクトが発生する.

　　［参照］　6·7節参照.

問題5

　　［答］　　2

　　［解説］　1．誤り．TRが変化すると自由水がnullになるTIは変化する.

　　　　　　2．正解.

　　　　　　3．誤り．脂肪抑制との併用はできる.

　　　　　　4．誤り．自由水のT_1値を対象とした水抑制撮像法である.

　　　　　　5．誤り．急性期脳梗塞における血管性浮腫の鑑別に有用である.

　　［参照］　6·9節参照.

問題6

　　［答］　　2

　　［解説］　1．誤り．SE系，GRE系のパルスシーケンスで使用できる.

　　　　　　2．正解.

　　　　　　3．誤り．水と脂肪が逆位相になるよう間隔を空けてRFパルスを印加する.

499

演習問題解答

    4．誤り．他の脂肪抑制法との併用可能．

    5．誤り．静磁場の不均一性による影響を受ける．

  ［参照］　6·5節参照．

問題7

  ［答］　　3

  ［解説］　1．誤り．体動やフローによるアーチファクトの影響を受けやすい．

    2．誤り．複数の信号を取得するため撮像時間は延長する．

    3．正解．

    4．誤り．逆位相ではボクセル内に水と脂肪が混在すると信号は低下する．

    5．誤り．低磁場装置でも使用できる．

  ［参照］　6·5節参照．

問題8

  ［答］　　5

  ［解説］　1．誤り．低磁場装置では周波数差が小さいため水抑制が発生しやすい．

    2．誤り．CHESS法と比較して脂肪信号の残留が少ない．

    3．誤り．110°の周波数選択的IRパルスを使用する．

    4．誤り．SE系，GRE系のパルスシーケンスで使用できる．

    5．正解．

  ［参照］　6·2節参照．

問題9

  ［答］　　1

  ［解説］　1．正解．

    2．誤り．スライス選択傾斜磁場の極性を反転させて印加する．

    3．誤り．プレサチュレーションパルスを必要としない．

    4．誤り．最短TRは変化しない．

    5．誤り．静磁場の不均一性による影響を受けやすい．

  ［参照］　6·6節参照．

問題10

  ［答］　　2

  ［解説］　1．誤り．CHESSは最短TRが延長する．

    2．正解．

    3．誤り．SPIRとSSGRは併用できる．

    4．誤り．CSFに隣接する髄膜・皮質病変を高コントラストで描出可能である．

    5．誤り．T_1-FLAIRは自由水のnullにTIを設定する．

  ［参照］　6·2〜6·9節参照．

演習問題解答

第7章　拡散・灌流

問題1

　　［答］　　2

　　［解説］　Fickの法則は二つある．Fickの第1法則とは，媒質内の拡散流束と濃度勾配との関係を表した式で，濃度勾配が時間に関係なく一定であるときに成立する関係式である．Fickの第2法則とは，拡散流束および濃度勾配が時間と共に変化する場合を表した式であり，一次元における拡散方程式とも呼ばれている．

　　［参照］　7·1節参照．

問題2

　　［答］　　2

　　［解説］　アインシュタイン-スモルコフスキーの式は拡散する距離の目安として用いられる関係式である．時間が経過するほど粒子などが原点から移動する距離は大きくなることが式よりわかるが，拡散係数Dと時間tの平方根に比例しているため，時間が経過しては，粒子などが到達する距離には限界があることが示されている．

　　［参照］　7·1節参照．

問題3

　　［答］　　3

　　［解説］　拡散強調画像は，MPGを用いて生体内水分子のブラウン運動を捉えた画像である．MPGは一対で，それぞれの強さと大きさは同じでなければならない．拡散の程度を調整するパラメータはb-valueと呼ばれ，単位はs/mm^2である．b-valueが大きいほど，水分子の運動や拡散が大きい対象（脳脊髄液など）の信号は低下する．拡散現象を捉えるためには，短時間での撮像が必要なため一般的にEPI法が用いられる．

　　［参照］　7·2節参照．

問題4

　　［答］　　4

　　［解説］　細胞壁などのように拡散の動きを制限するような物理的障害が起こるところでは拡散が制限され，これを制限拡散と呼ぶ．また制限がされない拡散を自由拡散と呼ぶ．自由拡散において，時間の経過とともにどの方向にも等しく拡散が進んでいく拡散を等方性拡散と呼び，神経線維束における水分子の拡散のように，神経線維束に平行方向には自由拡散，垂直方向には制限拡散となるもの，つまり方向により拡散が異なることを異方性拡散と呼ぶ．

　　［参照］　7·2節参照．

問題5

　　［答］　　3, 4

　　［解説］　拡散強調画像では，毛細血管流による拡散と水分子による拡散を区別できず，これらの信号が含まれてしまう．特に局所の灌流は，IVIM（intravoxel incoherent motion）と呼ばれる．このため，真の拡散係数を算出することはできず，見かけの拡散係数（ADC）が用いられる．なお，ADCの算出には，異なる二つ以上のb-value（一つはMPG印加しないb0画像でも可）を用いることで算出が可能になる．急性期脳梗塞では細胞性浮腫による水分子の拡散制限が生

501

演習問題解答

じるためDWIは高信号，ADCは低信号となることが多い．

[参照] 7·3節参照．

問題6

[答] 4，5

[解説] 拡散強調画像は，急性期脳梗塞だけでなくさまざまな状態・病態で高信号を呈する．高信号となる要因の一つに粘度がある．粘度が大きいほど拡散係数が小さくなり，結果として拡散強調画像で高信号を呈する場合がある．粘度の拡散係数の関係式は，アインシュタイン-ストークスの式と呼ばれている．また拡散強調画像の特徴として，EPI法の影響でケミカルシフトアーチファクトが現れやすいことが挙げられる．またb-valueが小さいほど灌流の影響を受けやすく，真の拡散係数から乖離していくことも知られている．

[参照] 7·3節参照．

問題7

[答] 1，5

[解説] 拡散テンソル解析は，拡散強調画像における異方性拡散を積極的に利用した解析であり，二次のテンソル（3×3×3の行列）を用いて解析を行う．最低6方向のMPGを用いた拡散強調画像とMPGを印加しないT_2強調画像の計7種類の画像があれば解析である．算出できる定量値としては，ADCやFAなどがあり，FAは等方性拡散からのずれを表した定量的であり，0〜1の値をとり，0であれば完全な等方性拡散である．

[参照] 7·4節参照．

問題8

[答] 4

[解説] color FAは，方向情報を有する固有ベクトルをFAに付加した画像である．一方，traceは拡散の大きさそのものを示し，拡散の方向は含まれないもので三つの固有値の合計である．拡散テンソルtractographyは，脳白質神経走行や筋線維走行を可視化することができる手法で，ボクセルの第1固有ベクトル方向を追跡するものである．しかし，線維が交差する領域での描出は原理的に難しく，その後にさまざまな解析が提案されてきている．

[参照] 7·4節参照．

問題9

[答] 4，5

[解説] DTIは拡散異方性を積極的に利用し，生体内の拡散方向（拡散係数）のベクトルや大きさの情報を可視化したものであり，その一部にADCがある．MRSは，化学シフトを利用して生体内の生化学情報を測定できる方法である．灌流情報は，DSCとASLで得ることができる．DSCでは造影剤をトレーサとして，ASLでは血液（血流）の磁化をトレーサとして用いる．

[参照] 7·5節参照．

問題10

[答] 2，4

[解説] DSCは造影剤を静注して継続的に撮像を行う方法で，SE型EPI法もしくはGRE型EPI法で信号を連続的に取得し，信号変化を解析するものである．その際に，造影剤のボーラス性が影

響されるため，急速静注が望ましい．また，DSC解析して得られる定量値としてはMTT，CBF，CBVなどがある．

[参照]　7·6，7·7節参照．

第8章　MRA

問題1

[答]　5

[解説]　1．，2．正しい．TOFはグラディエントエコー法における流入効果を利用した手法である．
3．正しい．TOFは血管の形態を描出する手法であり，血流の定量はできない．
4．正しい．特に2D TOFにおいて，撮像断面に平行に走行する血管は流入効果が低下するため，血管描出能が低下する．
5．誤り．血流が速いほど流入効果が大きくなり，血管描出能は向上する．

[参照]　8·2節参照．

問題2

[答]　1，4

[解説]　1．正しい．乱流は血流が時間的および空間的に不規則となるため偽狭窄の原因となりうる．
2．誤り．層流は正常な血管内血流を表し，血管中心部で流速が速く，血管壁に近づくほど流速が低下する．
3．誤り．栓流は血管内の流速が一定であることを表す．
4．正しい．渦流は血流が渦巻き状となる状態であり，偽狭窄の原因となりうる．
5．誤り．定常流とは流速が時間的に変化しない状態を指す．

[参照]　8·2節参照．

問題3

[答]　2，5

[解説]　1．誤り．MTは脳実質信号を抑制するために使用される．
2．正しい．TONEはスラブ内のフリップ角に傾斜を設けることにより，スラブの流出側における血液の飽和効果を低減して血管描出能を改善する．
3．誤り．PCは血流によって生じるスピンの位相変化を利用して血管を描出する手法である．
4．誤り．VENCはPCにおいて血管コントラストおよび血流の定量性を調節するパラメータである．
5．正しい．MOSTAは複数の薄いスラブを重ねて撮像することにより，血液の飽和効果を低減して血管描出能を改善する．

[参照]　8·2，8·3節参照．

問題4

[答]　2，3

[解説]　MTパルスによって高分子に富む脳実質の信号を抑制し，血管コントラストを向上することができる．ただし，MTパルスの照射によってSARが増加するため，新生児のように体重の低い被検者ではSARの上限値を超えないように注意が必要である．

503

演習問題解答

[参照] 8·2節参照.

問題5

[答] 4

[解説] 1., 2. 正しい. PCでは血流によるスピンの位相変化を検出するために双極性傾斜磁場を使用する.

3. 正しい. VENCの設定値が血液の流速より低いと折り返し（エイリアシング）が発生する.

4. 誤り. PCでは適切なVENCを設定することにより, 静脈を含む遅い血流も描出できる.

5. 正しい. PCの位相画像から血流の方向と流速を定量できる.

[参照] 8·3節参照.

問題6

[答] 4

[解説] 1. 誤り. 造影MRAでは主に3Dの高速グラディエントエコー法が使用される.

2. 誤り. 造影MRAは短時間で撮像可能であり, 胸部や腹部では呼吸停止下で撮像する.

3. 誤り. 造影MRAは血流方向の違いによる影響が小さい.

4. 正しい.

5. 誤り. 造影MRAは非造影MRAよりも乱流の影響を受けにくい.

[参照] 8·6節参照.

問題7

[答] 1, 2

[解説] 1. 正しい. 少量の造影剤を注入後に単一断面を連続的に撮像し, その時間-信号強度曲線から最適なタイミングを決定する方法.

2. 正しい. 造影剤注入と同時に単一断面を連続的に撮像し, 目視で造影剤到達を確認する方法.

3. 誤り. これはtime-resolved CE MRAで使用されるデータ収集・再構成技術である.

4., 5. 誤り. これらは非造影MRAの一種である.

[参照] 8·6節参照.

問題8

[答] 2, 3

[解説] 1. 誤り. BB imagingは血管内の血液信号を抑制し, 血管内腔を低信号に描出する手法である.

2. 正しい. BB imagingは頸動脈や冠動脈, 大動脈の壁に形成されたプラークの診断に有用である.

3. 正しい. DIRは2回の反転パルスによって血液信号を抑制する手法である.

4. 誤り. 心電図同期を併用することによりモーションアーチファクトが軽減されるが, TRが患者の心拍数に依存して変化するため, 必ずしも適切なコントラストが得られないことに注意が必要である.

5. 誤り. VFA 3D FSEでは, 再収束パルスのフリップ角を小さくすることにより, 血液のスピンの位相分散が大きくなり, 強いflow void効果が得られる.

[参照] 8·7節参照.

演習問題解答

第9章 MRI造影剤

問題1

[答] 　5

[解説] 　・Gd製剤はすべて静注で利用される.

・経口投与は塩化マンガン四水和物とクエン酸鉄アンモニウム.

・Gd-EOB-DTPAには鉄は含有していない.

・Gd-EOB-DTPAは静脈内投与後,尿中(57%)と胆汁中(39%)へ排泄される.

・高齢者への投与に制限はない.

・SPIOはクッパー細胞がSPIOを貪食することで,肝臓に取り込まれる.

・肝細胞膜のトランスポーターを介して肝細胞内に取り込まれ,胆汁中に排泄される.

[参照] 　9·3·1,9·3·2項参照.

問題2

[答] 　1,4

[解説] 　・MRIで使用する造影剤はT_1短縮効果とT_2短縮効果がある.

・MRCPでは造影剤を使わなくても検査は可能であるが,消化管の信号を消す目的として造影剤を使用することが多い.経口投与の塩化マンガン四水和物またはクエン酸鉄アンモニウムを使用する.

・Gd-EOB-DTPAは肝細胞に特異的に取り込まれ,肝腫瘍の診断に用いる.

・Gd造影剤でも重篤な副作用として腎性全身性繊維症(NSF)がある.

[参照] 　9·3·1,9·3·2項,9·4節参照.

問題3

[答] 　2

[解説] 　・血液脳関門(BBB)の破綻は関係がない.

・腎性全身性繊維症(NSF)は重症腎障害患者での皮膚の腫脹や発赤,進行によって皮膚の硬化や関節の硬縮などが生じる.

・長期透析が行われている終末期腎障害,eGFRが$30\,mL/min/1.73\,m^2$未満の慢性腎障害,急性腎障害の患者では原則としてGd造影剤を使用せずに他の検査法で代替えすることが望ましい.

・超常磁性酸化鉄製剤はSPIOのことを指し,Gd製剤ではない.

・イオン性ヨード造影剤は造影剤腎症(CIN)の危険因子となるが,腎性全身性繊維症(NSF)ではない.X線ヨード造影剤での副作用歴は関係する.

・腎性全身性繊維症(NSF)はGd製剤のアレルギーの既往歴は関係がない.

[参照] 　9·4節参照.

問題4

[答] 　3

[解説] 　・MRIの造影剤の副作用にショックなど致死的副作用もある.

・細胞外液性造影剤はGd製剤のことを指し,MRIの造影剤はすべてT_1短縮,T_2短縮効果両方の性質をもつ.

505

演習問題解答

　　　　　・SPIO は陰性造影剤として用い，T_2 強調像，もしくは T_2^* 強調画像の撮像を行う．
　　　　　・MRCP では消化管造影剤は消化管の信号を消すために陰性造影剤として使用される．塩化マンガン四水和物やクエン酸鉄アンモニウムの経口造影剤を使用する．
　　　　　・Gd-EOB-DTPA は標準的には肝細胞造影相撮像には 20 分後の撮像が推奨されるが，投与直後には血流情報を反映し，投与後 1 分程度から細胞外液に取り込まれ，肝細胞に徐々に移行する．

　　［参照］　9·3·1，9·3·2 項参照．

問題5

　　［答］　　2，5

　　［解説］　・Gd は原子番号 64 の重金属で，生体に対して強い毒性がある．
　　　　　・糸球濾過量（eGFR）糸球体 1 分間当たりの濾過能力．ヨード造影剤，Gd 造影剤ともに，eGFR < 30 mL/min/1.73 m^2 を禁忌としている．
　　　　　・超常磁性酸化鉄製剤（SPIO）はヘモクロマトーシスなど鉄過敏症の患者に禁忌である．
　　　　　・線状型キレート構造の Gd 造影剤を繰り返し使用すると小脳歯状核に蓄積する．
　　　　　・Gd 系造影剤による T_1 強調像での造影効果は，水の T_1 時間短縮効果を利用する．

　　［参照］　9·1 節，9·3·2 項，9·4 節参照．

問題6

　　［答］　　2，5

　　［解説］　・細胞外液性造影剤の血中半減期は約 1 時間．
　　　　　・Gd-EOB-DTPA の通常用量は 0.1 mL/kg であり，製剤濃度は 0.25 M（0.25 mol/L）であるので，Gd 量としては 0.025 mmol/kg と細胞外液性 Gd 造影剤の 1/4 の量である．
　　　　　・経口消化管陰性造影剤である Mn 製剤は便として排泄される．
　　　　　・肝特異性造影剤 Gd-EOB-DTPA は細胞外液腔に分布し，肝細胞に取り込まれる．
　　　　　・超常磁性酸化鉄（SPIO）製剤は腎機能障害がある場合でも使用できるが，ヘモクロマトーシスなど鉄過敏症の患者に禁忌である．

　　［参照］　9·1 節，9·3·1，9·3·2 項，9·4 節参照．

第10章　MRS，CEST イメージング法，MR hydrography

問題1

　　［答］　　2

　　［解説］　1．アディアバティックパルスを使用しているため，B_1 不均一性の影響を受けにくい．
　　　　　3．TE を短く設定できるため，T_2 値の短い代謝物質に適している．
　　　　　4．二つ目の RF パルスと三つ目の RF パルス間の時間である．
　　　　　5．スピンエコーを収集している．

　　［参照］　10·1·3 項 ii）参照．

問題2

　　［答］　　2，4

　　［解説］　1．信号自体の増強はしない．

506

演習問題解答

   3．脂肪測定では水抑制を行わない場合がある．

   5．選択的な RF パルスを使用する．

 ［参照］ 10・1・3 項 vii）参照．

問題 3

 ［答］ 4

 ［解説］ 1．エネルギー代謝のマーカー．

   2．低酸素状態や代謝の異常のマーカー．

   3．ニューロンのマーカー．

   5．神経の活動や代謝のマーカー．

 ［参照］ 10・3 節参照．

問題 4

 ［答］ 4

 ［解説］ 1．○：RF パルスの均一性は CEST 効果に影響を与える．

   2．○

   3．○：500 ms〜数秒の飽和パルス・MT パルスを用いる．照射時間が長く，強度が強いほど CEST 効果は大きくなる．

   4．×：magnetization transfer ratio asymmetry は％表示である．mM 単位は MRS で測定される代謝物濃度．

   5．○

 ［参照］ 10・4，10・5 節参照．

問題 5

 ［答］ 3

 ［解説］ 1．○

   2．○

   3．×：膝軟骨変性の評価には Gag-CEST が用いられる．

   4．○

   5．○

 ［参照］ 10・5 節参照．

問題 6

 ［答］ 1，2

 ［解説］ Heavy T_2 協調画像である MRCP において高信号となるのは T_2 値の長い自由水成分である．濃縮胆汁で描出不良となる場合もあるが，基本的に胆嚢，胆管，膵管は高信号となる．また，腹水は水成分であり高信号に描出される．腹水により，MR hydrography で観察したい管腔臓器がブラインドとなり，画質劣化につながることがある．

 ［参照］ 10・7 節参照．

問題 7

 ［答］ 5

 ［解説］ 基本的に Heavy T_2 協調画像を使用する．そのほかには balanced SSFP をベースとしたシーケ

演習問題解答

ンスが利用されている．脊髄そのものは描出できず，脳脊髄液を高信号に描出する．CT myelography のような造影剤の使用は必要ない．TE は 600 〜 1,000 ms を使用することが多い．TR は可能な限り長く設定することで，T_1 値の長い水成分の縦磁化回復を促すことが望ましい．

[参照]　10·9 節参照．

第11章　ファンクショナルMRI・MRエラストグラフィー

問題1

[答]　　2

[解説]　神経活動が行われたときに生じる脳領域の血流の変化を BOLD 効果を利用して信号変化として捉える．

[参照]　11·1 節参照．

問題2

[答]　　4，5

[解説]　4．信号強度は上昇する．

　　　　5．安静時 fMRI 中は開眼で安静にする．

[参照]　11·2·2 項，11·5 節参照．

問題3

[答]　　2，5

[解説]　1．SNR の低下は検出力の低下を招く．

　　　　3．典型的な TR は 500 〜 3,000 ms 程度．

　　　　4．TR はスライス枚数と密接に関係する．

[参照]　11·2·4，11·2·5 項，11·3·1 項 i ）参照．

問題4

[答]　　3

[解説]　事象関連デザインでは単発の刺激の血流変化を観察することができる．

[参照]　11·3·1，11·4·2 項，11·3·1 項 ii ），11·4·2，11·3·5 項参照．

問題5

[答]　　3

[解説]　刺激が終わっても信号強度はすぐには戻らずに緩やかに低下しオーバーシュートしてからベースラインに戻る．

[参照]　11·2·2 〜 11·2·4 項，11·5 節参照．

問題6

[答]　　3，5

[解説]　拡散強調撮像は，MPG と呼ばれる傾斜磁場により，水分子の移動をエンコードしており，位相コントラスト（PC）撮像は血液などの流れを VENC と呼ばれる傾斜磁場によってエンコードし，その運動を画像情報としている．

[参照]　11·7 節参照．

508

演習問題解答

問題7

[答]　　　3

[解説]　振動発生機にはウーハーと同様のシステムが用いられている．多くの金属が用いられていることが多いため，マグネットルームの外に設置し，空波を伝える耐圧チューブを経由して振動パッドに伝える必要がある．

[参照]　11·7節参照．

問題8

[答]　　　2

[解説]　弾性体における応力とひずみの関係を示す法則であり，MRエラストグラフィーの硬さを算出する際の考え方の基礎となっている．

[参照]　11·8節参照．

問題9

[答]　　　2

[解説]　1．誤り．低周波数の波を使用するため，深部組織の評価に適している．

　　　　2．正しい．位相画像は本質的に周期的であり，2πの間隔で繰り返されるため，フェーズアンラッピングが必要である．

　　　　3．誤り．パスベースドアンラッピングは，位相の連続性を保つように隣接するピクセル間の位相差を順次調整する方法である．

　　　　4．誤り．LFE法は低周波数のせん断波を用いる．

　　　　5．誤り．逆問題解析は複雑であり，計算時間が長くなる傾向がある．

[参照]　11·8節参照．

第12章　アーチファクト

問題1

[答]　　　2

[解説]　FOV外の信号が撮像領域内に重なるため．

[参照]　12·2·1項参照．

問題2

[答]　　　5

[解説]　不規則な動きによるアーチファクトのためラジアルスキャンシーケンスを用いることが望ましい．

[参照]　12·3·1項参照．

問題3

[答]　　　4

[解説]　ケミカルシフトアーチファクトであるため，4．の説明が正しい．

[参照]　12·2·3項参照．

問題4

[答]　　　2

509

演習問題解答

    ［解説］   血管の拍動によるゴーストアーチファクトである．

    ［参照］   12·3·1 項参照．

問題5

    ［答］   4

    ［解説］   マトリックス数を増加させることにより，アーチファクトの周期が短くなり，発生範囲が狭まるが，SNR は向上する（正しくは SNR が低下するリスクがある）．

    ［参照］   12·2·4 項参照．

問題6

    ［答］   3

    ［解説］   選択肢 3. が正解．高速スピンエコーやエコープラナーイメージング（EPI）において，T_1 強調像やプロトン密度像の取得時には初期エコーを k 空間の中心に配置する centric order を用いることが多い．この方法では，高空間周波数成分の位相エンコードデータを T_2 減衰したエコー信号で補完するため，T_2 が短い組織ではブラーリングが顕著に現れる．これは位相エンコード方向のみに生じる現象であり，位相エンコード方向に垂直な細長い組織では信号が消失する場合がある．

    ［参照］   12·2·5 項参照．

問題7

    ［答］   1

    ［解説］   マジックアングルアーチファクトは，腱や靱帯などの線維束が静磁場に対して約 55° の角度で配置された場合に発生する．この角度では，静磁場と原子核モープトン間の磁場成分（B_z）が 0 となり，これをマジックアングルと呼ぶ．この状態では，線維束内のプロトンの双極子間相互作用が影響を受けやすくなり，T_2 の延長が生じ，誤った信号増強が生じることがある．

    ［参照］   12·3·5 項参照．

問題8

    ［答］   3

    ［解説］   強磁性体金属によって磁場が歪められ，その部分で無信号が生じ，遠く離れたスライスにも信号が発生する現象を説明している．

    ［参照］   12·5·1 項参照．

問題9

    ［答］   2

    ［解説］   RF ジッパーアーチファクトは，RF フィールドスルー，自由誘導減衰（FID），誘発エコーの三つの原因によってライン状に発生する．

    ［参照］   12·4·3 項参照．

問題10

    ［答］   5

    ［解説］   スライス選択パルスが完全な矩形波になっていないため．

    ［参照］   12·4·1 項参照．

演習問題解答

第13章　MRI検査における安全性

問題1

    ［答］　　2, 5

    ［解説］　1.　末梢神経刺激の原因は，傾斜磁場コイルである．

             3.　吸引力の最大は装置の開口部であり，トルクの最大はアイソセンターである．

             4.　人体に使用できるのは通常操作モードと第一次水準管理操作モードである．第二次水準管理操作モードは研究用として用いられる．

    ［参照］　13·1·1 ～ 13·1·4，13·2·1項参照．

問題2

    ［答］　　3

    ［解説］　撮影中に発生する規則的な音（騒音）は，傾斜磁場のスイッチングにより傾斜磁場コイルが変形・振動することが原因である．

    ［参照］　13·1·3項参照．

問題3

    ［答］　　3

    ［解説］　1.　被写体が大きいほど（体重が重いほど）SAR は増加する．

             2.　フリップ角が小さいほどSARは低下する．

             4.　複数のスライスを励起するのにTR（繰り返し時間）が短い方がクーリングタイムは減少し，熱がこもる（デューティーサイクルの増加）．

             5.　高速スピンエコー法の方が一定のTR内に複数のRF照射を行っている（デューティーサイクルの増加）．

    ［参照］　13·1·4項参照．

問題4

    ［答］　　3

    ［解説］　エコー時間，視野サイズ，傾斜磁場はSARの増加には寄与しない．スライス数は，TR（繰り返し時間）内に何枚励起するか，つまり何回RFを照射するかと解釈できるため，デューティーサイクルと関係する．

    ［参照］　13·1·4項参照．

問題5

    ［答］　　4

    ［解説］　1.　発熱の原因はRFコイルが作るRF磁場である．

             2.　近年の脳動脈瘤クリップのほとんどは「非磁性」の素材であり，MRI検査可能である．

             3.　胎児や乳児のMRI検査の安全性は確立されていない．

             5.　条件付きペースメーカー患者を検査できるのは「施設認定が得られた病院のみ」である．その施設認定を取るためには，放射線科医，放射線技師，臨床工学士，循環器内科医が所定の講習を修了する必要がある．

    ［参照］　13·1·4，13·2·2，13·3·1項参照．

511

演習問題解答

問題6

　　［答］　　4

　　［解説］　1.　両手を組んでMRI検査を行うと，ループ部に電流が流れてしまうため，やけどのリスクとなる．

　　　　　　2.　ケーブルをループ状にした場合も，RFのアンテナとなってしまい，ループ部に電流が流れてしまうため，やけどのリスクとなる．

　　　　　　3.　RF照射を受けないためやけどの可能性は低いが，少しでもやけどの可能性があるものは外してリスクの低減を行う．

　　　　　　5.　「条件付き」とは，さまざまな条件がクリアできたら検査可能という意味である．例えば，MRI室に入室前にはペースメーカーをMRIに入れるモードに臨床工学士が設定を行うこと，MRIの出力を規定の撮像条件に調整すること，施設認定をとっていること，患者はMRI検査時に「ペースメーカー手帳」と「ペースメーカーカード」を持参することなどである．

　　［参照］　13・1・4，13・2・1，13・2・2項参照．

問題7

　　［答］　　5

　　［解説］　1.　カイロは吸着およびやけどの可能性がある．

　　　　　　2.　事前にカイロの吸着およびやけどのリスクを伝えないと技師側の説明責任を問われる．

　　　　　　3.　スタッフ間で必ず情報共有をする．それで防げる事故もある．

　　　　　　4.　責任追及ではなく，医師や関連スタッフへの情報共有と教育が必要である．

　　［参照］　13・3・2項参照．

問題8

　　［答］　　1

　　［解説］　MRI検査室内の白い煙というと，火事かクエンチが生じたと考える．静磁場コイルを冷却している液体ヘリウムが，何らかの理由で静磁場コイルに電気抵抗が起こり，気化しクエンチを生じたと予想される．この場合，酸素濃度が低下する．

　　［参照］　13・3・3項参照．

第14章　脳・頭頸部

問題1

　　［答］　　1，2

　　［解説］　ASLは非造影，DSCは造影剤を用いて灌流情報が得られる．DTIは神経繊維を画像化する拡散テンソル画像，MRSは生体中の代謝物の信号を計測する手法，VBMはMRI構造画像を用いた脳体積解析手法である．

　　［参照］　14・1・4項参照．

問題2

　　［答］　　3

　　［解説］　脳実質はMTパルスの影響を受け信号が低下するため，TOF MRAに併用することで血管コン

演習問題解答

　　　　　トラストが改善する.
　　［参照］　14·1·4項参照.
問題3
　　［答］　　1, 5
　　［解説］　脳幹は中脳, 橋, 延髄から構成される.
　　［参照］　14·1·5項参照.
問題4
　　［答］　　3
　　［解説］　矢印は被殻である.
　　［参照］　14·1·5項参照.
問題5
　　［答］　　5
　　［解説］　血腫のMRI所見は, 血球ヘム鉄の酸化・還元状態と細胞内外の局在と分布の違いから経時的
　　　　　に変化する. 赤血球外メトヘモグロビンはT₁強調像, T₂強調像ともに高信号となる.
　　［参照］　表14·2参照.
問題6
　　［答］　　4
　　［解説］　前頭洞が最も頭側にある.
　　［参照］　14·2·4項参照.
問題7
　　［答］　　5
　　［解説］　胸鎖乳突筋は頸部の筋肉であり, 胸骨と鎖骨から側頭骨の乳様突起, 後頭骨をつなぐ. 前鋸
　　　　　筋：第1〜第9肋骨から肩甲骨をつなぐ, 腓腹筋：下腿の筋肉, 円回内筋：腕の筋肉, 外側広
　　　　　筋：大腿の筋肉.
　　［参照］　14·2·5項参照.
問題8
　　［答］　　3
　　［解説］　MR sialography は唾液腺, MR lymphangiography はリンパ管, MR cholangiopancreatography
　　　　　は胆管・膵管をそれぞれ描出するための Heavy T₂強調像である. また, MR elastography は
　　　　　体内の弾性率分布を画像化する技術である.
　　［参照］　14·2·4項参照.

第15章　脊椎・脊髄
問題1
　　［答］　　5
　　［解説］　1.〜4. 正しい.
　　　　　5. 円靭帯は股関節の靭帯である.
　　［参照］　15·5節参照.

演習問題解答

問題2

[答]　4，5

[解説]　1.～3.　正しい.

4.　血管腫様の信号変化を認める.

5.　認めない.

[参照]　15·5節参照.

問題3

[答]　4

[解説]　1.　椎間板変性が進行すると髄核の水分およびプロテオグリカンの減少によりT_2強調像で低信号となる.

2.　疼痛などを理由に側臥位で検査を行う場合もあり，その際は脊椎専用以外のコイルを使用する場合が多い.

3.　得られる画像は同じではない.　それぞれの特徴を理解し，使い分ける必要がある.

4.　正しい.

5.　磁化率アーチファクトは発生するが，MR Conditionalであり，禁忌ではない.

[参照]　15·3節，15·6·4項参照.

問題4

[答]　1，5

[解説]　1.　成長に伴い，脊椎と脊髄の高位のずれが生じ，成人では頸椎と頸髄の位置関係が1.5椎ほどずれる.

2.　正しい.

3.　正しい

4.　正しい.

5.　脊髄円錐の高位は，第11／12胸椎から第2／3腰椎までと若干の個人差があり，80％は第12胸椎／第1腰椎から第1／2腰椎までに存在する.

[参照]　15·5節参照.

問題5

[答]　4

[解説]　1.　クロストークアーチファクト.

2.　脱出型および椎間孔内ヘルニアなどを見逃さないためにも，椎間孔まで矢状断に含める.

3.　頸髄，胸髄領域では認めることがある.

4.　正しい.

5.　STIRや脂肪抑制T_2強調像，T_1強調像が有用である.

[参照]　15·4～15·6節参照.

第16章　胸部・心臓

問題1

[答]　3

　　　　[解説]　1．空間分解能は高い．

　　　　　　　　2．T_1，T_2 mappingや遅延造影など質的情報も豊富に提供可能である．

　　　　　　　　4．現状CT検査に空間分解能は及ばない．

　　　　　　　　5．他の検査モダリティと比べても検査時間は長い．

　　　　[参照]　16·1節，16·4·3項参照．

問題2

　　　　[答]　4

　　　　[解説]　1．心筋の浮腫ではなく，心筋への血流の供給を観察する検査項目である．

　　　　　　　　2．通常心臓MRI検査におけるシネMRIについては造影剤を必要としない．

　　　　　　　　3．balanced SSFP法は心内腔を白く描出し，心筋とのコントラストを上昇させる．

　　　　　　　　5．T_2 mappingは心筋の浮腫などを評価する定量値画像である．

　　　　[参照]　16·4節参照．

問題3

　　　　[答]　2，4

　　　　[解説]　ECVは以下の式で算出する

$$\mathrm{ECV}\,〔\%〕= (1 - \mathrm{Hct}) \times \frac{1/T_1(\mathrm{myo\ post}) - 1/T_1(\mathrm{myo\ pre})}{1/T_1(\mathrm{blood\ post}) - 1/T_1(\mathrm{blood\ pre})}$$

　　　　　　　Hct：ヘマトクリット値（事前の血液検査から），T_1 (myo post)：造影後の心筋のT_1値，T_1 (myo pre)：造影前の心筋のT_1値，T_1 (blood post)：造影後の血液プール（心腔内）のT_1値，T_1 (blood pre)：造影前の血液プール（心腔内）のT_1値．

　　　　[参照]　16·4·6項参照．

問題4

　　　　[答]　5

　　　　[解説]　矢印で示されているのは左心房であり、左心房と直接交通するのは肺静脈である．

　　　　[参照]　16·5節参照．

問題5

　　　　[答]　5

　　　　[解説]　図は左室2腔長軸像であり，左心室と左心房の境界を矢印は指している．

　　　　[参照]　16·5節参照．

問題6

　　　　[答]　2，4

　　　　[解説]　1．造影剤が必須である．

　　　　　　　　3．シネタギング撮像は心筋strain解析に用いられる．

　　　　　　　　5．black blood T_2法は心腔内を無信号にし，心筋を観察する．

　　　　[参照]　16·4節参照．

問題7

　　　　[答]　1，4

　　　　[解説]　2．デバイスの添付文書で規定された条件（磁場強度・撮像条件など）となるよう，MRI装置

演習問題解答

　　　　　の調整を行うことが必要である.

　　　3. 心臓ペースメーカーは金属が含まれており, 磁化率アーチファクトが発生する.

　　　5. 心臓ペースメーカーはMRI検査について原則禁忌である. MRI対応可能なペースメー
　　　　　カーのみMRI検査を受けることができるが, さまざまな制約がある.

　　［参照］　16·3節参照.

問題8

　　［答］　3

　　［解説］　1. 薬剤による負荷を行う.

　　　2. カフェインは負荷の効果を低下させる恐れがあるため, 制限する.

　　　4. 薬剤負荷により急激な血圧低下などを引き起こす恐れがあるため, モニタリングは重要で
　　　　　ある.

　　　5. この問題文の場合, 虚血心筋と診断する. 梗塞心筋は安静時, 負荷時ともに造影効果が低
　　　　　下する.

　　［参照］　16·4·4項参照.

第17章　腹部・肝胆膵腎

問題1

　　［答］　2, 5

　　［解説］　Gd-EOB-DTPAは主に正常な肝細胞に取り込まれ, T_1短縮効果によって肝細胞造影相でT_1強
　　　　　調画像で高信号に描出される. 一方でSPIOは肝クッパー細胞に取り込まれ, T_2 ($T_2{}^*$) 短縮
　　　　　効果によってT_2 ($T_2{}^*$) 強調画像で低信号に描出される.

　　［参照］　17·4·1項 ii) 参照.

問題2

　　［答］　5

　　［解説］　GREでは血管内が高信号になるが, 大動脈や大静脈の拍動によってアーチファクトが生じや
　　　　　すい. 対策として撮像範囲内に流れ込む血流信号を空間飽和パルス (サチュレーションパル
　　　　　ス) によって抑制する方法がある.

　　［参照］　17·7·3項参照.

問題3

　　［答］　1

　　［解説］　Gd-EOB-DTPAは胆汁中にも排泄されるため, 肝機能に問題なければ, 肝細胞造影相で管内
　　　　　胆管 (肝管) が高信号で描出される.

　　［参照］　17·4·1項 ii) 参照.

問題4

　　［答］　4

　　［解説］　左葉ではout-of-phase (opposed phase) でin-phaseと比べ信号が低下していることから, 水と
　　　　　脂肪のケミカルシフトによる信号変化が疑われる (Dixon法). 鉄の沈着の場合もTE間に急激
　　　　　な信号低下が起こる可能性があるが, T_2強調画像では右葉と左葉にはっきりとした信号強度

演習問題解答

の変化は生じていないため，脂肪が最も考えられる．

[参照] 17·7·2項参照．

問題5

[答] 1

[解説] 悪性病変では細胞密度の増加によってADCが低下し，信号は高信号になりやすい．自由呼吸下やGd-EOB-DTPA造影後の撮像も可能である．b-valueは一般に0 s/mm^{2}と800 ～ 1,000 s/mm^{2}程度に設定される．

[参照] 17·4節の各臓器の拡散強調画像の項，17·4·1項 ii），17·7·5項参照．

問題6

[答] ウ

[解説] アは造影前，イは門脈相，エは肝細胞造影相である．動脈相では門脈相に比べて動脈相の信号が高く，肝臓の信号が低い．肝細胞造影相では造影前と比べ肝臓の信号が高く，胆管が高信号になっている．

[参照] 17·4·1項 ii）参照．

問題7

[答] 2

[解説] 腹部に特殊なパッドから振動が送られ，肝臓の組織の硬さの違いによってその振動する速さが異なる．これを数値化することで硬さを定量化できる．

[参照] 17·4·1項 iii）参照．

問題8

[答] 5

[解説] 水と脂肪のケミカルシフトによる周波数差を利用して脂肪の定量が可能である．

[参照] 17·4·1項 iii）参照．

第18章　骨盤・乳房

問題1

[答] 4

[解説] 1．，4．骨盤内には男女共通の臓器，男性特有の臓器，女性特有の臓器がある．

2．前立腺は男性特有の臓器である．

3．MRIでは放射線被ばくがないため，胎児を対象とした検査を行うことがある．

5．MRIはCTと比較して軟部組織のコントラスト分解能に優れる．

[参照] 18·1節参照．

問題2

[答] 3

[解説] 1．膀胱の筋層を観察する際には蓄尿し膀胱を拡張させる方が観察しやすい．

2．筋層はT$_2$強調像にて低信号を呈する．

4．造影ダイナミック早期相画像にて筋層浸潤の有無判断を行う．

5．蠕動運動によるモーションアーチファクト軽減を目的として，鎮痙剤を投与することは有

演習問題解答

用である.

[参照] 18·3·2項ⅰ)〜ⅲ)参照.

問題3

[答] 4

[解説] 1. MRI標的生検を行うことによって臨床的に意義のある癌の検出が増加し, 臨床的に意義のない癌の検出が減少されることが報告されている.

2. T_2強調像にて辺縁域は高信号, 移行域と中心域は低信号で描出される.

3. 前立腺癌は約75%が辺縁域から発生する.

5. T_2強調像・拡散強調像があれば, ダイナミック造影像はあくまで補助的とされている.

[参照] 18·3·3項参照.

問題4

[答] 3

[解説] 子宮頸部にT_2強調像にて低信号, 拡散強調像にて高信号(拡散制限)を示す腫瘤を認め, 子宮頸癌を疑う.

[参照] 18·3·4項ⅲ)参照.

問題5

[答] 1, 5

[解説] イは恥骨, ウは仙椎, エは直腸を指しており, 誤り.

[参照] 18·3·1項ⅱ), 18·3·3項ⅱ)参照.

問題6

[答] 2, 3

[解説] 1. 婦人科領域において第1選択の画像診断は超音波検査である.

4. 正常卵巣はT_1強調像にて低信号を呈する.

5. T_1強調Dixon法in-phase像およびwater像にて卵巣病変が高信号を呈しているため, 出血性の内膜症性嚢胞(チョコレート嚢胞)と鑑別される.

[参照] 18·3·4項参照.

問題7

[答] 1

[解説] 高速SE法を用いたT_2強調横断像を撮像する際には位相エンコード方向を左右方向に設定することで腹壁の呼吸性体動アーチファクトを観察部位である骨盤内に重ならないようにすることが可能.

[参照] 18·2, 18·4節参照.

問題8

[答] 3

[解説] 乳房MRIにおいては, 造影ダイナミックMRIから得られる時間-信号曲線より腫瘍の良悪性の診断が行われる.

1. 乳房MRIにおいては造影検査が強く推奨されている.

2. 乳房MRI検査時, 乳房を圧迫することはない(MRIガイド下乳房生検時には圧迫する).

演習問題解答

　　4．乳房MRIにおいて，ボクセルサイズは小さくするのが好ましい．

　　5．乳癌検診で腫瘤が疑われた場合には，まず超音波検査やマンモグラフィ検査が行われる．

　［参照］　18・5・1 〜 18・5・3項参照．

第19章　骨軟部・関節

問題1

　［答］　　1

　［解説］　1．正しい．

　　2．Bankart lesionである．Hill-Sachs lesion は，上腕骨頭の後外側の陥没である（図19・19参照）．

　　3．Superior facet に付着する（図19・7参照）．

　　4．上腕二頭筋長頭腱が通る（図19・7参照）．

　　5．仰臥位にて上腕前腕を体幹の脇に配置し，肘関節の手掌側を天井に向けた状態で，かつ可能な限り磁場中心に配置する．

　［参照］　19・2・1，19・3・1項参照．

問題2

　［答］　　3，5

　［解説］　1．正しい．

　　2．正しい．

　　3．高分解能 3D T_2^* 強調像の撮像を推奨する．

　　4．正しい（図19・21参照）．

　　5．最大回外位は橈尺骨の描出に影響することから避ける必要がある（図19・9参照）．

　［参照］　19・2・3項参照．

問題3

　［答］　　3

　［解説］　1．頸体角．

　　2．前捻角．

　　3．正しい（図19・22参照）．

　　4．STIRや T_1 強調像がとくに有用である．

　　5．X線画像ではっきりしない不全骨折などを診断するために依頼されることがある．

　［参照］　19・2・4項参照．

問題4

　［答］　　5

　［解説］　1．辺縁1/3は血行支配を受けているが，その他の部位には血管がなく関節液から栄養を得ている．

　　2．大腿四頭筋．

　　3．前十字靭帯の描出を明瞭にするために，軽度屈曲位のポジショニングを推奨する．

　　4．静磁場に対し，54.7°になる可能性がある膝蓋腱などは magic angle effect が生じる．

519

演習問題解答

　　　　　　　5．正しい．

　[参照]　19·2·5，19·4·5項参照．

問題5

　[答]　　5

　[解説]　1．正しい：外側靭帯．

　　　　　　　2．正しい：外側靭帯．

　　　　　　　3．正しい：外側靭帯．

　　　　　　　4．正しい：内側靭帯．

　　　　　　　5．手関節の靭帯．

　[参照]　19·2·6項参照．

第20章　精度管理・性能評価試験

問題1

　[答]　　5

　[解説]　SNR測定では雑音をどう取り扱うのかがカギとなる．

　　　　　　　1．パラレルイメージングは原則使用しない（20·1·2項参照）．

　　　　　　　2．1回撮像法におけるバックグラウンドの標準偏差はレイリー分布である（20·1·3項ⅰ）参照）．

　　　　　　　3．差分画像法では撮像間のゲイン調整は行ってはならない（20·1·3項ⅱ）参照）．

　　　　　　　4．同一関心法ではROI内の標準偏差を雑音とするため係数は必要ない（20·1·3項ⅲ）参照）．

　　　　　　　5．アレイコイルのチャンネル数によってバックグラウンドの信号値が変わるため，チャンネル数に応じて係数が変化する（20·1·5項参照）．

問題2

　[答]　　3

　[解説]　撮像条件に適合するのは3．のみ．

　[参照]　20·1·2項参照．

問題3

　[答]　　2

　[解説]　1．NEMAの均一性試験は不均一度を求める（20·2·3項ⅰ）参照）．

　　　　　　　2．均一性試験において十分なSNRを担保しないと不均一の原因となる（20·2·2項参照）．

　　　　　　　3．ディスプレイ上に表示された画像に対して，ウィンドウ幅を狭めた状態でウィンドウレベルを変更していき最大および最小信号レベルを示す"領域"を探すため，極端な画像不均一が存在するとそれに引っ張られてしまう（20·2·3項ⅲ）参照）．

　　　　　　　4．大きなROIの信号強度に対する小さなROIの信号強度の比を求める（20·2·3項ⅴ）参照）．

　　　　　　　5．一般的に横断面が最も均一性が良いといわれており，3断面を撮像することが求められる（20·2·2項参照）．

問題4

　[答]　　4

演習問題解答

[解説]　撮像条件に適合するのは4のみ.

[参照]　20·2·2項参照.

問題5

[答]　3

[解説]　1. 理想的には矩形波だが実際は裾野が広がっている（20·3節参照）.

2. くさびは無信号な物質を用いる（20·3·1項参照）.

4. 二つのくさびから得られたFWHMの値が異なる場合に回転補正を行う. 回転補正の数式はFWHMの平均値ではないため, 間違い（20·3·4項参照）.

5. スライス厚＝FWHM×tanαである（20·3·3項参照）.

問題6

[答]　4

[解説]　ウェッジの高さを超えてしまうと正確なFWHMを測定できない.

[参照]　20·3·3項参照.

問題7

[答]　5

[解説]　20·4節参照. NAAD法は均一性試験の測定法である（20·2·3項 iv）参照）.

問題8

[答]　2

[解説]　1. 雑音を含んでいる場合, TIを増加しても$M_0 - M_z$の値がほぼ変動しないため, 間違い.

2. ファントムのT_1値に対して十分に長いTRにしていないと縦緩和が完了する前に信号を計測することになるため, T_1^*値を測定していることになる（20·4·1項参照）. 片対数グラフにプロットすると問題中の図のような軌跡を描く.

3., 4. 均一な物質を測定している場合, 近似直線は1本に集約されるが, どう見ても直線に並んでいないため, すべての測定点に対して近似直線を求めると間違ったT_1値を求めることになる.

5. 片対数グラフは常用対数であり, 自然対数へ変換する（傾きの逆数に0.434を乗じる）必要がある（20·4·1項 i ）参照）.

問題9

[答]　1

[解説]　1. MR画像の信号強度は相対値であり, それ自身を評価することに意味はない（20·1節参照）.

2.〜5. SNR, 均一性試験, スライス厚測定など, 装置のスペックを測定できる性能評価を行い, 管理することが重要である（20·5節参照）.

問題10

[答]　2

[解説]　QIBAが対象としているモダリティはCT, MRI, 核医学, 超音波検査である.

[参照]　20·5節参照.

521

索　引

数　字

1 回拍出量	375
2-chamber view	371
2D TOF 法	172
3-chamber view	372
3D TOF 法	169
3-point Dixon 法	131
3 腔長軸像	372
4-chamber view	372
4 腔長軸像	372

アルファベット

ACL	449
ACS	115
ADC	150
AIF	159
ALB	449
ASL	157
AT	158
ATFL	450
ATP	228
AUC	158
B_{1+RMS} 値	312
BB imaging	186
BI-RADS	440
BOLD	86
BOLD 効果	96, 245
BPE	438
b-value	148
CBF	159
CBV	160
centric order	279
CEST イメージング法	225
CEST 効果	225
CFL	450
CHESS	65, 125
color map	155
compressed sensing	373
CP コイル	42
Cramér-Rao 下限	220
CRLB	220
CS	376
CSI 法	217
DDS	6
DIR	186
Dixon 法	129
DMN	255
DSC	157
DTI	63, 152
DTT	155
DWI	146, 331
EDV	375
EF	375
EPI	111
EPI 法	2
ESV	375
eTE	111
ETL	91, 111
FA	90, 154
FEM	262
Fick の第 1 法則	144
Fick の第 2 法則	145
Fick の法則	144
FID	85
FID 信号	85
FLAIR	84, 138, 331
flow-in 法	182
flow-out 法	183
flow void	291
fMRI	244
FOV	90
FSE	111
functional MRI	244
FWHM	220, 476
Gd 造影剤	194
g-factor	115
Gibb's リンギング現象	277
Golay コイル	36
GRAPPA 法	115
GRE	86
Hanning フィルタ	278
Helmholtz コイル	31
high velocity signal loss	291
intra-voxel dephasing	291
intra-voxel phase dispersion	291
IR 法	14
IVIM	150
junctional zone	431
J カップリング	213
k 空間	2, 75, 106
LASER シーケンス	216
LCL	449
LCModel	222
LFE 法	262
LP コイル	42
LS	376
LVOT	372
Maxwell コイル	36
MCL	449
MEG	257
MIP	169
MOSTA	170, 171
MPG	63, 94, 146
MPRAGE	187
MRE	66, 256
MR elastography	66
MR fingerprinting	484
MRI	2
MRI システム	28
MRS	210
MR tagging	66
MRV	172
MR アンギオグラフィー	96
MR エラストグラフィー	256
MR 信号	39
MR フルオロスコピー	185
MSG	257
MT	171
MTE	158
MTT	160
MT 効果	171
MT パルス	171
$N/2$（エヌハーフ）アーチファクト	281
NAAD	475

INDEX

NEI	158	Stejskal-Tanner法	146	アインシュタイン-スモルコフス	
NEX	91, 106	STIR	84, 128	キーの式	146
NOE	96	STT法	155	アクティブシミング	32
NSA	106	SV	375	アクティブシールド	308
NSF	202	SWI	64, 332	アクティブシールド型	33
		synthetic MRI	484	圧縮センシング	117, 373
OVS	217			アディアバティックパルス	216
		T	3	アネファクトアーチファクト	299
paradoxical suppression	277	T_1緩和	12	安静時ネットワーク	255
partial Fourier	110	T_1緩和過程	97		
PBP	158	T_1緩和時間	95	位相	9
PCL	449	T_1値	12, 51	位相エンコード方向	92
PC法	174	$T_1\rho$緩和	14	位相画像	261
PDFF	398	$T_2{}^*$緩和	14	位相分散	166, 291
PIU	475	$T_2{}^*$緩和時間	96	異方性拡散	148
PMB	449	T_2 shine-through	151	陰性造影剤	6
PNS	310	T_2緩和	12		
PRESS法	215	T_2緩和時間	95	ウィンドウィング	283
PSR	158	T_2値	12	渦電流	26, 311
PWI	332	TE	84, 90	打ち切り	270
		TFCC	448	打ち切りアーチファクト	277
QSM	64, 333	TI	90	運動課題	251
		time-resolved CE MRA	185	運動検出傾斜磁場	85, 94, 146
RA	154	TM	89, 215		
RFコイル	4, 39	TONE	171	永久磁石	28
RFジッパーアーチファクト	298	TR	84, 90	永久磁石方式	29
RF遮へい効果	52	truncation	270	エイトボールエコー	89
RFスポイラー	281	TSE	111	エイリアシング	177
RFパルス	11, 38, 83	TTP	158	エコーシェア技術	116
ROI	159	turbo-factor	111	エコー時間	84, 90
RS	376			エコートレインレングス	91
		VENC	177, 384	エンコード	82
SAR	51, 311	VFA	188		
saturation recovery法	14	VR	154	オーバーサンプリング	272
SE	85	VWI	332	折り返し	177
SENSE	273			折り返しアーチファクト	270, 271
SENSE法	114	wave image	258, 261		
short axis	371	WSS	179		
SMS	116			## カ	
SNR	45	Zスペクトル	225		
SPAIR	126			外因性CEST	225
SPAMM	66			外側側副靭帯	449
spillover効果	225	## ア		回転	5
SPIO	192			外部体積抑制	217
SPIR	126	アイソセンター	309	化学シフト選択的脂肪抑制	65
SSGR	133	アインシュタイン-ストークスの式		核オーバーハウザー効果	96
STEAM法	215		152	拡散強調画像	146, 331

索 引

拡散現象	144	ゴースト	281	自由水	97
拡散時間	148	ゴーストアーチファクト	282	周波数エンコード	69
拡散テンソル	63			周波数エンコード方向	92
拡散テンソル tractography	155			自由誘導減衰	85
拡散テンソルイメージング	63	**サ**		受信感度	43
拡散テンソル解析	152			受信コイル	39
拡散テンソル画像	152	歳差運動	9	受信帯域幅	91
核磁気共鳴	211	最大傾斜磁場強度	34	受信バンド幅	276
核磁気共鳴現象	2	最大値投影	169	常磁性	5
角速度	5	細胞外液性 Gd 造影剤	193	常磁性体	5
拡張末期容積	375	左室 2 腔長軸像	371	常電導磁石	29
画素サイズ	90	左室流出路	372	常電導状態	31
壁せん断応力	179	撮像視野	90	踵腓靭帯	450
可変ステップ法	156	サドルコイル	36	心筋 strain	376
関心領域	159	サドルコイルペア	40	シングルショット EPI	112
灌流	157	三角靭帯	450	シングルショット FSE	112
灌流画像	332	三角線維軟骨複合体	448	信号損失	291
灌流像	157	三次元フーリエ変換法	271	腎性全身性線維症	202
緩和時間	11	サンプリングタイム	91	心電図同期併用 3D 高速 SE 法	179
緩和速度	12				
		磁化移動	171	水素原子核	2
機能的結合	254	磁化のコヒーレンス	95	スティミュレイティドエコー	
逆位相	129	磁化ベクトル	50		89, 215, 280
吸引力	308	磁化率	52	スティミュレイティドエコーアー	
強磁性	5	磁化率アーチファクト	6	チファクト	280
強磁性体	5	磁化率強調画像	64	ステップ関数	277
共鳴周波数	10, 11	磁化率効果	6, 52	ストリームライン	179
巨視的磁化	10	磁気緩和	11	スピン	5
		磁気遮へい	33	スピンエコー	85
クエンチ	4, 31	磁気シールド	33	スピン-格子緩和	14
駆出率	375	磁気双極子	5	スピン-格子緩和過程	97
グラディエントエコー	86	磁気双極子モーメント	5	スピン-スピン緩和	15
繰り返し時間	84, 90	磁気モーメント	4, 5	スピン-スピン緩和過程	98
クロストークアーチファクト	295	自己拡散	146	スピン-スピン相互作用	213
		事象関連デザイン	249	スピンラベリング	182
傾斜磁場	4, 33, 58	磁性	5	スポイラー傾斜磁場	281
傾斜磁場強度	92	磁性核	7	スライス厚	91
傾斜磁場コイル	35, 37, 309	磁性体	5, 192	スライス数	91
血液酸素化レベル依存性コントラ		磁束密度	3	スラブ	169
スト	244	磁場アーチファクト	270	スルーレート	34, 310
ケミカル（化学）シフト	51, 124	磁場勾配	34		
ケミカル（化学）シフトアーチ		磁場のない状態	9	制限拡散	148
ファクト	275	シミング	32, 219	静磁場	4
牽引力	53	シムコイル	4	静磁場強度	3, 94
		遮へい効果	213	静磁場コイル	308
後距腓靭帯	450	自由拡散	148	静磁場下	9
後十字靭帯	449	収縮末期容積	375	生体内バルク水	225

INDEX

接合層	431
ゼーマン効果	211
ゼーマン分裂	9
セルフキャリブレーション	274
前距腓靭帯	450
前十字靭帯	449
せん断弾性率	260, 261
前飽和パルス	172
造影 MRA	183
造影剤	95
相関時間	96
双極子間相互作用	295
送受信コイル	39
送信コイル	39
送信・受信コイル	4
ソレノイドコイル	40

タ

第2のケミカルシフト	276
対角化	153
縦緩和	12
縦緩和時間	12
縦磁化	12
短軸像	371
炭素	7
端部応答関数 ERF	476
超小型超常磁性酸化鉄	6
超常磁性	6
超常磁性酸化鉄	6
超電導	30
超電導磁石	29
定常波効果	53
定量的磁化率マッピング	64
テストインジェクション	185
テスラ	3
デフェージンググラディエント	69
デフォルトモードネットワーク	255
デューティーサイクル	225
電子雲	213
電子殻	213
テンソル	152

同位相	129
動的トラッキング	66
等方性拡散	148
動脈入力関数	159
ドラッグデリバリーシステム	6
トルク	309

ナ

内因性 CEST	225
内側側副靭帯	449
流れによるアーチファクト	270
二項励起パルス	132
熱平衡状態	211
脳血液量	160
脳血流量	159

ハ

背景乳腺の造影効果	438
バイプラナー	37
パーシャルボリューム効果	293
パスベースドアンラッピング	261
バタフライコイル	40
パッシブシミング	32
パッシブシールド型	33
波動方程式	261
バードケージコイル	41
パラレル RF 送信技術	42
パラレルイメージング	49, 256
パラレルイメージングファクター	92
パラレル送信	42
パルスシーケンスダイアグラム	82, 257
ハーンエコー	89
反磁性	5, 32
反磁性体	5
半値幅	476
バンディングアーチファクト	280
反転時間	90

非 Fick の拡散	144
ビオ・サバールの法則	24
比吸収率	51, 311
標識物質	157
表皮効果	52
表面コイル	47
ファラデーの電磁誘導の法則	26, 310
フェーズアンラッピング	261
フェーズドアレイコイル	49
フェルミ接触相互作用	213
フックの法則	261
部分フーリエ法	184
ブラウン運動	146
ブラーリング	279
フーリエ変換	271
フリップ角	90
プリパレーション	83
ブロックデザイン	248
プロトン	2
プロトン密度	95
プロトン密度脂肪分画	398
フローボイド	168
平均通過時間	160
ヘモグロビン	96
偏極	11
飽和パルス	217
ボリュームコイル	48
ボルツマン分布	11

マ

マクロファージ	200
マジックアングル	294
マジックアングルアーチファクト	294
マトリックスサイズ	90
マルチエコー	15
マルチバンド法	256
ミサイル効果	308
水選択励起法	132
水抑制	219

525

索 引

ミスレジストレーション	293
ミスレジストレーションアーチ ファクト	293
面内局所シミング	280
モーションアーチファクト	92, 270
モーションプルーブグラディエント	63

ヤ

ヤング率	261
有限要素法	262
誘電効果	53
誘導起電力	26

陽性造影剤	6
横緩和	12
横緩和過程	98
横緩和時間	12
横磁化	12
読み出し傾斜磁場	271
読み取り勾配	60

ラ

ラジアルスキャン	187
ラーモア周波数	10, 11
リアルタイムシネ MRI	374
離散的サンプリング	271
リファレンススキャン	274
リフォーカスパルス	215

流出効果	168
流入効果	166, 290
領域ベースドアンラッピング	261
臨界温度	30
臨界磁場	30
臨界電流密度	30
励起	211
励起回数	91
励起パルス	11
レイノルズ数	291
レトロスペクティブゲーティング法	374
レンツの法則	26
ローレンツ力	27

〈編著者略歴〉

齋 藤 茂 芳（さいとう　しげよし）

2001 年	東北大学医療技術短期大学部卒業
2006 年	東京都立保健科学大学卒業
2007 年	英国マンチェスター大学大学院修了（理学修士）
2011 年	東北大学医学系研究科修了（医学博士）
2011 年	大阪大学大学院医学系研究科保健学専攻　助教
2020 年	大阪大学大学院医学系研究科保健学専攻　准教授
2020 年	国立循環器病研究センター先端医療技術開発部　研究室長　兼任
2021 年	文部科学省先端研究基盤共用促進事業「研究用 MRI 共有プラットフォーム」代表
2023 年	大阪大学免疫学フロンティア研究センター IFReC　兼任
2023 年	大阪大学ヒューマン・メタバース疾患研究拠点 PRIMe　兼任
現　在	大阪大学大学院医学系研究科保健学専攻　准教授

〈ダウンロードサービス〉

この QR コードにアクセスして，パスワードを入力いただくと，演習問題およびその解答・解説，ならびに本書掲載の正常解剖画像のダウンロードサービスをご利用いただけます．
※ダウンロード期限：2027 年 10 月 30 日　　パスワード：RTSMR4th

- 本書の内容に関する質問は，オーム社ホームページの「サポート」から，「お問合せ」の「書籍に関するお問合せ」をご参照いただくか，または書状にてオーム社編集局宛にお願いします．お受けできる質問は本書で紹介した内容に限らせていただきます．なお，電話での質問にはお答えできませんので，あらかじめご了承ください．
- 万一，落丁・乱丁の場合は，送料当社負担でお取替えいたします．当社販売課宛にお送りください．
- 本書の一部の複写複製を希望される場合は，本書扉裏を参照してください．

放射線技術学シリーズ

MR 撮像技術学（改訂 4 版）

2001 年 12 月 20 日	第 1 版第 1 刷発行
2008 年 2 月 25 日	改訂 2 版第 1 刷発行
2017 年 11 月 30 日	改訂 3 版第 1 刷発行
2024 年 10 月 17 日	改訂 4 版第 1 刷発行

監 修 者　日本放射線技術学会
編 著 者　齋藤茂芳
発 行 者　村上和夫
発 行 所　株式会社オーム社
　　　　　郵便番号　101-8460
　　　　　東京都千代田区神田錦町 3-1
　　　　　電 話　03(3233)0641（代表）
　　　　　URL https://www.ohmsha.co.jp/

© 日本放射線技術学会 2024

印刷・製本　小宮山印刷工業
ISBN978-4-274-23262-6　Printed in Japan

本書の感想募集　https://www.ohmsha.co.jp/kansou/
本書をお読みになった感想を上記サイトまでお寄せください．
お寄せいただいた方には，抽選でプレゼントを差し上げます．

日本放射線技術学会が責任をもって監修する教科書
放射線技術学シリーズ

核医学検査技術学（改訂4版）
B5判・524頁・定価（本体6,500円【税別】）
大西英雄・本村信篤・松友紀和 共編

- 第1章　核医学検査の基礎知識
- 第2章　放射性医薬品
- 第3章　核医学機器
- 第4章　核医学技術　他

放射化学（改訂4版）
B5判・208頁・定価（本体4,800円【税別】）
冨沢比呂之・横塚記代 共編

- 第1章　放射能と同位体
- 第2章　壊変現象
- 第3章　天然放射性核種と人工放射性核種
- 第4章　放射性同位体の化学　他

MR撮像技術学（改訂4版）
B5判・552頁・定価（本体7,000円【税別】）
齋藤茂芳 編著

- 第1章　磁気共鳴と緩和
- 第2章　機器・装置構成
- 第3章　傾斜磁場・k空間・画像再構成
- 第4章　パルスシーケンス・撮影パラメータ・画像コントラスト　他

放射線生物学（改訂3版）
B5判・308頁・定価（本体5,200円【税別】）
江島洋介・木村　博 共編著

- 第1章　放射線生物学の基礎
- 第2章　放射線生物作用の初期過程
- 第3章　放射線生物学で用いる単位と用語
- 第4章　放射線による細胞死とがん治療　他

X線撮影技術学（改訂3版）
A4変判・334頁・定価（本体5,800円【税別】）
小田敍弘・土井　司・安藤英次・難波一能 共編

- 第1章　DR画像の基礎と最適化へのアプローチ
- 第2章　撮影基準面(線)と体位
- 第3章　頭部・頸部
- 第4章　胸部・胸郭・腹部　他

放射線計測学（改訂3版）
B5判・324頁・定価（本体5,000円【税別】）
小山修司・加藤　洋 共編

- 第1章　放射線計測の統計と誤差
- 第2章　放射線と物質の相互作用
- 第3章　気体検出器
- 第4章　シンチレーション検出器　他

放射線安全管理学（改訂3版）
B5判・328頁・定価（本体5,200円【税別】）
磯辺智範・清水秀雄・南　一幸・鈴木昇一・西谷源展 共編

- 第1章　放射線防護の概念
- 第2章　放射線防護に関する組織
- 第3章　放射線防護で扱う量
- 第4章　放射線管理に関する法令等　他

CT撮影技術学（改訂4版）
B5判・304頁・定価（本体5,000円【税別】）
山口　功・市川勝弘・岩元新一郎・辻岡勝美・原田耕平 共編

- 基礎編　第1章　CT装置の原理と構造
- 　　　　第2章　画像再構成と画像表示　他
- 臨床編　第8章　造影検査
- 　　　　第9章　CTの安全管理　他

放射線システム情報学（改訂2版）
B5判・392頁・定価（本体5,000円【税別】）
奥田保男・小笠原克彦 共編

- 第1章　放射線技術領域における医療情報とは
- 第2章　放射線システム情報学のための情報処理の基礎
- 第3章　システムとネットワーク
- 第4章　病院情報システム　他

放射線治療技術学（改訂2版）
B5判・408頁・定価（本体5,600円【税別】）
熊谷孝三 編著

- 第1章　放射線治療概論
- 第2章　放射線治療の歴史
- 第3章　放射線治療の物理
- 第4章　放射線治療の生物学　他

医療安全管理学（改訂2版）
B5判・462頁・定価（本体5,500円【税別】）
佐藤幸光・東村享治 共編

- 第1章　医療安全の基礎
- 第2章　放射線診療における安全管理
- 第3章　放射線関連検査・治療別の安全管理
- 第4章　医薬品の安全管理　他

放射線物理学
B5判・216頁・定価（本体4,800円【税別】）
遠藤真広・西臺武弘 共編

- 第1章　放射線の種類と基本的性質
- 第2章　原子の構造
- 第3章　原子核の構造
- 第4章　原子核の壊変　他

もっと詳しい情報をお届けできます．
◎書店に商品がない場合または直接ご注文の場合も右記宛にご連絡ください．

ホームページ　https://www.ohmsha.co.jp/
TEL/FAX　TEL.03-3233-0643　FAX.03-3233-3440

（定価は変更される場合があります）

F-2410-336